ÉQUITÉ ET MISE EN ŒUVRE
DES POLITIQUES DE SANTÉ
AU BURKINA FASO

Etudes Africaines
Collection dirigée par Denis Pryen et François Manga Akoa

Déjà parus

Frédéric Joël AIVO, *Le président de la République en Afrique noire francophone*, 2007.
Albert M'PAKA, *Démocratie et société civile au Congo-Brazzaville*, 2007.
Anicet OLOA ZAMBO, *L'affaire du Cameroun septentrional. Cameroun / Royaume-Uni*, 2006.
Jean-Pierre MISSIÉ et Joseph TONDA (sous la direction de), *Les Églises et la société congolaise aujourd'hui*, 2006
Albert Vianney MUKENA KATAYI, *Dialogue avec la religion traditionnelle africaine*, 2006.
Guy MVELLE, *L'Union Africaine : fondements, organes, programmes et actions*, 2006
Claude GARRIER, *Forêt et institutions ivoiriennes*, 2006
Nicolas MONTEILLET, *Médecines et sociétés secrètes au Cameroun*, 2006.
Albert NGOU OVONO, *Vague-à-l'âme*, 2006.
Mouhamadou Mounirou SY, *La protection constitutionnelle des droits fondamentaux en Afrique : l'exemple du Sénégal*, 2006.
Toumany MENDY, *Politique et puissance de l'argent au Sénégal*, 2006
Claude GARRIER, *L'exploitation coloniale des forêts de Côte d'Ivoire*, 2006.
Alioune SALL, *Les mutations de l'intégration des Etats en Afrique de l'Ouest*, 2006.
Jean-Marc ÉLA, *L'Afrique à l'ère du savoir : science, société et pouvoir*, 2006.
Djibril Kassomba CAMARA, *Pour un tourisme guinéen de développement*, 2006.
Pierre FANDIO, *La littérature camerounaise dans le champ social*, 2006.
Dominique BANGOURA, Emile FIDIECK A BIDIAS, *L'Union Africaine et les acteurs sociaux dans la gestion des crises et des conflits armés*, 2006.
Maya LEROY, *Gestion stratégique des écosystèmes du fleuve Sénégal*, 2006.

RIDDE VALÉRY

ÉQUITÉ ET MISE EN ŒUVRE DES POLITIQUES DE SANTÉ AU BURKINA FASO

Préface de Didier Fassin

L'Harmattan
5-7, rue de l'École-Polytechnique ; 75005 Paris
FRANCE

L'Harmattan Hongrie	**Espace L'Harmattan Kinshasa**	**L'Harmattan Italia**	**L'Harmattan Burkina Faso**
Könyvesbolt	Fac..des Sc. Sociales, Pol. et Adm. ;	Via Degli Artisti, 15	1200 logements villa 96
Kossuth L. u. 14-16	BP243, KIN XI	10124 Torino	12B2260
1053 Budapest	Université de Kinshasa – RDC	ITALIE	Ouagadougou 12

http://www.librairieharmattan.com
diffusion.harmattan@wanadoo.fr
harmattan1@wanadoo.fr

© L'Harmattan, 2007
ISBN : 978-2-296-02358-1
EAN : 9782296023581

Table des matières

LISTE DES FIGURES 9

LISTE DES TABLEAUX 10

LISTE DES SIGLES 13

PREFACE 15
Avant-Propos 19
INTRODUCTION 21
    1.1   Origine et fondements de l'initiative de Bamako 25
    1.2   Méthodologie de l'étude de l'état des connaissances sur les effets de l'IB 33
  2 *Objectifs de la recherche, contexte et cadre d'analyse* *61*
    2.1   Objectifs et question de recherche 61
    2.2   Contexte général de la recherche 62
    2.3   Cadre d'analyse 76
  3 *Stratégie méthodologique* *105*
    3.1   Stratégie de recherche et population à l'étude 105
    3.2   Le concept d'équité 111
    3.3   Méthodes de collecte des données 116
    3.4   Type d'analyse 132
    3.5   Considérations éthiques 135
  4 *Le contexte spécifique de la recherche* *139*
    4.1   La province du Soulou 139
    4.2   L'organisation sociale 140
    4.3   La solidarité chez les Mossi 142
  5 *Le processus d'implantation de l'IB* *155*
    5.1   La mise en œuvre dans le pays 155
    5.2   La mise en œuvre dans le district de Souna 165
  6 *Les acteurs et le courant des problèmes* *175*
    6.1   L'importance des inégalités d'accès aux soins pour les indigents 176
    6.2   Les causes des inégalités sociales et d'accès aux soins 203
    6.3   Les conséquences des inégalités sociales et d'accès aux soins 206
    6.4   Les populations dites vulnérables 212
    6.5   Un phénomène nouveau 216
    6.6   Un phénomène proche 218
    6.7   Événements, crises et symboles 220
    6.8   Rétroactions 226
  7 *Les acteurs, les valeurs et le concept d'équité* *239*
    7.1   Les agents 239
    7.2   Les intéressés 253
    7.3   Les responsables 268
    7.4   Les particuliers 270
  8 *Les acteurs et le courant des solutions* *279*
    8.1   La formulation des pistes de solution 279
    8.2   Les discussions à propos des solutions à l'exclusion des soins 304
    8.3   L'évaluation des solutions 309

9	*Les acteurs et le courant des orientations*..*317*	
	9.1 Les tendances internationale et nationale 317	
	9.2 Les groupes de pression 323	
	9.4 Les institutions 340	
10	*Les acteurs, les logiques mises en œuvre et le contrôle des ressources*...........*347*	
	10.1 L'accaparement...348	
	10.2 La neutra/domination 349	
	10.3 Le discours..351	
	10.4 Le clientélisme 352	
	10.5 L'opacité 353	
	10.6 La connivence 353	
	10.7 L'évitement...354	
	10.8 La suspicion 355	
	10.9 La substitution..357	
	10.10 Le mépris du service public 358	
	10.11 Les ressources et l'émergence de logiques..359	
11	*Discussion*..*365*	
	11.1 Les limites de l'étude 366	
	11.2 Les fenêtres d'*opportunité* 372	
	11.3 Les entrepreneurs politiques 403	
	11.4 Une situation qui n'est pas un problème public 426	
	11.5 Est-ce un cas isolé ? 466	
	11.6 Retour sur les hypothèses de recherche...469	
	11.7 La validité du prolongement de la théorie des courants 472	

CONCLUSION..**487**

BIBLIOGRAPHIE **493**

ANNEXES..**525**

Liste des figures

Figure 1: Éléments de la stratégie des SSP 27
Figure 2 : Principes directeurs de l'IB 29
Figure 3 : Schématisation du passage des concepts aux indicateurs 37
Figure 4 : Évolution de la couverture vaccinale au Bénin, en Guinée et au Mali 41
Figure 5 : Organisation administrative et formations sanitaires 69
Figure 6 : Évolution du nombre d'établissements privés autorisés à Ouagadougou ... 70
Figure 7 : Évolution de la part du budget du MS (en %) dans le budget de l'État entre 1974 et 2002 73
Figure 8: Cadre d'analyse des politiques de santé 85
Figure 9 : *big and little windows* : dimensions verticales et horizontale 89
Figure 10 : La rencontre des courants dans les sous-processus 90
Figure 11: Cadre d'analyse de la mise en œuvre de l'IB 102
Figure 12 : Comment juger de l'équité des états de santé ? 115
Figure 13: Le modèle de base de la logique du modèle transposé 133
Figure 14 : Évolution de l'inégalité et de la mortalité infantile et infanto-junévile entre 92-93 et 98-99 140
Figure 15: Taux d'utilisation des services de santé du district et du pays depuis 1979 148
Figure 16 : Structures de conception et d'orientation de l'IB en avril 1994 157
Figure 17: Administration, formations sanitaires et instruments de planification 177
Figure 18 : « l'IB schématiquement » 228
Figure 19 : Les objectifs spécifiques de l'IB présentés aux ICP 229
Figure 20 : Le concept de justice sociale selon les ICP 250
Figure 21 : La cartographie de concepts et la notion de justice sociale selon les ICP ... 251
Figure 22: Le concept de justice sociale selon les membres des COGES 265
Figure 23 : La cartographie de concepts et la notion de justice sociale selon les membres des COGES 266
Figure 24 : Quatre thèmes émiques concernant les inégalités sociales 271
Figure 25 : Catégories émiques justifiant la présence des inégalités sociales 272
Figure 26 : Verbes employés pour qualifier l'importance de la pacification sociale ... 275
Figure 27 : Les ressources comme atouts et sources d'enjeux dans l'émergence de logiques 347
Figure 28 : Les fenêtres d'*opportunité* à l'avènement de l'équité 373
Figure 29 : Analyse du processus évaluatif et leçon tirées 451
Figure 30 : Explications communes de la mise à l'écart de l'équité dans la mise en œuvre de l'IB au Bénin, en Zambie, au Kenya et au Burkina Faso 467
Figure 31 : Les acteurs et les mesures incitatives 489

Liste des tableaux

Tableau 1 : Éléments minimaux caractérisant l'IB 30
Tableau 2 : Critères et indicateurs d'analyse 38
Tableau 3: Résumé de l'état des connaissances à propos des indicateurs d'efficacité de l'IB 40
Tableau 4 : Évolution du taux d'utilisation des consultations curatives primaires au Sénégal 43
Tableau 5 : Résumé de l'état des connaissances à propos des indicateurs d'équité de l'IB . 47
Tableau 6 : Évolution des comptes d'exploitation des postes de santé sénégalais 53
Tableau 7 : Évolution du pourcentage des ménages vivant en dessous du seuil de pauvreté 62
Tableau 8 : Chronologie des politiques et décisions dans le secteur de la santé au Burkina Faso à partir de 1980 68
Tableau 9 : Évolution des dépenses de santé au Burkina Faso comparativement à deux pays voisins et au Canada 72
Tableau 10 : Répartition du budget de l'État du Burkina Faso en 1998 (sans les salaires) par niveau 74
Tableau 11 : Distribution de quelques indicateurs sanitaires en fonction du quintile de revenu des ménages 75
Tableau 12 : Quelques indicateurs de santé au Burkina Faso de 1985 à 2003 76
Tableau 13 : L'IB est une politique publique 77
Tableau 14 : Résumé du processus de l'IB 80
Tableau 15 : Les pièges de la mise en œuvre 83
Tableau 16 : Les groupes d'acteurs dans la mise en œuvre de l'IB 99
Tableau 17 : Les 12 districts répondant aux trois critères de sélection de nos cas à étudier 108
Tableau 18 : Caractéristiques des participants ICP à la cartographie conceptuelle 119
Tableau 19 : Caractéristiques des participants membres des COGES à la cartographie conceptuelle 120
Tableau 20 : Composition des groupes de discussion 124
Tableau 21 : Nombre d'entrevues informelles selon les groupes stratégiques d'acteurs ... 128
Tableau 22 : Entrevues informelles dans le cadre de l'évaluation 128
Tableau 23 : Les répondants aux entrevues individuelles 131
Tableau 24 : Formations sanitaires de la région en 2002 146
Tableau 25 : Nombre de formations sanitaires, d'habitants et ratio population/formations sanitaires par département 147
Tableau 26 : Comparaison du nombre d'habitant par CSPS et personnel de santé entre le DS, la DRS et le pays 147
Tableau 27 : Liste des personnes membres de l'ECD en 2003 149
Tableau 28 : Partenaires du district sanitaire en 2003 150
Tableau 29 : Répartition de l'appui financier de BAC entre 2001 et 2003, en F CFA 152
Tableau 30 : Provinces mettant en œuvre l'IB en mars 1994 et leurs partenaires 161
Tableau 31 : Chronologie de l'Initiative de Bamako au Burkina Faso et des décisions administratives associées 164
Tableau 32 : Composantes d'un problème 176
Tableau 33 : Nombre d'indicateurs par programme du PNDS 179

Tableau 34 : Activités, responsabilités et planification de la prise en charge des indigents au sein du PNDS 181
Tableau 35 : Mesures d'ajustement structurel et macroéconomique 2000-2002, objectif du secteur de la santé et liste des activités pour l'atteindre 183
Tableau 36 : Correspondance du nombre d'activités formulées le PNDS et les directives de planification au niveau des districts par la DEP 186
Tableau 37 : Comparaison des activités proposées par l'équipe de travail avec celles retenues par le MCD dans le plan d'action 2004 193
Tableau 38 : Nombre de formations sanitaires ayant réalisées un microplan en 2002 et 2003 195
Tableau 39 : La problématique des indigents dans les microplans des FS en 2002 et 2003 196
Tableau 40 : Types d'inégalité selon les particuliers 201
Tableau 41 : Classement des énoncés produits par les ICP (n=9) 240
Tableau 42 : Noms attribués aux différentes catégories par les ICP, nombre d'énoncés et nombre de catégories 247
Tableau 43 : Classement des énoncés produits par les membres des comités de gestion (n=6) 255
Tableau 44 : Noms attribués aux différentes catégories par les membres des COGES, nombre d'énoncés et nombre de catégories 263
Tableau 45 : Comportement actif et/ou passif du donateur et du receveur 285
Tableau 46 : Résumé des propos des participants aux groupes de discussion concernant la réduction des inégalités 290
Tableau 47 : L'évaluation de la faisabilité des solutions selon les acteurs 310
Tableau 48 : Nombre et pourcentage d'articles traitant de divers sujets 325
Tableau 49 : Les dix logiques repérées 348
Tableau 50 : Catégories de ressources et émergences de logiques 360
Tableau 51 : Ressources principales, enjeux (E) et/ou atouts (A), et émergence de logiques 363
Tableau 52 : Comparaison des *stress value* des deux exercices de cartographie conceptuelle avec des « standards » 369
Tableau 53 : Processus de transfert des politiques publiques et de l'IB 376
Tableau 54 : Résumé des explications concernant les fenêtres d'*opportunité* et l'équité .. 402
Tableau 55 : Résumé des éléments empiriques de la situation de l'exclusion des soins et niveau d'influence pour sa transformation en un problème public 427
Tableau 56: Extrait du cadre logique du programme d'actions prioritaires 454
Tableau 57 : Évolution du pourcentage de l'effectif national des sages-femmes et des médecins dans les deux grandes villes du pays entre 1991 et 2002 463
Tableau 58 : Nombre d'activités planifiées dans les plans d'actions 2004 469
Tableau 59 : Les acteurs, les mesures incitatives et une recherche-action en faveur de l'équité 491

Liste des sigles

APAD :	Association Euro-Africaine pour l'Anthropologie du Changement Social et du Développement
ASC :	Agents de Santé Communautaire
BAC :	Nom fictif de l'ONG étudiée
BF :	Burkina Faso
CADSS :	Cellule d'Appui à la Décentralisation des Services de Santé
CAMEG :	Centrale d'Achat des Médicaments Essentiels Génériques
CASEM :	Conseil d'Administration du Secteur Ministériel
CSCOM :	Centres de Santé Communautaire
CHR :	Centre Hospitalier Régional
CM :	Centre Médical
CMA :	Centre Médical avec Antenne chirurgicale
COGES :	Comité de gestion
CPN :	Consultations Prénatales
CSLP :	Cadre Stratégique de Lutte contre le Pauvreté
CSPS :	Centre de Santé et de Promotion Sociale
DAF :	Direction de l'Administration et des Finances
DEP :	Direction des Études et de la Planification
DGS :	Direction Générale de la Santé
DMEG :	Dépôt de Médicaments Essentiels Génériques
DRD :	Dépôt répartiteur de district
DRS :	Direction Régionale de la Santé
DS :	District Sanitaire
ECD :	Équipe Cadre de District
EDS :	Enquête Démographique et Santé
EF :	Entrevue formelle
EI :	Entrevue Informelle
ENSP :	École Nationale de Santé Publique
F CFA :	Françs CFA
FG :	Focus Group
FISE :	Fond International de Secours à l'Enfance (UNICEF)
FMI :	Fond Monétaire International
FS :	Formation Sanitaire
IB :	Initiative de Bamako
ICP :	Infirmier Chef de Poste
IDE :	Infirmier Diplômé d'État
IFI :	Institutions Financières Internationales
IST :	Infections Sexuellement Transmissible
JNV :	Journées Nationales de Vaccination
MCD :	Médecin Chef de District
MEG :	Médicament Essentiel Générique

MS :	Ministère de la Santé
Ob :	Observation
OCDE :	Organisation de Coopération et de Développement Économiques
OMS :	Organisation Mondiale de la Santé
ONG :	Organisation Non Gouvernementale
PADS :	Programme d'Appui aux Districts Sanitaires
PDSN :	Projet de Développement Santé et Nutrition
PNDS :	Plan National de Développement Sanitaire
PEV :	Programme Élargi de Vaccination
PNUD :	Programme des Nations Unies pour le Développement
PPTE :	Pays Pauvres Très Endettés
PSN :	Politique Sanitaire Nationale
PSP :	Poste de Santé Primaire
RC :	Recouvrement des Coûts
SG :	Secrétaire Général du ministère de la Santé
SNIS :	Système National d'Information Sanitaire
SSP :	Soins de Santé Primaires
SYNTSHA :	Syndicat National de la Santé
UNICEF :	Fonds des Nations Unies pour l'Enfance
V :	Visites

Préface

Minima ethica

La temporalité de l'action publique n'obéit pas seulement à des impératifs internes ; elle s'inscrit également dans un air du temps qui en dessine les possibles et en prescrit les attendus. Ainsi peuvent se comprendre les flux et les reflux des préoccupations et des orientations politiques alors même que les questions auxquelles sont confrontées les sociétés varient peu et que les réponses qu'on peut leur apporter sont en nombre limité. D'où l'importance d'analyser le travail politique non pas uniquement par rapport à des « problèmes », comme on le fait souvent, mais bien par rapport à des « problématisations », pour reprendre le concept de Michel Foucault : les problèmes ne se posent jamais en tant que tels, ils sont posés par la société ; il en est de même des solutions qu'on leur propose. Le problème de la pauvreté et de l'inégalité dans l'accès aux ressources en général, de l'indigence et de l'inégalité d'accès aux soins en particulier, n'est assurément pas nouveau sur le continent africain. Il est cependant appréhendé de manière différente selon les moments de son histoire postcoloniale, donnant lieu à des solutions diverses. C'est à revisiter cette histoire et à en tirer les conséquences pour le présent que nous invite Valéry Ridde dans un ouvrage exigeant qui relève certes de la santé publique mais dont les ouvertures multiples vers d'autres disciplines fait l'originalité et la force.

Dans les années 1980, sous l'impulsion de l'OMS, Organisation mondiale de la santé, les soins de santé primaires constituent le credo, énoncé peu avant à la Conférence d'Alma Ata. Ils défendent un modèle supposé mieux adapté aux réalités locales que ne l'était le système construit sur le référentiel hospitalier européen enrichi de l'innovation coloniale des services des grandes endémies. Il s'agit désormais de « la santé pour tous », ce qui suppose au minimum un accès de tous à des soins de qualité, même si l'on sait que les soins ne représentent qu'un déterminant relativement secondaire de l'état de santé. Or, le constat fait par nombre d'artisans de ces programmes est le déficit de moyens dans les structures publiques de soins, à commencer par l'absence de médicaments. Conduisant alors des recherches d'anthropologie dans la banlieue de Dakar, je me souviens d'un article écrit par l'un de mes amis, le Dr. Emile Jeannée, responsable à l'époque du projet de santé de Pikine qui était l'un des modèles de la réflexion internationale pour la mise en œuvre des soins de santé primaires. Il avait pour titre ironique et provocateur : « Soins gratuits, maladie pour tous ». A quoi bon la gratuité des soins dont se targuaient les Etats africains, écrivait en substance l'auteur, si c'était pour n'offrir que des dispensaires vides, contraignant les patients à acheter leurs médicaments au prix fort dans les pharmacies privées quand ils en avaient la possibilité physique et financière ? Mieux valait les mettre à contribution de manière raisonnable et rationnelle de façon à consacrer les sommes ainsi obtenues pour améliorer les prestations. C'est dans ce contexte – et dans cet esprit – que l'Initiative de Bamako a été lancée en 1987 sous l'égide de l'UNICEF, le Fonds des Nations Unies pour l'Enfance.

Il est essentiel d'appréhender cette séquence et cette logique pour ne pas se méprendre sur le sens de cette politique, souvent obscurci par un discours visant à légitimer démocratiquement un programme à vocation essentiellement économique. Il est vrai que la notion de « participation communautaire » constitue une véritable trouvaille lexicale, puisqu'elle implique de manière ambiguë la contribution des populations au financement (participer, c'est payer sa part) et l'implication des citoyens dans la vie collective (participer, c'est prendre part). L'idée n'est pas exempte de considérations morales et la santé publique n'hésite pas à recourir à l'argument – non désintéressé – de la psychanalyse qui fait du paiement de l'acte un élément décisif de l'implication de l'acteur. Il ne s'agit d'ailleurs pas d'une duperie car la mise en place de la politique de recouvrement des coûts (c'est-à-dire de solvabilisation des patients) s'accompagne effectivement d'une politique de représentation des habitants (à travers des comités de santé généralement élus). L'air du temps des organisations internationales, dans les années 1980, associe l'idéologie libérale et l'idée démocratique, autrement dit l'économie de marché et la société civile, l'une et l'autre contre l'Etat. Mais dans l'interprétation de la genèse de l'Initiative de Bamako, il faut comprendre que le libéralisme précède la démocratie, que le premier est dans l'ordre de l'explication et la seconde dans l'ordre de la justification. L'un comme l'autre contribuent toutefois à rendre plus efficace le système de soins, la participation financière en apportant les ressources qui manquent aux institutions publiques, la participation représentative en légitimant un dispositif qui demeure calqué sur un modèle importé. L'application du mot d'ordre est, à l'échelle de l'Afrique, assurément hétérogène, marquée par des difficultés et des incohérences, mais le nouveau dogme ne s'en impose pas moins presque partout.

Ainsi, de la Conférence d'Alma Ata à l'Initiative de Bamako, on est passé d'un souci d'équité à une préoccupation d'efficacité. Les soins de santé primaires procédaient d'une reconnaissance des inégalités sanitaires. La participation communautaire apporte une réponse à la non-solvabilité des institutions publiques. Mais alors que les premiers énonçaient des principes généraux, la seconde propose des solutions pratiques. Dans ce passage du vocabulaire programmatique au langage pragmatique, l'efficacité efface donc l'équité. C'est tout le mérite du livre de Valéry Ridde que de montrer cette disparition et d'en discuter les ressorts à partir d'une enquête menée dans un district du Burkina Faso mêlant données épidémiologiques et entretiens sociologiques, nourrie de réflexions politiques et d'observations ethnographiques. Le constat qu'il dresse au terme de cette recherche – mais on devine qu'il en pressentait le résultat avant même de l'avoir commencée – est celui d'un « échec de l'Initiative de Bamako ». Tout au moins l'établit-il sur la question de l'équité plutôt que sur la question de l'efficacité. La mise en œuvre de ce programme ne s'est pas accompagnée d'une réduction des inégalités d'accès aux soins. Les « indigents » ne sont pas mieux soignés qu'ils ne l'étaient auparavant.

Parmi les hypothèses qu'il formule pour expliquer cet échec, il faut, à la lumière de ce qui vient d'être rappelé de la genèse de cette politique, indiquer une hiérarchie des explications. L'élément qui sous-tend tous les autres tient en effet à ce que « l'absence d'équité n'a jamais été perçue comme un problème public », selon la formulation de l'auteur. Probablement faudrait-il atténuer cette affirmation en rappelant qu'au milieu des années 1980, sous la présidence de Thomas Sankara, le Burkina Faso avait inscrit la question de l'équité à son agenda politique. Mais il est vrai qu'il s'agit là d'une parenthèse dans l'histoire du pays, au demeurant fermée l'année même de la proclamation de l'Initiative de Bamako. C'est bien parce que l'équité n'est pas un enjeu politique qu'elle n'a jamais été mise en œuvre – et le constat vaut pour la quasi-totalité des pays africains. Le fait qu'aucune « fenêtre d'opportunité n'est apparue », qu'aucun « entrepreneur politique n'est intervenu » et que « les experts n'ont jamais atteint de consensus sur les solutions équitables », pour citer les autres hypothèses de l'auteur, constitue assurément une configuration défavorable, mais non le facteur principiel de la non prise en compte de l'équité dans la construction des politiques sanitaires et, plus largement, des politiques publiques. L'enquête, par la richesse des témoignages qu'elle apporte et des instruments qu'elle mobilise, en fait d'ailleurs la démonstration.

On pourrait toutefois s'interroger sur la question de l'équité telle qu'elle est posée dans cet ouvrage, et notamment à travers les commentaires des acteurs locaux voire nationaux. Il s'agit en fait essentiellement du problème des « indigents », autrement dit de celles et ceux qui ne peuvent payer les sommes même modestes exigées dans les structures sanitaires et qu'on appelle aussi les « exclus des soins ». Dès lors, les réponses possibles relèvent plus de politiques assistancielles au sens étroit que de justice sociale au sens large. Elles se fondent sur la générosité plutôt que sur la redistribution. Elles concernent uniquement les plus démunis selon un paradigme de l'obligation plutôt que du droit. On peut même suggérer qu'un trait commun des théories sociales sur le continent africain, aussi bien dans le monde politique que dans la société dans son ensemble, est l'absence de pensée de l'inégalité. La préoccupation pour les pauvres, parfois présente et toujours légitime, ne saurait corriger ce constat. Penser l'inégalité, c'est penser la société dans son ensemble et non seulement son rapport au segment le plus défavorisé ; c'est aussi penser des solutions qui réorientent les ressources selon des principes généraux de justice sociale étendue et non seulement de solidarité assistancielle restreinte. A l'inverse, s'intéresser aux « indigents », c'est focaliser la lecture du monde social sur un groupe, certes pour l'aider mais au risque de le stigmatiser ; et c'est perdre de vue les processus par lesquels se produisent ces formes extrêmes d'exclusion et par conséquent restreindre sa capacité de critique sociale. Mais assurément en Afrique aujourd'hui ce débat n'est pas dans l'air du temps.

Commence à l'être en revanche l'idée de bien public sanctuarisé, dont la santé serait le parangon indiscutable et qui justifierait une gratuité universelle. L'exception sanitaire posée dans les négociations internationales dans le cadre de l'Organisation mondiale du commerce en est le signe le plus manifeste. Et la question de l'accès aux médicaments du sida est désormais formulée en ces termes au nom de la protection absolue de la vie humaine. C'est sur cette ligne que Valéry Ridde conclut son livre, en se référant à un pays, l'Afrique du Sud, dont il rappelle que le cas est cependant peut-être plus un exemple duquel apprendre qu'un modèle à reproduire. Il suggère donc, pour sa part, de tenter l'expérience à un niveau limité en instituant la gratuité des soins pour les « indigents ». La problématisation, on le voit, est apparemment nouvelle si on la compare à celle qui prévalait il y a deux décennies quand faire payer était à l'ordre du jour, mais face à ce vieux problème des malades pauvres, la solution avancée ne revient-elle pas en fait à réactualiser une réponse ancienne ? La nouveauté tiendrait alors moins à la nature de l'action (l'assistance aux démunis) qu'à son inscription sociale (passant du monde religieux de la charité au domaine public de la solidarité). On serait certes loin d'une politique affrontant la question des inégalités sociales de santé, mais une couverture médicale pour les plus pauvres – telle qu'elle a été développée en France notamment, y compris pour les plus illégitimes, à savoir les étrangers en situation irrégulière – n'est-elle pas la forme la plus élémentaire de la justice distributive (donnant plus aux moins bien lotis) mise en œuvre sur l'objet le plus élémentaire de la nécessité humaine (les dégradations et les souffrances du corps) ? Se dessinerait ainsi, en marge des grands principes et des programmes ambitieux, réaliste et modeste, une conception humanitaire de la santé publique – une éthique minimale de la vie.

Didier Fassin
Université Paris Nord et
École des hautes études en sciences sociales.

Avant-Propos

Si je vais me souvenir pendant encore très longtemps de mes missions en Irak en 1994 et 1995, l'écriture de cet avant-propos me ramène vers une discussion de juin 2003, alors que je me trouvais de nouveau dans ce pays. Réalisant une évaluation pour le compte d'une organisation non gouvernementale (ONG), je rencontrais une femme médecin, de ma génération, qui venait de terminer un doctorat dans le pays qui démarrait son processus d'occupation de la Mésopotamie. Venir en Irak à cette trouble pédiode pour une ONG étatusienne témoignait assurément d'un certain engagement social de sa part. Cependant, lorsque j'évoquais avec elle ma recherche doctorale, objet du présent ouvrage, que je qualifiais de « recherche engagée », elle ne comprit. Mon accent en anglais n'expliquait pas toute son incompréhension, elle n'avait tout simplement jamais entendu cette expression auparavant. Effectuer une recherche engagée. Est-ce donc possible à l'occasion d'un doctorat ? Est-ce un oxymore ? Cette recherche est une tentative de réponse par l'affirmative à la première question et par la négative à la seconde. Je crois en effet avoir été en mesure d'apporter une modeste contribution aux questions que les intervenants de santé publique se posent à propos de l'accès aux services de santé des plus pauvres, sans pour autant sacrifier la rigueur nécessaire à la réalisation d'une recherche doctorale. L'apprentissage de la conciliation de l'engagement social et de la rigueur scientifique s'est déroulé tout au long de ces années passées au Québec, à l'université Laval. Ma directrice de thèse, Maria De Koninck, a réussi à me soutenir dans cet exercice périlleux. Elle a su, aux moments cruciaux, trouver les mots et les lectures utiles à la poursuite de mon travail. Aussi, son encadrement universitaire, son écoute, sa disponibilité de tous les instants, son soutien moral et financier ont été d'un apport indéniable au livre que vous allez lire. Jacques Girard et Vincent Lemieux, les deux autres membres composant mon comité de thèse, ont réussi à m'orienter vers les éléments théoriques et pratiques indispensables à ma recherche. Leurs précieuses critiques de mes différents écrits ont été très utiles. Jacques Girard, dès mon arrivée au Québec en 1999, a toujours été d'un bon conseil lorsqu'il me fallait trouver un emploi temporaire ou m'intégrer dans son réseau d'acteurs canadiens en santé mondiale. C'est lui, le premier, qui m'a fait connaître l'application possible des travaux de John Rawls à la santé publique. Je me suis humblement inscrit dans son cheminement en essayant d'ajouter ma pierre personnelle à l'édifice de la justice sociale en santé mondiale. Les orientations théoriques apportées par Vincent Lemieux sont d'une inestimable importance pour le domaine de l'étude des politiques publiques. Il a su me diriger vers les auteurs clefs, me permettre de comprendre ses approches en tentant, à mon tour, d'apporter quelques éléments nouveaux, notamment en ce qui concerne sa tentative de prolongement de la théorie des courants de John Kingdon. La méticuleuse relecture de Louis Demers m'a permis d'améliorer sensiblement la lisibilité et la forme de mon travail.

Je ne peux passer sous silence les conseils efficaces de l'ensemble des professeurs du programme de maîtrise et de doctorat en santé communautaire, dont le directeur Michel O'Neill. Tous mes collègues ont également contribué, de près pour certains, de loin pour d'autres, à mon souhait d'aller jusqu'au bout de cette thèse. Je ne peux malheureusement tous les citer, je risquerais d'en vexer quelques-uns en les oubliant. Je veux cependant ici remercier Abdoulaye P. Nitiema, médecin de santé publique, que j'ai rencontré lors de la maîtrise, et qui a su me faire aimer le Burkina Faso et m'ouvrir grandes les portes de son pays. Son aide sur le terrain a toujours été précieuse et le soutien moral de toute sa famille tout autant. De très nombreux amis Burkinabé m'ont apporté une aide essentielle à mon intégration dans cette société, je ne peux pas non plus tous les citer. Tous les collègues du ministère de la Santé, à Ouagadougou et en périphérie, ont su se rendre disponibles pour répondre à mes multiples questions, me trouver les bons documents et me diriger vers les bons interlocuteurs. De même, l'ONG et tous ses membres expatriés ou nationaux m'ont apporté un secours considérable et une confiance importante. La mise à disposition de certains de leurs moyens et les discussions que nous avons entreprises ensemble m'ont permis d'accomplir cette recherche. Pour des raisons éthiques, je ne peux citer les noms des uns et des autres, mais j'espère qu'ils se reconnaîtront et qu'ils entendront mes remerciements chaleureux. Quelques personnes ont été parties prenantes du processus de collecte des données employées dans cette recherche et je voudrais ici les nommer : Emmanuelle Bédard, Fréderic Kintin, Kind G. André, Moinbou, Ouedraogo Boureima, Ouedraogo Christine, Touendé Bertrand. Christian Dagenais et Mireille Desrochers m'ont gentiment permis d'appréhender l'utilisation de la technique de cartographie conceptuelle.

Évidemment, je n'aurai survécu à cet immense travail sans l'aide de ma famille et particulièrement de mon épouse, Fatiha Halabi. Elle a su en permanence m'entourer, supporter mes interrogations perpétuelles et mes absences fréquentes, comprendre mon investissement universitaire et également, tout comme ma mère Annick Chaullet, lire attentivement une première version de cette thèse. Plusieurs organisations m'ont fait confiance et ont cru à ce projet de recherche en apportant une contribution financière. Il me faut remercier le Centre de Recherche en Développement International (CRDI) du Canada, l'université Laval, le CCISD Inc. et l'Association Canadienne de Santé Publique (ACSP).

L'aventure continue, puisque depuis la publication de cette réflexion, un processus de recherche-action a démarré au Burkina Faso afin de tenter d'évaluer une intervention que nous croyons efficace pour améliorer l'accès aux soins des plus pauvres.

Introduction

> « *Aujourd'hui, les États se décomposent parce que les programmes d'ajustement structurel ont été imposés avec l'idée fixe que l'État était la forme la moins bonne pour gérer les affaires communes. [...] L'État néocolonial a été remplacé par le privé. Mais comme le privé africain n'est pas implanté solidement, la suppression de l'État en Afrique a laissé un vide considérable. L'État, en fait, n'est remplacé par rien ; les gens ont perdu l'habitude de l'État africain traditionnel et ne se sont pas approprié l'État moderne du type colonial. C'est un grand déficit qui, en réalité, ouvre la voie à une sorte de chaos qui n'existe nulle part ailleurs. Ce vide est rempli par les plus riches et ceux qui se sont hissés au pouvoir.* »
>
> **Joseph Ki-Zerbo**, 2003, p. 68-69

À la fin des années 1970, les experts internationaux en matière de politiques de santé avaient le regard tourné vers Alma-Ata, la capitale actuelle du Kazakhstan. Dans cette ville de l'ex-Union Soviétique, la communauté internationale (134 pays) s'est réunie durant trois jours, sous l'égide de l'Organisation mondiale de la santé (OMS) et du Fonds international de secours à l'enfance (FISE/UNICEF[1]). C'est à cette occasion, dont on vient de fêter les 25 ans, qu'une déclaration politique en faveur des soins de santé primaires était prononcée. Il s'agissait de rompre avec l'hospitalo-centrisme des systèmes de santé et d'orienter les réformes sanitaires vers une prise en charge globale et interdisciplinaire de la santé des communautés. Les pays du Sud en général, et l'Afrique en particulier, étaient singulièrement concernés par cette nouvelle direction que l'on voulait faire prendre aux systèmes de santé. Ils en étaient en grande partie les instigateurs grâce aux multiples projets qu'ils avaient préalablement mis en œuvre (Tejada de Rivero, 2003). La déclaration d'Alma-Ata était en quelque sorte la première réforme sanitaire d'envergure internationale. Les gouvernements, en collaboration avec les communautés, devaient jouer un rôle essentiel pour diriger la réalisation des changements requis, car il s'agissait d'une évolution majeure qui nécessitait une volonté intense pour lutter contre le *statu quo* (Collins, 1994). Or le contexte de l'époque, à la suite des fameux chocs pétroliers du milieu des années 1970, n'était pas le plus propice à l'intervention gouvernementale. C'est en effet durant cette période que des politiques dites d'ajustement structurel ont été imposées aux pays du Sud par la Banque mondiale et le Fonds monétaire international (Stiglitz, 2002). Ces politiques ont notamment contraint les États à réduire leurs dépenses en matière de santé et d'éducation, domaines jugés moins essentiels à développer que

---

[1] Dans le reste du document, nous retiendrons le sigle UNICEF à la place de celui de FISE puisque l'organisation semble avoir, au fur et à mesure des années, substitué le premier au second.

celui de l'économie. De nombreux fonctionnaires ont ainsi été mis à pied. Cette situation a eu des conséquences tellement fâcheuses sur le quotidien des Africaines et des Africains qu'ils ont inventé un qualificatif pour désigner ces personnes licenciées : « des ajustés ». L'UNICEF dénoncera ces politiques et demandera en 1987 un « ajustement à visage humain ». Le constat des conséquences de ces ajustements était dramatique et la déliquescence des services publics se constatait à l'aune de l'absence d'accès aux services de santé. Il fallait donc trouver de nouvelles solutions, notamment pour endiguer cette réduction des moyens que l'État consentait, contre son gré, au système de soins. L'autofinancement des services de santé de la part des usagers est apparu alors comme une des réponses possibles (Deschamps, 2000). Nous verrons dans ce qui suit qu'elle n'était pas si nouvelle que cela puisque de telles expériences existaient dans les années 1940 (Van Lerberghe et de Brouwere, 2000). Cette réflexion en faveur de l'autofinancement a grandement favorisé l'établissement d'une nouvelle réforme sanitaire : la politique de l'Initiative de Bamako (IB). Cette politique publique de santé a été formulée dans la capitale du Mali en 1987. Bien qu'elle ait été adoptée dans une capitale africaine, elle était largement d'origine exogène car elle a été entreprise sous l'impulsion des organisations internationale, soit l'OMS et l'UNICEF. À l'occasion de l'IB on s'était donné l'objectif d'améliorer la qualité des services par l'intermédiaire de l'autofinancement communautaire, tout en s'assurant que des mesures soient prises pour que les indigents puissent avoir accès aux services. La politique de l'IB a été suivie d'autres réformes sanitaires dans les domaines du financement et de l'organisation des services, par exemple. Cependant, la majorité des observateurs de ces changements s'entend aujourd'hui pour affirmer que c'est essentiellement l'aspect efficace de ces réformes au détriment du caractère équitable qui a attiré l'attention des acteurs lors de leur mise en œuvre (Gilson, 1998; Whitehead, Dahlgren et al., 2001; Green et Collins, 2003). Autrement dit, la mise en œuvre de l'IB n'a pas permis l'amélioration de l'accès aux soins des plus pauvres alors que, pour le plus grand nombre, la situation est devenue relativement plus acceptable qu'auparavant. Nous l'avons récemment montré au Burkina Faso (Haddad, Nougtara et al., 2004b), pays où a été entreprise la présente recherche. Voilà pourquoi certains réclament maintenant l'obligation de rendre les systèmes de santé plus équitables (Gwatkin, Bhuiya et al., 2004). À l'aide de l'étude des publications traitant de l'évaluation des effets de la mise en œuvre de l'IB en Afrique, nous dressons l'état des connaissances utiles pour vérifier cette focalisation des acteurs sur l'efficacité et non sur l'équité. C'est le sujet de la première partie de la recherche. Quelques hypothèses d'explication sont fournies au regard de cette recension des écrits.

Cela étant dit, l'état actuel des connaissances illustre parfaitement la situation délicate d'exclusion que vivent les indigents mais il ne l'explique pas. L'objet de cette recherche constitue donc une tentative d'explication à cet écart qui subsiste, entre la formulation de l'IB et sa mise en œuvre au détriment de l'équité. Cette démonstration repose sur une étude de cas effectué dans un district sanitaire d'un pays ouest-africain qui met en place l'IB depuis 1993, le Burkina Faso. En effet :

> One important way to better understand prevailing problems in the public health sector in developing countries is by lowering the level of analysis in order to investigate how such issues take shape at the level of district health centres, small rural hospitals and the daily practice of health workers (Streefland, 2005, p. 375-6).

Aussi, pour étudier la mise en œuvre de cette politique publique au Faso, nous nous sommes doté d'un cadre d'analyse intégrant des théories élaborées pour l'étude des politiques publiques et en anthropologie du développement. Le deuxième chapitre de la recherche présente ce cadre et les théories auquel il fait appel. L'anthropologie du développement est un champ de connaissances indispensable pour rendre intelligible la mise à l'écart de l'équité de l'IB. En effet, dans la majeure partie des cas, cette politique est mise en œuvre par des acteurs issus des États du Sud en collaboration étroite avec ceux travaillant pour des projets de développement et des Organisations non gouvernementales (ONG) du Nord. La rencontre des acteurs du Sud avec ceux du Nord et celle des « développeurs » avec les « développés » constituent une des clefs d'explication du phénomène qui nous intéresse. Dans cette recherche, nous examinons en profondeur cette interaction qui s'opère dans le contexte d'un projet d'appui à la mise en œuvre de l'IB dans une région du Burkina Faso. Ce projet est conduit par une ONG européenne qui dispose du soutien de spécialistes expatriés et locaux.

L'ensemble de la stratégie méthodologique nous permettant d'analyser les données empiriques collectées dans ce contexte, à l'aide du cadre d'analyse préalablement construit, est décrit dans la troisième partie de la recherche. Certains concepts, comme notamment celui de l'équité, sont définis. Les données recueillies sont essentiellement de nature qualitative bien que nous ayons aussi eu recours à des données quantitatives pour obtenir une certaine triangulation. La collecte de ces données a été facilitée par notre présence de sept mois dans cette région du Burkina Faso, sous la forme d'une observation participante.

La présentation des résultats, qui suit un plan orienté par le cadre d'analyse, est effectuée au cours de sept chapitres consécutifs. Une fois le contexte local décrit en détail (quatrième chapitre), nous décortiquons le processus d'implantation de l'IB dans le pays et dans la région où nous avons mené la présente recherche (cinquième). Puis, nous étudions en profondeur le jeu des acteurs dans la mise en œuvre de la politique en ce qui concerne le problème de l'exclusion des soins (sixième) et particulièrement des valeurs concernées (septième). Ensuite, nous nous intéressons singulièrement aux solutions possibles pour contrer ces exclusions (huitième) et aux orientations générales à propos de ces dernières (neuvième). Enfin, des données empiriques sont exposées, dans le dixième chapitre de la recherche, concernant le rôle de l'exercice du pouvoir et des logiques résultantes dans l'explication des inégalités liées au système de santé.

Nous revenons sur l'ensemble de ces résultats dans le onzième chapitre, sous la forme d'une discussion. Nous cherchons à comprendre pourquoi si peu d'interventions ont été entreprises pour favoriser l'accès aux services aux indigents. Comment se fait-il que la situation que vivent les plus démunis n'est pas appréhendée, par la majeure partie des personnes concernées, comme un problème auquel il faut trouver une solution ? Il est aussi question du caractère transférable des conclusions de cette recherche. En quoi les constats issus de cette étude de cas sont-ils semblables à ce qui se déroule ailleurs dans le pays et la région ? Quelques considérations concernant le prolongement de la théorie des courants des politiques publiques viennent clore ce chapitre.

Dans la conclusion, nous tentons de porter un jugement global sur la situation concernant l'absence de l'équité des systèmes de santé fondés sur l'Initiative de Bamako. Nous proposons l'application de quelques mesures incitant, nous l'espérons, à un retour à l'équité originelle par l'intermédiaire d'une recherche-action qui permettra le développement des nouvelles connaissances indispensables à cet objectif.

1 Problématique

L'objet de ce premier chapitre de la présente recherche est de montrer que l'état des connaissances confirme notre analyse d'une implantation de l'IB préjudiciable à l'équité. Dans une première section, nous revenons un peu plus en détail sur les aspects historiques rapidement présentés en introduction. Nous retraçons l'origine et les fondements de l'IB, nous en proposons une définition et rappelons au lecteur les inquiétudes originelles émises par certains spécialistes quant aux considérations liées à l'équité. Dans la seconde partie, nous présentons la méthodologie employée pour réaliser cette recension de l'état des connaissances à propos de l'IB. Puis, dans une troisième partie, nous proposons une évaluation des effets de cette politique sanitaire au regard des critères d'efficacité et d'équité. La quatrième partie présente une discussion des résultats, propose quelques pistes d'analyse et de réflexion sur l'importance de l'étude du jeu des acteurs dans la mise en œuvre de l'IB. Enfin, en conclusion, nous revenons sur l'intérêt de l'étude de cette politique et avançons que c'est le passage obligé pour envisager l'application de mesures incitatives en vue d'une plus grande justice distributive dans la mise en œuvre de l'IB.

1.1 Origine et fondements de l'initiative de Bamako

1.1.1 En principe

L'initiative de Bamako est bien souvent perçue comme une simple réforme technique du financement des services de santé. Et pourtant, elle est aussi imprégnée de valeurs et trouve son origine et ses fondements dans la politique des soins de santé primaires.

Au milieu des années 1970, les progrès scientifiques et technologiques dans le domaine médical laissaient entrevoir la possibilité d'une résolution de nombreux problèmes de santé dans le monde. L'éradication, à l'échelle de la planète, de la variole en 1979 est une victoire unanimement reconnue et participe à cette construction mentale. Mais, en même temps, on continue de constater l'accroissement et la persistance des inégalités de santé et d'accès aux services de santé. Voilà pourquoi Mahler, le directeur général de l'OMS, propose en 1975 aux gouvernements de se fixer un objectif commun pour les politiques de santé : la santé pour tous en l'an 2000[2]. Cela sera entériné en 1977 par l'Assemblée mondiale de la santé. Le contexte politique international est encore bipolaire, la guerre froide est toujours présente. Elle constitue l'arrière plan de ces décisions à caractère social

---

[2] Rappelons que l'objectif principal était : « *la distribution équitable des ressources pour assurer l'accès de la grande majorité des gens à celles-ci* » (Velasquez, 1989, p. 461).

et universel. Cette déclaration de 1977 est conçue comme « *a battle cry to incite people to action* » (Tejada de Rivero, 2003, p.2). C'est au cours de cette même année de la proposition de Mahler (1975) que le concept de soins de santé primaires (SSP) est énoncé pour la première fois. Il fallait, en effet, trouver de nouvelles stratégies pour envisager l'atteinte de cet objectif universaliste. Certains pays du Sud, qui œuvraient en ce sens depuis plusieurs années, ont en quelque sorte pris les devants sur les pays du Nord et leur approche biomédicale[3]. Bien que les Soviétiques aient émis quelques réticences à l'origine, ne voulant pas remettre en cause les progrès scientifiques, ce sont eux qui, dès 1976, proposent de financer et d'organiser une conférence internationale en faveur des SSP. Pour des raisons politiques et diplomatiques, la conférence aura finalement lieu à Alma-Ata, au Kazakhstan, plutôt qu'à Moscou. Après 29 mois de préparation et 18 versions différentes du document, la stratégie des SSP voit le jour en 1978 dans le but d'aider les pays à se rapprocher de l'objectif de santé pour tous (WHO, 1978; Tejada de Rivero, 2003). Cette politique reconnaissait la nécessité d'examiner les relations entre les professionnels de santé et les membres de la communauté car ce dernier élément constitue un facteur clef dans les réformes de santé. Elle s'est alors fortement inspirée du modèle chinois des années 1970, notamment les fameux " médecins aux pieds nus " (IDS, 1995), et également d'une étude internationale de 1975 critiquant fortement l'utilisation, par les pays du Sud, du modèle occidental centralisé de l'organisation des services (Collins, 1994). L'approche communautaire, comme en Chine, n'était pas complètement nouvelle en Afrique de l'Ouest puisque dès le milieu des années 1960, des expériences de comités de santé et d'agents villageois avaient été menées, notamment au Niger. Ces essais d'alliance d'un processus de décentralisation à une propagation des techniques d'animation rurale deviendront des références pour toute la sous-région africaine (Berche, 1998; Olivier de Sardan, 1999). Ils ont été des éléments précurseurs de la politique des SSP. Dès les années 1940 on a tenté en Afrique (orientale britannique notamment), d'introduire, sans y parvenir, le paiement des soins par les usagers. C'est le Mozambique (et son État marxiste-léniniste) qui a été le pays précurseur du recouvrement des coûts (Van Lerberghe et de Brouwere, 2000). Collins (1994) nous informe que l'émergence des SSP s'était produite dans un contexte particulièrement favorable dont les caractéristiques peuvent se résumer par : i) l'accumulation des doutes à propos de l'approche du modèle purement médical, ii) le changement de la perception du développement en général et iii) les mouvements d'indépendance de nombreux pays. Néanmoins, il rappelle que cette nouvelle politique, qui visait plus d'équité et de justice distributive, n'était pas sans aller à l'encontre de la volonté de certains politiciens (au niveau local ou national) favorisant le *statu quo* et se satisfaisant d'un système d'inégalité sociale et de domination politique[4]. Car si les SSP peuvent être interprétés selon des critères

---

[3] Sur la persistance de ce modèle biomédical (pasteurien) et ses conséquences sur les systèmes de santé au Sud, voir (Dujardin, 2003).
[4] Ce *statu quo* relève de nombreux facteurs variant d'un pays à l'autre et d'une communauté à une autre, selon Uphoff et al. (1998), cité par (Morgan, 2001).

techniques — nous n'entrerons pas dans les débats intenses autour des fameux SSP sélectifs[5] — ils peuvent l'être également selon leur nature politique qui suppose, ou non, des changements sociaux. Ce qui explique notamment pourquoi on s'est d'abord focalisé sur l'augmentation de l'offre et non pas sur une nouvelle distribution des pouvoirs, singulièrement médico-sanitaires à l'époque (Berche, 1998).

La notion d'équité était au cœur de la politique des SSP, tel que vient de le rappeler longuement l'OMS dans son rapport annuel de 2003 (OMS, 2003). Or, l'équité exige la reconnaissance de besoins différents, et « *les interactions entre les droits de l'homme et la santé sont caractérisées par la dualité* droits égaux *et* besoins inégaux » (Bryant, Khan et al., 1997, p. 122). Nous reviendrons, dans le chapitre consacré à la méthodologie de l'analyse de l'état des connaissances sur l'IB, sur l'utilisation de la définition de l'équité dans l'organisation du financement communautaire. Outre l'importance de l'équité et de la participation communautaire que nous avons déjà évoquées, la stratégie des SSP est principalement fondée sur les éléments de la figure suivante.

Figure 1: Éléments de la stratégie des SSP

- l'équité ;
- la participation communautaire ;
- une approche multisectorielle ;
- une technologie appropriée ;
- des activités de promotion de la santé.

Source : (WHO, 1978)

À ce stade de l'exposé, il nous semble important de noter qu'Alma Ata est principalement une déclaration de principes. Les intentions énoncées étaient même générales et abstraites et les composantes, exhaustives et banales (Hours, 1992). L'OMS, l'UNICEF et leurs États membres se sont attachés à définir les fondements de cette politique, sans pour autant élaborer des stratégies précises de mise en application. Nous sommes bien là en présence d'une situation qui semble relever de la classique rhétorique de la santé publique, tel que le souligne Fassin (2000a). Cet auteur a lui aussi relevé ce trait particulier de la déclaration d'Alma Ata, ajoutant que la mise en œuvre devient secondaire au regard des idéaux invoqués par ses promoteurs. La politique des SSP demeure, entre autres, relativement muette concernant le financement des services et précise simplement que « *primary health care is essential health care [...] at a cost that community and country can afford* » (WHO, 1978). Malgré le peu de précision, la prise en compte de la capacité à payer les soins de santé semble donc une préoccupation de principe, ce que rappelait le rapport préparatoire à la réunion d'Alma Ata du bureau africain de l'OMS (OMS/AFRO, 1978).

---

[5] Voir le numéro spécial de Social Science and Medicine, 1988, n° 26.

Devant les problèmes économiques des pays africains (croulant notamment sous le poids de la dette extérieure) qui avaient des conséquences néfastes sur la situation sanitaire et, face aux difficultés de mise en œuvre des SSP[6], l'UNICEF formule une proposition qui a été acceptée à contre-cœur, semble-t-il (Van Lerberghe et de Brouwere, 2000), par l'OMS en 1987. Il s'agissait de relancer la politique des SSP et de réduire la mortalité maternelle et infantile. Cette proposition adoptée en 1987 par les ministres africains de la santé a pris le nom du lieu de la réunion, l'initiative de Bamako (IB). Les premiers documents officiels de l'OMS et de l'UNICEF et le premier bulletin d'information de l'IB (OMS/FISE, 1989a) précisent que l'objectif ultime de l'IB est « *universal accessibility to PHC* » (WHO, 1988), ce que rappelle le ministère de la Santé burkinabé aux équipes cadres de district lors de leur formation (CADSS, 2001)[7]. À propos du financement des services de santé, la réduction de la participation de l'État aux coûts des systèmes rendait en quelque sorte logique l'augmentation de celle des usagers prônée par les promoteurs de l'IB. Toutefois, il était prévu que des moyens seraient déployés pour s'assurer que les plus pauvres aient accès aux soins (Deschamps, 2000). De surcroît, l'IB est différente de la politique des frais aux usagers au niveau national, dont l'objectif principal est la génération de revenus (Gilson, 1997b), au sens que sa mise en place doit servir, entre autres, à l'amélioration de la qualité des services et à l'accès aux soins, ce que rappellent encore en 2003 les principaux acteurs de la mise en œuvre de l'IB, aujourd'hui passés de l'UNICEF à la Banque mondiale (Knippenberg, Traore Nafo et al., 2003). Notons que par « coïncidence » c'est également en 87 qu'est apparu un document majeur issu de la Banque mondiale, qui a fortement influencé les réformes sanitaires des années 1990 (Creese et Kutzin, 1997; Ridde, 2002b) et qui faisait l'apologie du paiement direct des usagers et du rôle du secteur privé : « *financing health services in developing countries : an agenda for reform* ».

Les objectifs spécifiques de l'initiative de Bamako ont été définis ainsi (OMS, 1999b) :
- renforcer les mécanismes de gestion et de financement au niveau local ;
- promouvoir la participation communautaire et renforcer les capacités de gestion locale ;
- renforcer les mécanismes de fourniture, de gestion et d'utilisation des médicaments essentiels ;
- assurer des sources permanentes de financement pour le fonctionnement des unités de soins.

---

[6] « *d'une façon générale, et à en juger par l'expérience de la Région africaine, il faut un puissant désir de changement et une volonté nationale bien affirmée pour traduire dans la pratique la notion de soins de santé primaires* » (OMS/AFRO, 1978), précise le rapport préparatoire à Alma Ata de l'OMS/AFRO.
[7] Au Burkina Faso, comme au Nigéria (Uzochukwu, Onwujekwe et al., 2004b), l'IB est clairement présentée comme étant une politique de renforcement des SSP.

Il n'est pas sans intérêt de rappeler les huit principes qui sont présentés comme les fondements techniques de l'IB. Les agents de santé ayant suivi plusieurs formations sur l'IB les connaissent par cœur. À l'origine, on ne précisait pas si ces principes devaient être i) des pré-requis au financement des bailleurs, ii) des objectifs à atteindre ou iii) des éléments caractérisant les activités à mettre en œuvre (Mc Pake, Hanson et al., 1992). Lors de la revue de l'IB dans la région africaine faite à Bamako en mars 1999, le bureau africain de l'OMS à souligné de nouveau qu'il s'agissait de principes directeurs[8] (OMS, 1999b). Ils sont présentés dans la figure suivante.

Figure 2 : Principes directeurs de l'IB

1. Les gouvernements doivent faire en sorte que toutes les communautés aient accès aux activités de soins de santé primaires
2. Il faut décentraliser la prise de décisions des districts de santé, notamment en ce qui concerne la gestion des soins de santé primaires
3. Il faut décentraliser la gestion financière afin que les ressources produites localement soient gérées par les communautés concernées
4. Les principes relatifs au financement communautaire des services de santé doivent être appliqués à tous les niveaux du système de santé
5. Les gouvernements doivent apporter une contribution substantielle aux soins de santé primaires et prévoir suffisamment de fonds à l'intention des services de santé locaux
6. Le concept de médicaments essentiels doit être intégré dans les politiques nationales de santé fondées sur les soins de santé primaires
7. <u>Des mesures telles que des exonérations et des subventions doivent être prises pour garantir l'accès aux couches sociales les plus démunies aux soins de santé</u>*
8. Des objectifs intermédiaires doivent être clairement définis ainsi que des indicateurs pour mesurer les progrès accomplis

Sources : (Mc Pake, Hanson et al., 1992; OMS, 1999b), *nous soulignons

L'OMS vient récemment d'ajouter qu'« *un système de santé basé sur les soins de santé primaires […] crée des conditions favorables à une prestation efficace des services aux groupes déshérités et exclus* » (OMS, 2003, p.115).

L'évaluation de la mise en œuvre de l'IB dans cinq pays africains en 1992 nous permet de constater qu'il subsiste différentes perceptions du concept qui sous-tend

---

[8] Dans un article datant du début de la mise en œuvre de l'IB, l'ancien responsable du service IB de l'UNICEF nous rappelle ces huit principes, mais le ton impératif, voire condescendant qui est employé par l'un d'entre eux est peut être révélateur d'un état d'esprit de l'époque. En effet, le principe numéro 4, selon l'auteur, consiste en l'« adoption de principes […] <u>interdisant</u> la prestation de service de santé gratuits dans les hôpitaux » (Paganini, 1991) p. 261, nous soulignons). Plus loin, il précise concernant l'accès aux soins des plus démunis « toutefois reste le problème de ceux qui <u>refusent</u> de se faire traiter parce qu'ils ne peuvent pas se permettre cette dépense » (p. 267, nous soulignons). En 2004, il semble voir les choses différemment puisqu'il dit que l'accès aux soins pour les plus pauvres devrait s'organiser par l'amélioration de l'accès, la réduction des coûts et des mécanismes de solidarité communautaire. Dans ce bilan, il ne dit cependant mot de cette utopie de la solidarité communautaire et de l'absence totale de tentative en ce sens (Paganini, 2004).

cette politique à travers le monde. Malgré cela, cette étude a tenté de donner une définition commune aux cinq pays où s'est déroulée la recherche, en fonction de la présence, minimale, des éléments suivants.

Tableau 1 : Éléments minimaux caractérisant l'IB

Caractéristiques	Buts	Éléments stratégiques
Financement communautaire	Amélioration de la qualité	Management, gestion
Participation communautaire	Meilleure accessibilité	Comptabilité
Étendue nationale		

Source : (Mc Pake, Hanson et al., 1992)

On le voit, contrairement aux SSP, l'initiative de Bamako est bien plus concrète et dépasse la simple intention énoncée par les chefs d'État et les grands bailleurs de fonds lors de la conférence d'Alma Ata : « *the BI has come to represent a set of guiding principles and specific mesures* » (UNICEF, 1997, p.8). Techniquement, elle peut se traduire par le processus suivant. Au départ, un stock de médicaments essentiels génériques est offert gratuitement par les bailleurs de fonds au comité de gestion (issu de la population) du dispensaire[9]. Ces médicaments doivent ensuite être vendus aux usagers avec une marge bénéficiaire. Cette marge, ajoutée aux paiements effectués par les usagers pour les consultations, permet de racheter le stock initial de médicaments et d'améliorer l'accès aux soins et la qualité des services (primes au personnel, réfection des bâtiments, etc.). Nous soulignons le point n°7 de la figure 2 car il est trop souvent oublié, (nous le verrons dans le cas du Burkina), alors que les « historiens » de la santé publique africaine rappellent très bien que les surplus dégagés de la vente des médicaments de l'IB devaient financer les soins maternels et infantiles de même que l'accès gratuit pour les indigents (Van Lerberghe et de Brouwere, 2000) et les « *least well served* » (Lee et Goodman, 2002, p.100). Toutefois, il faut préciser que ce type de mécanisme existait déjà dans de nombreux pays avant les déclarations d'Alma Ata ou de Bamako. Au début des années 1980 des projets de ce type fonctionnent en Asie (Narangwal, Lampang, Bohol) et en Afrique (Pikine, Kasongo, Kinshasa, Pahou, Danfa, Kintampo, Kisantu, Machakos) (Chabot, 1988; Fassin et Gentilini, 1989; Van Lerberghe et de Brouwere, 2000; Knippenberg, Traore Nafo et al., 2003).

---

[9] Velasquez (1989) souligne que le programme disposait de 180 millions de dollars américains pour aider à l'achat de médicaments essentiels de 1989 à 1991.

Ce qui était nouveau en 87 était la volonté de généraliser les micro-expériences à l'ensemble des pays de l'Afrique de l'Ouest[10].

1.1.2 Les inquiétudes originelles :

Il faut d'abord préciser qu'il semble bien que l'initiative prise par l'UNICEF ait été une surprise pour la plupart des organisations internationales (Tejada de Rivero, 2003). Paganini (2004) vient même de dire, 15 ans après, que l'OMS était furieuse de ce lancement. Dès l'annonce de l'initiative de nombreuses inquiétudes sont apparues. Certaines voix se sont levées pour demander que les objectifs soient moins ambitieux puisque cette nouvelle politique ne se fondait que sur deux expériences « *it is dangerous to jump from two small projects to a multimillion dollar enterprise* » (Lancet, 1988, p.1177). De surcroît, ces expériences pilotes ne devaient leur succès qu'à la motivation particulière des cadres locaux (Benoist, 1991). D'autres étaient préoccupés par le fait que l'initiative, en focalisant ses activités sur l'accès (et le paiement) aux médicaments, risquait d'anéantir les efforts de rationalisation des prescriptions (Korte, Richter et al., 1992). Plus tard, quelques-uns ont aussi reproché à l'initiative d'accorder trop d'importance aux médicaments et donc au système curatif, car ils considéraient que la plupart des maux de l'Afrique devaient trouver une solution de nature préventive, se rapportant à la santé publique, à l'accès aux aliments ou encore à l'amélioration des conditions de vie. Ainsi, certains auteurs sont allés jusqu'à interpréter l'IB comme étant une stratégie des compagnies pharmaceutiques pour remettre le médicament dans une sphère plus privée (avec profits) que publique (étatique) (Turshen, 1999)[11]. Mais les agitations primaires de la part de certaines organisations non gouvernementales et de quelques universitaires étaient principalement orientées sur les questions financières concernant aussi bien l'État et son probable désengagement que les usagers et leur capacité à payer ou encore l'utilisation des ressources générées par le paiement des services dans les centres de santé.

---

[10] Il est fort intéressant de faire ici le parallèle entre l'organisation de l'IB au plan international et celle des politiques de santé concernant le traitement de la tuberculose (DOTS) et l'approche syndromique des maladies sexuellement transmissibles. Usant des théories portant sur l'émergence des politiques publiques, notamment celle de Kingdon dont nous parlerons plus loin, des auteurs viennent récemment de montrer que ces deux politiques ont suivi un processus à trois étapes, ou trois boucles (*loop*) : *bottom-up*, strandardisation et formulation, *top-down* (Walt, Lush et al., 2004). Nous ne sommes pas loin, il faut le reconnaître, de l'image que nous laisse la mise en œuvre de l'IB en Afrique de l'Ouest.

[11] Turshen va jusqu'à avancer que le changement de directeur de l'OMS (de Mahler à Nakajima), n'est pas anodin dans l'appui de cette institution à l'IB. Alors que Mahler y était plutôt défavorable (notamment par peur de voir des sur-prescriptions médicamenteuses), Nakajima dont les relations personnelles avec les compagnies pharmaceutiques japonaises étaient connues, aurait favorisé l'initiative. Paganini (2004), quant à lui, s'interroge ouvertement sur l'impact de la mort de James Grant (alors directeur de l'UNICEF) concernant le fait qu'après 1996, l'institution réduit ses activités dans le domaine de la santé et perd soudainement l'occasion de tirer des leçons des expériences ayant eu cours entre 1987 et 1996.

L'IB donnait l'illusion qu'à la fin du soutien des bailleurs de fonds (prévue à l'époque en 93) les centres de santé gérés par les populations (avec cette vision idéaliste de la solidarité communautaire des sociétés traditionnelles (Benoist, 1991; Ouedraogo et Fofana, 1997)) — voire les gouvernements africains — allaient devenir financièrement autonomes (Kanji, 1989). Voilà pourquoi Chabot (1988) prévenait que l'enthousiasme des gouvernements africains à adhérer à l'IB découlait très certainement du fait que l'initiative éludait les questions de responsabilités et notamment celles des États et des ministères de la Santé. Les États pouvaient ainsi entrevoir la possibilité de réduire leur contribution au financement du secteur de la santé, ce qui constituait une inquiétude supplémentaire pour les détracteurs de l'IB (UNICEF, HAI et al., 1989).

Certains affirmaient que le pouvoir d'achat des populations risquait de limiter l'étendue de l'initiative et de réduire l'utilisation des services (Unger, Mbaye et al., 1990). D'autant que les rapports entre la santé et l'argent (rythme de dépenses, circonstances, montants) sont bien différents selon le choix du mode de soins (moderne *contre* traditionnel) de la part de la population (Benoist, 1991). En 1989, lors d'une conférence internationale sur le financement communautaire organisée en Sierra Leone, à la lumière des expériences d'ores et déjà en cours de réalisation, on s'inquiétait des conséquences sur les plus pauvres de cette politique de participation financière directe de la part des usagers des services de santé (UNICEF, HAI et al., 1989). En 1990, Soucat (avant de passer à l'UNICEF et la Banque mondiale) soutenait dans sa thèse de médecine qu'il fallait rester vigilants afin « *d'éviter que ce système ne glisse vers une approche trop gestionnaire qui ferait fi de la notion d'équité* » *(Soucat, 1990, p. 153)*. La question de l'équité semblait en effet diviser la communauté internationale de santé publique, cette division étant, selon le responsable de l'époque de l'IB à l'UNICEF, fondée sur des *a priori*, idéologique (Paganini, 2004). La même année, une des premières études sur les expériences conduites montrait que le maintien du pouvoir d'achat des populations et la continuité dans le versement des salaires du personnel de santé de l'État étaient deux conditions *sine qua non* à la réussite de l'IB (Knippenberg, Levy-Bruhl et al., 1990).

En outre, aucune indication ne semblait avoir été donnée sur l'utilisation des fonds générés par la vente des médicaments et encore moins sur le processus de décision concernant l'emploi de ces nouvelles ressources (Chabot, 1988). Dans une analyse de la situation malienne au début des années 1990, Brunet-Jailly estime que dans ce pays, à l'époque, il était préférable de se concentrer sur la réduction des coûts plutôt que sur leur hypothétique recouvrement (Brunet-Jailly, 1992). L'organisation non gouvernementale *Save The Children* se préoccupait de l'enthousiasme exagéré de l'UNICEF à propos de la capacité des revenus tirés du paiement direct des usagers à financer les frais de fonctionnement des centres de santé (Smithson, 1994).

Quelques-unes de ces inquiétudes originelles trouvaient une réponse, rhétorique et encore très théorique, dans une lettre envoyée à la revue médicale *The Lancet* en 1989 par le *Deputy Manager of UNICEF's Bamako Initiative Management Unit* de New York, originaire du Ghana (pays d'origine d'un projet pilote de l'IB) (Ofosu-Amaah, 1989). Dans une conférence internationale, un autre fonctionnaire de ce service notait, à son tour, que l'autosuffisance des communautés n'était pas un objectif de l'IB et que le partenariat entre les donateurs, les collectivités et les gouvernements locaux devrait permettre le déploiement de ressources extérieures, indispensable à la mise en œuvre de l'IB, selon Paganini (1991). En ce qui concerne l'exclusion des plus démunis, l'auteur s'en remet, et nous verrons plus loin combien cette idée est utopique et de moins en moins vérifiée, à la solidarité communautaire pour leur prise en charge. Néanmoins, plus de deux lustres après l'expression de ces préoccupations quant aux effets de la mise en place de l'IB, il est temps de faire un bilan des résultats des diverses expériences menées en Afrique de l'Ouest. Nous en ferons de même pour le district étudié dans cette recherche dans le chapitre consacré aux résultats de la recherche. Entreprendre l'évaluation d'une politique après une mise en œuvre qui a été plus que décennale répond aux recommandations méthodologiques de certains spécialistes de l'étude des politiques publiques. Ces derniers préconisent un laps de temps relativement long (de cinq à dix ans, disent-ils) entre la phase de mise en œuvre et celle de l'évaluation de ses résultats (Sabatier, 1986).

1.2 Méthodologie de l'étude de l'état des connaissances sur les effets de l'IB

Cette section présente la manière dont nous avons procédé pour effectuer une étude de l'état des connaissances eu égard aux résultats de la mise en œuvre de l'IB. Il convient immédiatement de préciser qu'il ne s'agit aucunement d'une méta-analyse de type quantitative. Cela est impossible, essentiellement pour deux raisons. La première est que la qualité des données disponibles ne le permet absolument pas. La seconde est que les informations étudiées sont tirées d'expériences et de projets pour lesquels la mise en œuvre de l'IB se situe à des moments différents dans l'histoire de sa mise en œuvre. Il est donc impossible d'effectuer une comparaison rigoureuse. Aussi, nous avons opté pour le second ideal-type, selon Pawson (2002) des analyses systématiques de l'état des connaissances, l'approche narrative. Au-delà des nombreuses critiques que l'on peut faire à ce type d'approche, c'est la seule stratégie possible compte tenu des matériaux dont nous disposons pour porter un jugement sur les effets de l'IB.

1.2.1 Critères d'analyse des effets de l'IB

L'équipe du Centre for Health Economics de l'université de York propose les quatre critères suivants pour analyser les effets des politiques de santé : efficience technique, efficience dans l'allocation des ressources, équité et qualité (Witter, Ensor et al., 2000). Pour l'OMS, les critères à utiliser sont l'efficience (de l'allocation et technique), l'équité (dans l'accès et le financement) et la viabilité financière (Mc Pake et Kutzin, 1997), un autre document de l'institution ajoutant celui de l'acceptabilité (Kutzin, 1995). Dans son rapport annuel de 1999, l'OMS a utilisé les critères *d'efficacité* et *d'équité* pour proposer certaines caractéristiques fondamentales d'un système de santé permettant de tendre vers une couverture universelle des soins de santé (OMS, 1999a).

Aussi, au regard des principes directeurs de l'IB, en lien avec ceux des SSP qui visent à permettre un accès universel aux soins, nous croyons pertinent d'étudier les résultats de la mise en œuvre de l'IB sur le plan de son efficacité et de son équité, ainsi que l'OMS le préconisait dans son rapport annuel de 1999. On a souvent tendance à croire que dans l'IB l'objectif de l'équité était négligeable. Or, si le caractère efficace de l'IB était énoncé de façon claire, il faut rappeler avec force que celui de l'équité était également à l'origine mis en avant par ses promoteurs. Par exemple, lors de ce séminaire international de 1991 portant sur le financement communautaire en Afrique, on a dit que l'IB devait : « *satisfaire les besoins de santé de ceux qui n'ont toujours pas accès à des prestations de base* » (Paganini, 1991, p.258). En 1989, James Grant affirmait que la « *marge bénéficiaire de 50 à 75% au-dessus du coût initial [...] est tout de même suffisante pour prendre en charge les indigents* » (OMS/FISE, 1989a, p.5). Toujours selon ces deux organisations internationales, la proportion anticipée d'indigents à prendre en charge était estimée en 1989 de 25 à 30% (OMS/FISE, 1989b). La place de l'équité dans l'IB a été récemment évoquée par les promoteurs originels de l'initiative lors de la seconde réunion du groupe de travail sur cette politique publique. Les membres de ce groupe rappellent en effet que l'un des principes de l'IB est : « *d'assurer l'équité et promouvoir la solidarité* » (OMS/AFRO, 2000, p. 6).

L'hétérogénéité des recherches et des travaux disponibles ne permet malheureusement pas de distinguer aussi précisément que nous le voudrions les effets de la mise en place de l'initiative. Il n'existe pratiquement pas de données nous donnant la possibilité de connaître et de comparer son efficience (rapport entre les ressources et les effets).

1.2.2 Définitions opératoires des critères

Sans pour autant croire que la définition de l'efficacité est simple, celle de l'équité est beaucoup plus subjective car sa définition correspond à des valeurs propres à chaque société. Voilà pourquoi nous nous attardons, après avoir défini le concept d'efficacité, un peu plus sur la définition opératoire de la notion d'équité.

L'efficacité fait référence à la relation qui existe entre le processus (le programme IB) et les effets (les finalités de l'IB). Dans le domaine de l'évaluation de politiques, il s'agit essentiellement de vérifier en quoi les effets initialement visés (par l'IB) ont été concrètement atteints (Rheault, 1995; Ridde, 2004c). Cette définition opératoire nous permet de comparer les effets de la mise en place de l'initiative entre les différents pays ou districts sur lesquels nous disposons des informations.

Il serait essentiel d'évaluer la mise en œuvre de l'IB au regard de ses effets sur des mesures vitales (*outcomes*) plutôt que de se limiter à des critères plus directs (*outputs*). Cependant, dans l'état actuel des connaissances et compte tenu des données probantes disponibles, il est impossible de réaliser une telle analyse. Un récent document de la Banque mondiale cherche à montrer que la mise en œuvre de l'IB durant 12 ans au Bénin et en Guinée et sept ans au Mali a produit des effets positifs sur la réduction de la mortalité infantile et infanto-junévile ainsi que sur les écarts entre les plus pauvres et les autres (Knippenberg, Traore Nafo et al., 2003). Cependant, établir ainsi un lien de causalité nous paraît un peu hasardeux et rapide puisqu'aucune explication n'est donnée. Il est donc raisonnable de douter que la seule politique de l'IB, surtout en sept ans au Mali, puisse être tenue responsable de ces résultats. En outre, ce rapport a été écrit par des cadres de la Banque mondiale qui étaient auparavant les responsables à l'UNICEF de la mise en place de l'IB dans ces pays. De plus, toutes les études critiques semblent avoir été écartées de l'analyse puisqu'aucune n'est fournie dans la bibliographie.

Ainsi, la définition de l'équité que nous allons proposer n'est pas appliquée à celle concernant l'état de santé des populations[12] mais plutôt au système de santé.

Dans ce cas, l'équité peut s'entendre sous l'angle de l'utilisation des services ou sous celui des modes de financement (Mc Pake et Kutzin, 1997). Ces deux concepts nous semblent indissociables tant le second est bien souvent un déterminant du premier.

Selon la définition de l'équité que nous retenons concernant l'utilisation des services, l'accès aux services de santé doit exclusivement se fonder sur les besoins des individus et non sur des considérations ethniques, économiques, politiques ou sociales (WHO, 1998). Les déterminants de l'utilisation sont nombreux (géographique, culturel...) et les capacités économiques des ménages ne sont pas les seuls facteurs influençant l'accès aux soins. Les coûts d'opportunité sont parfois prépondérants. Mais il n'en demeure pas moins que le paiement des soins constitue une barrière à leur accès (Creese et Kutzin, 1997). Par exemple au Zaïre, de 18% à 32% de la baisse de l'utilisation des services entre 1987 et 1991 serait due au coût des soins (Haddad et Fournier, 1995). Voilà pourquoi nous pensons que dans le cadre de l'IB, l'équité d'accès aux soins est un corollaire de l'équité du financement des services. Autrement dit, sans un financement équitable, au sens

---

[12] Pour une analyse de ce type concernant les SSP, voir (Dugbatey, 1999) confirmant des données ivoiriennes, entre autres, à propos de l'impact de certaines politiques publiques (Duncan, Lavy et al., 1996).

que nous allons lui donner dans les prochaines lignes, l'iniquité dans la fréquentation des centres de santé perdurera.

Le financement, et notamment l'utilisation des revenus résultant du paiement direct des usagers organisée suivant le processus d'implantation de l'IB, doit rendre l'équité d'accès aux soins grâce à une juste redistribution des revenus permettant ainsi aux indigents de bénéficier des services de première ligne. La mise en place des frais aux usagers et les marges de profit réalisées sur la vente des médicaments sont des outils de l'initiative de Bamako, mais ils doivent être, selon nous, utilisés pour accroître l'accès aux soins des plus démunis. L'OMS et l'UNICEF ont explicité ce mécanisme (figure 2) en faveur des indigents dans les deux premiers bulletins d'information sur l'IB (OMS/FISE, 1989b, 1989a). Il ne semble pas y avoir de contre-indication culturelle à la demande de paiement en Afrique, mais l'individualisme que crée le paiement direct de l'usager doit être contrecarré par des mesures de juste redistribution (van der Geest, 1992). Pour reprendre les théories de philosophie contemporaine, cette notion correspond à celle de la théorie de la justice, au sens où John Rawls (1993) l'entend. C'est-à-dire qu'en suivant le principe du « maximin », les ressources de la société doivent être utilisées pour améliorer la situation des plus pauvres et accroître leur possession de biens de première nécessité (Rice, 1998). En fait, ce principe correspond à l'équité verticale et à l'application d'une discrimination positive en faveur des plus pauvres (Mooney, 1999). La recherche de l'équité horizontale serait aussi opportune, compte tenu du fait que l'IB instaure des modalités de paiement à caractère privé. Le paiement direct est la plupart du temps régressif, puisqu'il n'est pratiquement jamais calculé en fonction de la capacité de payer des populations. Il peut également être très différent d'un centre de santé à l'autre dans un même district sanitaire. Ainsi, pour une même capacité à payer, certains payeront plus que d'autres, ce qui va à l'encontre de l'équité horizontale.

L'équité revient à créer les conditions nécessaires (en réduisant les effets de facteurs considérés comme injustes et évitables (Whitehead, 1990)) pour éventuellement amener au plus bas niveau les écarts de santé entre les individus d'une même population, d'un même district sanitaire africain, en rendant l'utilisation et le financement des services de santé plus équitables. Dit autrement : « *levels of health experienced by those who are most socially advantaged can suggest what is possible for everyone* » (Braveman, 2003, p.185).

1.2.3 Indicateurs retenus

L'analyse que nous proposons dans les prochaines lignes cherche à préciser dans quelle mesure la mise en œuvre de l'IB, dans les divers pays de l'Afrique de l'Ouest sur lesquels nous possédons des informations fiables, a été tout autant efficace qu'équitable. L'efficacité et l'équité sont analysées au moyen de données secondaires issues de la littérature grise ou scientifique, publiée ou non. Les données fournies par ces documents ont été évaluées selon des critères scientifiques de rigueur et d'exactitude. Au besoin, certains calculs ont été vérifiés ou effectués. Les données qui ne répondaient pas à ces critères ont été écartées de cette analyse de type narrative.

Nos deux critères (efficacité et équité) sont illustrés par un certain nombre d'indicateurs objectifs choisis en fonction de leur capacité à renseigner ces derniers et en fonction de leur présence dans les données secondaires. Ces indicateurs sont présentés dans le tableau 2 et permettent le passage d'une formulation abstraite de nos deux concepts à une observation concrète (figure 3). Celle-ci s'effectuera à l'aide d'indicateurs vus comme des instruments de mesure (Gauthier, 1997) et utilisés comme des points de repère dans l'appréhension du phénomène que nous étudions (Saucier et Brunelle, 1995).

Figure 3 : Schématisation du passage des concepts aux indicateurs

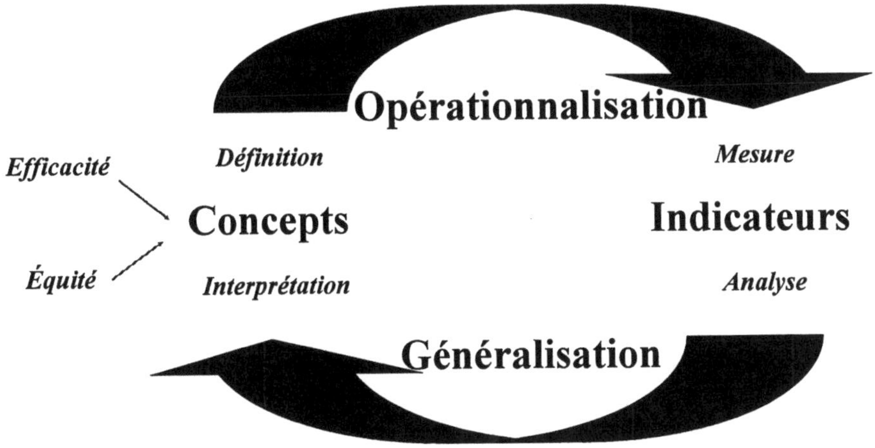

Source : (Gauthier, 1997)

Tableau 2 : Critères et indicateurs d'analyse

CRITÈRES		EFFICACITÉ		ÉQUITÉ	
		Indicateurs	Définition	Indicateurs	Définition
INDICATEURS	Vaccination	Nombre d'enfants vaccinés/population cible		Répartition inter-régionale des ressources	Répartition géographique des ressources financières, matérielles et humaines
	Consultation prénatale	Nombre de consultations/population de femmes en âge de procréer		Utilisation des services	Selon certaines caractéristiques/besoins (malades, pauvres, enfants...)
	Utilisation des services curatifs	Nombre de nouvelles consultations curatives/Population de l'aire de santé		Mesures d'exemption	Utilisation et connaissance de la gratuité des services par les pauvres, solidarité traditionnelle...
	Recouvrement des coûts	Recettes propres/Dépenses de la FS (+/- amortissement, salaires...)		Perception de la qualité des services	Perception différente selon les statuts des utilisateurs (pauvres...)
	Accès aux médicaments essentiels	Accessibilité géographique et financière aux médicaments essentiels		Participation des groupes vulnérables	Participation au processus d'élection, de gestion... des comités de santé
	Participation de la population	Participation aux instances dirigeantes, connaissances des membres du comité de santé...		Utilisation des fonds recueillis	Utilisation prioritaire pour améliorer l'accès aux soins
				Prix des médicaments	Établissement des prix selon les capacités financières des populations

Source : auteur

1.3 Effets actuels de l'IB

Dans un premier temps nous présentons les résultats relatifs à l'efficacité puis, dans un second temps, ceux relatifs à l'équité. Les informations détaillées sont fournies dans les pages qui suivent. Cependant, dans le but de favoriser une lecture analytique de ces résultats des effets positifs du point de vue de l'efficacité et non de l'équité, un tableau résume au début de chaque section les données disponibles. Une colonne du tableau précise le lieu des études analysées ainsi que la date de publication.

Tableau 3: Résumé de l'état des connaissances à propos des indicateurs d'efficacité de l'IB

Indicateurs	Définition	Lieux et années de publication	Résumé des effets
Vaccination	Nombre d'enfants vaccinés/population cible	Bénin, Guinée (1997, 2003) Sénégal (1997) Mauritanie (2000) Zambie (2001) Mali (2003), Nigéria (2004)	**Accroissement des taux de vaccination et des activités vaccinales**
Consultation prénatale	Nombre de consultations/population de femmes en âge de procréer	Bénin, Guinée (1997) Sénégal (1997) Nigéria (2004)	**Accroissement des taux d'utilisation**
Utilisation des services curatifs	Nombre de nouvelles consultations curatives/Population de l'aire de santé	Bénin, Guinée, Sénégal (1997) Togo (1999), Madagascar (2000) Guinée, Burkina, Zambie (2001) Niger (2002), Nigéria (2004)	**Pas de tendance partagée par l'ensemble des pays**
Recouvrement des coûts	Recettes propres/Dépenses de la FS (+/- amortissement, salaires...)	Bénin, Guinée (1997) Mali (1997, 1999) Nigéria (1996), Sénégal (1997) Mauritanie (2000) Niger (2002)	**Faible recouvrement des coûts**
Accès aux médicaments essentiels	Accessibilité géographique et financière aux médicaments essentiels	Bénin, Cameroun, Congo, Guinée, Mali, Mauritanie, Sénégal, Zambie (1997) Bénin, Kenya, Zambie (2000) Mali (1999, 2003) Burkina Faso (1999, 2000) Mauritanie (2000) Nigéria (2002)	**Amélioration de l'accès géographique avec néanmoins encore certaines ruptures de stocks**
Participation de la population	Participation aux instances dirigeantes, connaissances des membres du comité de santé...	Bénin, Guinée (1997) Mali (1997, 1999) Nigéria (1996, 2004) Sénégal (2000, 2002)	**Faible participation communautaire**

Source : compilation par l'auteur

1.3.1 Les indicateurs d'efficacité

La <u>vaccination</u> est une composante essentielle du paquet minimum de soins organisé dans le cadre de l'IB. Les données disponibles tendent à montrer que la mise en place de l'IB a été efficace pour accroître les taux de vaccination des enfants. Au Bénin, le taux d'enfants complètement vaccinés avant l'âge d'un an est passé de 19% en 1988 à 58% en 1993. Pour la Guinée ce taux a été de 63% en 1993 alors qu'il n'avait été que de 5% en 1989 (Knippenberg, Soucat et al., 1997). La figure suivante présente les données vaccinales en DPT3[13] pour ces deux pays et pour le Mali entre 1988 et 1998.

Figure 4 : Évolution de la couverture vaccinale au Bénin, en Guinée et au Mali

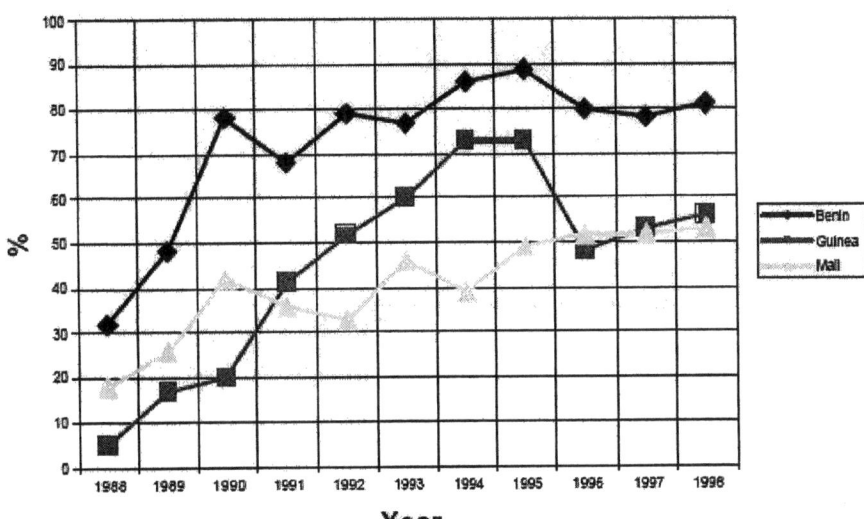

Source : (Knippenberg, Traore Nafo et al., 2003)

Au Sénégal, la disponibilité des ressources[14] nécessaire à la mise en œuvre du PEV s'est accrue entre 1992 et 1995, passant de 69% à 82%, ce qui n'a pas permis d'élever les taux d'utilisation du PEV, restant stable sur la même période autour de 60% (Diallo, Fall et al., 1997). Au Sud-Est du Nigéria les taux de vaccination pour la polio et la rougeole sont passés respectivement de 20,30 pour 10 000 personnes et 17,10 en 1989 à 60 et 45,30 en 2001 (Uzochukwu, Onwujekwe et al., 2004a). En Zambie, tandis que les soins deviennent payants et que les vaccinations restent gratuites, le taux de vaccination contre la rougeole s'accroît de manière importante, passant de 50 pour 10 000 enfants en 1993 à 75 en 1997 (Blas et Limbambala, 2001). En Mauritanie, l'introduction du recouvrement des coûts dans le cadre de l'IB a été accompagnée d'une augmentation des activités de vaccinations de près de 30%. Bien que le lien de causalité ne soit pas formel, il semble que cet

---
[13] Trois doses du vaccin associé antidiphtérique-antitétanique-anticoquelucheux.
[14] Pourcentage de temps pendant lequel les ressources sont disponibles.

accroissement soit dû au fait que les activités préventives sont restées gratuites, que le nombre de personnes fréquentant les centres de santé a augmenté et enfin que le « rendement » des activités préventives a été utilisé comme un des critères pour l'allocation des primes au personnel de santé (Audibert et Mathonnat, 2000).

À propos des <u>consultations prénatales</u> (CPN), la tendance est la même que pour les taux de vaccination. Malgré le peu de données disponibles, on note une certaine évolution positive en faveur de l'accroissement des CPN. Au Bénin, le taux d'utilisation a été de moins de 5% en 1988 et de 43% en 1993. En Guinée, alors qu'il a été de 3% en 1988, il a atteint 51% en 1993 (Knippenberg, Soucat et al., 1997)[15]. Bien que les ressources disponibles destinées aux CPN aient légèrement chuté d'une quinzaine de points au Sénégal, passant de 93% en 1992 à 77% en 1995, les taux d'utilisation ont presque doublé passant de 37% à 60% au cours de la période (Diallo, Fall et al., 1997). Au Nigéria, les taux ont augmenté de manière très importante, passant de 22 pour 10.000 personnes en 1989 à 95 en 2001 (Uzochukwu, Onwujekwe et al., 2004a).

L'un des indicateurs les plus utilisés pour analyser l'évolution des systèmes de santé dans les pays du Sud est celui du taux <u>d'utilisation des services curatifs</u>. Les études ne convergent pas toutes dans le même sens. Autant l'IB semble avoir été utile pour élever les taux d'utilisation dans certains pays, autant la mise en place de la politique a pu avoir des conséquences parfois néfastes dans d'autres contrées. Au Bénin, ce taux est passé de 0,09 à 0,24 nouvelle consultation par habitant et par an entre 1988 et 1993 tandis qu'en Guinée il a évolué de 0,05 à 0,34 durant la même période (Knippenberg, Soucat et al., 1997). Au sein de quatre régions sanitaires du Nigéria, l'utilisation des services curatifs en raison d'accès palustres s'est accrue de manière importante à la suite du démarrage de l'IB en 1993 (Uzochukwu, Onwujekwe et al., 2004b). Dans la province de Tuléar à Madagascar, la mise en œuvre des préceptes de l'IB a favorisé, notamment grâce à la disponibilité régulière des Médicaments Essentiels Génériques (MEG), l'élévation du taux d'utilisation de 0,17 en 1997 à 0,33 nouvelle consultation par habitant et par an en 1999. Toutefois, l'auteur indique que ce taux semble actuellement stagner et demeure relativement bas (Kerouedan, 2000). L'application des principes de l'IB dans la région centrale du Togo a entraîné, dans les cinq centres de santé concernés, l'accroissement des taux d'utilisation de manière substantielle ; dans trois d'entre eux, ce taux a plus que doublé (Pangu, Aflagah et al., 1999). Alors que la Guinée s'est engagée dans la mise en œuvre de l'IB depuis 1988, une étude auprès de quatre centres de santé d'une préfecture de Guinée Forestière révèle que les taux d'utilisation des services varient de 0,24 à un maximum de 0,52 (Fournier, Augoyard et al., 2001). Des données issues de 27 districts en Zambie (50% de la population) montrent qu'après

---

[15] Malgré cela, une étude dans le centre de référence nationale béninois en néonatalogie montre que plus de la moitié (60,2%) des nouveau-nés de leur échantillon naissent avec un problème de santé bien que cette proportion se réduise avec le nombre de CPN effectuées par la mère (Diallo, Camara et al., 2000).

la mise en œuvre d'une réforme inspirée de l'IB, la chute des taux d'utilisation a été de près de 35% entre 1993 et 1995. Le taux est passé de 0,35 en 1993 à 0,21 en 1997 (Blas et Limbambala, 2001). Au Burkina Faso, tout le monde s'accorde à dire que, nonobstant quelques exceptions régionales, l'utilisation des services curatifs a subi une chute brutale au cours des dernières années. De 0,32 en 1986, le taux a diminué à 0,17 nouvelle consultation curative par habitant et par an en 1997 (Bodart, Servais et al., 2001). Dans le district de Tilabéry, au Niger, la mise en œuvre d'un programme de recouvrement des coûts suivant les directives de l'IB a eu pour effet de réduire de 41% le nombre de patients dans huit centres de santé (Meuwissen, 2002). Le taux d'utilisation des consultations curatives primaires de 494 postes de santé sur les 717 existant au Sénégal en 1995 a évolué en dents de scie. La tendance depuis 1993 serait même à la baisse comme le montre le tableau suivant (Diallo, Fall et al., 1997).

Tableau 4 : Évolution du taux d'utilisation des consultations curatives primaires au Sénégal

	1992	1993	1994	1995
Semestre 1		36	29	24
Semestre 2	37	52	39	

Source : (Diallo, Fall et al., 1997)

Concernant l'efficacité financière[16] et notamment le taux de recouvrement des coûts, il est aisé de constater que la politique n'a pas véritablement réussi à augmenter la viabilité financière des centres de santé. L'autonomie financière est encore un rêve et les subsides de l'État et de ses partenaires encore indispensables. L'étude réalisée par Agnès Soucat et ses collègues nous permet de savoir qu'en 1993 au Bénin, le ratio moyen de recouvrement de la totalité des coûts (y compris salaires et coûts financés par les donateurs) était de 60%. Autrement dit, le financement de la communauté couvrait 60% des coûts totaux de fonctionnement des centres de santé. Le ratio médian est passé de 50% en 1989 à 65% en 1993, soit une augmentation de 15 points. En Guinée, le taux moyen était plus faible, il était de 40% en 1993. Le taux médian a diminué, quant à lui, de 44% en 1990 à 40% en 1993, soit une baisse de 4 points (Soucat, Levy-Bruhl et al., 1997). Au Mali, une étude des résultats d'exploitation de 30 centres de santé a montré que si 26 d'entre eux étaient bénéficiaires lorsqu'aucun amortissement n'était pris en compte, seuls deux sur les 30 conservaient un résultat positif en amortissant toutes les charges nécessaires au bon fonctionnement (bâtiment, mobilier, équipements...) (Blaise,

---

[16] La Banque Mondiale vient récemment de faire l'apologie du paiement direct et de l'IB comme solution intéressante pour la mobilisation des ressources au niveau des formations sanitaires (tout en reconnaissant l'impact négatif sur l'utilisation des services et l'appauvrissement possible des plus pauvres), mais aucune donnée n'est fournie quant au rapport avec les dépenses de ces mêmes formations (Banque mondiale, 2003).

Kegels et al., 1997). Dans la capitale, à Bamako, une étude a prouvé que sur neuf centres de santé communautaire étudiés (25% des centres de la capitale), sept étaient bénéficiaires et le taux de recouvrement moyen de la totalité des coûts pour les neuf était de 106,03% (Robin et Decam, 1999). L'expérience nigériane semble montrer que les surplus financiers étaient à peine suffisants pour prendre en charge les menues dépenses (essence, papier...) (Ogunbekun, Adeyi et al., 1996). Globalement, les comptes de résultats des 494 postes de santé étudiés en 1995 au Sénégal demeuraient positifs dans la mesure où les *salaires étaient payés par le gouvernement* et les vaccins et autres médicaments pour soigner certaines maladies cibles étaient fournis gratuitement (Diallo, Fall et al., 1997). Cependant, il est important de rappeler que les dépenses récurrentes hors salaire comptent généralement pour moins de 30% en moyenne de l'ensemble des coûts du secteur de la santé (Arhin-Tenkorang, 2000). L'expérience de la Mauritanie a montré que l'IB a multiplié les ressources accessibles au niveau régional par une moyenne de trois et au niveau des centres de santé par six, mais celle-ci variant très fortement d'une région à l'autre. Notons que cette augmentation n'a pas été accompagnée, contrairement à d'autres pays, par une diminution de la part du budget étatique consacré au secteur de santé (passant de 1,9% à 2,6% du PNB de 1993 à 1995). C'est ainsi que les établissements, en plus du recouvrement des coûts, ont vu leur budget public croître de 33%, dont 60% serait dû au paiement des frais par les usagers (Audibert et Mathonnat, 2000). Dans un district soutenu par la coopération hollandaise au Niger, si le taux de recouvrement des coûts est en moyenne de 85% et très variable d'un dispensaire à l'autre (de 48% à 116%), il faut préciser, et cela est essentiel, que l'ensemble des coûts n'est pas pris en compte dans le calcul, notamment les plus importants tels que la supervision (salaire et transport), les frais d'acheminement des médicaments, les coûts de formation, etc. (Meuwissen, 2002).

La situation de l'accessibilité aux médicaments essentiels est globalement favorable d'un point de vue géographique. Les médicaments sont maintenant plus près des populations. Cependant, trop peu de données sont disponibles pour affirmer que l'IB a été utile pour améliorer l'accessibilité financière. Une enquête menée parallèlement au Bénin, au Kenya et en Zambie en 1995/1996 a montré que la mise en œuvre de l'IB a amélioré l'accès aux médicaments essentiels dans les deux premiers pays tandis qu'elle n'a pas changé la situation du dernier (Gilson, Kalyalya et al., 2000). La pharmacie populaire du Mali, perdant son monopole d'importation en 1990, importe majoritairement des médicaments essentiels génériques (MEG) puisqu'ils composaient 92% de son chiffre d'affaire en 1997 par rapport à seulement 20% en 1994. Sur le marché privé, ces médicaments constituaient 33% de la valeur totale des ventes (MSSPA, 1999). A la fin des années 1990 dans ce même pays, on a découvert que l'utilisation de ces médicaments génériques réduisait de près de 30% le coût du traitement. De plus, après avoir contrôlé les quantités et les types de médicaments achetés, les coûts d'achat demeuraient 68% plus élevés dans les pharmacies privées que dans les formations sanitaires publiques (Maiga, Haddad et al., 2003). Une recherche dans la région de Nouna au Burkina Faso a montré que la politique de MEG a amélioré tant l'utilisation que l'acceptation des MEG par la population. Ainsi, 82% des médicaments prescrits dans les CSPS ont été achetés dans les dépôts locaux et l'observance médicamenteuse a été de plus de 60% (Krause, Borchert et al., 1999). Au Cameroun, l'accès aux MEG a été une priorité à l'occasion de la mise en œuvre de l'IB comparativement aux autres composantes de la politique. Néanmoins, cela n'a pas empêché, comme dans sept autres pays de la région, de faire face à des ruptures importantes de stocks mettant ainsi en péril la crédibilité de l'IB (UNICEF, 1997). Une enquête de la coopération allemande dans six districts au Burkina Faso a rapporté que 62% des formations sanitaires n'étaient pas encore équipées de dépôts de médicaments essentiels en l'an 2000 (GTZ, 2000b). En Mauritanie, l'augmentation de l'utilisation des centres de santé aurait largement profité de la baisse importante des coûts des traitements depuis la mise en œuvre de l'IB. Alors qu'au début des années 1990 le coût moyen d'un traitement était de 1 000 ouguiya, en 1994 (un an après la généralisation de l'IB), il variait entre 140 et 200 ouguiya selon les districts. Toutefois, il faut préciser que l'approvisionnement en médicaments essentiels demeurait encore aléatoire et que certains établissements ont eu à subir des ruptures de stocks en 1996, essentiellement provoquées par des difficultés au niveau central (Audibert et Mathonnat, 2000). Au Nigéria, la mise en œuvre de l'IB à partir de 1993 a largement accru l'accès aux médicaments essentiels génériques dans les centres de santé qui ont adopté l'IB comparativement aux autres. La moyenne du nombre de MEG était de 35,4 dans les centres IB (n= 21) contre 15,3 dans les autres (n= 12; $p<0,005$). En revanche, la qualité des prescriptions, jugée à l'aide du nombre moyen de médicaments par ordonnances était médiocre (5,3 contre 2,1; $p<0,05$) (Uzochukwu, Onwujekwe et al., 2002). Autrement dit, les bénéfices que les patients auraient tirés de la réduction des coûts résultant de l'achat de MEG ont été anéantis par des pratiques irrationnelles de prescriptions. L'une des explications à ce phénomène est peut être à trouver dans la relation étroite qui subsiste entre le financement des formations sanitaires (et des agents ?) et la quantité de médicaments prescrits.

La <u>participation de la population</u> à la gestion des centres de santé est l'un des aspects essentiels de l'IB. En dehors du fait que cette participation est mal définie et souvent confondue avec la participation financière, de nombreux problèmes subsistent. Cette notion constitue un obstacle essentiel à la mise en œuvre de l'IB (Deschamps, 2000). Les études semblent parfaitement montrer que les populations ne sont encore que très rarement parties prenantes des décisions. La participation communautaire est réduite à la partie congrue. Par exemple, au Bénin et en Guinée, l'UNICEF a relevé que très peu de personnes connaissaient l'existence ou le rôle de leurs représentants aux comités de gestion (UNICEF, 1997). La grande majorité des personnes interrogées (78%) lors d'une enquête au Mali ont affirmé ne pas avoir été associées aux décisions prises par l'association de santé communautaire (ASACO) (Nzapayeke, 1997). La mobilisation communautaire, notamment pour ce qui a trait aux soins de santé maternelle, demeure relativement sclérosée au Nigeria et la mise en place de l'IB n'a rien changé à cela (Ogunbekun, Adeyi et al., 1996). Au Mali, le manque de compétences en matière de gestion financière est un problème récurrent pour les opérateurs qui désirent appuyer les comités de gestion dans l'organisation des centres de santé communautaires (Ambassade royale des Pays-Bas, 1999). Au Sénégal, un récent bilan du fonctionnement du comité de santé d'un centre hospitalier régional est désastreux. Le comité ne dispose pas de représentant de la population, sa composition étant essentiellement le reflet d'une « *discrimination politico-religieuse* » (Ndiaye, Tal-Dia et al., 2002, p. 386), nous disent les auteurs sénégalais de cette étude. En 15 ans, les membres du comité sont restés les mêmes. Au Nigéria, on a montré que les membres de la communauté ne participaient pas à la gestion financière des revenus issus du paiement direct à la suite de l'organisation de l'IB. Il en est de même quant aux décisions en matière de santé (Uzochukwu, Akpala et al., 2004). Didier Fassin a bien montré comment les comités de santé de Pikine, au Sénégal, n'étaient finalement que des miroirs des jeux politiques locaux où le chef de quartier, cumulant les fonctions politiques et administratives, luttait avec les chefs d'autres clans pour prendre le contrôle du comité, lui procurant ainsi un pouvoir symbolique (affirmer son hégémonie) et matériel (utilisation discrétionnaire des ressources) (Fassin, 2000b). Jaffré et ses collaborateurs (2002) ont fait les mêmes constatations sur la détention du pouvoir. Ils ajoutent que si les sociétés rurales sont caractérisées par l'interconnaissance, favorable à la mise en place des comités de santé, l'existence de telles relations demeure illusoire dans les villes africaines.

1.3.2   Les indicateurs d'équité

L'évaluation de la mise en place de l'IB dans huit pays africains réalisée par l'UNICEF entre 1995 et 1997 a conclu que le problème de l'équité demeurait irrésolu tant d'un point de vue individuel (l'accès aux soins pour les indigents) que collectif (la capacité d'une communauté à auto-financer les coûts récurrents des centres de santé primaires) (UNICEF, 1997). Le tableau à la page suivante dresse une synthèse de l'état des connaissances à ce propos. Les détails sont présentés ensuite.

Tableau 5 : Résumé de l'état des connaissances à propos des indicateurs d'équité de l'IB

Indicateurs	Définition	Lieux et années de publication	Résumé des effets
Répartition inter-régionale des ressources	Répartition géographique des ressources financières, matérielles et humaines	Burkina Faso (1999) Mali (1999, 2001) Sierra Leone (1999) Bénin (2001)	Des disparités d'accès aux centres de santé d'une région à l'autre
Utilisation des services	Selon certaines caractéristiques/besoins (malades, pauvres, enfants...)	Bénin (1997, 2005) Kenya, Guinée, Mali (2000) Côte d'Ivoire (2002) Burkina Faso (1998, 2003, 2004)	Utilisation des services de santé moins importante pour les plus pauvres que pour les autres
Mesures d'exemption	Utilisation et connaissance de la gratuité des services par les pauvres, solidarité traditionnelle...	Sénégal, Nigéria (1996) Mali (1995, 1997) Bénin (2000), Bénin, Kenya, Zambie (2000) Zambie (1995, 2000) Burkina Faso (2001, 2003) Ouganda, Nigéria (2002) Nigéria (2004)	Absence ou inefficacité des mesures d'exemption
Perception de la qualité des services	Perception différente selon les statuts des utilisateurs (pauvres...)	Bénin, Kenya (2000) Côte d'Ivoire (2001, 2002) Niger, Sénégal (2002)	Perception de la qualité plus négative par les plus pauvres
Participation des groupes vulnérables	Participation au processus d'élection, de gestion... des comités de santé	Kenya (2000) Mali (1999)	Absence de participation des plus pauvres et des femmes
Utilisation des fonds recueillis	Utilisation prioritaire pour améliorer l'accès aux soins	Sénégal (1996, 1997) Togo (1999), Kenya (2000) Burkina Faso (1999, 2000, 2003)	Tendance à la thésaurisation
Prix des médicaments	Établissement des prix selon les capacités financières des populations	Sénégal (1996) Burkina Faso (1997, 1999) Sierra Leone (1999) Madagascar (2000)	Prix parfois encore élevés des médicaments et absence de prise en compte des capacités financières

Source : compilation par l'auteur

Le problème de l'équité interrégionale commence à se poser dans les pays où la « revitalisation » des dispensaires (augmentation de l'accessibilité géographique) est bien avancée. Assurément, il subsiste une différence d'accès aux services de santé d'une région à l'autre au sein d'une même contrée. Au Burkina, ce risque de disparités entre les centres de santé (CSPS) actifs et dynamiques et les autres inquiétait déjà les responsables au démarrage de l'IB (Meunier, 1999). Nous pensons notamment au Mali où les centres de santé communautaire (CSCOM) jouissant d'un bassin de population dense et plutôt riche sont financièrement bénéficiaires et arrivent même à recruter et à payer leurs agents de santé. A l'opposé, certains centres demeurent démunis, car dans l'impossibilité technique de subvenir à leurs besoins en financement. Les plus riches disposent de la possibilité de recruter un infirmier, de lui faire signer un contrat et ainsi d'être en mesure de mieux « contrôler » la qualité de ses prestations. Les plus pauvres se retrouvent donc avec des centres sous-équipés, dépendant de l'État (qui s'est en principe engagé à les doter de subventions) et de ses fonctionnaires (qui ne souhaitent pas toujours se rendre dans ces centres) et financièrement non viables. Cette distinction s'opère principalement entre les CSCOM urbains et ceux du milieu rural. Par exemple, si les 35 CSCOM de Bamako ont la chance de disposer d'un médecin, les CSCOM ruraux[17] se trouvent contraints de se « contenter » d'un infirmier comme seul prescripteur médical (Balique, Ouattara et al., 2001). Dans ce même pays (Mali), une étude du projet développé par la coopération néerlandaise dans quatre cercles (districts) de la région de Ségou a montré que les tarifs moyens étaient très variables d'un district à l'autre et ce, sans aucun fondement objectif (Ambassade royale des Pays-Bas, 1999). Si le Bénin est cité en exemple et a réussi à atteindre un certain niveau d'équité dans l'organisation de l'IB, c'est en partie parce que le gouvernement et les bailleurs de fonds ont continué à financer copieusement les centres de santé. La totalité des salaires et une partie des frais de supervision restent financés par l'État (Gilson, Kalyalya et al., 2001). En Sierra Leone, alors que les habitants des zones éloignées sont plus pauvres que la moyenne générale et qu'ils sont de surcroît plus distants des centres de santé publics, ils se trouvent dans l'obligation d'utiliser des services de santé non gouvernementaux plus onéreux (Fabricant, Kamara et al., 1999).

Concernant l'utilisation des services, il semble évident à l'aune des données disponibles que les plus pauvres utilisent moins les services de santé que les plus riches. Une enquête réalisée auprès des ménages béninois au début des années 1990 dans le cadre de l'organisation de l'IB dans ce pays nous apprend qu'un tiers de ceux souffrant de maladies et n'ayant pas utilisé les services de santé IB, affirmait que cela était dû à des raisons financières. En revanche, il semble que le même pourcentage de non utilisateurs (pour des raisons financières ou de mauvaise

---

[17] mis à part les CSCOM faisant partie de programmes spécifiques, comme les 32 bénéficiant de l'expérience des médecins de campagne. En 1999, il y avait 312 CSCOM en zone rurale au Mali (Balique, Ouattara et al., 2001).

qualité des services) et d'utilisateurs (des services curatifs) ne fréquentent pas les services préventifs (75%). Ce qui laisse à penser que les familles exclues pour des raisons financières des services curatifs ne l'étaient pas pour les services préventifs. En outre, selon l'enquête, les pauvres utilisaient plus les services de santé que les riches et l'exclusion pour des raisons financières était du même ordre dans les trois catégories socio-économiques (un tiers). Si le graphique donné par les auteurs paraît soutenir cette affirmation, nous ne disposons pas de données détaillées. En revanche les auteurs précisent que l'un des groupes vulnérables, les enfants de moins de cinq ans, utilisaient plus les services de santé (0,55 nouvelle consultation par enfant et par an) que la population en général (0,3) (Soucat, Gandaho et al., 1997). En Côte d'Ivoire, les malades les plus pauvres ont eu recours aux soins modernes d'une façon moins importante que les malades les plus riches (54% contre 67,7%). De plus, pour les plus pauvres considérant leur maladie comme grave ou très grave, un tiers n'a pas eu accès à des soins modernes tandis que pour les autres catégories sociales, les taux varient de 16,3% à 24,4% (Gobbers, 2002). Au Kenya, les pauvres utilisent les services organisés par l'IB (pharmacie et agents de santé) d'une manière moins importante que le reste de la population, que ce soit pour consulter ou pour se procurer des médicaments (Gilson, Kalyalya et al., 2000). Au Bénin, les indigents utilisent moins les centres de santé que les autres (20% *contre* 26,3%, p<0,001) et sont plus indifférents (aucun recours aux soins) à leur maladie (Ouendo, Makoutode et al., 2005). Dans les quartiers défavorisés de Bamako, 45% des malades ne sont pas en mesure d'accéder aux services de santé et se retrouvent dans l'obligation de se soigner à la maison (automédication) (Juillet, 2000). Dans la capitale de la Guinée, les auteurs d'un article concernant l'IB et la pauvreté notent que les pauvres utilisent moins les services de CPN que les non pauvres. De surcroît, ils constatent que plus de deux fois plus de pauvres que de non pauvres disent que leur lieu de consultation est le domicile ou autres (36,66% contre 14,58) plutôt que le centre de santé ou l'hôpital (Hyjazi, Barry et al., 2000). La pauvreté influence donc le choix du recours aux soins dans un système organisant l'IB. Au Burkina, deux études ont démontré que l'utilisation des services subissait une baisse significative lors de l'implantation du paiement direct des usagers. L'une a montré que pour 10 Formations Sanitaires (FS) de la région de Kaya, la baisse des nouvelles consultations curatives était de 17% après l'instauration de la tarification (Yonli, 1998). L'autre étude a trouvé qu'après l'application de la tarification des actes en juillet 1997 dans le district de Kongoussi, le nombre de consultations curatives a chuté, en moyenne sur 3 ans, de 15,39% pour les formations sanitaires menant cette politique et augmenté de 30,49% pour les formations sanitaires ne l'adoptant pas (Ridde, 2003a). Dans ce même pays, il a récemment été démontré qu'après l'utilisation de la médecine traditionnelle, le manque de ressources financières est la deuxième explication du peu de recours aux soins (Banque mondiale, 2003). Les auteurs de cette étude établissent aussi un bilan très négatif de la promotion du paiement direct sur l'utilisation des services, car les prix ne prenaient pas en compte la nature des services (préventifs) et la capacité à payer des populations. D'autres recherches dans ce pays vont dans le même sens (Haddad, Nougtara et al., 2004b).

Quant à la réalité de la mise en place des <u>mesures d'exemption</u> favorisant l'accès aux soins des indigents, il faut reconnaître que les études laissent à penser que rien n'a été véritablement fait. Les exonérations sont absentes ou simplement inefficaces pour protéger les plus pauvres. Même lorsque des politiques ont été définies en ce sens, elles n'ont pas été appliquées. Au Bénin, les points de vue sont divergents sur ces mesures. Alors que 58% du personnel de santé affirment que les plus pauvres sont en mesure d'en bénéficier, seulement 6% des informateurs communautaires confirment cette version. De fait, plus de la moitié des indigents soutiennent ne pas être pris en charge lorsqu'ils doivent faire face à des difficultés financières pour payer les frais médicaux. L'auteur de l'étude béninoise qui rapporte ces propos va jusqu'à prétendre que dans la pratique les indigents n'existent pas. Dit autrement, ils sont complètement oubliés (Ouendo, Makoutode et al., 2000). En outre, il semble qu'au Bénin, au Kenya et en Zambie en 1995-1996 « *despite national policy guidance in all three countries emphasising the importance of exemptions, no country had developed effective, formal mechanisms to protect the poorest from bearing the burden of fees* » (Gilson, Kalyalya et al., 2000, p.7). Cette constatation est confirmée pour la Zambie par deux autres études. La première mentionne que de nombreux Zambiens ont été exclus des services par la politique du recouvrement des coûts et qu'il n'existait aucun mécanisme pour protéger les pauvres. De plus, les auteurs affirment qu'il est présomptueux de penser que les réseaux traditionnels de solidarité sont encore vivaces[18] (Booth, Milimo et al., 1995). La seconde, plus récente, évalue les effets d'un programme gouvernemental pour les indigents établi en 95. L'auteur précise que seulement 41% des pauvres bénéficiaient d'exemptions[19] et que la majorité des ménages n'avait pas connaissance de la gratuité des soins pour les enfants de moins de cinq ans (Masiye, 2000). Au Mali, alors que le gouvernement note dans son document de politique sectorielle de santé (1995) qu'il fera en sorte que la participation financière des usagers ne réduise pas l'utilisation des services, il ne définit pas clairement qui sera responsable et garant de l'équité d'accès aux soins (MSSPA, 1995). Ainsi, dans le centre de santé communautaire de Boulkassoumbougou, une recherche a relevé que s'il existait des certificats d'indigence délivrés par la municipalité, peu de personnes souhaitaient affronter les difficultés administratives pour les obtenir. En outre, le responsable de ce centre n'hésitait pas à affirmer que les proches du personnel de santé bénéficiaient également de la gratuité (Girard, Allen et al., 1997). Le document du projet de démarrage de l'IB au Burkina Faso (1992) est de la même veine. Il demeure même ambigu puisqu'il affirme d'un côté

---

[18] à Cotonou, métropole du Bénin, il semble que cela soit encore une pratique traditionnelle, même si l'auteur de la recherche précise qu'il s'organise une certaine spéculation concernant le remboursement du « don » de soin (Huygens, 1999).
[19] Le Vietnam a mis en place l'IB dès 91 et une étude récente a montré qu'il ne semblait pas y avoir de lien entre les exemptions et le niveau de revenus des ménages (Ensor et San, 1996).

que les communautés doivent financièrement prendre en charge les indigents, et de l'autre, il note que l'État va prendre certaines mesures pour ces derniers (ministère de la Santé, 1994). Dix ans après, une recherche dans un district de ce pays a montré que ces mesures étaient faisables mais pas encore socialement envisagées (Ridde, 2001). Alors qu'une décision nationale a été prise pour que les indigentes soient exemptées du paiement lorsqu'elles doivent subir une césarienne dans les hôpitaux régionaux, une récente recherche a montré que quasiment rien n'était organisé en faveur de ces femmes. À la suite d'une étude dans trois hôpitaux régionaux du pays, les auteurs montrent que de 1997 à 2002, seulement 32 femmes ont été qualifiées d'indigentes, soit 1,6% de l'ensemble des cas de césarienne. De surcroît, huit de ces 32 femmes ont payé le kit opératoire pour la césarienne (Bicaba, Ouedraogo et al., 2003). Au Sénégal, l'espoir de la décentralisation de la décision pour faciliter la prise en charge des indigents s'est trouvé déçu. Rien de précis ne semble avoir été mis en œuvre pour les plus pauvres (Diallo, Mc Keown et al., 1996). Dans deux pays situés à l'Est de l'Afrique de l'Ouest, l'Ouganda et le Nigéria, les principes de l'IB ont également été adoptés puis implantés. En Ouganda, sous la pression des pays donateurs et des responsables de district (pour disposer d'un financement propre), le ministère de la Santé a été contraint de poursuivre la mise en place d'une politique sanitaire proche de celle de l'IB (Kivumbi et Kintu, 2002). Une recherche dans deux districts du pays concernant les mesures d'exemptions résume parfaitement toutes les autres études que nous avons pu consulter sur le sujet : rien n'est fait pour informer les plus pauvres de l'existence de ces mesures, les directives du niveau central ne sont pas acceptées, il n'y a pas eu de volonté politique et les personnels de santé rechignent à exempter les pauvres car cela va réduire leur budget décentralisé (Kivumbi et Kintu, 2002). Au Nigéria, aucune mesure efficace n'existe pour les plus pauvres. Ces derniers doivent se tourner vers la solidarité familiale (Ogunbekun, Adeyi et al., 1996). Si globalement l'IB a été utile dans ce pays pour accroître l'utilisation des services, on remarque que ce sont les plus éduqués et les plus riches qui en ont profité le plus. Les plus pauvres sont moins au courant et bénéficient dans une proportion moindre des exonérations du paiement (Uzochukwu, Onwujekwe et al., 2004b). Dans les grandes capitales de l'ouest de l'Afrique, les indigents, qui ne disposent d'aucun entregent, sont dans l'incapacité d'obtenir des soins gratuits « *celui qui n'a ni argent ni piston risque fort de mourir sans être pris en charge* » (Jaffré, Olivier de Sardan et al., 2002, p.30) avancent les anthropologues après des enquêtes en profondeur. Ils nous disent également, comme nous l'avons déjà noté concernant le Mali ou le Burkina Faso (Girard et Ridde, 2000; Ridde et Girard, 2004), que les dispositions légales concernant la prise en charge des plus pauvres, lorsqu'elles existent, ne sont pratiquement jamais appliquées.

La perception de la qualité des services est bien souvent jugée moindre par les ménages les plus pauvres par rapport aux plus riches. Une étude l'a montré tant au Bénin qu'au Kenya. La proportion de ceux affirmant que l'IB apportait une qualité de service jugée favorablement était de 16 points moins importante chez les pauvres que pour la population en général (75% contre 91%) (Gilson, Kalyalya et al., 2000). En Côte d'Ivoire, on a remarqué que lorsque les patients étaient bien habillés, les scores d'une des dimensions de l'estimation de la qualité des soins (le respect physique et psychique) étaient plus élevés (Gobbers, 2001, , 2002). Cela est confirmé par des enquêtes anthropologiques qui ont réussi à mettre au jour plusieurs problèmes relatifs aux comportements des soignants, notamment concernant l'accueil, les violences verbales ou physiques ou tout simplement l'absence d'écoute des patients (Jaffré, Olivier de Sardan et al., 2002). Ces derniers perçoivent la qualité des services d'une manière bien négative, de Dakar à Niamey en passant aussi par Abidjan, surtout lorsqu'ils ne disposent d'aucune relation particulière avec les professionnels de santé du centre qu'ils fréquentent, ce qui est bien souvent le cas pour les indigents.

Quant à la <u>participation des groupes vulnérables,</u> et notamment des plus pauvres, dans les décisions communautaires, l'exemple du Kenya tend à montrer qu'ils sont totalement exclus et que leur voix n'est ni entendue ni sollicitée (Gilson, Kalyalya et al., 2000). En outre, nous savons que le personnel de santé, malgré la mise en place des comités de gestion dans tous les programmes de type IB, jouit encore d'un pouvoir de décision considérable. La mise en œuvre de l'IB selon une stratégie du haut vers le bas, réduisant cette politique à ses seuls aspects techniques et fortement appuyée par des organisations internationales est certainement responsable de cette difficulté pour la communauté en général et pour les plus pauvres en particulier à souhaiter s'impliquer (Gilson, Kalyalya et al., 2001). Pour ce qui est de la participation des femmes dans la dynamique communautaire, il est clair qu'elle demeure des plus limitées. Par exemple, en raisonnant uniquement d'un point de vue quantitatif, seulement 7% des membres des comités de gestion des sept cercles de la région de Koulikoro au Mali sont des femmes (Ambassade royale des Pays-Bas, 1999).

<u>Les fonds générés</u> par la tarification des actes et la vente des MEG sont prioritairement thésaurisés ou employés à d'autres fins que des activités visant à améliorer l'accès aux soins des plus pauvres. Au Kenya, dans cinq districts sur huit, ces fonds sont destinés à l'engagement de personnel supplémentaire ou demeurent dans les comptes en banque (Gilson, Kalyalya et al., 2000). Cette tendance a également été constatée dans un district du Burkina Faso (BF), où, malgré les baisses de consultations par suite de la mise en place de la tarification des actes, les responsables locaux n'ont pas freiné leurs dépenses et n'ont pas hésité, quand il le fallait, à débourser des sommes importantes pour le fonctionnement du centre ou du district. Les dépenses ont crû 2,7 fois plus que les recettes et n'ont pas respecté la baisse de l'utilisation des services tandis que la trésorerie (thésaurisation[20]) a augmenté de 9% entre les deux périodes d'étude (1994-1996 contre 1999-2000) (Girard et Ridde, 2000). Dans un centre hospitalier

---

[20] Cette tendance avait déjà été relevée par l'UNICEF au démarrage de l'IB (Paganini, 1991).

du Sénégal, on a aussi découvert la même tendance. Les membres du comité de santé disposaient d'un solde comptable de plus de 7 millions de Françs CFA (FCFA). Or, durant la période du 1er janvier 1998 au 30 juin 2000, les dépenses ont été supérieures aux recettes. Aussi, le solde final est passé de 7 millions à un peu plus de 3 millions de FCFA (Ndiaye, Tal-Dia et al., 2002). Une enquête dans la région de Dédougou et de Gaoua (BF) a montré que la contribution des dépôts de vente de MEG au fonctionnement des équipes cadres de district a été multipliée par cinquante de 1995 à 1999, passant de 60 000 FCFA à 3 260 000 F CFA (GTZ, 2000a). Dans la province de Gnagna (BF), la moyenne des résultats financiers de cinq dépôts de MEG était de près de trois millions de F CFA en 97 (Condamine, Artigues et al., 1999). Alors que les postes de santé sénégalais sont bénéficiaires depuis le début de l'IB (sans prendre en compte les salaires, les vaccins, les contraceptifs, les médicaments pour la tuberculose et la lèpre), le tableau 4 nous permet de constater deux choses.

Tableau 6 : Évolution des comptes d'exploitation des postes de santé sénégalais

		Dépenses moyennes			Recettes Moyennes			Résultats Moyens		
	Nbre de postes	En F CFA	Base	Évolution /94-S1	En F CFA	Base	Évolution /94-S1	En F CFA	Base	Évolution /94-S1
92-S2	14	286 357	100		600 013	100		313 656	100	
93-S1	71	461 809	161		599 618	100		137 809	44	
93-S2	100	515 387	180		648 148	108		132 761	42	
94-S1	260	604 678	211		756 520	126		151 842	48	
94-S2	348	973 653	340	61%	1 259 324	210	66%	285 671	91	88%
95-S1	494	813 799	284	35%	936 156	156	24%	122 357	39	-19%

Source : adapté de (Diallo, Fall et al., 1997)

La première est que la dévaluation du F CFA en janvier 1994 s'est immédiatement répercutée sur les recettes et les dépenses (+66% et +61%). Le semestre suivant, les recettes et les coûts ont baissé, mais ils demeuraient au-dessus de leur niveau d'avant la dévaluation (+24% et +35). Ensuite, une fois la dévaluation intégrée dans les pratiques, on remarque l'écart de 11 points d'augmentation entre les recettes et les dépenses. Autrement dit, les gestionnaires auraient-ils profité de la dévaluation pour augmenter plus largement les dépenses que les recettes ? Si oui, comment ces nouvelles dépenses ont-elles été affectées ? Certainement pas pour l'accès aux soins pour les indigents puisque cela semble constituer le nœud gordien des services de santé sénégalais (Diallo, Mc Keown et al., 1996). La seconde remarque, est que si les résultats demeurent effectivement positifs (plus de 120 millions de F CFA pour les 494 postes), ils restent stables voire diminuent. L'une des explications que nous oserions avancer est celle d'une tendance, constatée par exemple au Burkina Faso (Ridde, 2003a), à ne pas ajuster les dépenses à la baisse des recettes (donc de l'utilisation des services), puisque le tableau 6 démontre que les dépenses moyennes ont subi un accroissement bien plus conséquent que les recettes. Selon certains auteurs, il semble exister une expérience un peu différente au Togo. L'argent issu du paiement des soins, dont l'usage demeure une prérogative du comité de gestion, a été majoritairement (58%) dépensé pour soutenir les patients qui n'étaient pas en mesure de payer (Pangu, Aflagah et al., 1999). Cependant, il faut tempérer l'optimisme de ces auteurs. D'une part, il s'agit d'un jugement porté sur une expérience qui n'avait qu'une année d'existence. D'autre part, il ne s'agit pas de la totalité des revenus mais seulement d'une proportion (58%) de l'argent qui reste sous le contrôle communautaire après que les salaires et les médicaments aient été payés, ce qui ramène le pourcentage entre 6 et 8%[21].

Les études disponibles montrent que les <u>prix des médicaments</u> peuvent parfois être élevés et ainsi réduire la capacité des populations à accéder aux traitements nécessaires. L'une des raisons évoquées par les auteurs est l'ampleur de la marge prise par les distributeurs sur les ventes des médicaments. Une enquête en 97 au Burkina a montré « *qu'une proportion non négligeable de personnes estiment que les MEG sont chers (32%)* (p. 20) » et que les prix de ces derniers étaient souvent plus élevés dans le public que dans le privé (Afogbe, 1997). Une évaluation extérieure d'un projet sanitaire dans la région de Kaya (BF) a prouvé que les marges des dépôts répartiteurs variaient de 13% à 37% (Chabot, Conombo et al., 1999), ce qui dépassait largement les directives du ministère (10%). Au Sénégal, les comités sanitaires de district semblent avoir eu la même tendance à augmenter les marges bénéficiaires (Diallo, Mc Keown et al., 1996). A Madagascar, le taux d'ordonnances servies par rapport à celles effectivement prescrites est de l'ordre de 75%. Autrement dit, 25% des patients ne sont pas en mesure de payer les médicaments (Kerouedan, 2000). Ce chiffre n'était que de 10% au Sénégal en 1995 tandis que le ministère de la Santé intervenait pour obliger les postes de santé à appliquer une marge de 50% sur les ventes de MEG (cette marge n'étant qu'officiellement de 10% lors du lancement de l'IB !) (Diallo, Mc Keown et al., 1996). En Sierra Leone, 29% des 1156 personnes interrogées par Fabricant et al. (1999) n'étaient pas en mesure de suivre un traitement en raison de contraintes financières. De plus, lorsqu'en moyenne la population dépense 6,9% de ses revenus dans le domaine de la santé, le quartile le plus pauvre consacre 25% de ses revenus aux dépenses médicales tandis que les plus riches limitent ces dépenses à 3,7% de leurs revenus (Fabricant, Kamara et al., 1999).

---

[21] Pourcentage que nous estimons en fonction de deux graphiques du chapitre, car les auteurs ne fournissent pas d'information très précise sur cette question.

1.4 Comprendre les effets

1.4.1 Une interprétation erronée des principes de l'IB

Contrairement à l'entendement général, il nous semble important d'interpréter l'IB autrement qu'à travers ses simples composantes trop souvent associées à cette politique que sont la participation financière des usagers, le recouvrement des coûts (terme galvaudé, car de quels coûts parle-t-on) et les médicaments essentiels. Deux éléments fondamentaux sont au cœur de l'initiative annoncée dans la capitale malienne : la participation de la « communauté » et l'équité.

D'une part, l'originalité de l'IB est que l'ensemble du processus doit, officiellement, être sous le contrôle et avec la participation des « communautés » et non de l'État ou des partenaires extérieurs, même s'il semble que le contenu du terme « participation communautaire » demeure défini sans grande précision dans les différents pays ayant adopté cette politique (UNICEF, 1997). À ce propos, l'IB et les SSP mettent en avant la participation de la communauté, mais pas exclusivement sur le plan pécuniaire ! Il est remarquable, effectivement, que même l'UNICEF, promotrice de cette implication de la population, avance aujourd'hui que l'un des quatre éléments stratégiques de l'IB est le partage des coûts récurrents par l'intermédiaire d'un financement communautaire (UNICEF, 1997, p.8). Le discours a changé et on ne parle plus de recouvrement des coûts des médicaments essentiels afin de les rendre accessibles – comme le discours de James Grant[22] l'entendait en 1987 lors de l'annonce de l'initiative (Mc Pake, Hanson et al., 1992) – mais de partage des frais de fonctionnement, ce qui va bien plus loin au plan du fardeau financier pour la communauté. Concrètement, la participation communautaire a été de caractère plus financier que politique bien que l'idée fût, en contrepartie de leur contribution, de permettre aux populations de gérer certains aspects locaux concernant les centres de santé. Au Bénin, pays souvent pris comme l'exemple paradigmatique de la réussite de l'IB, de nombreuses tensions subsistent entre les communautés et le ministère de la Santé sur la manière dont les fonds issus du paiement doivent être employés. Si, à l'origine, on a bien pensé à faire payer les populations, il ne semble pas que l'on ait pris le temps de réfléchir au processus de redistribution (Dujardin, 2003). Aussi, globalement, l'IB a surtout été interprétée comme « *une opération de recouvrement des coûts* » (Fassin, 2000b, p.205) à l'aide de la mise à disposition de médicaments et non pas une occasion pour améliorer, entre autres choses, la réactivité[23] des services de santé à l'égard des usagers. L'OMS reconnaît en 2003 que « *dans certains pays d'Afrique de l'Ouest, l'expression « participation communautaire » est synonyme, sur le terrain, de « ticket modérateur »* » (OMS, 2003, p.135). Certains ont même dit que la mise en œuvre de la politique des frais aux usagers a créé un commerce qui peut devenir rentable ou simplement pallier les bas salaires gouvernementaux (Turshen, 1999).

---

[22] Directeur de l'UNICEF à l'époque.
[23] Ce qui constitue un des trois objectifs des systèmes de santé (OMS, 2000).

Cela semble traduire une évolution récente de la santé publique « *reposant sur des prémisses néo-libérales (p. 134)* » où « *la santé est en voie d'être conçue aujourd'hui comme une entreprise productive* » (Hours, 1992, p.133).

D'autre part, les concepteurs de l'IB n'ont pas oublié de souligner le caractère éminemment équitable de cette initiative. *Primo*, il s'agit bien d'une politique de relance des SSP ainsi que le notait un fonctionnaire de l'UNICEF en 1989 (Ofosu-Amaah, 1989) dont l'un des objectifs essentiels, avons-nous dit, est l'équité (WHO, 1998) et « *planning for equity [in PHC] requires the identification of those groups currently disadvantaged* » (Green, 1999, p.53). Le caractère équitable de l'IB a été clairement annoncé par l'institution de New York (Paganini, 1991). *Secundo*, faire en sorte que l'IB soit efficace est compatible avec l'attention que l'on souhaite porter à l'atteinte de l'équité. Á l'origine de l'initiative, quelques-uns nous ont prévenu : « *l'efficacité durable [...] c'est d'affirmer que la justice sanitaire a un prix qu'il convient de partager* » (Hours, B., 1991, cité par Benoist, 1991). L'originalité de l'IB est, justement, de tenter une conciliation entre ces deux objectifs, de rendre l'un indissociable de l'autre et non pas de sacrifier l'équité au profit de l'efficacité. Dit autrement, cette conciliation est significative du double contenu de l'éthique des politiques publiques de santé en Afrique de l'Ouest (Boidin, 2000). Il est intéressant de voir comment les initiateurs de l'IB au Mali, au Bénin et en Guinée tentent aujourd'hui, de leur bureau de la Banque mondiale, une opération de « révisionnisme » des objectifs de la politique (Knippenberg, Traore Nafo et al., 2003). Dans un document « bilan » récent, ils glissent furtivement que l'accès aux soins pour les plus pauvres n'était pas l'objectif premier de l'IB. La politique visait surtout, disent-ils, à restaurer l'accès à des soins abordables et de qualité pour la majorité de la population rurale (donc une conception très utilitariste de la justice). Or, d'une manière contradictoire, ils s'évertuent tout au long des pages de ce bilan à essayer de montrer que l'initiative a eu des impacts positifs pour les plus pauvres... bien qu'ils concluent par « *more needs to be done, tested and experimented to better include the poor* » (p. 29). *Tertio*, les conséquences de la mise en œuvre du paiement direct par les populations avaient été d'ores et déjà appréhendées à l'époque, même si les recherches à ce propos se sont surtout développées dans les années 1990. Il était donc important de demander aux planificateurs de prendre des mesures pour réduire l'exclusion des services due à ce mode de financement communautaire. C'est un des huit principes de l'IB (voir figure 2 point 7). Les services de santé doivent demeurer financièrement accessibles pour l'ensemble de la population (UNICEF, 1997). A l'époque, quelques conseils ont été avancés : des prix établis en fonction des capacités à payer, des subventions internes, des exemptions pour les indigents identifiés par les communautés...(Knippenberg, Levy-Bruhl et al., 1990), mais nous avons vu que cette préoccupation est reléguée au second plan.

1.4.2 Efficacité : 1 – Équité : 0

Quels sont les résultats du match entre l'efficacité et l'équité ou pour reprendre le titre d'un article d'un économiste africain, du dilemme efficacité/équité (Tchicaya, 1994) ? L'objet de cette section est de montrer que notre analyse, à l'aune des données préalablement présentées, est partagée par de nombreux observateurs des politiques de santé dans les pays du Sud, et notamment de l'IB.

Eu égard des études disponibles, nous croyons que ce sont les questions d'administration et de gestion qui ont pris le pas sur les préoccupations d'accès aux soins. Dit autrement, l'aspect équitable de l'IB que nous avons précédemment évoqué a été négligé et les préoccupations premières des acteurs ont été concentrées sur l'efficacité de l'organisation à mettre en place. Des analyses des réformes sanitaires des récentes décennies par des experts en la matière aboutissent à la même conclusion (Gilson, 2000; Standing, 2002; Zwi et Yach, 2002)[24]. En Afrique, d'autres ont constaté qu'effectivement l'équité est devenue un but secondaire laissant la priorité à la viabilité financière, l'efficacité et l'efficience (Leighton, 1996). Les experts de l'OMS Afrique et de l'UNICEF, membres du récent « Bamako Initiative Working Group » aboutissent aux mêmes considérations : « *s'occuper de la question de l'équité d'accès géographique et financier aux soins de santé demeure un défi* » (p. 28) et ils veulent donc que « *la problématique de l'équité et la manière d'atteindre ceux qui ne le sont pas deviennent une priorité dans le futur* » (OMS/AFRO, 1999, p.14). Notre analyse concernant la mise en œuvre de quelques composantes de l'IB et des SSP au Burkina Faso fournit les mêmes constats (Nitièma, Dadjoari et al., 2004). Drabo (2002), dans son étude, financée par l'OMS, sur la mise en œuvre des SSP au Faso écrit : « *on peut affirmer que l'IB a permis un renforcement général du système de santé de district avec cependant une focalisation sur les aspects financiers de la gestion de l'offre de soins* » (p. 19). Des enquêtes socio-anthropologiques menées dans cinq capitales ouest-africaines (Bamako, Niamey, Dakar, Conakry et Abidjan) portant sur l'accès aux soins et l'organisation des services de santé ont, à la grande surprise des auteurs, abouti à la même conclusion : le dysfonctionnement (Jaffré, Olivier de Sardan et al., 2002). Voilà pourquoi certaines voix s'élèvent maintenant pour réclamer, non pas des « *réformes du secteur de la santé orientées vers le marché* » (Whitehead, Dahlgren et al., 2001, p.833) mais « *une nouvelle vague de réformes intenses orientées vers l'équité* » (Gwatkin, 2001, p.720) pour que les systèmes de santé soient plus équitables (Gwatkin, Bhuiya et al., 2004). L'étude des résultats présentés dans cette partie soutient cette affirmation puisque nous

---

[24] Ce dilemme entre efficacité et équité aurait même, selon certains et au-delà du contexte africain, été complètement ignoré dans le débat de société (Sassi, Le Grand et al., 2001). Ces auteurs notent qu'ils avaient mis en évidence, dans une recension systématique des écrits entre 1987 et 1997, le fait que les évaluations économiques dans le domaine de la santé n'avaient quasiment jamais pris en compte des indicateurs d'équité. La critique de l'utilisation des DALYs (Disability Adjusted Life Years) par la Banque Mondiale puis l'OMS pour la planification sanitaire va dans le même sens (Anand et Hanson, 1998).

avons trouvé que c'est essentiellement le critère d'efficacité qui a une tendance à être poursuivi et rencontré. Les prestataires de soins semblent être plus motivés par la maximisation de leur revenu (Tizio et Flori, 1997) que par la redistribution de ce dernier en vue de l'amélioration de l'accès aux soins. L'ensemble des États africains et leurs partenaires au développement ont récemment reconnu cet état de fait lors de la revue de l'IB en mars 1999. Les délégués de plus d'une quarantaine de pays se sont rencontrés à Bamako et ont ensemble affirmé que malgré certaines expériences réussies, l'agenda reste inachevé puisque les plus démunis demeurent exclus des services de santé. Ces délégués sont revenus aux principes des SSP et de l'IB en demandant aux gouvernements de « *garantir l'équité de l'accès aux soins* » (OMS, 1999b, p.3). Lors d'une rencontre en Belgique en 2001[25], un cadre de l'OMS Afrique confirme de nouveau ces résultats tronqués de l'IB dans une communication dont le titre est évocateur : « *D'Alma-Ata à Bamako : un travail inaccompli* » (El Abassi, 2001), ce qu'il confirme avec d'autres ailleurs (Knippenberg, Traore Nafo et al., 2003). « *La stratégie des Soins de Santé Primaires est toujours aussi pertinente aujourd'hui qu'il y a vingt ans ; cependant l'équité doit maintenant passer d'un statut largement implicite à une composante explicite de la stratégie* », soulignent Braveman et Tarimo (2002, p. 1621) dans une large revue des inégalités sociales de santé concernant les pays du Sud.

Ainsi que le décryptait Bernard Hours (1992), la mise en œuvre de l'IB a été vue sous l'angle néolibéral et la santé est devenue un produit comme un autre soumis à la loi de l'offre et de la demande qui régule le marché. Effectivement, la promotion de la privatisation par les économistes tend à reléguer au second plan la question de l'équité (Turshen, 1999). Alors que la politique des SSP se fondait sur une vision égalitariste, il semble que celle de l'IB ait été interprétée selon une visée essentiellement libérale. Ainsi que le souligne Flori et Tizio :

> même si, dans la lettre, le principe de « santé pour tous » n'est pas oublié par les pays qui mettent en œuvre la stratégie sanitaire de l'initiative de Bamako, c'est explicitement le volet efficacité, à la fois au plan organisationnel et financier, qui est promu au rang de priorité dans les interventions de santé (Flori et Tizio, 2000, p.469).

Ces auteurs pensent que cette transition de l'équité des SSP à l'efficacité de l'IB est principalement due au déclin du rôle des États africains. Nous ne pouvons évidemment nous empêcher de lier cette affirmation aux préoccupations initiales lors du lancement de l'IB en 87. Certains, avaient en quelque sorte devancé l'appel, en attirant notre attention sur le fait que le rôle des gouvernements par cette nouvelle politique n'était pas explicitement présenté et que le flou entourant la question de la responsabilité allait très certainement susciter l'enthousiasme des

---

[25] Il s'agissait d'une réunion d'un groupe de travail ministériel qui a donné lieu à une déclaration « Health Care for All », voir le numéro spécial de la revue International Journal of Health Planning and Management 2003, 18, S1.

États (Chabot, 1988). Nous devons ajouter à cela le fait que le transfert de la responsabilité aux communautés a pu, dans certains cas, renforcer l'accroissement des inégalités d'accès aux soins, non seulement à l'intérieur de ces mêmes communautés mais également entre les différentes régions. Le rôle de l'État demeure crucial dans la garantie d'un accès universel aux soins.

2 Objectifs de la recherche, contexte et cadre d'analyse

Le bilan des effets de la mise en œuvre de cette politique publique africaine nous donne donc l'occasion d'avancer que les objectifs d'équité ont été supplantés par la recherche d'une plus grande efficacité. Cependant, cette conclusion tirée de l'analyse de l'état des connaissances est un simple constat. Il faut maintenant tenter de l'expliquer et de rendre intelligible le processus qui a amené les acteurs à se focaliser sur l'efficacité au détriment de l'équité. C'est l'ambition de la présente recherche. Pour étudier ce phénomène, nous avons opté pour l'étude en profondeur d'un cas, sous la forme d'un projet de développement visant la mise en œuvre de l'IB, au Burkina Faso. Ce pays a adopté l'IB dès 1987 et l'implante à l'échelle du teritoire depuis 1993. Nous avons déjà réalisé une étude dans un district de ce pays concernant l'organisation des mesures d'exemption du paiement pour les indigents et les conséquences de la tarification des actes sur l'utilisation des services de santé (Ridde, 2003a; Ridde et Girard, 2004). C'est à la suite de ces études et au regard de leurs résultats qu'il nous a paru scientifiquement et socialement pertinent de réaliser la présente recherche dans ce même pays. Ajoutons que notre connaissance préalable du contexte et d'un certain nombres d'acteurs locaux ont favorisé, pour des raisons opérationnalles et logiques, le choix de ce pays. Ainsi, l'étude effectuée au Burkina Faso vise à produire quelques éléments de réponse à la question suivante.

2.1 Objectifs et question de recherche

Question de recherche :

Pourquoi les acteurs impliqués dans la mise en œuvre de l'Initiative de Bamako se sont-ils focalisés sur l'efficacité au détriment de l'équité ?

Objectifs spécifiques :

Pour répondre à cette question, nous nous sommes fixé trois objectifs particuliers.
- Décrire le processus de mise en œuvre de l'IB dans un district sanitaire
- Comprendre le rôle des acteurs sociaux dans la mise en œuvre de la politique et le choix de ses instruments
- Connaître la représentation du concept d'équité (justice sociale) selon les acteurs burkinabé[26]

---

[26] Les habitants du Burkina Faso devraient être nommés des « burkinabais » mais puisque l'usage veut qu'ils soient plus souvent qualifiés de « burkinabé », nous employons ce dernier terme dans le reste de la thèse. La norme est qu'il est considéré comme invariable.

2.2 Contexte général de la recherche

2.2.1 Introduction sociopolitique

Afin de bien appréhender le contexte général dans lequel se déroule cette recherche doctorale, il nous paraît important de faire une rapide description du contexte burkinabé en général et de son système de santé en particulier. Cette partie est largement inspirée de nos publications et analyses antérieures (Ridde, 2001, , 2003a; Nitièma, Dadjoari et al., 2004) et d'un rapport de recherche auquel nous avons largement contribué au cours des analyses finales et de la rédaction définitive (Nougtara, Ouedraogo et al., 2001). Cependant, certaines données ont été actualisées en fonction des nouvelles informations devenues disponibles lors de la rédaction de cette recherche, notamment eut égard à la nouvelle politique sanitaire nationale (PSN).

Le Burkina Faso, indépendant depuis le 5 août 1960, est un pays soudano-sahélien enclavé, situé en Afrique subsaharienne. Sa superficie est de 274 000 km^2 et sa population, estimée à 11,5 millions d'habitants en 2000, devrait passer à 18,5 millions en 2015 selon les estimations du Programme des Nations Unies pour le Développement (PNUD) (UNDP, 2002). Selon les données du dernier recensement (1996), 54,9% de la population globale a moins de 17 ans. L'économie est essentiellement basée sur l'agriculture et l'élevage. Le produit intérieur brut par habitant (en dollars constants de 1995) est passé de 194 $US en 1985 à 196 $US en 1990 et à 242 $US en 2000 (World Bank, 2004). Ce niveau de revenu situe le Burkina Faso parmi les pays en développement les moins avancés et selon l'indice de développement humain, le pays est classé au 169ème rang sur 173 en 2002 (UNDP, 2002) puis est passé à l'antépénultième place en 2003 (UNDP, 2003). Au niveau global, la proportion des ménages burkinabé vivant en dessous du seuil de pauvreté augmente constamment. L'incidence de la pauvreté en milieu urbain ainsi que la contribution des personnes vivant dans ce milieu à la pauvreté générale sont de plus en plus importants.

Tableau 7 : Évolution du pourcentage des ménages vivant en dessous du seuil de pauvreté

% ménages en dessous du seuil de pauvreté	1994	1998	2003	2003-1994
Incidence urbaine	10,4	16,5	19,9	*+ 9,5*
Incidence rurale	51,0	51,0	52,3	*+ 1,3*
Contribution urbaine	3,8	6,1	7,8	*+ 4,0*
Contribution rurale	96,2	93,9	92,2	*-4,0*

Source : (ministère de l'Economie et du Développement, 2004a)

À partir des données issues des deux enquêtes démographiques et de santé (EDS) réalisées en 1992-1993 et en 1998-1999, Lachaud (2002) confirme la récente tendance à l'urbanisation de la pauvreté. Il précise que « *la pauvreté monétaire a fortement augmenté dans la capitale, précisément là où l'inégalité de la mortalité des enfants s'est accrue* » (Lachaud, 2002, p.13).

La Burkina étant un des pays les plus pauvres du monde, sous ajustements structurels depuis 1991 (à la suite d'une période dite d'auto-ajustement (Zagré, 1994)), la communauté financière internationale l'a admis en septembre 1997 au sein de l'initiative des Pays pauvres très endettés (PPTE). C'est à partir de ce moment que se met en branle tout un arsenal administratif et financier pour que le gouvernement se dote, en échange d'une réduction de sa dette extérieure et du déclenchement de la mise en œuvre de l'initiative PPTE, d'un Cadre stratégique de lutte contre la pauvreté (CSLP). Le gouvernement doit faire la démonstration que les ressources dégagées seront principalement employées au renforcement des secteurs sociaux. En 1999, le pays participe à l'initiative PPTE renforcée, l'allègement de la dette étant « *plus prononcé, plus large et plus rapide* » (Bonkoungou, 2002, p. 5). Ainsi, en juin 2000, la Banque mondiale puis, en juillet de la même année, le Fond monétaire international (FMI) approuvent le premier CSLP pour la période 2000-2003. Il semble qu'il y ait eu un retard important dans la libération des ressources, entraînant « *la non exécution d'une partie des actions programmées* » (Ministère de l'économie et des finances, 2001, p. 5). En plus de ces difficultés, le retard de l'organisation des mécanismes de suivi a impliqué un démarrage véritable du programme uniquement à partir de mars 2001. Cela étant dit, sur les 3 101 nouveaux agents recrutés dans la fonction publique sanitaire de 2000 à 2002, l'initiative PPTE a permis la prise en charge contractuelle de 30% d'entre eux (Ministère de l'économie et du développement, 2003), selon des conditions, il est vrai, pas toujours parfaites[27], aux dires de certains. Nous analysons plus loin la place de l'équité dans ce programme national de lutte contre la pauvreté.

Les communautés confessionnelles cohabitent, à savoir les religions coutumières (44%), l'islam (42%), le catholicisme romain (9%) et le protestantisme évangélique, branche à laquelle appartiennent les Assemblées de Dieu (4%), phénomène dont l'ampleur est récente mais importante (Laurent, 1998a). La population du Burkina Faso est composée d'une soixantaine de groupes sociaux (Bobo, Peulh, Gourmantché, Bissa, Gourounsi, Senoufo, Turka, Lobi, Dagara, Samo, Marka, Bissa,...) dont les plus nombreux sont les Mossi, majoritaires dans le contexte de notre recherche.

2.2.2 Les politiques de santé et leurs instruments

L'évolution du système de santé burkinabé, compris selon la définition de l'OMS, comme étant « *toutes les activités dont le but essentiel est de promouvoir, restaurer ou entretenir la santé* » (OMS, 2000), est le reflet des changements socio-

---

[27] Contrat à durée déterminée, salaire moindre que leurs collègues pour les mêmes fonctions, salaire non versé après plusieurs mois de présence…

économiques et politiques qui ont jalonné l'histoire récente du pays. Cette évolution, selon nous (Nitièma, Dadjoari et al., 2004), peut se subdiviser en quatre grandes périodes.

Pendant la première période (1960-1979), la Haute-Volta, actuel Burkina Faso, à l'instar de la plupart des pays au sud du Sahara, a opté pour la gratuité des soins proposés par les services publics. La stratégie principale d'action dans le cadre de ce système post-colonial consistait à lutter contre les grandes endémo-épidémies de l'époque (variole, méningite, etc.) par l'intermédiaire d'équipes de santé mobiles et d'infrastructures socio-sanitaires localisées dans les grands centres urbains. La lecture des différents rapports annuels statistiques des années 1970 permet de se rendre compte d'activités des « équipes mobiles de prospections »[28], au nombre d'une vingtaine dans le pays. Il faut ici ajouter, et cela nous paraît une donnée importante pour comprendre le contexte de cette recherche sur l'équité, que l'offre de soins, telle que mise en œuvre à cette époque, n'est pas organisée en fonction des besoins des populations mais au regard de critères d'importance numérique de la population, de satisfaction de normes internationales ou encore de rentabilité des investissements (Meunier, 1999). Puis, la nécessité d'une meilleure planification pour faire face à la récession économique et à la détérioration de la situation sanitaire a donné naissance à la création des premiers outils de planification : les plans quinquennaux de développement sanitaire. Bien évidemment, ces derniers mettaient l'accent sur les programmes de contrôle des grandes endémies, mais également sur le développement des services de base, notamment à destination des populations rurales. Le système de santé est organisé en 10 secteurs médicaux. Au cours de cet intervalle temporel, les orientations politiques en matière de santé sont présentées, après le premier plan cadre de développement 1967-1970, dans le plan quinquennal (1972-1976) et également au sein du « discours programme » du Chef de l'État prononcé le 30 mai 1978 (Direction de la santé publique, 1973; Drabo, 2002).

La deuxième période correspond à celle des auto-ajustements macro-économiques (1980-1990). C'est au cours de cette période qu'est intervenue, à la faveur d'un soulèvement populaire le 4 août 1983, la révolution démocratique et populaire (RDP) dirigée par le capitaine Thomas Sankara. Ce régime, très autoritaire, accordait tout de même beaucoup de pouvoir au peuple, à travers la mise en place de comités de défense de la révolution (CDR) dans les villages, les secteurs et les lieux de travail. Ces comités avaient un pouvoir décisionnel important, jadis détenu par les chefs de village et autres chefs coutumiers et religieux. Le discours d'orientation politique du 2 octobre 1983 permettait aux « révolutionnaires » d'identifier les quatre axes forts de leur politique de santé : une santé à la portée de

---

[28] Il faut noter ici une surprenante « continuité administrative » puisque les colons avaient créé ce type de services dès les années 40 avec les fameux services généraux d'hygiène mobile et prophylaxie (Van Lerberghe et de Brouwere, 2000).

tous, une assistance et une protection maternelle et infantile, une politique d'immunisation à l'aide de la multiplication des campagnes de vaccination et enfin, une sensibilisation « des masses » à l'acquisition de bonnes habitudes d'hygiéne (ministère de la Santé, 1987). Le 15 octobre 1987, un coup d'État sanglant, et sans précédent dans l'histoire du pays, mit fin à ce régime. C'est durant la RDP qu'a été lancée, en 1985, l'opération « un village, un PSP ». L'ambition de cette opération était de contribuer à l'atteinte de l'objectif : « la santé pour tous en l'an 2000 » à travers l'implantation, dans chaque village du pays, d'un poste de santé primaire (PSP). L'échec de cette politique a été récemment analysé (Nitièma, Dadjoari et al., 2004). De même, du 25 octobre au 10 novembre 1985, l'opération « vaccination commando » permit de vacciner plus d'un million d'enfants contre la rougeole, 2,6 millions contre la méningite et 2,1 millions contre la fièvre jaune. Auparavant, à partir de 1983, s'était opérée une réorganisation administrative du territoire national en provinces. Trente directions provinciales de la santé, considérées comme des niveaux déconcentrés du système sanitaire, furent créées en 1984 avec le mandat d'implanter la politique définie par le ministère de la Santé, au niveau central. Il y a donc une concordance entre le dispositif d'organisation sanitaire et celui du découpage politico-administratif, selon un analyste burkinabé (Drabo, 2002). Cette période, qui correspondait à celle couverte par la première planification sanitaire décennale[29], a offert une place de choix à la participation communautaire en matière d'organisation et d'offre de services. Les unités mobiles disparaissent graduellement. Un plan quinquennal de développement sanitaire est adopté pour la période 1986-1990, dont l'une des stratégies, selon Drabo (2002), aurait été la recherche d'une meilleure équité dans la répartition des ressources. C'est en 1985 que la Direction nationale de la santé publique était supprimée et toutes les directions, en phase avec les orientations politiques de l'époque, furent directement rattachées au Secrétariat général du ministère de la Santé (MS). C'est également au cours de cette période, en 1987, que le pays adhéra, sans encore l'appliquer, à l'IB.

Puis, la décennie des années 1990 avec l'implantation des premiers programmes d'ajustements structurels, a vu naître une réflexion sur la mise en place d'un système intégré de santé de district en 1991. Un plan quinquennal de développement sanitaire fut adopté pour la période 1991-1995 de même qu'une politique de population. Cette décennie a été marquée par l'élaboration du document national de renforcement des soins de santé primaires, déterminant ainsi le démarrage de l'initiative de Bamako (ministère de la Santé, 1994). Puis, l'État adopte définitivement l'IB en 1993. Nous détaillons le processus de l'IB, tant au plan national que local (district de Souna) dans la partie réservée au contexte spécifique, lors de la présentation des résultats de la recherche. Dans le même mouvement, l'État accorde une autonomie de gestion aux hôpitaux et aux

---

[29] Programmation Sanitaire Nationale 80-90 adoptée en mars 1979 et dont les deux objectifs principaux étaient l'accroissement de la couverture sanitaire et de la vaccination.

formations sanitaires périphériques de l'État (1991) ; 53 districts sanitaires (DS) sont créés en 1992 et c'est peu après (1993) que commença à apparaître la notion de comité de gestion (COGES) des centres de santé (ministère de l'Administration territoriale, 1995). Puis, après la décentralisation de 1993, l'État décide de déconcentrer ses services. Un niveau intermédiaire au système de santé apparaît, les onze directions régionales de santé, (DRS) (1996), qui supervisent les activités dans 53 DS, alors qu'il subsiste seulement 45 provinces administratives. Deux districts supplémentaires sont créés en 2003, dont un (Toumi) dans la région sanitaire de Souna, nouvellement qualifiée « du Nord ». Il faut ici noter que contrairement au Mali (Samaké, Dakono et al., 1997), ce découpage en district est essentiellement un découpage administratif et qu'il ne prend aucunement en compte les caractéristiques sociales de ces régions. De l'aveu même du MS : « *l'adoption de la carte sanitaire n'est pas faite selon une approche populationnelle mais beaucoup plus selon une démarche très normative et parfois basée sur des éléments historiques* » (CADSS, 2000a, mod 1 p.50). Dans la conclusion de sa thèse, Meunier (1999) écrit « *la politique sanitaire burkinabé est calquée sur une conception théorique de l'espace, privée de sa composante sociale* » (p. 267). Ce choix aurait été fait essentiellement pour des raisons de commodité (Meunier, 1999). En 1995, le gouvernement exprime le souhait de s'engager dans une politique de développement humain durable par l'intermédiaire d'une lettre d'intention. Pour ce qui est des médicaments essentiels, un cadre de politique nationale d'approvisionnement a été adopté en juillet 1991, suivi en mai 1992 par la divulgation d'une liste nationale des médicaments essentiels. Puis c'est au cours du même mois de mai 1992 que la Centrale d'achat des médicaments essentiels génériques (CAMEG) fût créée. Ses activités n'ont réellement commencé qu'en mai 1994 (ministère de la Santé, 1996b). En juillet 1996, le pays s'est doté d'une politique pharmaceutique nationale à travers un document cadre (ministère de la Santé, 1996a). Le développement de cette politique pharmaceutique doit, semble-t-il, beaucoup à l'OMS (ministère de la Santé, 1999b), preuve supplémentaire de l'importance des grandes institutions internationales dans la formulation des politiques publiques.

Enfin, la dernière période de notre subdivision correspond au début des années 2000. La politique sanitaire nationale (PSN) a été instituée durant cet intervalle et adoptée par le gouvernement en septembre 2000. La formulation de cette politique a été rendue possible grâce à la réalisation, i) des États Généraux de la Santé en juin 1999 (Ouedraogo, 1999), ii) de nombreuses rencontres, dont un atelier de consensus en février 2000, et iii) d'un document sur l'analyse de la situation sanitaire (Ministère de la santé, 2000a). L'objectif général de la PSN est d'améliorer l'état de santé des populations et trois objectifs spécifiques ont été déterminés : i) réduire la morbidité et la mortalité, ii) renforcer la lutte contre le VIH/SIDA, iii) améliorer le contrôle des facteurs de risque. Alors que les politiques des années 1980 s'orientaient essentiellement vers l'amélioration de la couverture sanitaire, celle du XXIe siècle semble prendre acte des problèmes d'accessibilité financière et géographique. Cette évolution reflèterait, selon un observateur local, la prise en compte de « *l'apparition des valeurs universelles [...] (droit à la santé) [...] qui deviennent partout des préoccupations des populations et des décideurs* » (Drabo, 2002 p. 22). Cette politique nationale est traduite opérationnellement par la rédaction d'un plan national de développement sanitaire (PNDS) pour la période 2001-2010. Il a été adopté en juillet 2001. Puis, pour faciliter la mise en œuvre et le suivi de ce PNDS, des plans triennaux sont élaborés régulièrement. Le PNDS dispose de huit objectifs généraux et de 22 objectifs spécifiques (ministère des Finances et du Budget, 2003). Au moment où nous rédigeons cette recherche, le MS s'est engagé dans son plan triennal couvrant la période 2003-2005, la période précédente (2001-2003) ayant servi de transition. Le coût total de ce plan triennal est estimé à plus de 246 milliards de F CFA tandis que celui permettant de répondre aux objectifs du PNDS entre 2003 et 2010 est de 649 milliards de F CFA (ministère des Finances et du Budget, 2003).

À la suite de cette description minutieuse de la chronologie des politiques de santé au Burkina Faso, il nous paraît utile de présenter au lecteur une vision synoptique de l'ensemble de cette histoire par l'intermédiaire de la figure suivante.

Tableau 8 : Chronologie des politiques et décisions dans le secteur de la santé au Burkina Faso à partir de 1980

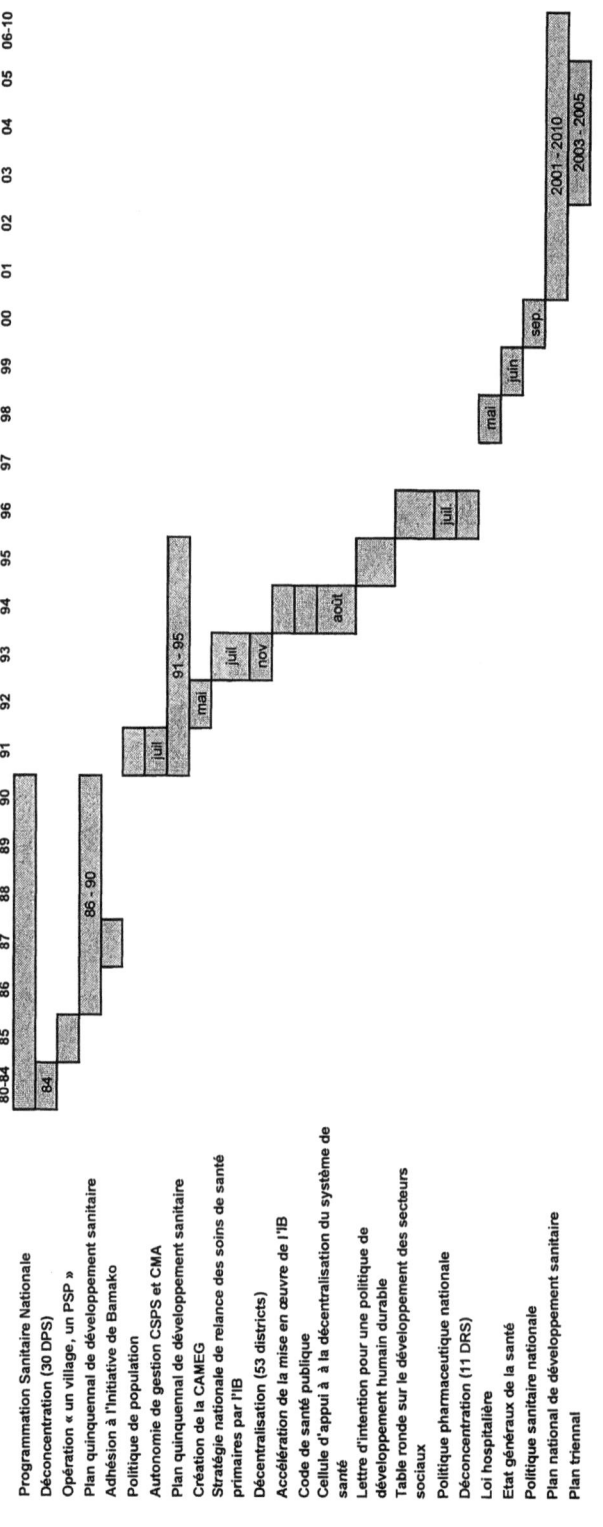

Source : auteur

2.2.3 L'organisation sanitaire

En ce qui a trait à l'organisation du système de santé, précisons tout d'abord qu'aujourd'hui, le district sanitaire est l'unité opérationnelle la plus décentralisée. Au plan opérationnel, le pays s'est doté d'une structure d'offre de soins de type pyramidal. Trois types de formations sanitaires, appelées formations de premier niveau, constituent la base de cette pyramide : les Centres de santé et promotion sociale (CSPS ; assurant les consultations curatives de première ligne, les accouchements et les activités préventives), les Centres médicaux (CM, assurant les mêmes services mais disposant de quelques lits d'hospitalisation) et les Centres médicaux avec antenne chirurgicale (CMA, le premier niveau de référence dans le district pour les CSPS/CM). Les neuf centres hospitaliers régionaux constituent le niveau intermédiaire. Enfin, les trois centres hospitaliers nationaux forment le sommet. Il existe un système de référence (de la base vers le sommet) et de contre référence dont le fonctionnement gagnerait à être amélioré. En effet, ce système existe sur le papier mais pas vraiment dans la pratique.

Du point de vue de l'organisation administrative, le système comporte actuellement trois niveaux auxquels il faut ajouter un quatrième, que l'on peut qualifier de communautaire.

Figure 5 : Organisation administrative et formations sanitaires

Administration	Formations sanitaires
Ministère de la santé	3 Centres hospitaliers nationaux
13 Directions régionales de la santé	9 Centres hospitaliers régionaux
55 Districts sanitaires	36 CMA
Communautés	1026 CSPS + 35 CM

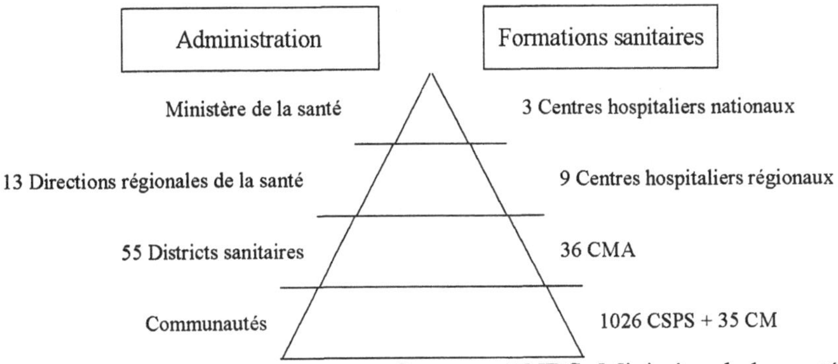

Sources : PNDS, Ministère de la santé, 2003

D'abord, un niveau central, représenté par les structures centrales (directions et services centraux, programmes nationaux) du MS. Ce niveau définit les orientations stratégiques en matière de politique nationale de santé. Puis, un niveau intermédiaire que représentent les DRS. En 2002, deux nouvelles DRS s'ajoutent aux 11 créées en 1996. Celles-ci ont un rôle d'appui et de coordination des différentes interventions et sont chargées de la mise en place de la politique nationale de santé à l'échelon régional. Enfin, au niveau périphérique, les 55 districts sanitaires du pays (à qui sont délégués depuis 1999 des crédits venant du niveau central pour les achats de biens et de services) comportent deux échelons d'offre de services, fonctionnant de façon complémentaire et intégrée. Le premier est constitué des CSPS et des CM, tandis que le second, qui se trouve être la référence au niveau du district, est représenté par les CMA. Les Postes de santé primaires (PSP), jadis partie intégrante du système de santé en tant que porte d'entrée, ne font plus partie du niveau périphérique, principalement depuis 1992. Ajoutons que dans les districts, le personnel de santé des CSPS et des CM est essentiellement constitué d'infirmiers et de sages-femmes. Les médecins sont souvent cantonnés dans les CMA et les CSPS urbains où ils cumulent généralement les responsabilités cliniques et administratives. En mars 2003, un décret annonce la création d'un échelon supplémentaire entre les DRS et le district, les directions provinciales de la santé (DPS). Les responsabilités et l'organisation de ce niveau additionnel ne sont pas encore bien définies, bien que l'on sache que le Médecin Chef de District (MCD) sera le chef de service de la DPS. Mais au moment où nous écrivons cette recherche, aucune DPS n'est encore fonctionnelle. En ce qui concerne l'organisation de la supervision, aspect fondamental dans la mise en œuvre de l'IB, les équipes cadres de districts (ECD), comprenant entre autres le MCD, le préparateur en pharmacie et le major du CMA, assurent la supervision des Centres de santé et promotion sociale et de leurs responsables, à travers les tournées et les sorties programmées une fois par trimestre. Les majors des CSPS, à leur tour, se chargent de la supervision des agents de santé communautaire qui agissent au sein des PSP, une fois par mois. De l'aveu même du MS, et d'autres experts locaux (e.g : Drabo, 2002), « *la majorité des districts sanitaires ne sont pas opérationnels* » (Ministère de la santé, 2000a, p.34).

À cette organisation publique du système de santé, il convient d'ajouter des soins offerts par le secteur privé, à but lucratif ou non. Malheureusement, il n'existe que très peu de données contemporaines sur ce secteur d'activité au Burkina Faso (Nougtara, Ouedraogo et al., 2001). L'évolution du nombre d'établissements privés autorisés à Ouagadougou est proposée dans la figure ci-dessous.

Figure 6 : Évolution du nombre d'établissements privés autorisés à Ouagadougou

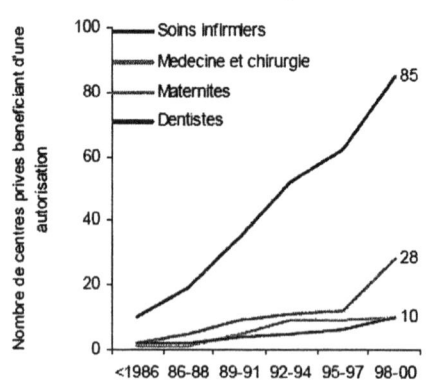

Source : UERD, Ouaga Focus n°7, fév. 2002

Sur le plan national, selon les statistiques du MS, le nombre de formations sanitaires privées est passé de 106 à 155 entre 1991 et 1996, soit une augmentation de presque 50% en cinq ans. Durant la même période, les pharmacies privées sont passées de 40 à 69, mais Zagrè (1994) nous dit que c'est le processus révolutionnaire des années 1980 qui a stimulé la libéralisation du secteur pharmaceutique privé, du moins dans la capitale. Ajoutons que la répartition géographique de ces organisations privées est fortement inégale puisque 89% des formations sanitaires et 80% des pharmacies se trouvent dans les deux plus grandes villes du pays, Ouagadougou et Bobo-Dioulasso (Bodart, Servais et al., 2001). En 2002, le MS dénombre un total de 27 formations sanitaires confessionnelles (privées sans but lucratif) et 185 formations sanitaires privées. Par rapport à 1996, ces dernières demeurent encore inégalement réparties sur le territoire puisque près de 60% des dernières se trouvent dans la province du Kadiogo, soit Ouagadougou et 26% à Bobo-Dioulasso (ministère des Finances et du Budget, 2003).

2.2.4 Quelques indicateurs sanitaires généraux au Burkina Faso

Les pays les plus pauvres, notamment en Afrique, sont ceux, en général, pour lesquels la part que constituent les dépenses privées dans les dépenses de santé est la plus élevée. D'une manière générale, on estime qu'en 1994, les contributions gouvernementales constituaient en Afrique subsaharienne, 37% des dépenses totales de santé; cette proportion était de 43% pour les contributions privées et de 20% pour les donateurs (Shaw et Ainsworth, 1995). L'enquête prioritaire de 1998 au Burkina a chiffré à 6 300 F CFA par personne et par an les dépenses de santé en moyenne dans l'ensemble du pays, soit 3,2% des dépenses totales annuelles (Banque mondiale, 2003). On a estimé que les ménages de la région de Kossi dépensent 6,2% de leurs revenus annuels en frais liés aux soins de santé (Sauerborn, Adams et al., 1996). La part que constituent les dépenses publiques hors dons semble en légère augmentation au Burkina Faso, puisqu'en 1990 elle était de l'ordre de 25% alors qu'en 1999 elle dépassait légèrement les 30% (World Bank, 2004). Le tableau suivant permet de comparer le niveau des dépenses de santé entre le Burkina Faso, quelques-uns des pays voisins et le Canada.

Tableau 9 : Évolution des dépenses de santé au Burkina Faso comparativement à deux pays voisins et au Canada

Per capita	Dépenses totales de santé en US$ (taux de change moyen)					Dépenses gouvernementales de santé en US$ (taux de change moyen)				
	1997	1998	1999	2000	2001	1997	1998	1999	2000	2001
Burkina Faso	7	8	8	6	6	5	5	5	4	4
Côte d'Ivoire	48	54	51	42	41	9	10	10	6	7
Mali	10	11	10	10	11	5	4	3	4	4
Canada	1864	1835	1949	2102	2163	1305	1297	1372	1490	1533
	Dépenses totales de santé en % du PNB					Dépenses gouvernementales de santé en % des dépenses totales de santé				
	1997	1998	1999	2000	2001	1997	1998	1999	2000	2001
Burkina Faso	3,5	3,5	3,8	3,5	3,0	67,1	65,3	66,6	63,5	60,1
Côte d'Ivoire	6,2	6,4	6,3	6,2	6,2	19,0	19,2	20,0	15,4	16,0
Mali	4,2	4,2	4,1	4,7	4,3	43,3	37,5	32,6	38,9	38,6
Canada	8,9	9,1	9,1	9,1	9,5	70	70,7	70,4	70,9	70,8

Source : (OMS, 2003)

Les trois premiers donateurs d'aide publique au développement pour le Burkina Faso, par ordre décroissant, sont la Banque mondiale, la France et l'Union Européenne. En 2002, le total de l'aide représente 473 millions de dollars US. En moyenne sur la période 1998-2000, seulement un peu plus de 4% de l'ensemble de l'aide est consacré au domaine de la santé dont près de la moitié (49%) pour le secteur « politique de santé et administration ». Les trois premiers bailleurs de fonds sont l'Allemagne, la Banque africaine de développement et la France (OCDE, 2004).

L'allocation réservée au MS dans le budget global de l'État ne répond, ni aux recommandations habituelles de l'OMS, ni à l'engagement de l'État en 1996 (ministère de la Santé, 1996d), soit un minimum de 10%. En 2002, selon les statistiques du MS, seulement 7,09% du budget national est consacré au MS[30]. Il faut se souvenir que selon Traoré et Sondo (1997), cette proportion était de 11,2% sur la période 1960-64 et 9,3% pour 65-69. En 1999, 11% du budget de la santé a été destiné à la lutte contre le VIH-sida (Boily, Martin et al., 2003). Malgré une augmentation du budget nominal du MS (ministère des Finances et du Budget, 2003), cette proportion est en baisse constante depuis quatre ans après avoir connu

---

[30] La proportion du budget consacrée à la Défense serait, quant à elle, de 7% en 1999 (Ministère de l'économie et des finances, 2000). En 2002, le budget militaire serait de 33,3 milliards de F FCA (IMF, 2003) alors que celui de la santé de 37,3. Selon la loi de finance 2004, le budget national consacré à la Défense (34 700) est quasiment le même que celui pour la santé (34 434), soit environ un peu plus de 9%.

une hausse pendant les années 96-99 accordant un peu de réconfort aux agents de santé à la suite d'une très nette baisse pendant plus de 20 ans, tel que l'illustre le graphique suivant. Selon la loi de finance 2004, la part du budget de l'État consacrée à la santé serait de 9,2% (ministère de l'Economie et du Développement, 2004b). Nous sommes encore en dessous des 10% préconisés par l'OMS ou des 12% prévus par le gouvernement dans l'application des mesures d'ajustement structurel 2000-2002 (IMF, 2003) et des 13% que l'on souhaite atteindre en 2006 (ministère de l'Economie et du Développement, 2004b). L'objectif de 8% pour l'an 2000 (ministère de la Santé, 1996c) a été dépassé... mais immédiatement oublié une fois atteint. Il faut ici ajouter que contrairement à l'analyse de certains membres du MS, cette faible allocation budgétaire ne trouve aucunement ses origines dans le « *sous-développement* » (CHR Ouahigouya, 2003, p. 25) mais plutôt dans des choix de société (voir la note de bas de page n° 28), tels que les exemples de Cuba, du Costa Rica ou encore de l'État du Kerala tendent à le montrer (Sen, 2000b).

Figure 7 : Évolution de la part du budget du MS (en %) dans le budget de l'État entre 1974 et 2002

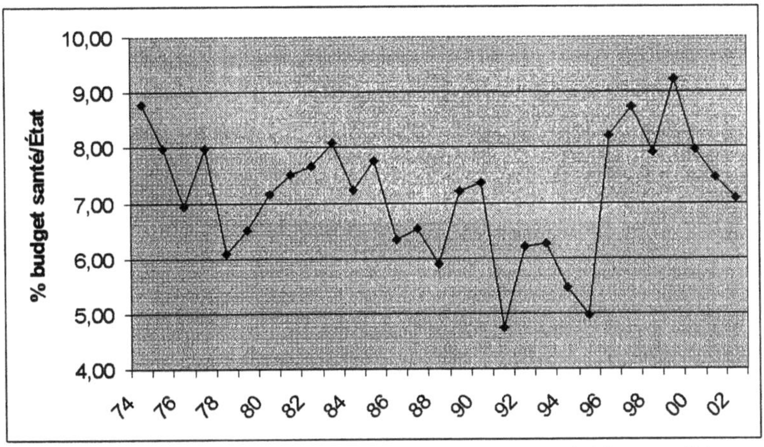

Sources : rapports annuels de la DEP/MS compilés par l'auteur

De surcroît, d'une manière générale, « *on observe que les régions les plus pauvres bénéficient de subventions publiques les plus faibles par habitant* » (UNDP, 2003, p. 126) et, dans le domaine de la santé, les déséquilibres persistent en ce qui concerne l'allocation attribuée aux différents échelons de la pyramide sanitaire. Le tableau suivant illustre cet état de fait pour l'année 1998.

Tableau 10 : Répartition du budget de l'État du Burkina Faso en 1998 (sans les salaires) par niveau

Distribution	%
Hôpitaux centraux (2)	22
Administration centrale	29
Hôpitaux régionaux (9)	9
Administration régionale (11)	1
Districts sanitaires (53)	14
Autres dépenses (école de santé publique, laboratoire national, formation…)	25
Total	100

Source : (Bodart, Servais et al., 2001)

En 1999, le MS a octroyé 3,9 milliards de FCFA pour les deux CHN, 2,8 milliards pour les neuf CHR et 1,7 milliard pour les 53 districts sanitaires du pays (Banque mondiale, 2003). Les coûts totaux prévus dans le PNDS pour la période 2003 à 2010 pour l'organisation des programmes spécifiques (la moitié du budget total du PNDS) sont répartis à 55% pour le niveau central, 6% pour les régions et 39% pour les districts (ministère des Finances et du Budget, 2003).

Entre les périodes 1987-1991 et 1992-1999, l'effectif du personnel du réseau sanitaire public a augmenté de plus de 40%. Les effectifs par habitant ont également crû pour la plupart des catégories de personnel puisque le ratio total (personnel/population) est en augmentation de 20% (Nougtara, Ouedraogo et al., 2001). Selon le MS, Ouagadougou et Bobo-Dioulasso (16% de la population) bénéficiaient en 1998 de 57% des médecins et 55% des sages-femmes, alors que les autres régions du pays (84% de la population) se partageait le reste (Bodart, Servais et al., 2001). Outre cette inégalité régionale de la répartition des ressources humaines, nous savons que l'utilisation des services traduit également la présence d'iniquité. L'analyse produite par le MS en 2000 atteste largement ces problèmes d'équité et d'accessibilité (Ministère de la santé, 2000a). Par exemple, alors que 86,2% des femmes du quintile des ménages les plus riches du pays ont la chance de pouvoir accoucher avec du personnel de santé qualifié, ce taux n'est que de 25,8% pour celles du quintile le plus pauvres (World Bank, 2000). Le tableau de la page suivante, produit à partir de la base de donnée de la Banque mondiale (World Bank, 2000), permet de constater l'ampleur des inégalités au regard de quelques indicateurs significatifs, ce qui n'est pas un trait constitutif du Burkina Faso[31], devons-nous souligner. Il faut ajouter que le taux de mortalité infantile est environ deux fois plus élevé dans la majeure partie des régions rurales que dans la capitale (Lachaud, 2002). Quelques détails spécifiques aux inégalités de santé dans la région où s'est déroulée cette recherche sont donnés plus bas.

---

[31] Pour deux synthèses récentes sur les inégalités de santé, voir : (Leclerc, Fassin et al., 2000; Mackenbach et Bakker, 2002),

Tableau 11 : Distribution de quelques indicateurs sanitaires en fonction du quintile de revenu des ménages

Indicateurs	Quintiles de revenu					Moyenne	Ratio
	Le plus bas	Second	Troisième	Quatrième	Le plus haut	Population	+ Bas/ + Haut
Mortalité des moins de 12 mois pour 1000 naissances	113,6	113,0	129,8	98,6	79,7	107,6	**1,425**
Mortalité des moins de 5 ans pour 1000 naissances	199,2	223,9	237,3	198,6	156,4	204,5	**1,274**
Naissances par femmes de 15-49 ans	7,5	6,7	7,1	7,0	4,6	6,5	**1,630**
Couverture vaccinale enfants 12-23 mois (%)							
Rougeole	46,1	57,8	58,7	60,4	75,4	59,6	**0,611**
DPT3	22,6	36,6	32,5	46,6	66,3	40,6	**0,341**
Toute	17,6	31,1	28,2	38,9	58,6	34,6	**0,300**
Aucune	20,3	14,3	17,5	10,5	2,1	13,1	**9,667**
Accouchement (%)							
par une personne formée	25,8	25,8	30,7	47,1	86,2	41,4	**0,299**
par un médecin	0,6	0,3	0,8	1,0	4,6	1,3	**0,130**
dans un centre public	27,5	28,3	30,3	49,8	83,1	42,3	**0,331**
dans un centre privé	0,1	0,1	0,0	0,3	3,3	0,7	**0,030**
à la maison	72,0	70,9	68,6	49,3	12,6	56,3	**5,714**

Source : (World Bank, 2000)

Sur le plan national, on observe une amélioration substantielle de la couverture théorique en infrastructures sanitaires périphériques de premier niveau (CSPS), puisque le ratio est en baisse constante jusqu'au début des années 1990, passant de 28 000 en 80 à 16 000 habitants par CSPS en 91.

Les défis sanitaires restent cependant immenses (voir tableau[32]), pour faire en sorte que le pays puisse respecter les trois principes guidant sa politique de santé, tels que définis aux premiers « États Généraux de la Santé », soient : l'équité, la participation communautaire et la collaboration intersectorielle (Ouedraogo, 1999).

---

[32] Compte tenu de la difficulté d'obtenir des données fiables dans les pays du Sud et de l'incohérence potentielle des données entre différents rapports consultés (il y a par exemple presque 10 ans d'écart pour l'espérance de vie entre les données ministérielles et celles de sources externes), nous avons privilégié une seule source d'information pour la réalisation de ce tableau, la Banque Mondiale. Sur cette question, voir l'excellent article de (Naudet, 2002) qui légitime, en partie, notre choix (p. 52).

Tableau 12 : Quelques indicateurs de santé au Burkina Faso de 1985 à 2003

	1985	1990	1995	2000	2003
Prévalence de la malnutrition (% d'enfants de moins de 5 ans)	~	32.7	32.7*	~	
Espérance de vie á la naissance (an)	45	45	45	44	43
Enfants avec un petit poids de naissance (%)					19
Taux de mortalité infantile (pour 1000)	129	118	110	107	107
Taux de mortalité des moins de 5 ans (pour 1000)	229	210	202	207	207
Taux de mortalité des adultes femmes (pour 1000)		~	338	~	507
Taux de mortalité des adultes hommes (pour 1000)		~	429	~	559
Taux d'accroissement annuel (%)		2	2	2	2
Taux de fertilité (naissance par femme)		7.3	7.0	6.8*	~
Taux de mortalité maternelle (pour 100.000) #		~	939	930	
Taux de vaccination contre la rougeole (% d'enfants de moins de 12 mois)	38	79	43	46	46
Taux de vaccination DTP (% d'enfants de moins de 12 mois)	9	66	34	41	41

Note : * = données pour 1998 ; ~ = données non disponibles ; # l'objectif 2014 est de baisser ce taux à 450/100.000 (Ministère de l'économie et des finances, 2000), certaines estimations contredisent ces nombres avec un taux de 480.

Sources : (World Bank, 2004)

2.3 Cadre d'analyse

L'analyste que nous sommes doit donc maintenant tenter de comprendre les conditions qui ont amené cet état de fait (Meny et Thoenig, 1989, p.296). Nous devons nous efforcer d'élucider le processus qui a conduit à l'aboutissement de ces effets plus ou moins efficaces et non pas complètement efficaces et équitables. Pour cela, il nous faudra confronter nos données empiriques à un cadre d'analyse des politiques publiques et du jeu des acteurs dans la mise en œuvre de celles-ci. C'est ce que nous nous proposons maintenant d'échafauder.

2.3.1 L'IB, une politique publique de santé à analyser

2.3.1.1 Est-ce une politique publique ?

Précisons d'abord que l'initiative de Bamako est effectivement une politique publique en ce sens que cette initiative possède les caractéristiques d'une politique publique. Reprenant les synthèses de quelques auteurs, nous pouvons dresser le tableau suivant permettant d'appuyer cette affirmation.

Tableau 13 : L'IB est une politique publique

Une politique publique est :	Initiative de Bamako
La réponse à un problème public	La qualité et l'accessibilité aux soins de santé
Par l'intermédiaire d'activités et de moyens	Le financement, la participation communautaire et les médicaments essentiels
Grâce à l'action d'acteurs gouvernementaux	L'état décentralisé/déconcentré
Et d'autres acteurs	La population et l'aide internationale
Qui agissent dans un environnement	À l'échelle d'un district ou d'une région sanitaire
Et dans le temps	À moyen terme sous forme de projets

Sources : (Howlett et Ramesh, 1995; Lemieux, 2002)

Compte tenu des effets de la mise en œuvre de l'IB que nous avons mis en avant, il est intéressant d'ajouter le concept avancé dans la définition que donne Thomas Dye des politiques publiques : « *anything a government chooses to do or not to do* » (Howlett et Ramesh, 1995, p.4). Effectivement, dans le cas de l'IB, il semble bien que le problème n'est pas lié à l'absence de choix en faveur de l'action, puisque des décisions équitables ont été prises lorsque la politique a été formulée à Bamako. La carence se situe bien plus au plan de la mise en place de la politique en ce qui a trait à la question de l'équité dans l'accès aux soins ou dans le financement des services.

2.3.1.2 Le processus des politiques publiques et l'accent mis sur la mise en œuvre

L'étude comparative des différents résultats sur le plan de l'efficacité et de l'équité dans la mise en œuvre de l'IB doit être examinée avec précaution, avons-nous déjà dit, compte tenu du fait que, d'une part, les données secondaires sont issues de différents pays, programmes ou projets implantés dans plusieurs régions ou districts sanitaires et, d'autre part, qu'une politique de santé n'est ni *monolithique* ni *linéaire*.

Elle n'est pas monolithique car entre la phase de l'émergence et celle de l'évaluation de la mise en œuvre, il subsiste de nombreuses étapes, même si les *stagists* sont critiqués par quelques-uns (Parsons, cité par Hill, 1997). Quelques auteurs ont proposé de qualifier le processus des politiques publiques en fonction de paliers explicitement ou imparfaitement nommés « étapes » (Lemieux, 2002). L'un des pionniers en science politique à avoir ouvert la boîte noire et proposé un tel découpage est Harold Lasswell qui, à la fin des années 1950, présentait une politique publique en sept étapes : 1) la réflexion/analyse, 2) la promotion, 3) la prescription, 4) l'innovation, 5) l'application, 6) la terminaison, 7) l'évaluation (Howlett et Ramesh, 1995). Pour Hogwood et Gunn (1984, cité par Walt, 1994), le processus semble encore plus détaillé, allant de la décision de décider à l'évaluation et au suivi de la politique en passant par la définition des objectifs, l'analyse des options et la mise en œuvre de la politique. Howlett et Ramesh (1995) reprenant les ouvrages célèbres de Brewer, Jones et Anderson, font un parallèle intéressant entre les différentes étapes habituellement utilisées dans la démarche de résolution de problème (de la reconnaissance du problème au suivi des résultats) et celles usitées pour définir une politique publique. D'autres enfin, oublient la phase d'émergence, pour directement passer à celles de formulation et d'implantation en y ajoutant, ce qui est particulier, une phase finale de « re-formulation » (Mazmanian et Sabatier, 1983). En ce qui nous concerne, nous cherchons un cadre d'analyse qui nous offrira la possibilité d'évaluer le processus d'implantation de l'IB. Or, nous pouvons remarquer que la plupart des définitions évoquées précédemment conçoivent encore l'évaluation comme une étape finale du processus. Rien de bien surprenant en soi, puisque ces écrits de science politique sont antérieurs à l'évolution de la science évaluative et que les évaluateurs étaient encore perçus comme des « *program termination squad* » (Patton, 1997, p.11), même si certains « contemporains » utilisent encore cette définition de l'évaluation (Klötti, 1998). Au contraire, à notre sens, l'évaluation n'est pas une étape en soi. Elle est plutôt un processus qui s'applique à chaque instant de la vie d'une politique, de la détermination du problème public auquel doit s'atteler la politique en question, jusqu'à l'explication de ses impacts ou l'analyse de son implantation. Dit autrement, il s'agit d'un « *méta-processus* » (Lemieux, 2002, p.20). Voilà pourquoi nous aurions tendance à nous rapprocher des définitions de sous-processus proposées par deux auteurs « paradigmatiquement » proches. Pour Kingdon, selon une démarche de simplification outrancière, pour reprendre ses termes, les politiques publiques sont constituées de quatre phases : la mise à l'agenda, la détermination des choix possibles, la sélection autoritaire entre ces possibilités et, enfin, l'implantation des décisions (Kingdon, 1995). Lemieux (2002), quant à lui, affirme qu'il existe finalement trois processus récurrents : celui de l'émergence, celui de la formulation et celui de la mise en œuvre d'une politique. Lemieux avance que l'adoption (la sélection pour Kingdon) n'est pas partie prenante du processus et fait plutôt figure de procédure officielle pouvant, selon les cas, anticiper ou avaliser un processus en cours. Nous partageons cette opinion tant il est vrai que, dans le domaine des politiques publiques soutenues par la communauté internationale, ces procédures ressemblent plus à des grand-messes qu'à des occasions de débats intenses, les choix étant bien souvent préalablement faits par les experts. À propos des SSP et de l'IB, dans son ouvrage sur le système de santé burkinabé, Aude Meunier (1999) écrit « *les moyens d'action fonctionnent sur des modèles prédéfinis, ils sont imposés aux pays adoptants pour garantir leur succès* » (p. 34). Ainsi, cette décomposition de notre objet d'étude en trois phases est indispensable pour nous soutenir dans l'analyse empirique que nous désirons entreprendre (Meny et Thoenig, 1989).

La plupart des analystes des politiques de santé s'entendent pour avancer que ces politiques ne sont pas non plus linéaires en ce sens que le choix des solutions à mettre en œuvre n'est pas toujours rationnel ou que la mise en place pragmatique n'est pas toujours en phase avec ce qui a été prévu. Plusieurs concepts ont été avancés pour globalement qualifier le même processus : *crisis of implementation* (Mazmanian et Sabatier, 1983), *implementation gap* (Dunrise, cité par Meny et Thoenig, 1989) ou encore *implementation deficit* (Blackmore, 2001). En d'autres termes, les politiques de santé, comprises selon une définition systémique, sont en constante évolution (Lemieux, 2002). Certains ajoutent même que ces politiques vivent selon un processus « *tourbillonnaire* » (Monnier, 1992, p.87) où la formulation, la mise en œuvre et l'évaluation sont en constante évolution itérative produisant, de temps à autre, et comme il semble que ce soit le cas à propos de l'IB, certaines « *dérives* » (p. 87). Si la plupart des ouvrages de science politique ont été réalisés à partir d'études de cas nord-américains, dans un premier temps, et plus largement occidentaux, dans un second temps, il existe peu d'ouvrages, à notre connaissance, qui, dans un contexte de pays non industrialisés, allèguent contre cette linéarité aujourd'hui dépassée. À partir d'une douzaine d'études de cas de la mise en place de programmes, Grindle et Thomas (1991) proposent un modèle interactif pour expliquer le processus d'une politique publique. La pierre angulaire de ce modèle repose sur le fait qu'à chaque instant, l'initiative politique peut être contrecarrée et altérée par des pressions ou réactions des personnes opposées au processus. Ils précisent que les conflits entre les sphères publiques et bureaucratiques émergent principalement une fois la décision autoritaire politique prise, bien qu'il soit délicat de déterminer précisément si une telle décision est effective.

Il est donc maintenant clair que notre analyse descriptive des résultats de l'IB en Afrique de l'Ouest ne tient pas compte de ces dernières précisions (ni monolithique, ni linéaire) puisque nous ne sommes pas en mesure d'établir de liens entre l'étape dans laquelle se situe la mise en œuvre de l'IB dans un pays ou un district donné et les résultats que nous avons présentés. L'analyse comparative, qui débouche sur la constatation de la mise à l'écart de l'équité, peut donc être sujette à controverse, comme c'est bien souvent le cas en science politique (Meny et Thoenig, 1989). Cependant, les résultats exposés succinctement dans la section précédente montrent clairement que si l'implantation de l'IB a porté ses fruits au plan de l'efficacité, les objectifs d'équité n'ont pas été atteints, et ce, *quel que soit l'état d'avancement dans le processus de l'IB*. En d'autres termes, nous avons mis en évidence (et résumé dans le tableau 14) que si la recherche de l'équité avait bien été à l'origine de l'émergence et de la formulation des SSP et subséquemment de l'IB, il n'en a rien été en ce qui concerne la mise en œuvre de la politique décidée à Bamako.

Tableau 14 : Résumé du processus de l'IB

ÉMERGENCE	FORMULATION	IMPLANTATION	EFFETS (équité contre efficacité)
▪ Difficultés dans la mise en œuvre de la stratégie des SSP ▪ Problèmes économiques	▪ Décentralisation ▪ Participation communautaire ▪ Médicaments essentiels ▪ Contribution directe des usagers	▪ Des processus très variables, adaptés en fonction des pays et des bailleurs de fonds/opérateurs étrangers	▪ Des médicaments géographiquement accessibles, ▪ Des centres de santé revitalisés, ▪ Une décentralisation en cours, ▪ **MAIS** aucune mesure efficace pour les indigents n'est en place

Source : Lemieux (2002)

Voilà pourquoi il nous semble essentiel de porter notre attention, non pas sur les premières phases du processus de l'IB mais bien sur le cœur de la mise en œuvre de cette dernière. L'émergence et la formulation de cette politique, ainsi que certains l'ont d'ores et déjà mis en lumière à propos des politiques publiques dans les pays du Sud (Brinkerhoff, 1996; Beyer, 1998; Green et Collins, 2003), sont largement d'origine exogène et sont l'aboutissement d'un processus de consultations internationales visant à contrecarrer les carences de la politique antérieurement mise en œuvre (les SSP). Le contenu même de cette politique de la fin des années 1980 est international, homogène et ses initiateurs ont voulu définir le plus clairement possible les différents moyens à mettre en place (les solutions, selon la terminologie de Kingdon (1995)) pour que la politique de l'IB porte ses fruits. À l'échelle des pays, les normes ont été établies par le niveau central (Galland, 1991) et certains, comme nous souhaitons le faire, se sont interrogés sur les raisons de résultats négatifs alors que la mise en œuvre, comme par exemple au Niger, aurait suivi les directives nationales, clairement énoncées (Meuwissen, 2002). Si cette précision concernant les objectifs et les moyens est un des facteurs favorisant l'éventuelle réussite de la mise en œuvre d'une politique (Mazmanian et Sabatier, 1983; Blackmore, 2001), nous pouvons tout de même nous interroger sur la nature même de cette dernière et de sa mise en œuvre tant les différents gouvernements africains ne semblent disposer que de peu de latitude dans son exécution, malgré ce que certaines personnes de la Banque mondiale avançaient en 1991 (Lamboray et Niimi, 1991). Effectivement, certains bailleurs de fonds conditionnent leur aide financière aux réformes sanitaires d'une façon générale (Turshen, 1999) ou plus particulièrement à l'organisation du système de santé selon le contenu de l'IB. Cependant, comme de nombreux auteurs aiment à le préciser, la mise en place d'une politique est bien souvent tributaire du bon vouloir des acteurs impliqués, et dans le cas de l'IB, nous pouvons affirmer que chaque district sanitaire africain, tout en restant dans les normes habituelles, dispose d'une certaine marge de manœuvre dans la mise en œuvre de cette politique. Certains, faute de financement extérieur, se trouvent dans l'obligation d'appliquer seulement quelques préceptes de l'IB, d'autres, par la présence continue et soutenue de bailleurs de fonds étrangers avec leurs lots d'experts expatriés et de moyens financiers, transforment le système de santé du district et de la région sanitaire selon l'ensemble du contenu de l'initiative.

Ainsi, nous pensons pertinent, dans un premier temps, d'utiliser un cadre d'analyse des politiques publiques prenant en compte les différentes étapes du processus étant entendu, avons-nous dit plus haut, que ce dernier suit une démarche tourbillonnaire, interactive et itérative. Au risque de contredire certains experts en étude des politiques publiques (Dupuy et Thoenig, 1979), nous ne croyons pas nécessaire, pour les raisons évoquées précédemment, de faire porter notre étude sur l'ensemble du processus, de l'émergence à la mise en œuvre. Nous concentrons donc notre analyse sur la mise en œuvre de l'IB qui est influencée par de multiples facteurs et traversée par trois courants.

2.3.1.3 La mise en œuvre et ses facteurs d'influence

De nombreux facteurs vont influencer la mise en œuvre d'une politique publique et, depuis les ouvrages classiques de Pressman et Wildavsky (1984) et Bardach (1977)[33], les universitaires se sont penchés sur les éléments pouvant donner un éclairage aux échecs ou aux réussites constatés. Cet engouement académique avait évidemment une logique heuristique, mais il s'agissait aussi de fournir aux dirigeants quelques pistes de solution pratiques pour améliorer l'efficacité de la mise en place de leurs politiques publiques. Pour répondre à ce double objectif, on a notamment vu paraître à cette époque un article théorique proposant un cadre d'analyse de la mise en œuvre (Van Meter et Van Horn, 1975) et un ouvrage collectif à l'attention des dirigeants (Williams, 1982). Nous n'avons pas la prétention, dans ces quelques lignes, d'être en mesure de proposer une revue détaillée de ces éléments pouvant influencer la mise en œuvre de politiques publiques, cependant, nous souhaitons, pour les besoins de la construction de notre cadre d'analyse, présenter quelques déterminants clefs communs à plusieurs auteurs connus pour avoir travaillé sur la question.

Avec les trois auteurs déjà cités au début de cette section, Lewis Gunn (1978) a été un des premiers à explorer les conditions préalables, qui n'étaient encore, à l'époque, que de simples prémices, précise-t-il, à la mise en œuvre d'une politique publique. Trois années auparavant, Van Meter et Van Horn (1975) avaient proposé, en appliquant leur cadre d'analyse, trois hypothèses pour qu'une politique soit implantée correctement : les *implementors* doivent savoir ce qu'ils ont à faire, ils doivent accepter de le faire, et enfin, l'organisation responsable doit disposer des moyens nécessaires. Mais Gunn va plus loin, et c'est ainsi que nous trouvons dans son article aujourd'hui célèbre et souvent cité par les ouvrages d'introduction à l'étude des politiques publiques (par ex : Bridgman et Davis, 1998), une liste de 10 conditions préalables à la réussite de la mise en œuvre. Ces conditions, selon lui, sont les suivantes : un contexte favorable, du temps et des ressources suffisants, des

---

[33] À l'époque, il semble que certains universitaires, (Kai Lee selon (Williams, 1982)) n'aient trouvé rien de nouveau dans ces deux études aujourd'hui unanimement reconnues.

moyens disponibles à chaque étape de la mise en œuvre , une politique fondée sur une théorie valide, un lien direct entre les causes et les effets désirés, une seule agence indépendante pour gérer l'implantation, une bonne compréhension et l'acceptation des objectifs, une liste d'activités bien spécifiques pour chaque participant à la politique, un niveau de communication et de coordination parfait et, enfin, une autorité en mesure de faire respecter ses décisions (Gunn, 1978).

Paul Sabatier (1986), aujourd'hui apprécié pour d'autres travaux dans le champ de la science politique (coalition plaidante) propose, dans une synthèse concernant les recherches sur la mise en œuvre des politiques publiques, quelques éléments de réponse pour l'amélioration de leurs résultats. D'après lui, les politiques ayant atteint leurs buts disposaient d'objectifs raisonnables et clairement annoncés, de contenus proches des préférences des acteurs clefs (nous aborderons ce point plus loin dans l'exposé) et avaient un nombre de négociateurs réduit à un niveau gérable tout en s'assurant que la majorité d'entre eux appuyait l'initiative. À cela, il convient d'ajouter que Sabatier présente aussi quelques facteurs clefs permettant aux dirigeants d'orienter les comportements des acteurs de première ligne (*street-level workers*, terme notamment développé par Lipsky) censés implanter les politiques selon leurs directives (par exemple : donner des directives claires, fournir les ressources nécessaires, prendre en compte les préférences des acteurs). Bridgman et Davis (1998) complètent la liste par les éléments suivants : la nécessité d'une théorie implicite sous-jacente à la politique à mettre en œuvre, le besoin de réduire les étapes entre la phase de formulation et celle de la mise en œuvre, l'organisation d'un processus évaluatif continu et, pour terminer, la volonté des dirigeants de ne pas cantonner leur investissement à la seule période de la formulation mais d'être aussi présents lors de la mise en œuvre .

Mazmanian et Sabatier (1983) ont proposé un cadre d'analyse de la mise en œuvre qui repose sur l'influence de 16 facteurs regroupés en trois catégories (capacité de gestion (*tractability*) du problème, structure légale de l'organisation, variables contextuelles et individuelles). Sans entrer ici dans les détails, ce cadre nous semble peu approprié à notre contexte puisque les auteurs l'ont développé à partir d'une vision locale de l'implantation, confiée à une agence en particulier (comme c'est souvent le cas aux États-Unies) et où les aspects de légalité sont primordiaux.

Dans un récent article australien, l'étude des travaux sur la mise en œuvre des politiques publiques permet à Chalmers et Davis (2001) de dresser une liste des pièges (*pitfalls*) potentiels dont certains semblent particulièrement pertinents pour notre recherche.

Tableau 15 : Les pièges de la mise en œuvre

1	Les politiques publiques sont décidées à un palier gouvernemental mais implantées par un autre
2	Il y a dissonance entre les acteurs concernant la compréhension des objectifs
3	L'organisme devant implanter la politique publique ne dispose ni des compétences ni de l'expertise nécessaires ou n'est pas le plus compétent
4	L'organisme va poursuivre d'autres objectifs que ceux visés par la politique
5	L'organisme responsable de la mise en œuvre s'accapare le pouvoir
6	Les réactions des individus vis-à-vis le programme n'étaient pas prévues
7	Les ressources disponibles sont inadéquates
8	Les coûts deviennent trop importants
9	Les incitations à la participation à la politique ne sont ni suffisantes ni adéquates
10	Il y a un défaut de communication pour la compréhension de la politique à implanter

Source : Chalmers et Davis (2001)

Ces hypothèses ainsi que les éléments discutés dans les lignes précédentes concernant quelques critères pour réussir ou échouer dans la mise en place d'une politique publique sont résumés à l'annexe 1.

Dans d'autres sphères géographiques (les pays du Sud) plusieurs affirment que les échecs relatifs des politiques sanitaires trouvent leur origine dans le fait que la plupart d'entre elles se sont surtout focalisées sur les recettes et les moyens de mise en œuvre ; le contenu (formulation) retenant plus l'attention que le processus (Walt et Gilson, 1994; Brinkerhoff, 1996; Reich, 1996; Collins, Green et al., 1999). Or, il semble déterminant de prendre en compte d'autres éléments fondamentaux, tels que les stratégies d'implantation et les personnes clefs affectées, ce qui semble avoir peu retenu l'attention des analystes et d'autres chercheurs (Grindle et Thomas, 1991).

Selon Walt et Gilson (1994), les facteurs à prendre en compte dans l'étude des politiques publiques sont au nombre de quatre : le contenu des politiques, les stratégies d'implantation, le contexte dans lequel elles se déroulent et enfin, les acteurs affectés ou influents par rapport à cette nouvelle politique. Howlett et Ramesh (1995) et d'autres (Van Meter et Van Horn, 1975; Bardach, 1977; Pressman et Wildavsky, 1984; Meny et Thoenig, 1989; Monnier, 1992; Crosby, 1996; Collins, Green et al., 1999) s'ils n'utilisent pas toujours exactement les mêmes termes, précisent également que la réalité de la mise en œuvre est influencée par ces quatre éléments.

- Le contenu des réformes fait référence à l'ensemble des composantes techniques introduites dans ce cadre, autrement dit, il s'agit de la formulation. Il s'agit donc de la nature même des solutions aux problèmes auxquels les politiques souhaitent répondre. Dans le cas de l'IB il est intéressant de soulever, à l'instar de quelques auteurs (Van Meter et Van Horn, 1975; Mazmanian et Sabatier, 1983; Howlett et Ramesh, 1995), combien l'étendue attendue des changements de comportement peut influencer le degré de difficulté de la mise en œuvre d'une politique publique. Assurément, les planificateurs en général (Blum, 1981) et ceux de l'IB en particulier ont et doivent avoir une perspective de changement social, ce qui n'est pas toujours le cas, comme nous avons pu le constater en Ouganda, au Mali et au Burkina Faso (Girard et Ridde, 2000). Dans l'article introductif d'un numéro spécial de World Development consacré à la mise en œuvre de politiques dans les pays du Sud, Brinkerhoff (1996) rappelle combien les politiques d'origine exogène seront vouées à l'échec tant que les acteurs « nationaux » et les « champions » n'auront pas saisi leur intérêt dans l'introduction du changement.

- Les stratégies correspondent aux dispositions prises pour atteindre le but visé par la nouvelle politique ou le changement implanté, Bardach (1977) allant jusqu'à utiliser le terme d'« *implementation politics* » (p. 37). Il est ainsi souvent fait référence aux stratégies *top-down* ou *bottom-up* (Sabatier, 1986; Hill, 1997), bien que cette vision dichotomique puisse occulter la complexité du phénomène étudié (Howlett et Ramesh, 1995). Une autre distinction originale a été proposée par Elmore (1979; 1982) autour de deux approches différentes. D'un côté, il y a le *forward mapping* laissant à penser que les dirigeants contrôlent l'ensemble du processus d'implantation qui se déroule conformément aux attentes initiales. De l'autre coté, il est possible de concevoir la mise en œuvre au regard des comportements des personnes pour qui les politiques publiques sont implantées afin de répondre à leurs besoins, soit le « backward mapping », partant du principe que *« that is not the policy or the policymaker that solves the problem, but someone with immediate proximity »* (Elmore, 1979, p. 612). Il faudrait donc se concentrer sur l'étude de l'interaction entre ces « clients » et les agents de première ligne, à l'endroit même où le service est rendu (Williams, 1982).

- Le contexte est à apprécier au sens *lato sensu* du terme, c'est-à-dire qu'il englobe les aspects sociaux, économiques, technologiques, politiques et organisationnels de la réforme[34]. Collins et al (1999) proposent une liste de six catégories liées au contexte des réformes sanitaires contemporaines. Selon le contexte, des occasions seront offertes et des contraintes pèseront sur les modalités de mise en œuvre de la politique de l'IB (Monnier, 1992). Dans sa revue des théories sur la mise en œuvre des politiques publiques, Hill (1997) rappelle combien les contextes politique, culturel et institutionnel exercent une influence certaine. Pour Paul Sabatier, l'influence des facteurs extérieurs au sous-système est essentielle à l'introduction du changement (puisque les politiques publiques sont, à ses yeux, très stables), notamment lorsqu'il s'agit d'intervenir sur les stratégies d'intervention (*policy core*) qui permettront

---

[34] Les facteurs contextuels, suivant ainsi Leichter, peuvent être regroupés en quatre types : de situation, structurel, culturel et exogène/environnemental (Walt, 1994; Collins, Green et al., 1999).

d'envisager une évolution des valeurs (*deep core*), dans notre cas, l'équité (Bergeron, Surel et al., 1998).

- Enfin, l'analyse des acteurs est utile pour mettre en relief tant les personnes influentes dans la mise en œuvre de la réforme que celles devant en subir les conséquences (positives ou négatives). Il semble effectivement que la mise en place d'une politique peut s'apparenter à ce que Meny et Thoenig (1989), reprenant les termes de Rein et Rabinovitz, nomment le principe de circularité où, à tout moment, un participant au processus est en mesure d'intervenir sur ce dernier, même si son tour est passé, précisent-il. Il peut s'agir d'individus ou de groupes, que nous qualifierons plus loin, qui peuvent avoir des divergences ou des convergences d'intérêts, qui ont entre eux des liens d'affinité, de rivalité ou de neutralité (Lemieux, 2002) et qui entrent la plupart du temps dans un processus de négociation, de manœuvre et de marchandage (*pulling and hauling*). Un auteur a récemment introduit la notion d'*implementation networks* pour, selon lui, dépasser le modèle *top-down* traditionnellement appliqué à l'étude de la mise en œuvre des politiques publiques (Grantham, 2001).

Reproduisant la représentation schématique de ce cadre d'analyse des politiques de santé, nous pouvons nous rendre compte de sa relative simplicité graphique.

Figure 8: Cadre d'analyse des politiques de santé

CONTEXTE

ACTEURS

CONTENU D'IMPLANTATION   STRATÉGIE

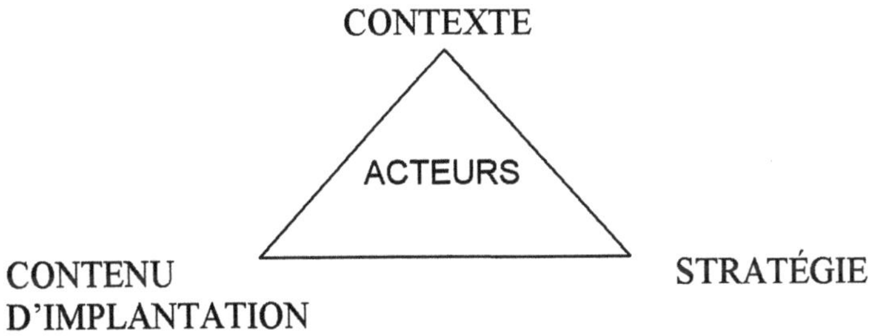

Sources : (Walt et Gilson, 1994; Walt, 1998)

Néanmoins, il ne faut pas se méprendre sur cette simplicité schématique. Elle est inversement proportionnelle à la complexité des relations qu'entretiennent ces quatre facteurs fondamentaux pour l'analyse des politiques de santé. Walt, comme d'ailleurs Collins et al (1999), rappelle ce sur quoi elle avait déjà insisté lors de la première présentation de son cadre en 1994 avec Lucy Gilson : « *a highly simplified framework of an extremely complex set of interrelationships* » (Walt, 1998, p.366).

La présentation de l'initiative de Bamako dans nos précédents chapitres nous laisse croire, d'une part, qu'elle correspond à la définition d'une politique publique, et d'autre part, que l'utilisation du cadre proposé est pertinente. Car, les acteurs étrangers sont nombreux dans la mise en place de l'IB et nous avons montré que certaines agences des Nations Unies sont largement à l'origine de la diffusion de cette politique. En outre, de multiples bailleurs de fonds ainsi que plusieurs organisations internationales sont en relation permanente avec les représentants centraux ou périphériques des ministères de la Santé. Dans notre cas, l'utilisation de ce cadre d'analyse doit être faite selon une perspective rétrospective en mettant l'accent sur la compréhension du processus. L'objectif ultime est d'en tirer des leçons afin d'avancer quelques éléments de réponse aux dirigeants qui souhaitent des informations sur « *what is being done elsewhere, what works, what does not work, why, wheter it can be imported, adapted, and how* » (Janovsky et Cassels, 1996, P.18). Enfin, pour terminer sur la pertinence de l'utilisation d'un tel cadre d'analyse, il s'agit de préciser que nous avons bien affaire à l'introduction d'un changement dans l'organisation des services de santé. Ce changement s'opère par l'organisation de la décentralisation des décisions, par la volonté de permettre aux populations de participer à la gestion locale et par la systématisation du paiement direct des usagers des services, parallèlement à l'accroissement de l'utilisation de médicaments essentiels génériques. Assurément, il s'agit là de la mise en place d'une réelle innovation pour les populations locales (Gilson et Mills, 1995).

Si le processus que nous venons de décrire se déroule sous l'influence de plusieurs facteurs qu'il conviendra de prendre en compte dans l'analyse descriptive, il semble également qu'il soit la résultante de la rencontre de plusieurs courants.

2.3.1.4 Les courants traversant la mise en œuvre

Dans un ouvrage aujourd'hui célèbre, John Kingdon (1995) propose une réponse théorique à deux questions souvent posées : pourquoi certaines idées émergent et d'autres pas, et pourquoi certaines sont choisies par les gouvernements dans la formulation d'une politique publique ? Pour répondre à cette interrogation, Kingdon propose, sur la base d'une étude empirique de quatre années constituée de centaines d'entrevues dans les domaines du transport et de la santé aux États-Unis, une théorie fondée sur trois courants. Cette approche s'est largement inspirée du modèle du *garbage can*, présenté au début des années 1970, décrivant le processus de décision dans les organisations qualifiées d'anarchies organisées et caractérisées par des préférences incertaines, une technologie floue et une participation fluctuante (Cohen, March et al., 1991). Pour Kingdon, l'émergence d'une politique publique s'explique par la rencontre (*coupling*), initiée par un entrepreneur politique au moment où apparaît une occasion (fenêtre), du courant des problèmes et du courant des orientations[35] (*politics*), le courant des solutions étant également

---

[35] D'autres traductions existent de ce concept : courant de la politique, courant des priorités. Le terme « stream » a aussi été traduit récemment, d'une manière peu heureuse, par « mouvance » (Lamari et Landry, 2003).

présent mais demeurant plus éloigné (*loosely coupled*)[36]. Sans cette rencontre, aucune politique ne peut faire surface, les problèmes restent irrésolus, des solutions existent ou sont promues par certains acteurs mais elles ne sont pas recevables et les orientations politiques du moment ou les idées du temps présent ne peuvent être appliquées puisqu'il n'existe pas de problème reconnu ni de solution pour les proposer. Mais lorsque apparaît le moment opportun dans le courant des problèmes ou des orientations, ce qui est rare et éphémère (Kingdon, 1995), un entrepreneur politique usera de ses diverses ressources et mettra tout en œuvre pour que ceux-ci se rejoignent afin qu'émerge une politique publique, étant entendu que la résolution des problèmes n'est pas utopique, donc que certaines solutions sont connues. Précisons que la présence d'entrepreneurs n'est pas cantonnée dans un seul courant mais ceux-ci peuvent, au contraire, surgir de tous les courants, selon la situation et la prédominance de l'un ou de l'autre. Cette approche théorique a récemment été employée dans le domaine de la santé internationale, pour une première fois à notre connaissance, afin de comprendre l'émergence d'une politique de santé concernant la tuberculose et les soins de courte durée (DOTS). La notion de fenêtre d'*opportunité* a notamment été féconde (Ogden, Walt et al., 2003).

Prolongeant cette interprétation de Kingdon, Lemieux (2001) avance que dans l'étape de la formulation, c'est le courant des solutions qui rencontre celui des orientations et, dans la mise en œuvre, nous avons affaire au couplage du courant des solutions avec celui des problèmes, le troisième courant étant toujours présent. Il est souvent reproché aux chercheurs employant la théorie des courants de Kingdon et surtout son prolongement à la phase de la mise en œuvre proposé par Lemieux (2001), de ne pas montrer que l'approche théorique est pertinente et que la rencontre des courants d'*opportunité* a bien eu lieu dans les phases précédant la mise en œuvre[37]. Fournissons donc une double justification à cette requête. D'abord, il faut spécifier que Lemieux a démontré dans un ouvrage de 1995, récemment mis à jour, la pertinence scientifique de sa démarche et la valeur théorique de sa proposition de prolongement de l'approche de Kindgon (Lemieux, 1995, , 2002). De surcroît, ce prolongement théorique a été validé à l'aide de données empiriques canadiennes dans le domaine de la santé (Demers et Lemieux, 1998). Ensuite, dans notre contexte des politiques de santé africaines, nous croyons que cette théorie paraît appropriée au cas africain des SSP et de l'IB. Collins (1994) nous apprend qu'à l'époque, l'émergence de la politique SSP, qui visait à plus d'équité et de justice distributive, n'a pas été facile puisqu'elle est allée à

---

[36] L'étude des politiques publiques de trois pays d'Amérique du Sud a montré qu'il arrive que le groupe restreint ayant la responsabilité de proposer les solutions à mettre en œuvre n'ait pas reçu de commande très claire de la part des politiciens et soit aussi contraint de définir les problèmes à résoudre (Grindle, 2000). Il y a donc eu rencontre des courants des problèmes avec celui des orientations sans pour autant que les premiers soient parfaitement déterminés mais cela suffit dans un premier temps, semble-t-il, pour l'émergence des politiques.

[37] C'est une remarque que nous avons reçue de la part d'un évaluateur d'un de nos articles proposé à une revue de science politique.

l'encontre de la volonté de certains politiciens favorisant le *statu quo* et se satisfaisant d'un système d'inégalité sociale et de domination politique. La présence des entrepreneurs politiques est donc déjà bien établie. Au Burkina Faso, la déclaration d'Alma Ata de 1978, et son adoption par le gouvernement, a été suivie par la formulation en 1979 de la première politique nationale de santé (Drabo, 2002). Il y a donc eu rencontre du courant des orientations (les SSP) avec celui des solutions (dans le cas du Burkina Faso : augmentation de la couverture vaccinale et sanitaire); rencontre favorisée par un entrepreneur politique tel que l'OMS. Puis, si l'on applique la théorie des courants à l'IB, nous pouvons avancer que l'UNICEF et l'OMS (entrepreneurs politiques) procédant au couplage du courant des problèmes (efficacité des SSP, équité de l'accès aux soins et du financement) avec celui des orientations (démocratisation, décentralisation voire privatisation), permet l'émergence de cette politique à la fin des années 1980.

En phase avec l'influence grandissante du modèle de Kingdon (John, 1999; Sabatier, 1999a) ou de son adaptation (Zahariadis, 1999; Travis et Zahariadis, 2002), des universitaires britanniques ont également récemment tenté de proposer une autre adaptation de la théorie des courants, usant des propositions de Kingdon mais aussi de celles de Webb et Wistow ou encore de Challis et ses collaborateurs, auteurs ayant utilisé le concept de *policy stream* (Powell et Exworthy, 2001 , p.2). Il est notamment reproché à Kingdon de ne pas avoir suffisamment développé ni apporté de clarification à ce dernier concept (*policy stream*). Le cadre d'analyse proposé par ces auteurs anglais permet d'étudier une politique publique au regard de trois courants particuliers. D'abord, celui de la politique (*policy*) qui concerne les objectifs, buts et finalités de la politique publique en question. Ensuite, il y a le courant du processus qui fait référence aux moyens et instruments employés pour atteindre les objectifs de la politique publique. Enfin, le dernier courant est celui des ressources, puisqu'il est essentiel de bénéficier de ressources humaines ou financières pour implanter une politique. L'application de données empiriques issues de l'étude de la mise en œuvre d'une politique anglaise visant à réduire les inégalités de santé dans ce pays, permet aux auteurs d'affirmer que la rencontre de ces trois courants (« policy, process, resource ») est une condition indispensable à la réussite d'une politique publique. Dans un autre article, Exworthy et Powell (2004) raffinent le modèle de Kingdon (1995) en ajoutant une distinction au concept d'*opportunité* (fenêtre). Pour eux, la recherche du politologue américain est essentiellement fondée sur les données d'une étude au niveau fédéral mettant ainsi en œuvre des *big windows* alors qu'il existe aussi selon eux, au niveau local, des *little windows*. Cela permet d'ajouter qu'il subsiste dans la mise en œuvre d'une politique publique, une dimension verticale, mais aussi une double dimension horizontale puisque de plus en plus il devient essentiel de partager une vision commune de la politique à mettre en œuvre et de travailler en partenariat, que ce soit au niveau local ou central. Finalement, le nouveau modèle proposé permet à Exworthy et Powell (2004) de croire que la mise en place d'une politique publique sera réussie dans la mesure où les trois courants (politique, processus, ressources) se rencontrent au sein des trois dimensions (verticale, horizontale centrale, horizontale locale), telle que la figure suivante les présente.

Figure 9 : *big and little windows* **: dimensions verticales et horizontale**

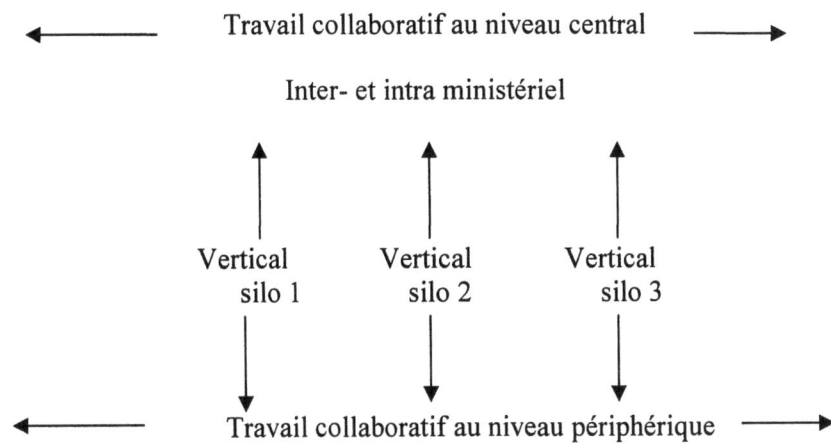

Source : (Exworthy et Powell, 2004)

Cependant, cette approche ne semble pas laisser assez d'importance aux acteurs et ne donne pas assez de place à une analyse inductive. De surcroît, l'intérêt de l'approche de Lemieux (2001) réside dans le fait qu'il conserve les trois étapes d'une politique publique et qu'il propose un « couplage » différent selon ces trois moments de l'histoire d'une politique. De plus, la distinction des trois dimensions par les chercheurs anglais est intéressante mais peu pertinente dans le cas de l'Initiative de Bamako. Son implantation est souvent uniquement locale, contrairement à sa formulation, et très dépendante de projets essentiellement financés par l'aide internationale, à l'échelle d'un district voire, au plus, d'une région. La dimension verticale n'a donc pas vraiment lieu d'être puisque (malheureusement ?) l'État central est bien souvent dans l'incapacité d'influencer les projets locaux où l'IB est mise en œuvre.

Voilà pourquoi nous privilégierons l'approche de Kingdon (1995) et de Lemieux (2001) que nous pouvons formaliser dans la figure suivante.

Figure 10 : La rencontre des courants dans les sous-processus

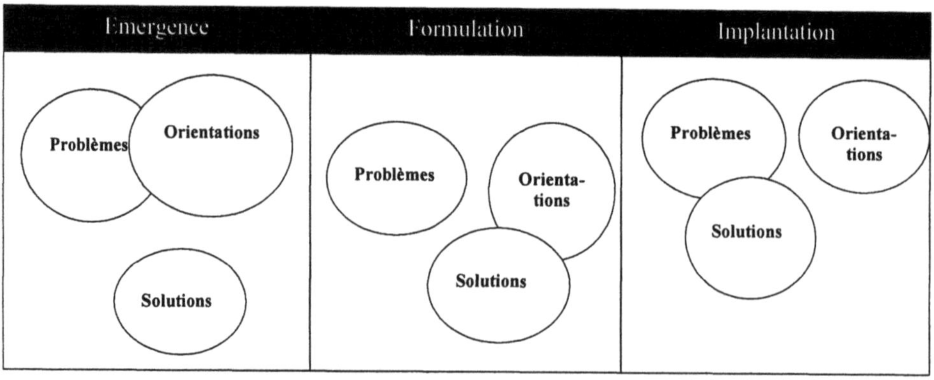

Émergence	Formulation	Implantation
Problèmes, Orientations, Solutions	Problèmes, Orientations, Solutions	Problèmes, Orientations, Solutions

Sources : Kingdon (1995) et Lemieux (2001)

Pour la formulation de l'IB, nous pouvons avancer que l'UNICEF et l'OMS (entrepreneurs) s'organisent pour réaliser le couplage des orientations (qui restent les mêmes) avec celui des solutions (médicaments essentiels génériques, décentralisation, gestion communautaire). À partir de cette théorie, nous oserions postuler que l'échec constaté de la mise en œuvre de l'IB en ce qui concerne son objectif d'équité, s'expliquerait par le fait que le courant des problèmes d'équité n'a pas rencontré celui des solutions (exemptions, subventions croisées) puisque aucune *opportunité* n'est apparue, pas plus que d'entrepreneur politique pour réaliser ce couplage. Aussi, les deux premières hypothèses sont formulées ainsi :

- **Hypothèse 1 : L'échec de la mise en œuvre de l'IB en ce qui concerne son objectif d'équité s'explique notamment par le fait qu'aucune fenêtre d'*opportunité* n'est apparue.**
- **Hypothèse 2 : L'échec de la mise en œuvre de l'IB en ce qui concerne son objectif d'équité s'explique notamment par le fait qu'aucun entrepreneur politique n'est intervenu pour réaliser le couplage des courants.**

À l'instar de la typologie avancée par Kingdon (1995), il conviendrait de vérifier si ces occasions ne se sont pas présentées pour des raisons liées à la complexité du problème, à la connaissance des solutions, à la présence d'un acteur ou d'un groupe d'acteurs en particulier ou enfin à la perception que ces derniers ont de l'existence ou non de la présence de ces occasions puisque « *focusing attention on one problem rather than another is often no accident* » (Kingdon, 1995, p. 115). De plus, le courant des orientations et son lot d'entrepreneurs politiques n'a pas non plus fait surface, ni pour soutenir cet objectif d'équité ni, si la politique en question n'était pas en mesure de répondre à cette problématique, pour faire en sorte qu'une nouvelle initiative émerge à cette occasion ou que l'actuelle soit reformulée par l'intermédiaire d'une nouvelle rencontre entre le courant des orientations et celui des problèmes. *A contrario*, nous pourrions avancer que le courant des problèmes d'efficacité a plutôt rencontré celui des solutions (médicaments essentiels, paiement direct) appuyé par celui des orientations (privatisation ou décentralisation structurelle selon Lemieux (2001)) grâce à l'intervention d'entrepreneur politique (UNICEF, coopération bilatérale, médecin chef de district) lorsque apparaissaient des occasions (projets de coopération, prêts d'ajustement structurel)[38].

De surcroît, deux autres idées peuvent être avancées selon l'application de la théorie de Kingdon (1995). La première est qu'il est envisageable que cette question d'équité, fortement liée aux valeurs d'une société et dont la mise en évidence lors de la formulation de l'IB est d'origine exogène voire éventuellement de l'appareil gouvernemental central lors de la mise en œuvre, ait été conservée dans le domaine du contexte local sans jamais être comprise comme un problème en soi, auquel une solution devait être proposée. La troisième hypothèse résultant de ce point de vue est :

> - **Hypothèse 3 : L'échec de la mise en œuvre de l'IB en ce qui concerne son objectif d'équité s'explique notamment par le fait que l'absence d'équité n'a jamais été perçue comme un problème public.**

John (1999), reprenant le concept précédemment évoqué de *garbage can* et la sélection des idées pour l'émergence selon Kingdon, souligne que cela peut aussi s'appliquer à la mise en œuvre *« because ideas continue to compete and to be selected and so influence policy formation »* (p. 46). Notre hypothèse a récemment été vérifiée en Angleterre dans l'exemple précédemment évoqué. La mise en œuvre des politiques décidées au niveau central visant à réduire les inégalités sociales de santé a été négativement affectée par le fait que cette question d'inégalité n'a pas été suffisamment perçue comme un problème prioritaire au niveau local (Exworthy et Powell, 2004). Rappelons combien la prise de conscience d'un problème est une émanation d'un construit social et que l'« *on ne perçoit que ce l'on sait résoudre* » (Crozier et Friedberg, 1977, p.25), ainsi que le précisait également Kingdon (1995, p. 114). Pour qu'une situation devienne un problème, de nombreux facteurs doivent intervenir. Nous en discuterons en détail dans la section résultats à partir des travaux de quelques auteurs clefs (Rochefort et Cobb, 1994). En attendant, il est utile de préciser que la question des valeurs est l'un de ces facteurs favorisant la transformation d'une situation particulière en un problème. La compréhension de la perspective émique (c.-à-d. du point de vue des acteurs) du concept d'équité est donc essentielle puisque « *dans l'analyse de l'efficacité ou de l'équité, dans la*

---

[38] Cette tendance ne semble pas l'apanage de l'Afrique puisque, appliquant également cette théorie des courants, des chercheurs anglais ont récemment avancé que l'implantation d'une politique britannique visant à réduire les inégalités sociales de santé a vu l'émergence d'une négociation politique entre les objectifs d'équité, d'efficacité et d'efficience, qui semble avoir surtout profité aux deux derniers au détriment des premiers (Exworthy et Powell, 2004).

réflexion axée sur la lutte contre la pauvreté, le rôle des valeurs est, à l'évidence, prééminent » (Sen, 2000b, p.278).

La seconde idée, nous laisse à penser que les « experts » prédominants dans le courant des solutions concernant les mesures à prendre pour contrecarrer l'iniquité, n'ont jamais atteint de consensus sur ces dernières, tandis que cela semble le cas en ce qui a trait à l'efficacité, un *« more manageable subject »* (Kingdon, 1995, p.176). La quatrième hypothèse peut ainsi être formulée :

> - **Hypothèse 4 : L'échec de la mise en œuvre de l'IB en ce qui concerne son objectif d'équité s'explique notamment par le fait que les « experts » n'ont jamais atteint de consensus sur les solutions équitables.**

Rappelons que notre proposition est proche de l'hypothèse émise par Van Meter et Van Horn (1975) selon laquelle, plus il y aura consensus entre les acteurs à propos des objectifs d'une politique (et moins le degré de changement nécessaire sera important) et plus cette dernière aura de chances de réussir. Très récemment, dans leur analyse de la mise à l'agenda et de la promotion de deux politiques de santé (DOTS et approche syndromique) par les organisations internationales, Gill Walt et ses collègues (2004) avancent que l'une des trois caractéristiques communes de ces politiques est la tendance à mettre de côté les aspects les plus complexes et délicats lorsqu'il s'agit de promouvoir les meilleures pratiques.

2.3.2 L'importance des acteurs dans la mise en œuvre

Ainsi que le précise Kingdon (1995), les politiques publiques peuvent s'expliquer par l'analyse de deux facteurs principaux, le processus, dont nous venons de présenter un cadre d'analyse débouchant sur la proposition de trois hypothèses, et les participants, dont nous allons maintenant débattre.

2.3.2.1 Quelques illustrations empiriques du rôle des acteurs en Afrique de l'Ouest

Dans un article anthropologique où il analyse à Bamako, Dakar et Niamey les stratégies des acteurs des systèmes de santé, Jaffré note que ces trois capitales ont en commun le fait que leur pays respectif a adhéré à l'IB mais qu'au-delà de la cohérence internationale de cette politique, on assiste à des choix pragmatiques bien différents et effectués diversement par les acteurs et les destinataires (Jaffré, 1999a). La représentation schématique de l'analyse des politiques de santé par un triangle où les acteurs se retrouvent au centre, nous paraît essentielle. À l'instar de Rathwell (1998) et de bien d'autres auteurs présentés dans l'article original de Walt et Gilson (1994), nous pensons que le rôle des acteurs est central dans la mise en œuvre et l'appropriation d'un changement. Il semble que cela soit d'autant plus le cas lorsque nous avons affaire à une politique publique (Van Meter et Van Horn, 1975; Rathwell, 1998) où des conflits liés aux valeurs peuvent amener les acteurs à tenter de bloquer ou d'entraver les réformes sanitaires (Gilson, 1997a). L'évolution des connaissances durant la dernière décennie nous a fait prendre conscience que le modèle classique du choix rationnel n'est plus le plus pertinent et qu'il faut reconnaître l'importance que jouent les acteurs sociaux dans la prise de décisions et la mise en œuvre des politiques (Brugha et Varvasovszky, 2000). En Afrique, des chercheurs viennent d'expliciter le pluralisme des normes, leur informalité et leur instabilité, obligeant les acteurs sociaux à de multiples ajustements permanents dans la gestion des affaires publiques et de l'action publique (Winter, 2001). Autrement dit : « *we view the process of policy change as one shaped significantly by the actions of individuals in strategic locations to influence a particular change* » (Grindle et Thomas, 1991, p.125). Cette résistance potentielle est encore plus évidente dans notre étude puisque nous savons combien la notion d'équité est différemment interprétée selon les sociétés et, qui plus est, la conception de l'implantation d'une politique de santé peut être comprise diversement selon la perspective et les intentions des acteurs concernés (Walt, 1994). De plus, en associant les populations à la gestion locale des centres de santé et en accentuant le processus de décentralisation, l'IB bouleverse complètement la distribution du pouvoir entre les acteurs locaux du système de santé ainsi qu'entre ces derniers et les acteurs centraux.

L'importance du rôle des acteurs dans la mise en œuvre de l'IB peut être illustrée par le cas de quelques pays. Au Burkina Faso, il a été allégué lors de la restitution d'une initiative de recherche sur les réformes de santé que le ministère de la Santé a « fait cavalier seul » dans l'implantation des réformes. Les analystes vont même jusqu'à affirmer que cela explique, entre autres choses, l'absence de la prise en compte de l'accès aux soins pour les indigents (ABSP, 2001), les médecins et les malades burkinabé ne disposant, semble-t-il, que de peu de pouvoir pour influencer le processus (Gobatto, 2001). Ces constatations empiriques du Burkina Faso sont à mettre en relief avec ce qui, en 1992, figurait dans le document officiel de lancement de l'initiative de Bamako. Il était souligné dans ce rapport que l'État s'engageait à réaliser « *des recherches opérationnelles sur l'indigence* » *(p. 26)* et à prendre « *des mesures pour la prise en charge des plus démunis* » (ministère de la Santé, 1994, p.45). Près de 10 ans après, nous n'avons pas constaté de nombreuses avancées en la matière (Girard et Ridde, 2000). Ce que nous présentons ici concernant le Burkina a également été noté au Bénin où l'efficience a pris le dessus sur l'éthique relative à la prise en compte des indigents (Ouendo, Makoutode et al., 2000). La recherche de Jaffrè et de ses collaborateurs (2002) dans cinq capitales de l'Afrique de l'Ouest est précieuse en ce qu'elle démontre combien le fameux colloque singulier entre le soignant et le soigné est déterminant dans l'accès aux soins de santé au sein des formations appliquant les principes de l'IB. Le constat d'une qualité des soins des plus contestable trouverait, selon ces anthropologues, en partie son explication dans l'absence de déontologie de la part du personnel médical. Au Mali, la viabilité des centres de santé a prévalu sur l'accessibilité (Maïga, Traoré Nafo et al., 1999). La mise en œuvre de l'IB au Mali au début des années 1990 a été très difficile car l'administration était très minoritaire dans sa volonté de développer cette initiative et les professionnels de la santé n'ont pas hésité à manifester leurs réticences (Brunet-Jailly, 1992). Dix ans après, l'absence de démocratie au sein des associations de santé communautaire s'explique en zone urbaine par « *des pratiques destinées à contourner des statuts faits pour assurer le caractère démocratique des élections* » (Balique, Ouattara et al., 2001, p.42) ou par un accaparement des associations par les oligarchies rurales. Cette constatation de l'an 2001 n'est pas sans nous rappeler les inquiétudes émises à la fin des années 1980. Alors que le problème de l'accès aux soins des indigents était à peine effleuré, les premières expériences au Bénin et en Guinée avaient déjà organisé « *des récompenses financières liées aux résultats* » (p. 81) pour les agents de santé...et sept ans après, les mêmes auteurs (experts de l'UNICEF) affirmaient que l'accès aux soins restait un problème irrésolu et qu'il faudrait « *développer des mécanismes qui permettent d'assurer un accès équitable au système de santé* » (Knippenberg, Alihonou et al., 1997, p.102). Les acteurs des réformes sanitaires en Afrique, comme dans bien d'autres continents, semblent plus préoccupés par la maximisation de leurs gains (Tizio et Flori, 1997) et la conservation de leurs pouvoirs (Beyer, 1998) que par l'amélioration des systèmes de santé et la prise en charge des exclus permanents. Dans une recherche au Burkina, nous avons attiré l'attention sur le fait que les comités de santé des dispensaires avaient une fâcheuse propension à la thésaurisation et se réfugiaient derrière des considérations pratiques pour ne pas permettre aux plus pauvres d'avoir accès aux soins par une juste redistribution des revenus (épargnés) engendrés par le paiement des consultations et des médicaments (Ridde, 2003a). L'approche des responsables d'un district nigérien, entre autres, dans la mise en œuvre de l'IB et la réduction de la participation des membres de la communauté à la seule acceptation de propositions pré-établies pour la gestion de l'initiative serait une explication aux résultats négatifs constatés après plusieurs années de soutien de la coopération hollandaise dans cette région (Meuwissen, 2002). Ces exemples montrent combien la traduction concrète des politiques de santé est influencée par les acteurs de son implantation.

Compte tenu de ce que nous venons d'évoquer à propos du rôle central et primordial des acteurs dans la mise en œuvre de l'IB, il nous semble fondamental d'étudier en profondeur la dynamique du jeu des acteurs. L'utilisation du cadre d'analyse présenté plus haut a pour avantage principal de nous contraindre à examiner toutes les composantes qui interviennent lors de l'implantation d'une innovation, d'un changement. Son application à la mise en œuvre de l'IB en Afrique devra nous permettre d'être systématique dans notre analyse et d'éviter d'omettre un facteur essentiel à la compréhension du phénomène. Il a l'avantage d'être exigeant puisqu'il requiert un travail systématique, cohérent et le plus exhaustif possible. Cependant, la critique que nous pourrions exprimer à l'égard de ce cadre est de ne pas être associé à certains modèles permettant de comprendre l'influence et l'interaction des acteurs. Certes, les auteurs présentent un cadre d'analyse des politiques et non un modèle d'analyse des interactions. Toutefois, pour les besoins de notre recherche, ces deux démarches gagneraient à être combinées.

2.3.2.2 De l'anthropologie du développement à la science politique pour comprendre le rôle des acteurs

Pour entreprendre cette démarche, il faut dépasser la « simple » *stakeholder analysis* (Reich, 1996; Brugha et Varvasovszky, 2000). Il nous semble qu'une cartographie des acteurs permettant de les positionner relativement à leur adhésion/opposition à l'égard du changement introduit ne suffit pas. Il est intéressant d'avoir recours aux analyses et de tenter de comprendre pourquoi de telles attitudes se manifestent et comment un programme d'origine exogène est « internalisé », ou pas, et « réinterprété » par les acteurs sociaux (Long et Long, 1992). Pour ce faire, nous pouvons nous inspirer des théories du changement social, puisque le système de santé, dans notre acception, est « *un système social d'activités politiques* » (Dufour et Lamothe, 1999. p,321).

La socio-anthropologie du développement, de plus en plus utilisée en santé publique (Lefèvre et de Suremain, 2002), nous semble particulièrement appropriée pour poursuivre en ce sens compte tenu du contexte particulier de la mise en œuvre de l'IB. En effet, il s'agit bien là de la mise en œuvre d'une politique de santé spécifique aux pays du Sud, d'origine largement exogène, où l'interaction entre les agents de développement (expatriés ou non) et les populations bénéficiaires est intense. Trois principaux courants se distinguent au sein de l'anthropologie du développement (Olivier de Sardan, 2002b).

Le premier, appelé approche déconstructionniste, étudie principalement le discours du développement en mettant l'accent sur les écarts entre cette rhétorique et les pratiques et en présentant le développement sous l'angle de la domination des habitants des pays du Sud par ceux du Nord.

Le deuxième courant, qualifié d'approche populiste, accorde une importance capitale et utopique aux « savoirs indigènes » prêtant aux populations locales et aux acteurs « d'en bas » toutes les compétences et capacités imaginables.

Enfin, la dernière école se situe entre les deux ; elle cherche à étudier et à comprendre les relations entre ces deux courants précédemment décrits. Olivier de Sardan (2002b) qualifie cette troisième approche de « néo-interactionniste », trouvant une partie de ses racines dans l'interactionnisme de l'université de Chicago. Cette école de pensée n'est pas la seule dans ce domaine puisqu'un sociologue anglais développe depuis plus de 20 ans une approche comparable, orientée vers les acteurs. Norman Long nous explique que des conditions structurelles identiques peuvent développer des formes sociales différentes engendrées par les acteurs, socialement construits. Pour lui, il est donc essentiel, pour analyser l'implantation d'une intervention (conçue comme un processus permanent, socialement construit et négocié) « *d'identifier et de caractériser les différentes stratégies et rationalités des acteurs, les conditions dans lesquelles elles émergent, leur viabilité ou efficacité à résoudre des problèmes spécifiques, et leurs résultats structurels* » (Long, 1994, p.21)». Olivier de Sardan trouvant cette approche trop fermée, assez peu renouvelée et ne s'adaptant pas toujours aux conditions locales propose, avec ses collègues francophones de l'APAD[39], une perspective différente et complémentaire. Ils mentionnent qu'il est nécessaire de se concentrer sur l'analyse des interactions entre les acteurs sociaux dont les cultures sont différentes (Olivier de Sardan, 1995a). Pour eux, il est important de faire l'inventaire des contraintes subies par les uns et les autres et de décrypter les stratégies déployées par ceux-ci. Ils précisent, reprenant en partie le concept d'*agencéité* de Giddens et ce que Strauss nomme « *le potentiel créatif des individus* » (Strauss, 1992, p.270), que les acteurs disposent d'une marge de manœuvre et qu'ils ne sont pas uniquement sous la dépendance de déterminants sociaux ou de pesanteurs culturelles. Le paradigme d'une certaine sociologie des organisations (Crozier et Friedberg, 1977) est très proche de cette approche à tel point que certains membres de l'APAD s'y réfèrent largement (par ex : Berche, 1998). Ils ajoutent qu'il faut « *décrire les représentations et systèmes de sens mobilisés par les groupes en interaction et* [étudier] *les dynamiques de transformation de ces représentations et systèmes de sens* » (p. 6). Dans le contexte du développement où, comme nous l'avons vu, les innovations sont souvent d'origine exogène, il est fondamental d'analyser le décalage entre les divers intérêts et rationalités des «développeurs» mais également des «développés». Il est ainsi essentiel de ne pas limiter notre analyse à la compréhension des groupes sociaux en tant que tels, mais il faut déplacer notre réflexion vers «*l'élucidation des liens d'échange, d'alliance, de rejet ou d'exclusion* » (Berche, 1998, p.27) pour finalement tenter de comprendre comment les acteurs d'un projet de développement sanitaire en sont arrivés à cet ordre négocié (Strauss, 1992). Dans une autre sphère que celle de l'anthropologie mais plus proche de notre approche de santé publique et en phase avec le néointeractionnisme, Navarro (2004) demande à ce que la vision de la domination du Nord par le Sud soit écartée au profit d'une compréhension d'un monde dominé par des alliances sociales tant au Nord qu'au Sud, dans le but de contrer les velléités de redistribution des ressources — et nous verrons plus loin la pertinence de son propos lorsqu'il s'agit d'évoquer le concept de pouvoir — à leur détriment.

On le constate, J-P. Olivier de Sardan ne met aucunement en avant de théories ou de modèles d'explication. Il préfère plutôt construire et analyser ses études de cas autour des concepts exploratoires[40] que sont les savoirs-techniques populaires, les logiques, la notion de courtage, l'arène et les groupes stratégiques. Nous passerons en revue ces cinq concepts en les adaptant au contexte de notre étude et en donnant des précisions, lorsque nécessaire, à partir des connaissances développées dans le champ de la recherche sur les politiques publiques.

---

[39] Association Euro-Africaine pour l'Anthropologie du Changement Social et du Développement.
[40] Nous discuterons de ce terme dans la partie consacrée à la méthodologie.

- Les savoirs-techniques populaires s'opposent et se confrontent aux savoirs-technico-scientifiques apportés par les agents de développement. Ces derniers se retrouvent à jouer la médiation entre ces deux types de savoirs. Précisons que ces savoirs populaires ne sont aucunement figés, ils sont différents en fonction des contextes et des individus. Dans le cas de l'IB, il semble important de prendre en compte les savoirs populaires de gestion, enchâssés dans les normes sociales exigeant l'ostentation et la redistribution (Olivier de Sardan, 1991) pour comprendre ces pratiques de thésaurisation que nous avons décrites plus haut.
- « *Évaluer les politiques [...] c'est aussi identifier les logiques sociales, bureaucratiques et technocratiques, qui provoquent des décisions à responsabilité très limitée* » dit Bernard Hours (2001, p.18). Olivier de Sardan (1995) nous explique que « *au-delà d'une infinie variété potentielle des actions et réactions individuelles, on a affaire à un nombre relativement fini de comportements* » (p. 126). Dans une note de bas de page, il définit le terme de logique comme « *les diverses lignes de cohérences que l'observateur déduit à partir d'une observation empirique d'ensembles de pratiques particulières différentielles, sans préjuger d'une théorie* » (p. 127). Ainsi, en ce qui concerne les logiques déployées lors de la mise en œuvre de l'IB en général ou de projets de développement visant son organisation en particulier, nous pouvons nous référer aux logiques habituellement rencontrées dans ce type de contexte par l'ensemble des acteurs sociaux. Il s'agit notamment de celles de la sélection des éléments, des messages ou des politiques, du détournement des actions vers d'autres objectifs que ceux initialement fixés, de la recherche de la sécurité ou plus exactement de la réduction des risques, de «l'assistancialisme» autrement compris comme la volonté de maximiser les aides apportées de l'extérieur, ou encore de l'accaparement et de l'appropriation de cette aide par certains groupes particuliers (Olivier de Sardan, 1990). On a aussi récemment mis au jour, à l'aide de données empiriques concernant les politiques publiques africaines, la présence de logiques, d'ignorance (entre des systèmes de valeurs, par exemple), de compétition et d'exclusion ou encore de convergence (Winter, 2001). C'est notamment sur ce point de l'approche de l'anthropologie du développement, celui de l'interaction entre les acteurs, que nous avons un intérêt heuristique à introduire la question du pouvoir et du contrôle des ressources par les acteurs politiques, le pouvoir étant compris comme la source et la cause sous-jacente de l'émergence de ces logiques (que nous pourrions aussi qualifier de stratégies). Effectivement, « *c'est par l'exercice du pouvoir que se réalisent ou non les politiques publiques, bien loin de se dérouler d'elles-mêmes* » (Lemieux, 2002, p.22). Dans l'analyse concernant l'interprétation des réformes sanitaires par les acteurs sociaux, le concept de pouvoir doit être pris en compte (Collins, Green et al., 1999). En Afrique, un anthropologue nous explique que « *les inégalités reflètent le pouvoir des acteurs sociaux* » (Levy, 2001). La définition des politiques publiques sur laquelle s'appuyait notre

présentation de l'IB au début du premier chapitre était descriptive et générale. Ici, une politique publique est définie comme une tentative de régulation des problèmes publics par des acteurs qui veulent contrôler des décisions concernant leurs propres ressources (Lemieux, 2001). La question de la distribution des ressources au profit des campagnes et des plus pauvres est un enjeu majeur de l'IB. Dans notre cas, l'accès aux soins et l'efficacité des services sont les deux problèmes à régler. Pour résoudre ces deux difficultés, il faut que les acteurs disposent d'une capacité à contrôler les décisions qui porte sur des enjeux et qui leur permette de satisfaire leurs propres préférences. Il s'agit là, du concept de pouvoir selon Lemieux (2002), qui doit constituer la pierre angulaire de « *toute analyse sérieuse de l'action collective* » (Crozier et Friedberg, 1977, p. 25), telle qu'appliquée, par exemple, par les chercheurs français du centre de sociologie des organisations lors de l'étude d'une politique publique dans les années 1970 (Dupuy et Thoenig, 1979). Les enjeux concernent les décisions prises à propos des ressources dont les acteurs en question disposent, car finalement « *use of resources is a direct function of intensity of preference* » (Pressman et Wildavsky, 1984, p. 117). Il existe de nombreux types de ressources, que nous pouvons sérier, suivant ainsi la typologie de Lemieux (2002), en sept catégories permettant conséquemment de les considérer, à la suite de Crozier et Friedberg (1977), comme des attributs positifs des acteurs (atouts) ou des dispositions d'un caractère mobilisable (enjeux). Il s'agit des ressources normatives (normes), statutaires (postes), « actionneuses » (commandes), relationnelles (liens), matérielles (supports), humaines (effectifs) et enfin les ressources informationnelles (informations). Évidemment, d'une part, dans l'exercice du contrôle, plusieurs ressources sont en mesure d'être employées en même temps, et d'autre part, les ressources dont dispose un acteur sont à comparer avec celles des autres acteurs concernés puisque le pouvoir est toujours relationnel. De plus, il faut voir ces ressources comme des atouts permettant aux différents acteurs de faire en sorte que les décisions soient prises en fonction de leurs préférences personnelles. Si nous nous référons à cette typologie, le détournement ou la thésaurisation de l'argent correspondent au désir de contrôler les ressources matérielles (ou support) ; la sélection des messages à transmettre aux villageois et aux indigents renvoie aux ressources informationnelles (ou informations), la réticence à organiser un processus démocratique pour l'élection des comités de gestion des centres de santé équivaut aux ressources statutaires (ou postes).

- Le concept exploratoire de l'arène provient des travaux d'analyse anthropologique du jeu politique et de la compétition entre les acteurs (Bailey, 1971). Dans le contexte de l'anthropologie du développement, l'arène est entendue au sens de lieu où les acteurs sociaux s'affrontent et sont en interaction permanente à propos d'enjeux particuliers qu'ils ont en commun. En ce qui concerne notre étude, un projet de coopération bilatérale ayant pour but d'appuyer une direction régionale de la santé du Burkina Faso dans la mise en œuvre de l'IB pourrait être assimilé à une arène.

- Quant aux groupes stratégiques[41], ils se situent principalement au niveau local. Ils doivent être conçus comme une hypothèse de travail pour les chercheurs. En effet, il arrive bien souvent que les groupes préalablement déterminés par les responsables d'un projet de développement, par exemple, soient bien différents des groupes qui se constitueront au gré des enjeux et conflits liés aux projets (Lavigne Delville, 2000; Bako-Arifari et Le Meur, 2001). Ces groupes sont constitués d'acteurs sociaux qui *a priori* partagent une vision commune et une stratégie semblable à propos d'un objet particulier. Dans l'analyse de son projet de coopération allemande au Mali, Berche (1998) a identifié les groupes suivants : le personnel sanitaire, la clientèle, les administrateurs de commandement et l'organisation-projet. Ces groupes empiriquement construits sont en phase avec la typologie de Lemieux (2002), ajoutant à la distinction de Kingdon (1995) entre les acteurs agissant à l'intérieur de l'appareil gouvernemental et ceux situés à l'extérieur, le fait qu'ils soient spécialisés ou non. Ainsi, quatre groupes d'acteurs seraient à distinguer, selon le tableau suivant, qui est également appliqué au cas de l'IB dans un district africain. Il faut, en revanche, préciser que ces catégories représentent des rôles à un moment donné et qu'une personne est en mesure d'occuper, dans un système politique donné, plusieurs rôles.

Tableau 16 : Les groupes d'acteurs dans la mise en œuvre de l'IB

Par rapport à l'appareil gouvernemental	Définitions	Caractéristiques	Exemples liés à l'IB
DEDANS	Responsables	Non spécialisés Politiques	Maire, Préfet, Ministre de la santé
	Agents	Spécialisés Bureaucrates	Infirmier chef de poste, médecin chef du district
DEHORS	Particuliers	Non spécialisés Électeurs, patients	Utilisateurs et non-utilisateurs
	Intéressés	Spécialisés Experts, groupes professionnels	Comité de gestion, Experts internationaux, responsables ONG

Sources : Kingdon (1995) et Lemieux (2002)

Cette différenciation peut être pertinente dans la compréhension des résultats de la mise en place de l'IB, au regard de la théorie des courants, puisque nous savons, *a priori*, que certains groupes d'acteurs interviennent plus que d'autres selon les étapes et les courants qui traversent le processus des politiques. Par exemple, les responsables sont les principaux acteurs intervenant dans la phase de la formulation (Nakamura et Smallwood (1980) cité par Rist, 2000), les experts seront plus enclins à intervenir dans le courant des solutions tandis que les groupes d'intérêts seront plus à même de guider le courandes orientations (Lemieux, 2002). Nous oserions avancer l'idée bicéphale que si l'IB a échoué en ce qui a trait à l'objectif

---

[41] Dans les années 50, Sayles a été un des premiers à user de ce concept, nous disent Crozier et Friedberg (1977).

d'équité c'est que, d'une part, aucune de ces quatre catégories d'acteurs, en tant que groupe et en tant qu'individu entrepreneur politique, ne s'est sentie préoccupée par la question de l'absence d'équité, et, d'autre part, le groupe d'intéressés habituellement au premier plan dans le courant des orientations n'est pas non plus intervenu pour rapprocher ce courant des deux autres (en favorisant ainsi la mise en place) afin de soutenir cet objectif ou de trouver une nouvelle solution à un problème non résolu (en permettant une re-formulation). Aussi, les deux dernières hypothèses qui émergent sont les suivantes :

> - **Hypothèse 5 : L'échec de la mise en œuvre de l'IB en ce qui concerne son objectif d'équité s'explique notamment par le fait qu'aucune des quatre catégories d'acteurs ne s'est sentie préoccupée par l'absence d'équité ;**
> - **Hypothèse 6 : L'échec de la mise en œuvre de l'IB en ce qui concerne son objectif d'équité s'explique notamment par le fait que le groupe des intéressés n'est pas intervenu pour favoriser la mise en œuvre ou la re-formulation de la politique.**

Notre proposition a récemment été en partie vérifiée dans le contexte ougandais. Malgré une volonté politique claire de poursuivre un objectif d'équité dans la décentralisation du système de santé, les responsables des centres de santé locaux, obligés d'assurer un financement récurrent de leurs activités par l'intermédiaire du paiement direct, n'ont rien fait pour permettre aux plus pauvres d'avoir accès aux soins (Kivumbi et Kintu, 2002).

- Enfin, le concept de courtage évoque le rôle joué par des intermédiaires, au sein d'une arène locale, entre les projets de développement et les populations bénéficiaires. Dans un contexte africain où l'État n'est plus le seul récipiendaire de l'aide internationale et où cette aide crée une dépendance certaine, les médiateurs et autres «courtiers locaux du développement » ont un rôle prépondérant dans l'implantation des interventions extérieures (Bierschenk, Chauveau et al., 2000). Ces courtiers définissent les besoins des populations, adaptent leurs discours à l'ouïe des « développeurs » (Jaffré, 1999a), et s'accaparent l'aide pour des raisons politiques ou bassement matérielles. En fonction de sa position dans l'arène locale, l'intermédiaire agira selon des stratégies particulières lui permettant de s'implanter, de s'affirmer, de renforcer son pouvoir ou de tenter de sortir de cette arène (Olivier de Sardan, 1995a; Bako-Arifari et Le Meur, 2001). Nous pouvons même avancer que ces courtiers du développement sont conceptuellement assez proches[42] des

---

[42] Ce rapprochement conceptuel mériterait plus de réflexion que nous pouvons lui accorder dans cette thèse car si certains auteurs ont dit que « le courtier est un « entrepreneur » » (citant les travaux de Boissevain (Bierschenk, Chauveau et al., 2000), p. 20), la fonction de courtier en développement nous semble très spécifique dans le sens où elle concourt uniquement à la rencontre des projets de développement avec les populations bénéficiaires.

entrepreneurs politiques de Kingdon (1995) puisqu'ils cherchent à coupler les trois courants mais également à défendre leurs propres solutions et intérêts. Ces personnages disposeraient de qualités spécifiques, comme celles d'être en position d'être écoutés et reconnus, de disposer de compétences en négociation ou d'avoir un réseau politique et enfin celle d'être obstiné (Kingdon, 1995). Pour reprendre la théorie des courants utilisée précédemment et appliquée dans ce cas à la mise en œuvre de l'IB dans un district africain, ces courtiers s'arrangent pour que des projets s'implantent (courant des solutions) afin de répondre à des problèmes de la communauté qu'ils sont censés représenter (courant des problèmes).

Bien que cette perspective nous laisse un peu à notre propre sort au niveau de l'explication des interactions, elle présente l'avantage de ne pas nous cantonner dans un modèle trop structuré. En outre, la pertinence de suivre, tout ou partie, des concepts d'Olivier de Sardan (1995) est renforcée par la définition qu'il donne à l'objet de son ouvrage de référence : « *comment des propositions de changement induites de l'extérieur se confrontent-elles à des dynamiques locales ?* » (p. 22). Utilisant ce type d'approche dans l'écriture de son ouvrage doctoral à propos d'un projet de santé publique au Mali, Thierry Berche émet l'hypothèse suivante « *l'élucidation des logiques et des stratégies d'action des acteurs sociaux pertinents permettra de connaître, au moins partiellement, la nature, le degré, les raisons et les conditions de la dynamique d'appropriation éventuelle ou de non-appropriation* » (Berche, 1998, p.35).
Eu égard aux appréciations émises dans les chapitres précédents, il est important de comprendre que l'influence des acteurs et du contexte évolue au cours des différents sous-processus des politiques de santé. Cette question des contraintes apposées au processus a également été mise en avant par Kingdon (1995) et précisée dans la dernière édition de son ouvrage « empiriquo-théorique ». Ainsi, adaptant le cadre d'analyse utilisé pour l'évaluation et l'explication de la mise en œuvre de l'IB dans trois pays africains par Gilson et al. (2000), nous proposons une représentation schématique de notre cadre d'analyse de recherche (figure 11) par l'entremise de l'emboîtement des approches de l'anthropologie du développement et de l'étude des politiques publiques. **Il s'agira donc de s'intéresser particulièrement, en considérant les cinq hypothèses émises à partir de la théorie des courants, au *jeu des acteurs* et de l'exercice du pouvoir dans *la mise en œuvre* de l'IB, compris comme la rencontre du *courant des problèmes* avec celui des *solutions* (étant entendu que le courant des orientations n'est pas loin), afin d'élucider les raisons, dans le contexte d'un district sanitaire, expliquant pourquoi les acteurs se sont focalisés sur l'efficacité et non sur *l'équité*.** L'hypothèse avancée concernant les effets de l'IB est également présentée dans ce schéma, puisqu'il permet de mieux visualiser la théorie des courants.

D'un point de vue épistémologique, ces hypothèses doivent être comprises comme des propositions de départ (et non d'arrivée), nous permettant d'orienter notre recherche empirico-inductive, et non comme des hypothèses à vérifier selon une approche positiviste. Si le terme « hypothèse » est essentiellement employé dans les recherches hypothético-déductives, certains auteurs l'emploient également à l'occasion de recherche qualitative (Laperrière, 1997b). Aussi, notre approche est celle de la recherche qualitative où l'on « *parle de propositions plutôt que de relations de cause à effet* » (Deslauriers et Kérisit, 1997, p.95). Dans le reste de la recherche, ce terme sera utilisé dans un sens constructiviste. En outre, précisons que si le cadre d'analyse ici proposé est en phase avec notre position épistémologique, il cherche aussi à répondre aux préoccupations pragmatiques soulevées par Huberman et Miles (1991). Il nous donne l'occasion de centrer et délimiter notre collecte de données tout en nous évitant une surcharge de données rendant leur analyse très difficile.

Figure 11: Cadre d'analyse de la mise en œuvre de l'IB

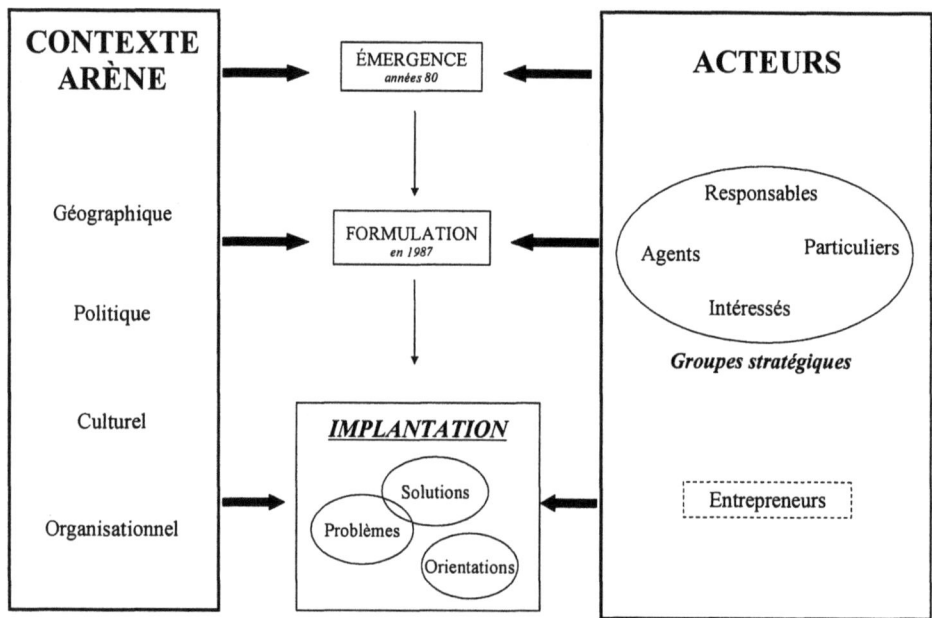

Sources : Walt et Gilson (1994), Olivier de Sardan (1995), Kingdon (1995), Gilson et al. (2000), et Lemieux (2002)

2.3.2.3 Conclusion

L'analyse de la mise en œuvre d'une politique de santé nécessite l'utilisation d'un cadre d'analyse englobant, en ce sens que limiter l'étude au simple contenu nouvellement apporté, ne permet pas de prendre toute la mesure de l'ampleur du phénomène. En appliquant le cadre proposé par Walt et Gilson (1994) et Gilson et al. (2000) au sous-processus de la mise en œuvre de l'initiative de Bamako en Afrique, nous pensons être en mesure de caractériser du mieux possible le contexte, les stratégies d'implantation et le contenu de cette politique. Cependant, pour comprendre pourquoi les acteurs du système de santé, comme nous l'avons montré, ont focalisé leurs interventions sur l'efficacité et ainsi oublié quelque peu l'équité, il nous paraît indispensable de faire appel à la théorie des courants de la science politique et au « néo-interactionnisme » de l'anthropologie du développement. Leur proposition de couplage du courant des solutions avec celui des problèmes facilité par des entrepreneurs politiques et des concepts exploratoires a l'avantage de nous permettre, non seulement de classer et de distinguer les acteurs en jeu, mais aussi d'analyser leurs stratégies, logiques et interactions dans la mise en œuvre d'un programme sanitaire exogène. Car les acteurs constituent la pierre angulaire des politiques publiques, et la complexité des interactions est essentielle à analyser lorsque l'on sait que leur résultante est la volonté de contrôler des ressources par l'exercice du pouvoir. En outre, l'application de la théorie des courants de Kingdon (1995) nous a permis d'avancer quelques hypothèses pouvant nous permettre de mieux comprendre les effets de cette politique. C'est à l'aide de cette amélioration de l'état des connaissances que nous serons capables d'envisager la définition de mesures incitatives pour influencer les comportements des acteurs sociaux et retrouver par la même façon l'équité d'origine de la stratégie des soins de santé primaires et de l'initiative de Bamako. Effectivement, « *un acteur changera s'il est incité à le faire, s'il comprend les choses de façon différente, si les techniques qu'il mobilise se transforment, si les lois et les règlements changent et enfin si le système dominant de croyances et les valeurs morales évoluent* » (Contandriopoulos, Champagne et al., 1996, p.16).

3 Stratégie méthodologique

Dans un ouvrage collectif témoignant du début du champ de l'étude de la mise en place des politiques publiques, Williams (1982) conclut son analyse en précisant que ceux qui désirent s'appliquer à effectuer des recherches dans ce domaine doivent penser, d'un point de vue méthodologique, à trois sujets particuliers. D'abord, il faut disposer d'un cadre d'analyse précis, ensuite, il s'agit d'utiliser des techniques de collecte de données selon une approche innovante et sur une période relativement longue, et, enfin, il est important d'user de stratégies particulières pour obtenir des informations concernant les comportements organisationnels. Il nous semble avoir, dans la partie précédente, rempli la première et la dernière exigence ; nous nous efforçons, dans les prochaines pages, à rendre intelligible l'approche innovante que nous avons employée pour répondre à notre question de recherche et vérifier le bien-fondé de nos hypothèses.

3.1 Stratégie de recherche et population à l'étude

Nous nous trouvons face à une question de recherche dont la nature demeure complexe. Dans ce cas, la stratégie méthodologique la plus appropriée pour approfondir notre compréhension de la mise en place de l'IB est celle de l'étude de cas, définie comme telle :

> Case study evaluations are valuable where broad, complex questions have to be adressed in complex circumstances. No one method is sufficient to capture all salient aspects of an intervention, and case studies typically use multiple methods (Keen et Packwood, 1995, p. 2)

L'étude de cas est une stratégie souvent employée dans l'étude des politiques publiques, il n'y a qu'à penser à la célèbre étude d'Alison sur les missiles cubains ou encore celle, non moins célèbre, de Pressman et Wildavsky (1984) à propos de la mise en œuvre d'un programme public aux États-Unis. Des deux articles préalables à l'écriture de son ouvrage méthodologique consacré à l'étude de cas (Yin, 1994), l'un est consacré aux études de cas en général, et l'autre aux aspects méthodologiques de l'étude de la mise en œuvre des politiques publiques ; Yin (1981 ; 1982) nous invite à user de cette stratégie pour répondre à notre question de recherche.

La recherche est organisée dans un contexte où le chercheur n'a aucun contrôle sur les événements. Nous devons absolument prendre en compte le contexte et son environnement et l'observation se fait à l'intérieur du cas. Il nous semble impératif de demeurer dans le milieu de vie pour mieux comprendre les interactions et la complexité du phénomène étudié (Yin, 1994). Pour des raisons évidentes de temps et de ressources, nous avons choisi de réaliser une étude de cas simple avec des niveaux d'analyse imbriqués (Yin, 1994) qui correspondent aux quatre groupes stratégiques. Le cas étudié, compris comme « *une séquence sociale unique, circonscrite dans l'espace et le temps* » (Olivier de Sardan, 1995b , p.91), est un projet de coopération internationale qui met en œuvre l'IB dans un district sanitaire.

Nous avons choisi le cas selon sa capacité à accroître notre compréhension du phénomène étudié, et en fonction de ce qu'il peut nous apprendre de particulier, compte tenu des contingences d'une recherche doctorale (Stake, 1994; 2000). L'utilisation d'un cas critique est souvent recommandé lorsque les ressources disponibles nous obligent à limiter notre analyse sur un seul site « *under such conditions, it makes strategic sense to pick the site that would yield the most information and have the greatest impact on the development of knowledge* » (Patton, 2002, p. 236). Effectivement, au moins trois types de cas simple peuvent *a priori* exister : le cas critique, le cas unique ou le cas révélateur (Yin, 1994).

Ce projet a été sélectionné selon une démarche participative avec les responsables de la Direction des études et de la planification (DEP) du ministère de la Santé. Lors de nos premiers jours de présence en sol burkinabé, la sélection du cas a été réalisée en fonction de multiples critères, qui, s'ils peuvent être complémentaires, n'en sont pas moins en compétition (Pires, 1997). Ces critères, déterminés en collaboration avec le chef de service études et planification de la DEP, sont les suivants :
- Présence d'un projet de coopération appuyant un district dans la mise en œuvre de l'IB ou de ses instruments (médicaments essentiels, recouvrement des coûts, formation à la gestion, appui communautaire, etc.)
- Présence locale d'une assistance technique, en priorité expatriée
- Ancienneté de service du médecin chef du district (MCD)

Les deux premiers critères sont exclusifs, autrement dit, si un projet de coopération appuie une équipe cadre de district (ECD) mais que cela est fait sans la présence d'une assistance technique dans le district aux côtés de l'ECD, il ne peut faire partie de notre sélection initiale. Cette présence d'une assistance technique est importante pour notre étude, car la rencontre des acteurs (les « développeurs » et les « développés ») et les jeux de pouvoir qui en résultent sont des facteurs explicatifs à la situation de la mise à l'écart de l'équité. Voilà pourquoi les deux grands projets (PRSS, PADS[43]) d'envergure nationale appuyant tous les districts sont exclus de notre choix, de même que ceux des agences des Nations Unies,

---

[43] PRSS = projet de renforcement des services de santé (démarré en décembre 2001 à l'aide d'un financement de 13,6 millions de $US de la BAD dans les régions de Bobo, Dédougou et Gaoua) ; PADS = projet d'appui aux districts sanitaires (démarré en 2002 à l'aide d'un financement de 908 000 Euros des Pays-Bas, à la suite du projet de la Banque Mondiale, le PDSN (démarré en 1995) dont les objectifs généraux s'approchaient largement de ceux de l'IB et qui faisait suite, lui aussi, à un autre projet (le PDSS de 1985 à 1994), financé par l'Agence Internationale pour le Développement) (Direction de la santé publique, 1973; Secrétariat Général, 2002b).

notamment l'UNICEF et son appui à 11 DS, dans leur « zone de convergence » (Fada, Dori, Tenkodogo). En effet, aucune assistance technique présente en permanence sur le terrain n'est organisée pour ces projets. Il s'agit surtout d'appuis financiers et structurels.

L'ancienneté de service du MCD est un critère essentiellement historique qui nous permet de mieux comprendre le processus temporel de la mise en œuvre de l'IB. Nous sommes en mesure de connaître les détails contextuels et de disposer d'informations à propos des différentes décisions prises tout au long des années précédentes.

Afin de sélectionner notre population à l'étude (i.e un district), nous avons dressé une liste exhaustive des districts du pays pouvant répondre aux trois critères précédemment évoqués. Cette liste a été réalisée à l'aide d'un document informel de la DEP présentant les différents projets implantés au Burkina Faso dans le domaine de la santé (ministère de la Santé, 2002). Puisque ce document ne nous paraissait pas exhaustif et que certaines données présentées semblaient obsolètes ou incomplètes[44], nous avons cherché à obtenir quelques informations complémentaires par l'intermédiaire d'entrevues informelles avec 11 informateurs-clefs (six personnes membres d'organisations internationales ou non gouvernementales et cinq fonctionnaires du MS).

Sur les 53[45] districts du pays, 12 sont présélectionnés au regard des trois critères. Nous les présentons dans le tableau suivant.

---

[44] Il faut préciser que ce document n'est pas officiel, qu'il a été réalisé à l'aide de l'OMS et que seuls les projets dont les responsables ont bien voulu donner des informations y sont consignés. De l'aveu même des membres de la DEP, il est fort possible que de multiples micro-projets ne soient pas recensés dans ce document. Cela étant dit, notre recherche devant s'inscrire dans un projet global, appuyant un district dans son ensemble, ces petits projets (e.g envois de médicaments, pas toujours essentiels, à un CSPS) n'entrent pas dans nos considérations méthodologiques.
[45] Il y a maintenant 55 districts.

Tableau 17 : Les 12 districts répondant aux trois critères de sélection de nos cas à étudier

DISTRICTS	PRESENCE D'UN PROJET IB EN JUILLET 2003	NOM DE L'ORGANI-SATION	ANCIENNETE DU MCD	ASSITANCE TECHNIQUE
1	IB	A	2 ans	Une expatriée
2	IB	B et C	beaucoup de changements	Trois conseillers techniques nationaux / Deux expatriés absents depuis mars 03
3	IB	B	beaucoup de changements	Trois conseillers techniques nationaux
4	IB	B	beaucoup de changements	
5	IB	B		
6	IB	B	2 ans + bc de changement	
7	IB	C	beaucoup de changements	Deux expatriés absents depuis mars 03
SOUNA	**IB**	**BAC**	**9 ans**	Quatre expatriés et deux assistants nationaux
8	IB	BAC	4 ans	
9	IB	BAC	3 ans	
11	IB	D	nommé en sept 02 (ancien d'Anvers)	Deux expatriés (+ départ du chef de projet en déc 02)
12	IB	D	plus de 3 ans, formé en gestion des districts	

Note : pour des raisons éthiques, les noms des districts et des organisations ont été changés, les détails de l'assistance technique réduits au minimum

Sources : auteur et ministère de la Santé 2002

Au regard de ce tableau, il a été décidé avec la DEP de sélectionner le district de Souna comme étant le cas critique (Yin, 1994; Patton, 2002) à étudier pour répondre à notre question de recherche. En effet, le programme d'appui de l'ONG BAC est celui qui s'approche le plus du soutien à la mise en œuvre de l'IB (voir les quatre objectifs présentés à la page 9) et ses composantes. Dans les plans d'action du DS de Souna, BAC est identifié comme étant le seul partenaire dont le domaine d'intervention est précisément l'IB (DS, 2002). De plus, le chef de mission de cette ONG est au Burkina Faso depuis de nombreuses années (à l'Ouest) et travaille dans ce projet depuis juin 2001, le MCD est en poste depuis très longtemps (le plus ancien en poste dans le pays) et trois experts expatriés sont en permanence sur le terrain (à la DRS de Souna), dont un qui consacre spécifiquement son temps à ce district. Souna a été retenu au profit du n°8 car le MCD, virtuellement nommé depuis trois ans, n'est présent dans son district que depuis quelque temps puisqu'il a suivi deux formations de six mois (chirurgie et gestion d'un district) avant de démarrer ses activités. Le district n°9 n'a pas été retenu puisque la présence du MCD à Souna est plus ancienne.

Le projet D est intéressant mais le départ du chef de projet en décembre 2002 réduit, en partie, nos chances de disposer d'informations historiques concernant l'implantation du projet. Le projet B dans cinq districts, bien que fort proche de nos préoccupations méthodologiques, est écarté puisque l'assistance technique n'est ni d'origine expatriée ni présente en permanence dans les DS. Ainsi, comparativement aux 11 autres districts, Souna est le cas répondant de la façon la plus pertinente qu'il soit, eu égard au contexte local et à nos critères de sélection. Il faut cependant noter quelques limites méthodologiques concernant la représentativité de ce district burkinabé puisque le nombre de formations sanitaires est deux fois plus important que dans la moyenne des districts du pays. Cependant, nous cherchons surtout une représentativité de contexte (la rencontre des acteurs, qui est l'un des critères de sélection du cas, dans la mise en œuvre de l'IB dans un district africain).

Ajoutons que ce projet de BAC consiste à soutenir l'ensemble de la direction régionale, soit trois districts sanitaires, dans la mise en place, le suivi et la rationalisation d'un réseau de distribution de MEG dans 41 formations sanitaires de la région. Les détails sont donnés dans la partie consacrée au contexte présentant les résultats de la recherche. Ainsi, bien que nous concentrons notre étude sur le district de Souna, nous sommes malgré tout en mesure de disposer de quelques données comparatives au regard de ce qui se passe dans les deux autres districts. La recherche prend en compte le contexte et son environnement et l'observation se fait à l'intérieur du cas. Il nous semble impératif de demeurer dans le milieu de vie pour mieux comprendre les interactions et la complexité du phénomène (Yin, 1994).

Il est important de bien saisir que la puissance de l'explication provenant de l'étude de ce cas découle de la profondeur de l'analyse. La validité de construit de l'analyse de ce cas sera d'autant plus grande que nous allons utiliser de multiples sources de données, décrites plus loin, et que certaines analyses seront revues par des informateurs clefs du projet en question. Pour approfondir notre réflexion, notamment pour ce qui a trait à la perspective émique du concept d'équité, nous bénéficions de données empiriques collectées auprès d'acteurs intervenant dans d'autres institutions à caractère social de la région d'étude (orphelinat, centre d'accueil des enfants victimes du Noma, etc.).

Bien que notre cadre conceptuel s'appuie sur une des approches de l'anthropologie du développement, notre démarche, certes inductive, reste en relation avec une théorie originale (mais de portée restreinte (Deslauriers et Kérisit, 1997)) avant la collecte des données. Pour Yin (1994)[46], cela constitue une différence fondamentale de l'étude de cas par rapport aux approches ethnographiques ou de théorisation ancrée (grounded theory[47]) (Laperrière, 1997a). La question de recherche principale de notre étude de cas ainsi que les hypothèses ayant émergé de notre cadre conceptuel sont posées avant notre démarche empirique (Yin, 1981) ; mais nous ne glisserons pas sur un terrain rigide d'inspiration positiviste. Nous préférons plutôt nous orienter vers une approche épistémologique qualifiée de mixte (Laperrière, 1997a), à l'instar des travaux de Huberman et Miles (1991).

Rappelons, dans la figure suivante, notre question de recherche et les six hypothèses, au sens déjà précisé, de départ.

Question de recherche : Pourquoi les acteurs impliqués dans la mise en œuvre de l'Initiative de Bamako se sont-ils focalisés sur l'efficacité au détriment de l'équité?

Hypothèses : L'échec de la mise en œuvre de l'IB en ce qui concerne son objectif d'équité s'explique notamment par le fait :
1. qu'aucune fenêtre d'opportunité n'est apparue.
2. qu'aucun entrepreneur politique n'est intervenu pour réaliser le couplage des courants.
3. que l'absence d'équité n'a jamais été perçue comme un problème public.
4. que les « experts » n'ont jamais atteint de consensus sur les solutions équitables.
5. qu'aucune des quatre catégories d'acteurs ne s'est sentie préoccupée par l'absence d'équité ;
6. que le groupe des intéressés n'est pas intervenu pour favoriser la mise en œuvre ou la re-formulation de la politique.

L'arène de notre recherche sera celle de la rencontre entre les responsables d'un projet de coopération internationale, les fonctionnaires du ministère de la Santé et la population locale. Compte tenu du fait que nous avons déjà effectué une étude en 1999 au Burkina Faso (Ridde, 2001, 2003a), qui se trouve être à l'origine de notre question de recherche, nous pensons pertinent de concentrer notre travail sur ce même pays.

---

[46] Qui se démarque ainsi de l'autre auteur souvent cité concernant l'étude de cas (Stake, 1994, , 2000).
[47] Autrement traduite par « *modèles interprétatifs issus du terrain* » (Olivier de Sardan, 1995b, p.85).

3.2 Le concept d'équité

La construction de notre cadre conceptuel, fidèle aux définitions canoniques (Huberman et Miles, 1991; Miles, Huberman et al., 2003), nous a permis de préciser les « variables-clés », de même que la nature de leurs interactions. Ces variables sont comprises comme autant d'éléments opératoires utiles pour traduire des concepts particuliers (Fassin, 1990), tel que l'équité ou le pouvoir. Autrement dit, plutôt que des variables, ce sont des concepts qui se trouvent être la pierre angulaire de notre démarche intellectuelle. Nous allons approfondir dans cette section la notion d'équité tant elle peut être sujette à interprétation et constitue le cœur de notre démarche de recherche. D'autres concepts sont à l'étude dans la présente recherche, soit le pouvoir étudié à partir de notre classification des ressources, les logiques, le savoir populaire ainsi que les autres concepts exploratoires précédemment évoqués dans notre chapitre consacré au cadre d'analyse. Nous ne reviendrons donc pas sur leur définition. Rappelons au lecteur que l'utilité de tels concepts est d'aider le chercheur, par la formation de catégories temporaires, à organiser ses données empiriques. Il faut cependant ne pas prendre ces concepts exploratoires pour acquis et figés. Ils doivent nous guider dans notre recherche mais nous ne devons en aucun cas en subir le carcan, ainsi que l'avait déjà précisé, dans les années 1950, Blumer. Évidemment, le contexte au sens large du terme est décrit le plus précisément possible pour nous permettre de bien appréhender l'environnement de l'arène étudiée.

Selon nous, il est possible d'étudier l'équité au plan théorique (i.e en fonction des théories de la justice), et aussi au plan de certains indicateurs distaux (i.e état de santé des populations) et proximaux (i.e en lien avec le système de santé (accès et financement)).

3.2.1 Les théories de la justice

L'étude de l'équité peut se faire en fonction de cinq théories principales de la justice distributive utiles à l'atteinte de l'idéal d'égalité de la justice sociale (Mooney, 1987; Krasnik, 1996; Olsen, 1997), à savoir :
1. la théorie de la propriété/libertarienne (*la liberté d'utiliser et de posséder ses propres biens en fonction de ses propres choix*),
2. le modèle égalitaire (*tous les individus sont égaux et doivent être traités de la même façon*),
3. le modèle fondé sur les besoins[48] (*les soins font partie des éléments de base*),
4. le modèle utilitaire (*un maximum de biens pour un maximum de gens*[49]),

---

[48] L'utilisation de la notion de « besoins » est parfois discutée, certains préférant la substituer à celle « d'insuffisances ». Cette préoccupation conceptuelle est en partie reprise par Sen (2000) et son approche de la justice « par les capacités ».

5. la théorie du " maximin " (*le maximum pour ceux qui disposent du minimum*).

La mise à l'écart de l'équité dans les récentes réformes sanitaires serait la conséquence de la prédominance de la première de ces cinq théories (Gilson, 1998). Celle du " maximin " de Rawls (1993), préconise que les ressources de la société doivent être utilisées pour améliorer la situation des plus pauvres et accroître leur possession de biens de première nécessité[50] (Mooney, 1987; Rice, 1998). Daniels et ses collègues ont récemment avancé que «*justice, as described by Rawls's principles, is good for our health*» (Daniels, Kennedy et al., 1999, p.230). Et Rawls d'ajouter, ce qui n'a pas manqué de susciter de nombreux commentaires, qu' «*il n'y pas d'injustice dans le fait qu'un petit nombre obtienne des avantages supérieurs à la moyenne, à condition que soit par-là même améliorée la situation des moins favorisés*» *(p. 41)*. C'est aux inégalités, inévitables dans toutes les sociétés selon l'auteur, mais inacceptables, que les principes de la justice sociale veulent s'attaquer pour une meilleure équité. Selon Jacques Bidet (1995) et son analyse des travaux de Rawls, les inégalités engendrent le besoin d'améliorer les chances de ceux qui en ont le moins, selon le principe de la différence. Mooney (1999) critique cette position rawlsienne. Pour lui, le chercheur américain ne prend en compte que les besoins spécifiques des plus désavantagés et la discrimination positive n'est orientée que vers ces derniers. Or, pour l'économiste, l'équité en général, et l'équité verticale en particulier, nous imposent de trouver une juste solution non pas seulement pour les plus pauvres, mais pour tout le monde et à tous les niveaux. Ainsi, nous comprendrons que la définition de l'équité, et *a fortiori* de ses indicateurs, sera différente selon que nous appliquons l'une ou l'autre de ces théories de la justice distributive dans l'étude de l'équité. À la suite de Tizio (1998), il est certainement utile de noter que la politique des SSP d'Alma-Ata repose essentiellement sur une conception de la justice sociale de type égalitaire (modèle 2) alors que celle de l'IB, mettant l'accent sur l'efficacité mais aussi sur l'équité en faveur des indigents, est sous-tendue par la théorie du maximin et le principe de la différence (modèle 5).

Il est utile de prétendre que la compréhension de l'équité selon une perspective émique constitue un préalable indispensable à l'objet de notre recherche et à la validation (ou non) de l'une de nos hypothèses. Il est important que la notion d'équité soit une émanation du discours et des valeurs de la société d'étude, ce que nous rappelait récemment Mooney (2002) dans un forum d'expert sur la question

---

[49] Olsen reprenant Mackie (1977) nous explique qu'il ne faut pas comprendre le modèle utilitaire comme Krasnik le présente mais plutôt assimiler que le critère d'actions est « *the greatest possible total happiness (Olsen, 1997, p. 627)*» (total en italique dans le texte). Et Sen (2000) ajoute que la distribution des utilités n'intéresse pas les penseurs de cette école, ce qui les préoccupe c'est l'utilité totale pour tous.

[50] Certains auteurs ont précisé que Rawls n'avait pas inclus la santé dans ces biens de première nécessité. Daniels affirme même que la théorie de Raws ne s'applique pas à la santé (Olsen, 1997).

« *Why would we think that there is, could be or should be some single uniquely correct definition of equity ? ». Whatever equity is, it is likely to vary across cultures and societies* ». Ainsi, les critères descriptifs de l'équité dans la santé doivent être définis par les populations locales[51] (Peter et Evans, 2001), tant le contexte politique et la pluralité des valeurs en influencent la définition (Popay, Williams et al., 1998; Peter, 2001; Starfield, 2001; Braveman et Gruskin, 2003; Oliver et Mossialos, 2004). L'équité est un terme polysémique et demeure un concept très contextuel, en ce sens que sa définition dépend beaucoup de notre position épistémologique et de notre environnement social. Saltman (1997) explique que la position de Daniels avançant que l'équité en santé doit être définie comme une juste égalité des *opportunités*, « *a process-oriented form of equity* » (p. 445) correspond à une tradition anglo-américaine, le « *mantra of neo-liberalism* » écrit Labonté (2004, p. 119), se focalisant sur les *opportunités* pour les individus au détriment des résultats pour la collectivité. En Suède, pays dont les politiques sociales sont mondialement reconnues, près de 70% des 449 politiciens participants à une enquête ont affirmé qu'ils n'étaient pas prêts à sacrifier l'équité sur l'autel de l'efficience (Lindholm, Rosen et al., 1998). En Australie, mis devant un contexte hypothétique de rareté de ressources pour l'accès aux soins de santé, la majorité des personnes interrogées dans l'enquête ne soutiennent pas une politique visant la maximisation des résultats de santé si les plus vieux ou les personnes en mauvaise santé doivent limiter leur accès aux soins (Nord, Richardson et al., 1995). Pour bien appréhender la valeur accordée à l'équité par les burkinabé et leur volonté oblative, il est indispensable de comprendre l'éventail des définitions conceptuelles. Par exemple, et une partie de l'objet de notre recherche est de tenter d'améliorer les connaissances empiriques à ce sujet, dans la culture Mossi (groupe majoritaire au Burkina Faso et dans la zone de l'étude) il semble persister une croyance selon laquelle il existerait une inégalité intrinsèque des rapports entre les individus, constituant le fondement de la vie sociale. Plusieurs proverbes locaux l'attestent (Carré et Zaoual, 1998). Mais un de nos informateurs clef nous prévient que ce que dit Badini doit être interprété comme, au contraire, une volonté d'entraide permanente de la part des Mossi. Les inégalités sont intrinsèques, elles proviennent de la volonté divine et l'indigent est nécessairement aidé. Si ce n'est par sa famille, absente ou disparue, ce sera par la communauté au sens large du terme car c'est une honte, dit notre informateur, pour la communauté d'avoir des indigents dans les parages. Est-ce vraiment le cas aujourd'hui ? Laurent prend l'Afrique comme meilleur exemple du maintien des liens sociaux « *où* « *l'entre-soi* » *demeure plus intense que partout ailleurs* » (Laurent, 1996b, p.92), reposant sur « *l'invention de nouvelles règles de vie commune et sur la valorisation des échanges oblatifs qui créent des liens entre individus (p. 92)* ».

---

[51] Cela peut entraîner certaines conséquences puisque la définition de l'état de santé sera différente si nous demandons l'avis des personnes ou des professionnels de santé. C'est ce que Sen appelle la vision « interne » ou « externe » de la santé (Sen, 2001).

Á partir de ces différentes influences théoriques sur le concept d'équité, il nous faut maintenant trouver une variable opératoire pour comprendre la perception qu'en ont les acteurs de l'arène de notre recherche. Le dictionnaire Le Petit Robert affirme que « *l'équité consiste à mettre chacun sur un pied d'égalité* » (Robert, 1996). Ainsi, nous aurions tendance à croire que l'équité est un concept proche de celui de la justice sociale puisque cette dernière consiste à tenter d'atteindre l'égalité, comprise comme une mesure et comme un objectif à réaliser (Aïach, 1998). Pour certains, équité et justice sociale sont des termes interchangeables (Wagstaff et Van Doorsaler, 1993; Boidin, 2000; Braveman, 2003; Braveman et Gruskin, 2003). En outre, la justice nous paraît, comme l'a dit Aristote, être une valeur suprême contenant « *toutes les autres vertus* » (Aristote, 1990 [trad], p.125). La référence au philosophe grec est d'autant plus justifiée que selon des chercheurs s'étant réunis pour débattre des principes de justice, c'est bien chez Aristote que l'on trouve les origines du lien entre égalité et justice (DREES, 1997). Rappelons que Rawls (1993) disait que la justice est la première vertu et que Descartes affirmait, il y a 350 ans, que « *la conservation de la santé, [...] est sans doute le premier bien et le fondement de tous les autres biens de cette vie* » (Descartes, sans date). Lorsque les principes de justice sociale ne sont pas appliqués dans une société, il en résulte la création d'inégalités sociales (Aïach, 2000), dont les conséquences extrêmes se situent au niveau de l'état de santé différencié selon les individus et leur groupe social d'appartenance. Ainsi, pour les égalitaristes radicaux, tel que Arneson, Cohen ou Dworkin, la justice sociale doit être en mesure de « *compenser des individus pour une malchance « cosmique »* » (Demuijnck, 1997, p.19), c'est-à-dire, pour des résultats qui ne résultent pas de leurs propres choix.

3.2.2 L'équité et ses indicateurs distaux et proximaux

Perrin et ses collègues (1998) précisent que, même si de multiples définitions de l'équité coexistent depuis fort longtemps dans le domaine de la santé, elles tentent toutes de mesurer des différences entre des individus ou des groupes d'individus. Ils reprennent les écrits de Mooney qui recensaient sept différences (alternatives ou simultanées) indiquant un problème d'équité dans le domaine de la santé :
    1) les dépenses de santé *per capita* ;
    2) les soins consommés par habitant (*per capita*) ;
    3) les soins consommés *per capita* à besoin égal ;
    4) l'accès aux soins ;
    5) l'utilisation du système de soins ;
    6) la satisfaction des besoins à la marge ;
    7) l'état de santé proprement dit.

On peut remarquer, dans cette énumération qu'il semble exister deux catégories de problèmes. D'une part, ceux liés à la structure et principalement le système de santé, et d'autre part, ceux liés aux résultats, produit par le processus, sur la santé des populations. Cette précision nous permet de comprendre ce que Saltman (1997) voulait avancer en reprenant les définitions universitaires de l'équité. Pour lui, il existe trois approches de la définition de l'équité vis-à-vis : i) du processus, ii) des résultats, iii) du mélange entre processus et résultats. Ainsi, nous pouvons distinguer l'équité selon qu'elle concerne la santé des populations (résultats) ou alors, le système de santé (processus), le second étant un des déterminants du premier.

La définition la plus couramment utilisée lorsque l'on évoque l'équité dans le domaine de la santé est celle de Whitehead, proposée dans un document de l'OMS Europe destiné à appuyer, sur le plan conceptuel, la stratégie européenne de la santé pour tous définie en 1985. L'objectif idéologique qui sous-tend cette définition de l'équité n'est pas utopique et ne consiste pas à égaliser les niveaux de santé des individus en éliminant les disparités. L'ambition est plus pragmatique et revient à créer les conditions nécessaires, en réduisant les effets de facteurs considérés comme injustes et évitables[52] (Whitehead, 1990), pour éventuellement amener au plus bas niveau les écarts de santé entre les individus d'un même groupe de population. Cette définition de l'équité implique que tout un chacun puisse disposer des mêmes chances pour atteindre son niveau de santé optimal (potentiel). Reprenant cette définition, Peter et Evans (2001) ont élaboré une représentation schématique présentée dans la figure suivante.

Figure 12 : Comment juger de l'équité des états de santé ?

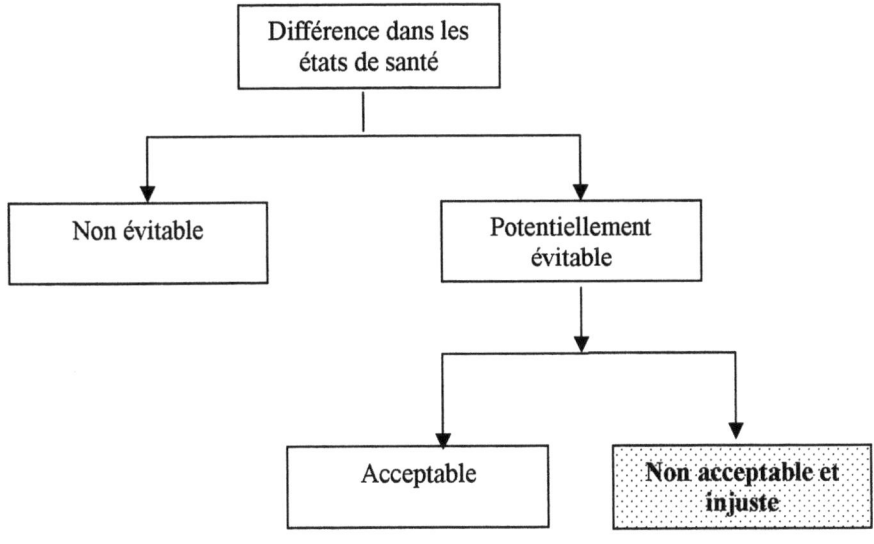

Source : Peter et Evans (2001)

---

[52] L'utilisation du critère « évitable » a récemment été remise en cause par Braveman et Gruskin (2003).

Par exemple, pour déterminer qu'une situation est inéquitable dans la distribution de ressources, il faut que cette distribution différente soit évitable, qu'elle ne soit pas le fait d'un choix libre et éclairé et qu'elle soit le produit d'un agent particulier (Bambas et Cas, 2001).

Cette définition de l'équité en ce qui concerne les résultats de santé nécessite de porter un jugement, ce qui nous permet de rappeler que ce jugement risque fort d'être différent selon la position (extérieure *contre* intérieure) de celle ou celui qui le portera. La société internationale de l'équité dans la santé (ISEqH, 2001) et d'autres (Braveman et Gruskin, 2003), ajoutent un aspect supplémentaire à cette définition, celui de la systématisation. Pour cette société, il faut mettre l'accent sur les différences qui sont, non pas aléatoires, mais systématiques pour un ou plusieurs aspects des résultats de santé dans ou entre des groupes de population définis selon des caractéristiques sociales, démographiques ou géographiques. Le contexte politique (et social) détermine et influence grandement la distribution des niveaux de santé des populations (Starfield, 2001). En résumé, nous pourrions avancer que **l'atteinte de l'équité en ce qui concerne les résultats de santé doit tenter de réduire les disparités de santé, ainsi que celles concernant ses déterminants essentiels, qui sont systématiquement associées aux structures sociales sous-jacentes d'une société donnée** (Braveman et Tarimo, 2002; Braveman et Gruskin, 2003).

Si nous concentrons notre analyse sur l'équité et le système de santé, nous devons séparer l'utilisation des services de ses modes de financement (Mc Pake et Kutzin, 1997). La définition de l'équité relative à l'accès aux services de santé, correspond à un accès égal pour un même besoin, sans autre considération politique, sociale ou économique (Taylor, 1992; WHO, 1998; Green, 1999; Newbrander et Collins, 1999). En ce qui concerne l'équité dans le financement, il s'agit de lier la contribution aux soins de santé à la capacité à payer et non à l'état de santé. Cela nous permet de distinguer l'équité horizontale de celle verticale (Wagstaff et Van Doorsaler, 1993). La première veut que l'ensemble de la communauté puisse financer le coût des services de santé de façon proportionnelle. Ce type d'équité est prôné dans le cadre des mécanismes de partage des risques (assurances). La deuxième se réfère à la distribution du fardeau du coût en fonction de la capacité à payer. Autrement dit, il s'agit de l'organisation d'une discrimination positive (Mooney, 1999) ce qui est le cas, par exemple, lorsque le paiement des frais aux usagers est institué selon une échelle de prix.

3.3 Méthodes de collecte des données

L'étude de cas n'est pas une méthodologie mais une approche permettant de choisir un objet à étudier (Stake, 1994, , 2000). Soulignons qu'il ne faut pas confondre l'étude de cas et la recherche qualitative. En effet, nous allons choisir un cas que nous étudierons à l'aide de différents outils ou, comme les nomme Yin (1994), de différentes sources « d'évidences », que nous pourrions traduire depuis peu par le terme devenu à la mode dans le champ de la santé publique et de la promotion de la santé, « données probantes » (IUHPE, 1999; Rychetnik, Frommer et al., 2002). Après avoir analysé 11 études de cas, exemplaires selon ses critères, concernant la mise en œuvre de politiques publiques, Yin (1982) affirme que trois méthodes sont particulièrement intéressantes dans le domaine du champ de l'étude des politiques publiques : les entrevues non structurées, l'examen de la documentation et l'observation participante. Les outils que nous utilisons ne sont pas uniquement qualitatifs comme nous l'explicitons plus loin, bien qu'ils le soient majoritairement dans notre cas, stratégie que Rist (2000) suggère pour l'étude de la mise en place des politiques publiques. Yin (1994) insiste sur la nécessaire rigueur qu'il faut maintenir dans nos recherches, et pour augmenter la validité interne de nos travaux, il propose une triangulation des outils. Nous utilisons donc plusieurs outils de collecte d'informations pour nous permettre de tirer profit de leur complémentarité : la cartographie conceptuelle, la documentation et les archives, l'observation, l'entrevue de groupe, l'entrevue informelle et l'entrevue non directive centrée. Le choix de ces six outils a été réalisé au regard des trois critères habituellement utilisés pour ce faire : leur capacité à nous procurer de l'information, l'efficacité de ces instruments et enfin le respect de l'éthique (Deslauriers et Kérisit, 1997).

3.3.1 La cartographie conceptuelle

L'une des hypothèses sous-jacentes à notre recherche consiste à avancer que la question de l'équité n'a pas été comprise comme un problème en soi, un problème pour lequel il fallait trouver une solution. Ainsi que nous l'avons évoqué, l'équité est un concept très subjectif et en lien très étroit avec les valeurs d'une société. Voilà pourquoi, l'un des premiers outils employés est celui de la cartographie conceptuelle qui devait nous permettre de connaître, à l'aide d'une représentation graphique et d'analyses statistiques, les perceptions locales du concept de justice sociale, puisqu'il nous semble que ce dernier est voisin de celui d'équité. Dans le domaine de l'étude des politiques publiques, la compréhension d'un concept particulier est souvent l'occasion de recherche (Ritchie et Spenzer, 1994). Il s'agit donc essentiellement, comme les anthropologues aiment à le rappeler, de se concentrer sur la connaissance des notions émiques, relevant des catégories locales, plutôt que celles provenant du chercheur, les notions étiques (Massé, 1995; Olivier de Sardan, 2000b). L'avantage principal de cet outil est d'accéder à une grande diversité quant à la représentation d'un concept particulier, tout en réduisant largement les biais d'interprétation des chercheurs. En quoi consiste cette méthode développée à la fin des années 1980 aux États-Unies (Trochim, 1989b) et employée au Québec au milieu des années 1990 (Dagenais et Bouchard, 1995, , 2003) et un peu plus tard ?

Il s'agit d'une technique de collecte de données auprès d'un groupe d'une dizaine de personnes. Contrairement à d'autres techniques conçues pour des groupes, la méthode de cartographie conceptuelle limite, dans un premier temps, les interactions entre les membres. L'objectif premier est de recueillir des informations sur une base individuelle pour, ensuite, les agréger en réalisant des analyses statistiques particulières. Il n'y a pas (ou peu), comme dans le cas des groupes de discussion, d'interaction et d'effet d'entraînement entre les participants lors de la production des énoncés. Il ne s'agit pas non plus, comme nous le faisons au moyen de la technique de Delphi ou de celle du groupe nominal, d'arriver à un consensus entre les participants. Il faut plutôt obtenir une diversité étendue des réponses.

3.3.1.1 Les participants

A priori nous avions décidé de limiter cet exercice aux infirmiers chef de poste (ICP, les agents selon nos quatre catégories) car ils constituent le « corps de métier » — ou les acteurs de première ligne (*street level workers*) — le plus impliqué dans la mise en place de l'IB. Ils sont bien souvent les intermédiaires obligés entre la population, les services de santé et les « développeurs ». Ils constituent une population relativement homogène par la formation mais hétérogène par leur région d'origine et suffisamment lettrée pour participer à cette technique. L'hétérogénéité des participants demeure essentielle puisqu'elle donne l'occasion d'obtenir un large éventail des points de vue des acteurs (Trochim, 1989b). Le choix des ICP prenant part au processus a été décidé sur le terrain. En étudiant les archives du DS, nous avons appris qu'un séminaire de formation consacré à l'IB avait été organisé en juin 2000, pendant six jours (lettre réf n°2000/059 du DS-SOUNA). Il nous a donc semblé intéressant de sélectionner les participants à notre exercice de cartographie conceptuelle en fonction de leur participation à cette formation. Cependant, puisque la formation datait de plus de trois ans, nous avons profité d'une réunion rassemblant tous les ICP du DS en septembre 2003 pour établir une liste des ICP ayant pris part à cette formation et encore en fonction dans le district. Quinze personnes, tous des hommes, étaient encore à Souna. Nous avons donc invité l'ensemble de ces personnes à participer à l'exercice. Neuf infirmiers (60%) se sont finalement présentés (tableau 18).

Tableau 18 : Caractéristiques des participants ICP à la cartographie conceptuelle

	Age	Sexe	Présent dans son CSPS depuis	Présent dans le DS de Souna depuis	Sorti de l'ENSP depuis	Nombre formation IB suivi
ICP1	29	M	3,5	3,5	4	2
ICP2	38	M	0,5	8	9	5
ICP3	27	M	1,5	2,5	4	2
ICP4	36	M	7,5	7,5	8	3
ICP5	30	M	3,5	3,5	4	1
ICP6	29	M	2,5	4,5	4	1
ICP7	33	M	5,5	5,5	6	1
ICP8	32	M	3	7	8	2
ICP9	35	M	2,5	5,5	9	1
Moyenne	32,1		3,3	5,3	6	2

Source : auteur

Puis, à la suite de ce premier exercice et contrairement à ce qui avait été prévu dans notre devis initial, il nous a paru essentiel d'envisager une collecte de données auprès d'autres acteurs que les ICP, dans le but de comparer leurs perceptions de la notion de justice sociale. Si les ICP disposent de nombreux pouvoirs dans les CSPS, les membres des COGES sont aussi responsables des activités à mettre en œuvre pour améliorer l'équité d'accès et de financement des soins de santé. Ainsi, nous avons employé le même outil auprès des membres des COGES du DS de Souna. Cependant, nous savons qu'au Burkina Faso seulement 13% de la population des plus de 15 ans est alphabétisé en langue française (UNDP, 2004). Or, l'utilisation d'une telle technique nécessite, notamment lors de la deuxième étape du processus (voir plus bas), que les participants soient en mesure de lire puisqu'il faut effectuer des regroupements d'énoncés. Mais le Burkina dispose depuis de nombreuses années d'un programme d'alphabétisation en langue nationale et un certain nombre de villageois-es ont eu la chance d'apprendre à écrire et à lire dans leur langue vernaculaire. Pour organiser ce second exercice cartographique, des membres des COGES, alphabétisés en langue Moore (parlée dans la région de Souna) ont été appelés à participer. Nous avons profité d'une session de formation à la gestion des Centres de santé et promotion sociale des membres de COGES de la région début novembre 2003 pour effectuer cette sélection. Sur les 45 personnes présentes à cette formation, seulement huit étaient alphabétisées en Moore. Nous avons demandé à ces huit personnes leur accord pour participer à notre collecte de données et sept d'entre elles (88%) sont effectivement venues au rendez-vous (tableau 19). Tout comme pour les ICP, l'origine géographique des participants était diversifiée sur le territoire du DS. Pour des raisons éthiques, nous ne pouvons pas préciser les lieux d'exercice des ICP et des membres des COGES dans cette recherche car le faire rendrait évident le nom des personnes puisque nous sommes dans une région rurale où tout le monde se connaît, ou presque.

Tableau 19 : Caractéristiques des participants membres des COGES à la cartographie conceptuelle

	AGE	SEXE	EMPLOI	SCOLARITE
COGES1	48	M	Peintre	CM2
COGES2	50	M	Agriculteur	CM2
COGES3	40	M	Éleveur	Aucune
COGES4	58	M	Agriculteur	Aucune
COGES5	50	M	Agriculteur	CM2
COGES6	50	M	Agriculteur	CM2
COGES7	50	M	Agriculteur	CM2
Moyenne	49,5			

Source : auteur

Ainsi, un total de 16 personnes a pris part à cette technique de collecte de données dans le district de Souna. Il faut juste ajouter qu'un membre du groupe des COGES n'a participé qu'à la première étape (voir plus bas) car nous avons découvert, lors de la deuxième, qu'il était bien alphabétisé, mais en Fulfundé (langue des Peulhs) et non en Moore. Or, nous avions fait en sorte que les énoncés soient transcrits en Moore. Il a cependant pu participer à la production des énoncés au cours de la première étape.

3.3.1.2 Le processus méthodologique

Quatre étapes particulières jalonnent ce processus qui s'étale sur deux journées. Elles sont présentées dans les lignes suivantes.

Dans la première étape, nous demandons aux participants de nous expliquer ce qu'ils associent au terme de justice sociale. Pour ce faire, nous leurs posons la question ouverte suivante : **aujourd'hui au Burkina Faso, je pense que la notion de justice sociale veut dire que ...** Comme dans toute technique de remue-méninges, ils doivent être libres de donner autant d'énoncés qu'ils le souhaitent, sans qu'aucun jugement de valeur ne soit porté, dans la mesure où cela reste en lien avec le sujet évoqué. Le chercheur est un modérateur, limitant les échanges entre les personnes, et il ne doit pas influencer les participants. Ces derniers restent les maîtres d'œuvre du contenu, de l'interprétation et de l'utilisation de ces énoncés, comme nous le verrons plus loin. Il s'agit donc de formuler le plus grand nombre possible d'énoncés, dans la limite d'acceptation des techniques statistiques (98 énoncés). Pour la séance avec les membres des COGES, nous avons été assisté par un instituteur (ayant déjà participé au premier exercice pour les prises de notes), un sociologue (assistant de recherche et connaissant bien la problématique) et deux membres de la Direction régionale de l'alphabétisation. L'une de ces deux dernières personnes écrivait au tableau en Moore les énoncés produits tandis que la seconde les notait sur les formulaires adéquats pour la suite des opérations (photos 1 et 2 en annexe). Il a été délicat de trouver la bonne traduction en Moore de l'expression « justice sociale ». Plusieurs discussions ont eu lieu entre les quatre personnes nous assistant afin de choisir entre les trois possibilités répondant le mieux, à leurs connaissances, à la description du concept :

- que tout le monde soit pareil (*ti neba faa yi yembre*) ;
- ce qui fait l'unité du pays (*sen naagd tenga nen-buiid taaba*) ;
- ne pas piétiner les autres (*n da tab taaba ye*).

C'est finalement la dernière proposition qui a été collégialement retenue et nous reviendrons sur les effets possibles de ce choix d'un point de vue méthodologique dans lq première partie de la discussion consacrée aux limites méthodologiques. Pour stimuler la production d'énoncés, nous avons demandé aux villageois de se référer d'abord à des situations quotidiennes. Ainsi, dans un premier temps, cela permettait aux participants de se mettre à l'aise, et, dans un deuxième temps, facilitait la réflexion plus « théorique ». Une fois écrit au tableau, chaque énoncé était reformulé oralement afin d'obtenir l'accord des participants dans le but d'éviter toute interprétation de la part des personnes écrivant le Moore.

Durant la deuxième étape, qui demeure encore individuelle, les participants interviennent de deux façons sur les énoncés produits. Dans un premier temps, ils regroupent les énoncés dans autant de piles nécessaires « *in a way that makes sense to them* » (Trochim, 1989b, p.7). Des exemples concrets leur sont donnés pour les aider dans cette tâche. Puis, un numéro est affecté à chacun de ces regroupements individuels, qui reçoivent ensuite un nom de la part de chaque personne. Dans un second temps, chacune d'entre elles doit attribuer un score, sur une échelle de 1 à 5 (type Likert) selon le degré d'importance, à l'ensemble des énoncés. Pour aider les membres des COGES dans cette seconde tâche, nous avons donné l'exemple de la maladie du Ver de Guinée en leur permettant d'attribuer une cote de 1 à 5 à cinq causes connues par les villageois pour cette maladie.

La troisième étape est uniquement réalisée par le chercheur alors que jusque-là, nous aurons compris que les données ne sont aucunement manipulées par ce dernier. Dans cette étape, l'ensemble des énoncés avec leur numéro d'identification, leur score et leur appartenance à un groupe numéroté sont saisis à l'aide d'un logiciel d'analyse statistique. La traduction des énoncés en Moore a été réalisée par les deux personnes du service de l'alphabétisation, accompagnées par le sociologue, dans le but de trouver un consensus de groupe sur les termes adéquats pour le français. Cette étape permet de produire une première cartographie conceptuelle, au sens géographique du terme. Deux types d'analyse statistique sont réalisées (Dagenais et Bouchard, 1995). La première, l'échelonnage multidimensionnel (*muldimensional scaling*), consiste en une analyse multivariée qui permet de positionner chaque énoncé par rapport aux autres en fonction de sa distance corrélationnelle. Ainsi, les énoncés dont la corrélation est la plus forte se retrouve très proche sur le graphique. La seconde analyse, la typologie hiérarchique (*hierarchical clustering*), constitue des grappes avec les éléments qui représentent des concepts similaires. Le nombre de grappes choisi est une décision du chercheur, fondée sur une perspective heuristique, c'est-à-dire à la suite « *d'une inspection subjective des différents niveaux d'analyse* » (Daguenais et Bouchard, 1995, p. 17). Puis, le fait d'avoir demandé aux participants de donner un score à chaque énoncé, permet de donner une valeur relative à chacune des catégories conceptuelles et à chacun des énoncés.

La dernière et <u>quatrième étape</u> redonne la parole aux participants. Á partir des regroupements de concepts sous la forme de grappes réalisées à l'aide de ces analyses statistiques, les participants doivent nommer, cette fois après un consensus de groupe, les différents ensembles conceptuels en fonction des énoncés qu'ils regroupent. Il faut dégager un consensus car les participants ne retrouvent pas dans cette représentation visuelle les grappes qu'ils avaient, individuellement, produites. Après une période de réflexion individuelle de quelques instants, les diverses propositions sont notées au tableau dans le but de faciliter le consensus entre les acteurs. Les participants sont également libres de décider que l'analyse statistique n'est pas pertinente et qu'un énoncé n'a rien à faire dans une grappe et doit, au contraire, être déplacé dans une autre. Un énoncé n'est déplacé que dans la mesure où plus d'une personne le souhaitent. S'il existe des divergences quant à la destination de cet énoncé, un vote est organisé pour dégager une majorité. Ils peuvent aussi décider de regrouper certaines grappes en « régions » plus congruentes.

Ainsi, six différents outils sont produits par cette technique de la cartographie conceptuelle et peuvent, assurément, nous aider à comprendre la signification du terme de justice sociale pour les intervenants burkinabé :
    1-Une liste des énoncés
    2-Une liste des grappes avec leur dénomination individuelle puis collective (après consensus)
    3-Une cartographie des énoncés
    4-Une cartographie des grappes
    5-Une cartographie des énoncés selon leur degré d'importance
    6-Une cartographie des grappes selon leur degré d'importance

Certaines de ces productions (1 et 2, notamment) sont également analysées à l'aide d'une « classique » analyse du contenu.

3.3.2 Le groupe de discussion

L'utilisation de cet outil de collecte de données n'était pas à l'origine prévue dans notre protocole de recherche. Nous pensions en effet que les exercices de cartographie conceptuelle seraient suffisants pour appréhender la notion de justice sociale chez les burkinabé du Souna. Cependant, à la suite du premier exercice de cartographie, nous avons éprouvé le besoin d'aller un peu plus en profondeur et de permettre aux acteurs sociaux de parler plus longuement de leur conception de l'équité. En outre, pour les raisons précédemment évoquées concernant l'usage de l'écriture, la catégorie des particuliers ne pouvait pas véritablement prendre part à une cartographie conceptuelle. Pour ce faire, nous avons décidé d'user de la technique des groupes de discussion où l'utilisation de questions, parfois sous la forme d'étude de cas nécessitant de poser un jugement renvoyant à l'une des théories de la justice, permet de mieux comprendre le concept évoqué. L'opérationnalisation de la notion de justice sociale lors de ces entrevues de groupe s'est effectuée à l'aide de questions ouvertes centrées sur les inégalités sociales et de santé. En effet, tel que nous l'avons argumenté dans notre section conceptuelle, l'équité renvoie à la justice sociale et l'absence de cette dernière dans une société donnée implique la création d'inégalités sociales et de santé. Autrement dit, nous voulons connaître et comprendre les réactions des particuliers à la présence de telles inégalités, qui, décrites simplement et faisant référence à la vie quotidienne des villageois du Soulou, sont une stratégie utile pour mettre au jour le point de vue des acteurs sur la notion de justice sociale. Les interroger directement sur la notion d'équité n'aurait pas été pertinent, tant le concept est difficile à appréhender sans une discussion préalable plus pragmatique.

Le choix des entrevues de groupe non directives centrées est fondé en raison du sujet abordé mais également du public participant. Le sujet abordé nécessite de mieux vérifier s'il existe une compréhension commune de la problématique (Krueger, 1994; Kitzinger, 1995; Gauthier, 1997). Nous avons envisagé cette technique comme complémentaire de la cartographie conceptuelle. L'utilisation de l'entrevue de groupe nous a permis de mettre les personnes à l'aise, de leur donner la possibilité de s'exprimer et d'utiliser ce que Geoffrion appelle, « l'interaction contrôlée entre les participants », afin de créer une émulation et de recréer un milieu social propice à la dynamique de groupe (Geoffrion, 1998). Elle nous a permis à la fois d'apporter des précisions et éclaircissements par rapport aux résultats des cartographies, mais aussi de regarder comment les hypothèses[53] de la recherche se vérifiaient.

En prenant en compte le temps et le budget impartis à ce travail, nous avons réalisé quatre entrevues de groupe, les individus étant uniquement issus de la communauté, soit de trois villages différents (deux groupes ont été réalisés dans un

---

[53] Rappelons que l'utilisation de ce vocable est toujours située au sein d'une perspective constructiviste.

même village). Deux groupes étaient composés d'hommes, agriculteurs ou éleveurs, les deux autres groupes étaient constitués de femmes (toutes agricultrices à l'exception d'une gérante de DMEG) provenant également des villages. La répartition en groupes de femmes et d'hommes a été rendue nécessaire compte tenu des caractéristiques sociales africaines. Nous savons que les femmes et les hommes ne s'expriment pas de la même manière en groupe mixte ou séparément, surtout si nous abordons des sujets liés à la solidarité, à l'argent, aux mécanismes de génération de revenus familiaux ou aux priorités données aux dépenses familiales.

Dans un village, le groupe des femmes a été rassemblé à l'aide d'une personne clef de la communauté, déjà connue par l'un des deux animateurs. Ce dernier a désigné un certain nombre de femmes en prenant en compte le fait que nous voulions des personnes de conditions sociales différentes (sans oublier les indigents). Quant aux hommes, c'est à l'aide de cette même personne que nous les avons réunis, en tenant compte des deux grands groupes présents dans la région (Peulh et Mossi). Pour les deux autres villages, la sélection a été effectuée à l'aide du responsable administratif villageois (RAV) en faisant attention de ne pas choisir des personnes influentes dans la communauté pour éviter l'inhibition que provoquerait leur présence. Les détails des caractéristiques des participants sont donnés à l'annexe 4 disponible sur internet (http://www.theses.ulaval.ca/2005/23020/23020.html) ; notons simplement que 56% d'entre eux ne disposent d'aucune formation scolaire.

Tableau 20 : Composition des groupes de discussion

PERSONNES DES COMMUNAUTES	NOMBRE DE PERSONNES	ÂGE MOYEN	LIEUX
Femmes	10	35,4 ans	Village 1
Hommes	11	27,7 ans	Village 2
Femmes	10	39,9 ans	Village 3
Hommes	10	56,3 ans	Village 3
Total/Moyenne	41	39,5 ans	

Source : auteur

Pour l'animation des groupes, nous avons embauché un sociologue ayant déjà réalisé une telle collecte de données dans cette région du pays. Cette personne a été recrutée dans la capitale, à 300 km de Souna. Elle parle la langue locale (mooré) mais n'est pas de la région. Trouver une personne n'ayant pas de famille proche dans la région nous permettait d'éviter des difficultés dans l'animation des groupes et dans la liberté d'expression des individus. La composition des groupes de discussion est présentée dans l'annexe 4 disponible sur internet (http://www.theses.ulaval.ca/2005/23020/23020.html).

3.3.3 La documentation et les archives

L'utilisation de données secondaires, issues de multiples sources, est fortement conseillée lors de l'étude des politiques publiques de santé (Kroneman et van der Zee, 1997). Aussi, au niveau central, l'étude des nombreux rapports d'activités et documents de politique publique a été réalisée lors de notre présence de trois semaines à la DEP. Quelques informateurs clefs nous ont dirigé vers les dossiers essentiels et notre connaissance de la problématique internationale et locale nous a permis de chercher les documents pertinents. Au niveau périphérique, nous avons bénéficié du soutien de l'ECD et des responsables du projet de coopération pour étudier les différents documents produits. Les documents qui ont été évalués peuvent être classés dans les catégories suivantes : supports de formation, notes des stagiaires lors des formations, rapports d'avancement de projets, rapports d'évaluation ou de recherche, comptes-rendus de réunions, courriers reçus ou envoyés, rapports statistiques, rapports comptables, rapports de stages d'étudiants à l'ENSP, etc. Les plus importants d'entre eux ont constitué une partie du matériel analysé à l'aide d'une méthode qualitative. Il est difficile de dresser une liste exhaustive de l'ensemble des documents consultés, ils se comptent par plusieurs dizaines, mais les plus importants pour la compréhension de notre phénomène à l'étude sont cités dans la recherche.

L'intérêt de disposer de ce corpus documentaire consiste également à réaliser une reconstitution « historique » et temporelle (Cellard, 1997; Kroneman et van der Zee, 1997) de la mise en œuvre de l'IB au plan national et dans ce district (en tenant compte du découpage de notre objet de recherche en trois phases), tout en explicitant les contextes dans lesquels cette politique a été implantée. L'étude de ce corpus documentaire nous permet finalement, d'une part, de bien connaître les contextes, et d'autre part, de pénétrer la réalité des acteurs qui organisent ou « subissent » l'IB.

Durant notre séjour de sept mois nous avons lu les différents journaux nationaux, lorsqu'ils étaient accessibles, dans cette ville éloignée de la capitale. De plus, nous avons effectué une analyse systématique de l'ensemble des numéros publiés par le journal d'opposition « L'Indépendant » durant l'année 2002 et 2003, soit 104 numéros hebdomadaires. Ce journal a été choisi en particulier car il est l'un des premiers à être paru au Burkina et que la mort violente prématurée de son fondateur (Norbert Zongo) l'a mis au devant de la scène des acteurs critiques locaux.

La validité interne de l'ensemble de ces documents et archives est remise en question en permanence, pour une double raison. D'abord, en ce qui concerne toutes les données chiffrées, il convient d'être à l'affût de la cohérence et de la légitimité de ces dernières tant la nature de ces informations est souvent sujette à caution en Afrique (Naudet, 2002). Ensuite, puisque la plupart de ces documents sont une émanation directe des acteurs impliqués dans la mise en place de l'IB, il nous a fallu faire la part des choses, notamment à l'aide de notre propre connaissance du contexte, entre les faits et les interprétations, entre les démonstrations et les discours. Effectivement, nous savons combien l'analyse critique de cette initiative est réduite, à tout le moins, étouffée et certainement pas toujours explicitée. Le contexte prédominant lors de l'écriture de ces sources documentaires ainsi que les caractéristiques de leurs auteurs sont donc pris en compte lors de leur analyse (Cellard, 1997). Comme les autres outils de collecte de données, ceux-ci permettent d'appuyer ou de contredire certaines informations provenant d'autres sources, selon une démarche de triangulation (Lefèvre et de Suremain, 2002).

3.3.4 L'observation de l'arène et de ses acteurs

L'approche générale de la recherche nécessite une appréhension fine du contexte et des interactions individuelles et collectives entre les acteurs et les groupes stratégiques préoccupés par l'exécution de l'IB. Cette compréhension du détail ne peut pas être réelle sans une immersion dans le milieu et sans le recours à l'observation de ce dernier. Sans pour autant recourir à une observation participante nous avons réalisé une insertion prolongée de plusieurs mois (7) dans l'arène de notre recherche et ainsi participé aux interactions quotidiennes. En effet, deux situations peuvent co-exister. D'une part, l'observation simple où nous sommes le témoin d'événements particuliers lors de notre présence sur le terrain, au DS ou par exemple lors de visites personnelles dans les CSPS, et d'autre part, l'observation d'interactions lorsque nous participons, par exemple, à des réunions d'équipes ou à des visites de terrain avec les responsables du projet BAC en collaboration avec l'ECD. Ce type d'approche, c'est-à-dire l'observation *in situ*, nous permet de mieux comprendre la société et la communauté locales et de repérer le type de relation existant dans ce milieu. Les relations humaines, fondées bien souvent sur des enjeux de pouvoir et de contrôle de ressources, sont disséquées et analysées. Nous apportons une attention particulière aux relations entre les différents groupes stratégiques. Par exemple, pour chacune des visites avec les acteurs du projet étudié et un membre de l'ECD (e.g visites de contrôle), une prise de notes sur le terrain (de 6 à 10 pages y compris les entrevues informelles) est effectuée puis retranscrite et intégrée dans Qsr-Nudist© pour la phase d'analyse. De même, lorsque certaines scènes ou interactions paraissent être des cas illustrant particulièrement bien le contexte de notre recherche, nous nous sommes attachés à les retranscrire fidèlement, selon un « mode écriture » en premier lieu, pour, en second lieu, analyser cette situation en « mode lecture », tels que les ethnographes le conseillent (Emerson, Fretz et al., 1995). Quelques-unes de ces « vignettes » sont présentées dans la partie résultat de la recherche. Ces visites-observations sont également employées pour connaître le contexte (spécifique à chaque CSPS et général pour le DS) de mise en œuvre de l'IB. Cette approche contribue également à mieux nous faire connaître les acteurs locaux et à identifier les personnes pouvant correspondre à nos critères de sélection pour les entrevues en profondeur (voir plus bas). De surcroît, nous avons employé la technique de l'observation participante (Poupart, Deslauriers et al., 1997) à deux reprises : i) lors de la rédaction du plan d'action 2004 du DS et du CHR, ii) lors de l'évaluation finale du projet BAC.

Dans l'interprétation de ces faits, nous avons essayé de nous prémunir d'une analyse qui ferait fi des modifications de comportement dues à la présence d'un étranger (Olivier de Sardan, 2000b), chercheur qui plus est. Les discussions informelles et autres interactions « inconscientes » ont été pareillement mises à profit dans cette étude. C'est une stratégie notamment intéressante dans l'étude des pratiques de corruption (Blundo et Olivier de Sardan, 2000), pratiques indubitablement très liées à des enjeux de pouvoir. Il est évident que la présence d'un étranger, au quotidien, dans ce type d'environnement, nous donnera l'occasion de multiples rencontres qui auront, il faut être lucide, un impact certain sur notre compréhension du phénomène étudié. Nous ne referons pas ici les démonstrations brillantes de Pierre Bourdieu à ce propos.

Entre le 29 août 2003 et le 6 janvier 2004, nous avons pris des notes et analysé d'une manière formelle 40 situations où nous étions observateur non participant. Ces observations pouvaient durer quelques minutes comme quelques heures ou toute la journée. Cela se déroulait dans les voitures de l'ONG ou de l'ECD, dans les salles de réunions, au cours d'un repas ou encore dans un centre de santé. À cela, il convient évidemment d'ajouter les centaines d'interactions quotidiennes qui n'ont pas fait l'objet de compte rendu, mais qui ont indubitablement « coloré » notre appréhension du contexte local.

3.3.5 L'entrevue informelle

Tout au long de notre présence sur le terrain pour la collecte des données, nous avons eu l'occasion de rencontrer de multiples acteurs du milieu dont la connaissance du système de santé et de la mise en œuvre de l'IB doivent être prises en compte. Ainsi, au total, c'est au moins 60 entrevues informelles qui ont été menées et nous ont donné l'occasion de choisir l'arène de notre recherche, d'approfondir notre perception de la mise en œuvre de la politique publique à l'étude ou encore de participer à l'évaluation du projet de BAC. Certaines de ces entrevues ont servi d' « *interaction exploratoire et* [d']*entrée en matière* » (Copans et Singly, 1998, p.65) alors que d'autres ont été mises à profit pour approfondir, profitant des occasions et « *enquêtant et interrogeant l'air de rien* » (p. 65), certains sujets particuliers. Toutes ces entrevues ont fait l'objet d'une prise de note et les données ainsi collectées ont été transcrites puis insérées dans notre base documentaire analysée avec Qsr-Nudist©. La prise de notes ne s'est pas toujours faite en temps réel, car certains acteurs nous ont rapidement signifié que notre présence les gênait de temps à autre, surtout lorsque l'on posait un peu trop de questions en notant immédiatement. « *L'Africain n'aime pas les questions* » nous dit un jour un infirmier, alors que nous notions ce qu'il venait de dire dans le cadre d'une discussion informelle. Ces entrevues ont été aussi l'occasion de localiser les documents clefs à analyser ainsi que les acteurs essentiels à interroger. La réalisation de ces entrevues a également permis de vérifier quelques informations contenues dans certains rapports ou documents officiels, et vice-versa.

Tableau 21 : Nombre d'entrevues informelles selon les groupes stratégiques d'acteurs

Groupes stratégiques	Intéressés	Particuliers	Responsables	Agents	Total
Nombre	23	4	1	32	60

Source : auteur

Il nous faut ici ajouter que dans le but d'obtenir des données comparatives à la situation du DS de Souna, nous avons accepté d'être membre d'une équipe de trois personnes pour l'évaluation finale du projet de BAC implanté dans la région[54]. L'une des exigences que nous avions en effet posées à la requête du responsable de l'ONG, concernant notre participation à l'évaluation, était de nous permettre d'utiliser une partie des données ainsi collectées dans le cadre de notre recherche. De ce fait, nous avons été en mesure de réaliser des groupes de discussion et une entrevue auprès d'agents et d'intéressés dans les deux districts concernés par le projet de l'ONG, comme la représentation tabulaire suivante le propose.

Tableau 22 : Entrevues informelles dans le cadre de l'évaluation

		GROUPES DE DISCUSSION			ENTREVUES INDIVIDUELLES
Lieu	N	Nbre de personnes	Type d'acteurs	Groupes stratégiques	
DS Missi	3	28	Gérants de DMEG, ECD, Président et trésorier des COGES	Agents et Intéressés	0
DS Bakou	3	30			1 (MCD)
Région	1	5	Equipe projet ONG	Intéressés	0
Total	7	63			1

Source : auteur

Au total, 63 personnes, dont seulement sept femmes (11%), ont eu l'occasion de s'exprimer à propos du projet de BAC. Une partie de leur propos a été employée pour vérifier s'il existait des différences fondamentales concernant la mise en œuvre de l'IB avec le processus du DS de Souna.

---

[54] Voir les précisions éthiques plus loin.

3.3.6 L'entrevue non directive centrée

Comme le dit si bien Fassin (2000c), *« les techniques qualitatives peuvent [...] avoir cette double fonction d'identifier l'impondérable et de dévoiler l'invisible »* (p. 128). Voilà pourquoi les entrevues non directives centrées nous permettent de questionner en profondeur les différents acteurs constituant les groupes stratégiques, de répondre à notre question de recherche et d'avancer dans l'élucidation de nos hypothèses de départ.

Les entrevues individuelles centrées peuvent avoir quatre buts : la découverte, la compréhension, l'apprentissage et l'émancipation (Gauthier, 1997). Nous nous situons dans la deuxième catégorie puisque l'entrevue nous a permis d'explorer en profondeur la réalité de la notion de justice sociale au regard de la problématique de la mise en œuvre de l'IB dans le district, tout en ayant offert aux individus la possibilité d'exprimer leur perception de façon individuelle. Nous limitons ainsi la pression du milieu qui pouvait s'exercer lors d'entrevue de groupe. Les entrevues ont été non directives centrées, c'est-à-dire orientées à l'aide d'un guide préalablement construit. Compte tenu du contexte particulier de l'étude, notre guide a été revu localement à l'aide des commentaires d'un sociologue burkinabé pour l'adapter à la culture locale. Les questions ont été préalablement préparées en fonction des informations particulières que nous souhaitions récolter, mais l'entrevue laissait largement la place à l'approfondissement de thèmes particuliers émergeant au cours de l'entretien (Paillé, 1991). L'intérêt particulier de ce type de questionnement est qu'il nous a permis de recueillir des données relativement uniformes entre les entrevues, mais qu'il a laissé malgré tout, la place à « l'improvisation ». Le sujet traité étant assez complexe, guider les personnes nous semblait essentiel afin de leur permettre de répondre aux questions de façon plus précise. Une entrevue trop ouverte ne nous aurait pas permis de collecter suffisamment d'informations valides. Les personnes intéressées ont participé à l'entrevue, après avoir pris connaissance des objectifs de l'étude.

Puisque la compréhension de la participation des quatre groupes stratégiques et de leurs interactions est essentielle pour répondre à notre question de recherche, nous avons privilégié la comparaison intergroupe au détriment d'une saturation empirique intragroupe. Nous mettons donc l'accent sur la diversification externe et le contraste (Pires, 1997). Ajoutons que, fidèle au principe de l'échantillon par homogénéisation, puisque nos groupes sont bien définis, nous avons sélectionné les individus les plus différents possibles (principe de diversification interne) à l'intérieur de ces mêmes groupes afin d'accroître notre capacité à comprendre le point de vue des acteurs d'une façon globale. Ayant un accès privilégié à l'arène de notre recherche, les sujets retenus l'ont été pour leur accessibilité (Patton, 1980, cité par Deslauriers et Kérisit, 1997), tout en respectant les critères que nous venons d'évoquer. La répartition des répondants, correspondant ainsi à ce que nous pourrions nommer un échantillon heuristique, est présentée dans le tableau 23, étant entendu, par exemple, qu'un responsable peut être également un agent. La sélection des personnes interrogées a été réalisée après une minutieuse identification des personnes les plus pertinentes pour chacune des catégories d'acteurs. Cela a été possible grâce à notre intégration dans le milieu, à la rencontre de dizaines d'acteurs et aux conseils de plusieurs autres. Les entrevues individuelles n'ont démarré qu'au quatrième mois de notre présence sur le terrain. Certains acteurs de la catégorie des responsables auraient pu être insérés dans celle des agents puisqu'ils sont des fonctionnaires du ministère de la Santé. Cependant, le contexte particulier du Faso nous a donné la possibilité de les interroger plutôt en tant que responsables, et cela pour deux raisons.

D'abord, les politiciens burkinabé ne sont pas très au fait des politiques de santé et ne sont pas souvent impliqués dans leur implantation. La politique étudiée ne relève pas d'une décision législative. Ensuite, les fonctionnaires du niveau central (directeurs de services) que nous avons insérés dans la catégorie des responsables sont, bien souvent dans ce pays (et ailleurs), à ce poste pour des raisons liées à leurs engagements politiques. La politisation de l'administration burkinabé est bien connue et a encore été récemment dénoncée par le Comité d'éthique national (2003).

En ce qui concerne les particuliers, l'approche a été la suivante. Nous avons d'abord décidé de choisir des utilisateurs des services de santé, mais aussi des non utilisateurs. Les deux utilisateurs ont été choisis aléatoirement au sein des personnes fréquentant deux centres de santé lors de deux journées différentes et dans deux régions diamétralement opposée au sein du DS. Un non utilisateur a été choisi dans un village par l'intermédiaire du RAV alors qu'une non utilisatrice a été identifiée grâce à un groupement féminin d'une ville. De plus, la présence d'indigents dans l'échantillon nous paraissait indispensable. Ainsi, une indigente a été sélectionnée à l'aide du responsable du service social du CHR et un indigent avec la collaboration d'un major de CSPS rural puisqu'il avait déjà reçu une exemption de paiement des soins. Ainsi, trois hommes et trois femmes ont fait partie de l'échantillon des particuliers.

Tableau 23 : Les répondants aux entrevues individuelles

	SEXE	PROFESSION	FORMATION
INTÉRESSÉS	M	Responsable ONG	Médicale
	M	Chef d'entreprise/Pt Comité gestion	?
	M	Eleveur/Pt Comité gestion	Ecole coranique
	M	Gérant DMEG	Terminale
	M	Superviseur ONG	BTS
	M	Responsable programme Nations Unies	Médicale
PARTICULIERS	M	Agriculteur	Ecole rurale
	M	Agriculteur	-
	F	Vendeuse	-
	F	Vendeuse	-
	F	Vendeuse	CM2
	M	Agriculteur	CE2
RESPONSABLES	M	Consultant	Médicale
	M	Directeur	Médicale
	M	Député	Doctorat
	M	Conseiller	Médicale
AGENTS	M	Infirmier CSPS	IDE
	M	Infirmier CSPS	IDE
	M	Médecin	Médicale
	M	Infirmier CSPS	IDE
	M	Pharmacien	Licence
	M	Pharmacien	Pharmacien

Notes : M = masculin ; F = féminin ; pour des raisons éthiques le moins d'informations possibles est donné

Source : auteur

La parité homme/femme a été recherchée dans la sélection des interviewés, mais cela n'a été possible que pour la catégorie des intéressés. En effet, pour les autres catégories d'acteurs, ce ne sont bien souvent jamais des femmes[55] ! Une répartition géographique entre les différents centres de santé du district a aussi été recherchée dans la sélection des participants. Si le tableau précédent ne fournit pas beaucoup d'indication sur les caractéristiques des personnes interrogées c'est parce que nous

---

[55] En juin 2000, on estime le nombre de femmes travaillant dans l'administration burkinabé à 11206 alors que les hommes sont au nombre de 33110, de même on constate la présence de 9 femmes parlementaires contre 102 hommes (UNDP, 2003), voir tableau en annexe. Le 15 septembre 2003 a eu lieu une réunion entre tous les ICP du DS et l'ECD. Une seule femme était présente et par interim puisqu'elle est venue remplacer l'ICP qui n'a pas pu se libérer pour des raisons d'ordre personnel (observation de l'auteur).

avons affaire à un milieu très réduit et de telles indications pourraient faciliter la reconnaissance des participants à notre recherche.

L'ensemble des entrevues des personnes appartenant au groupe des intéressés a été réalisé en langue locale, le Moore, par un sociologue burkinabé. Il a réalisé les entrevues à l'aide d'un canevas produit par l'étudiant-chercheur et adapté préalablement en collaboration avec le sociologue. Toutes les autres entrevues ont été effectuées par l'étudiant-chercheur en français.

3.4　Type d'analyse

3.4.1　Sur le plan théorique

Le modèle d'analyse que nous utiliserons est celui de la logique du modèle transposé (*pattern-matching logic*). Il s'agit en fait, comme l'explique Campbell, (cité dans Tellis, 1997), de confronter nos hypothèses et « variables » prévues à celles que nous aurons déduites de l'analyse des données empiriques, telles que représentées par la figure suivante (Trochim, 1989c).

Figure 13: Le modèle de base de la logique du modèle transposé

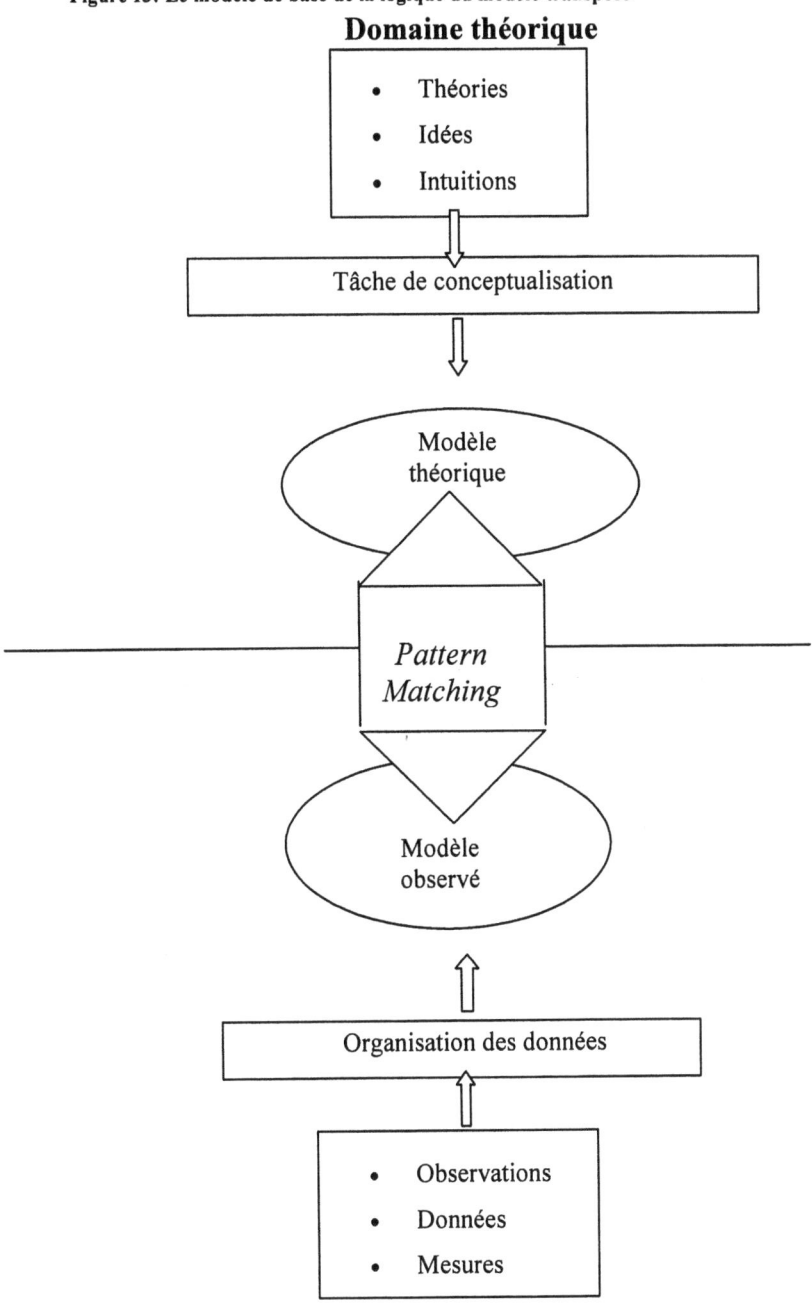

Source : Trochim (1989c)

Ainsi, dans le cas où notre recherche permettrait de confirmer nos hypothèses de départ, cela conférerait à notre équation théorique initiale une certaine validité (Yin, 1994). La pertinence de la théorie des courants (Kingdon, 1995), prolongée pour la phase de la mise en œuvre (Lemieux, 2002), dans un contexte africain pourrait être confirmée par notre recherche. Dans le cas contraire, où les hypothèses de départ ne seraient pas vérifiées, au sens déjà précisé : « *the theory may be incorrect or poorly formulated, the observations may be inappropate or inaccurate, or some combination of both states may exist* » (Trochim, 1989c). Il serait donc ainsi possible soit de réajuster la théorie employée soit de développer de nouvelles hypothèses à la suite de l'étude de nos données empiriques (Pawson, 2002).

3.4.2 Sur le plan des données qualitatives

En ce qui concerne l'analyse des données qualitatives, nous avons utilisé la démarche de l'analyse thématique (Miles, Huberman et al., 2003) puisqu'il s'agissait de réaliser une étude systématique de synthèse de l'ensemble des propos tenus par les participants. C'était le meilleur moyen pour rendre compte, dans sa globalité, de la perceptive émique du concept d'équité et des autres concepts exploratoires utiles à notre recherche. En effet, l'analyse thématique dispose de la double fonction de repérage et de documentation (Paillé et Mucchielli, 2003). Dans un premier temps, chaque verbatim (d'entrevue individuelle ou de groupe, de compte rendu de rencontre ou d'observation) a été lu plusieurs fois afin, d'abord d'en dégager un premier sens général et, ensuite, de nous permettre une meilleure appropriation du matériel. Pour systématiser cette étape, nous avons produit des mémos[56]. Ces mémos représentaient nos premiers efforts de condensation des données (Miles, Huberman et al., 2003). Il s'agissait notamment de sélectionner certaines données particulièrement pertinentes, de les résumer ou de les paraphraser, tout ceci dans le but de mieux intégrer le contenu du discours. C'était également un premier niveau d'analyse. Au cours de cette étape, certaines rubriques (qui ne constituent pas encore des thèmes) ont été élaborées pour constituer notre première arborescence conceptuelle utile dans la suite du processus. Dans un deuxième temps, chaque *verbatim* a été segmenté selon les plus petites unités de sens envisageables (Kaszap, 1997). Enfin, dans un troisième temps, les *verbatim* ont été transférés dans le logiciel QSR-nudist® (version 4.0) afin de procéder à l'encodage systématique[57]. À l'aide de cet outil, nous avons été

---

[56] Strauss accorde une place centrale à l'opération de *memoing*, à coté de celles de production des données et de leur codage (Oliver de Sardan, 1995).
[57] Au-delà du discours ambivalent sur l'intérêt de l'utilisation d'un logiciel informatique au sein d'une recherche qualitative, nous restons persuadé que cet outil est essentiel au traitement de données, surtout lorsqu'elles sont nombreuses et, dans notre cas, en référence claire à un cadre d'analyse pré-établi (mais non contraignant). Précisons que le logiciel n'est qu'un outil et qu'il n'a pas la prétention de l'analyse. Son utilisation nous permettra, entre autres, de mieux organiser nos données, de rendre le codage plus flexible, de réaliser plus facilement certains croisements et ainsi d'augmenter notre « productivité » (Rice et Ezzy, 1999).

notamment en mesure de réaliser des croisements descriptifs (en fonction des caractéristiques des individus), conceptuels (entre des rubriques), ou encore « inférentiels » (entre des catégories de premier niveau et d'autres, de second niveau (après avoir effectué des inférences)). Les croisements inférentiels n'ont pas à être exhaustifs, ils sont plutôt employés dans un but exemplaire d'explication (Miles, Huberman et al., 2003). Cet encodage, réalisé selon un processus continu et non séquentiel (Paillé et Mucchielli, 2003), se fait à l'aide des rubriques prédéterminées (L'Ecuyer, 1990) dont nous avons déjà parlé. Des mémos ont aussi été produits pour les rubriques les plus importantes ou celles dont la compréhension n'était pas encore évidente. Cela étant dit, ces rubriques n'étaient pas figées, d'autres venaient s'y ajouter au fur et à mesure de la codification et certaines ont ensuite été écartées, précisées ou encore fusionnées. En effet, une fois chaque transcription entièrement passée en revue, ce qui ne veut pas dire qu'à tous les mots un code est attribué, tous les regroupements de segments au sein des multiples rubriques créées ont été étudiés en profondeur, dans le but de transformer, si nécessaire, ces rubriques en thèmes plus explicites « *on ne thématise donc pas tout de suite, et il s'agira alors d'étiqueter provisoirement l'extrait à l'aide d'une rubrique* » (Paillé et Mucchielli, 2003, p. 142). Pour nous soutenir dans l'exhaustivité de la représentation de quelques thèmes et de leurs liens éventuels, liés à la notion de justice sociale ou d'inégalités par exemple, une représentation graphique (ou carte cognitive) de ces derniers a été effectuée à l'aide du progiciel Inspiration® (version 7.5).

Pour illustrer certains propos ou pour appuyer certaines de nos analyses, nous accordons une importante particulière à la présentation de « vignettes », comme « *description concentrée d'une série d'événements que l'on considère comme représentatifs, typiques ou emblématiques dans l'étude de cas en cours* » (Miles, Huberman et al., 2003, p. 157).

3.5 Considérations éthiques

La prise en compte des considérations éthiques dans le cadre de notre recherche doctorale s'appuie notamment sur les directives canadiennes (Conseil de recherches médicales du Canada, 1998), québécoises (Gouvernement du Québec, 1998) et internationales pour les pays du Sud (Nuffield Council on Bioethics, 2002), en matière de recherche auprès de sujets humains. La recherche a été approuvée par le comité d'éthique de la recherche de l'Université Laval (n° 2003-159) et par le très récent comité d'éthique de la recherche en santé du Burkina Faso (2003-017 en date du 4 septembre 2003).

À propos du thème de la recherche, ce dernier nous apparaît comme une réflexion éthique pertinente dans la mesure où il semble inconcevable de ne pas utiliser toutes nos énergies pour que les objectifs d'équité refassent surface dans la mise en place de l'IB. L'utilisation de cette recherche, sa pertinence sociale et le principe du respect de la justice, ne sont donc pas remises en cause, d'autant plus qu'elle se situe dans les préoccupations prioritaires de recherche définies par les pays africains, en général (OMS, 1996) et par ceux organisant l'IB, en particulier (OMS, 1999b; OMS/AFRO, 1999). Nous nous engageons donc dans la production des trois catégories d'avantages, selon les trois conseils (1998) : la production de connaissances, rendre service aux personnes participant au projet et enfin, être bénéfique aux plus pauvres mais aussi à la société dans son ensemble.

Cette recherche a été réalisée en partenariat avec les acteurs concernés par le projet étudié. Les résultats de la recherche sont directement exploitables par ces mêmes acteurs. Leur implication initiale dans l'exploration du sujet est d'autant plus importante qu'ils pourront, à la suite de propositions de pistes d'intervention, s'approprier les résultats et les solutions. Une restitution des travaux et un atelier de réflexion sur la mise en œuvre des recommandations pratiques et d'éventuels nouveaux projets de recherche ont été effectués en mars 2005 dans la capitale et en périphérie. Les avantages à participer à une telle étude sont donc relativement importants. Le cadre de la recherche est la mise en œuvre d'une politique publique où les acteurs, et notamment les communautés, doivent prendre une part importante dans le processus d'implantation. Obtenir, grâce à notre étude, le point de vue émique, celui des acteurs, nous a permis de rencontrer l'un des principes éthiques d'une recherche auprès des êtres humains : le respect de la personne. Obtenir le point de vue des membres de la communauté n'est pas si facile, mais cela demeurait essentiel, notamment dans le champ de la santé publique où cette perspective est trop souvent oubliée (Mooney, 2000). Un effort particulier de présentation de la recherche et de ses buts a été entrepris dès notre arrivée sur le site. Les représentants de la communauté et des services publics (maire, médecin chef du district, directeur régional de la santé, chef de village...) ont été rencontrés, afin de donner toutes les informations nécessaires à la compréhension de cette recherche.

Concernant la méthodologie, une attention particulière a été donnée à la préservation de l'anonymat des personnes interviewées, surtout au niveau des pratiques d'entrevues individuelles. Mais cette préservation de l'anonymat n'a pas toujours été facile à assurer dans certains cas, comme par exemple pour les acteurs incontournables du système de santé (MCD) ou dans les villages, compte tenu de la taille des communautés dans lesquelles nous avons œuvré (de l'ordre de 1 000 habitants dans les villages). En revanche, nous avons assuré nos interlocuteurs que l'ensemble des aspects abordés avec eux conservera un caractère confidentiel permanent. Les entrevues ont été la plupart du temps réalisées dans des endroits neutres et à l'abri du regard des autres. Un consentement libre et éclairé a été demandé aux participants, après les avoir informés sur les avantages et inconvénients de participer. Pour les personnes illettrées, ce consentement a été obtenu oralement au début des groupes de discussion et des entretiens après avoir pris soin de vérifier leur bonne compréhension des objectifs de notre travail. Des mesures sécuritaires ont été prises afin de conserver les données confidentielles (codification, fermeture sous clef...). Dans la rédaction des rapports et d'autres publications, les noms de villes, villages et personnages sont fictifs. Le moins de détails possible sont donnés dans l'ensemble de la recherche pour éviter que certaines personnes ou lieux soient reconnus[58], mais il faut cependant fournir quelques éléments au lecteur pour faciliter la lecture et la compréhension du sujet.

La sélection pour les entrevues des personnes de la catégorie des particuliers, les utilisateurs et les non-utilisateurs, peut comporter certains risques de stigmatisation. Le choix de ces personnes a été effectué avec l'appui du service social de l'hôpital régional, de responsables d'ONG locales et des membres des COGES. En effet, ces personnes connaissent bien leur milieu et sont en mesure de nous proposer des locaux particuliers pour la réalisation des entrevues dans le but de ne pas mettre les « non-utilisateurs » et les indigents en porte-à-faux avec le personnel de santé. En procédant ainsi, nous avons minimisé l'interférence provoquée par notre recherche dans les habitudes de vie locale. Notre présence sur le terrain pendant plusieurs mois selon une perspective anthropologique a facilité également cette réduction du dérangement. Leur consentement à participer a été libre et en connaissance de cause. Ils ont disposé de la possibilité, à tout moment lors de l'entrevue, de se retirer. Nous avons donc attaché une attention particulière au respect des personnes les plus vulnérables.

Les personnes participant aux exercices de cartographie conceptuelle, aux entrevues de groupe ou individuelles ont été dédommagées pour le temps perdu à ne pas travailler (au bureau, dans les champs, etc.) et pour le déplacement. Il ne s'agit aucunement d'une rétribution financière et une explication claire été donnée à chaque personne avant de démarrer la collecte de données. La majeure partie du temps, le dédommagement a été en nature, sous la forme d'un repas ou d'une boisson en guise de remerciement. Quelques dédommagements financiers ont été effectués en suivant les taux (*per diem*) localement en vigueur au sein des projets étudiés.

Enfin, il est essentiel d'ajouter que nous n'avons réalisé aucune entrevue dans le DS de Souna à l'occasion de l'évaluation finale du projet BAC. Pour des raisons éthiques évidentes, nous n'avons pas souhaité nous retrouver devant les mêmes acteurs interrogés lors de notre recherche au moment des discussions à propos de l'évaluation du projet. Cette tâche a été dévolue aux deux autres évaluateurs.

Une dernière note technique s'impose. Dans la suite de la recherche, un certain nombre de citations sont proposées aux lecteurs dans le but d'appuyer nos assertions à l'aide de matériel empirique. Chacune de ces citations est suivie par un code correspondant au type de collecte de données et à son numéro dans nos archives. Ces codes sont conservés par le chercheur dans un endroit sécuritaire. Ils

---

[58] Certaines références seront par exemple incomplètes, le lecteur saura nous pardonner.

sont les suivants : entrevue individuelle formelle (EF), entrevue informelle (EI), *focus group* (FG), observation (Ob), visite (V).

4 Le contexte spécifique de la recherche

Dans ce chapitre, nous traitons du contexte de la recherche en décrivant la région et son contexte social, le district sanitaire et son organisation ainsi que le projet de coopération et ses acteurs.

4.1 La province du Soulou

Le district de Souna est situé dans la province du Soulou, créée en 1984. Au moment de sa création, elle comptait 9 départements. En 1996, le nombre de départements est passé à 13 et elle dispose du portrait suivant : près de la moitié des habitants sont âgés de moins de 15 ans ; près de 70% des villages sont constitués de moins de 1 000 habitants ; la densité moyenne est de 63 habitants par kilomètre carré ; les ménages sont composés de 6,72 personnes ; la grande majorité (86%) est de confession musulmane ; 94% des chefs de ménage déclarent être des agriculteurs (mil et sorgho, 9/10e des surfaces cultivées) ou des éleveurs ; on estime le taux brut de scolarisation avoisinant les 50%, stagnant ces dernières années, et apparemment deux fois plus important pour les filles que les garçons (Direction régionale de l'économie et du développement, 2001). La province du Soulou fait partie de l'une des 13 régions de planification administrative. Cette grande région est l'une des six classées parmi le groupe des régions les plus pauvres du pays. En outre, l'incidence de la pauvreté a cru de 7,7% entre 1998 et 2003, ce qui fait de cette région administrative la plus pauvre du Faso (ministère de l'Economie et du Développement, 2004a).

Selon le dernier rapport réalisé spécifiquement sur le Burkina Faso par le PNUD, la province du Soulou a vu sa position dans l'échelle de la pauvreté humaine des 45 provinces du pays passer de la 8e place en 1991 à la 17e place en 1998 (UNDP, 2003)[59]. Lorsque l'on se réfère à l'indicateur du développement humain (IDH), on apprend que le Soulou est situé au troisième rang dans le pays en 1998. En revanche, l'étude des différents indicateurs composant l'IDH révèle que la province est située dans le peloton de queue concernant l'alphabétisation et la scolarisation. La province se positionne à la 26e place du taux de croissance annuel du taux brut de scolarisation et à la 38e place du taux de croissance annuel du taux d'alphabétisation. Le taux d'analphabétisme est de 79,03% en 1998, ce qui situe le Soulou dans la moyenne nationale (UNDP, 2003).

Nous ne disposons pas de données précises concernant la situation sanitaire des habitants de cette province. Cependant, à partir des données traitées par un

---

[59] Mais il nous faut rester très prudent sur ces données de l'organisation des Nations Unies, tel que le préconise très bien Naudet (2002), car lorsque l'on regarde de plus près les cinq indicateurs permettant de réaliser ce calcul, la définition d'au moins deux d'entre eux nous parait peu valide dans le contexte (i.e accès aux soins et insuffisance pondérale).

chercheur français, nous pouvons obtenir certaines indications intéressantes. Pour les besoins de son étude, il a découpé le pays en six régions dont une comprend neuf provinces dont celle du Soulou (rurale Nord). C'est uniquement dans cette région rurale et dans les grandes villes, que l'on a vu, au cours des années 1990, une réduction de la mortalité des enfants. Le taux de mortalité infantile est passé de 171,6$/^{000}$ en 92-93 à 133,1$/^{000}$ en 98-99 et le taux de mortalité infanto-juvénile de 234,0$/^{000}$ à 212,1$/^{000}$ (Lachaud, 2002). Cependant, cette réduction *absolue* ne s'est pas traduite par une réduction *relative*. Autrement dit, si les enfants meurent moins dans cette région que dans les autres, les écarts de mortalité entre les sous-groupes de la population ne se sont pas réduits[60]. La figure suivante résume les travaux de Lachaud (2002) et montre que dans la région comprenant la province du Soulou la mortalité des enfants a été très réduite mais les inégalités de mortalité sont restées stables entre 92-93 et 98-99.

Figure 14 : Évolution de l'inégalité et de la mortalité infantile et infanto-junévile entre 92-93 et 98-99

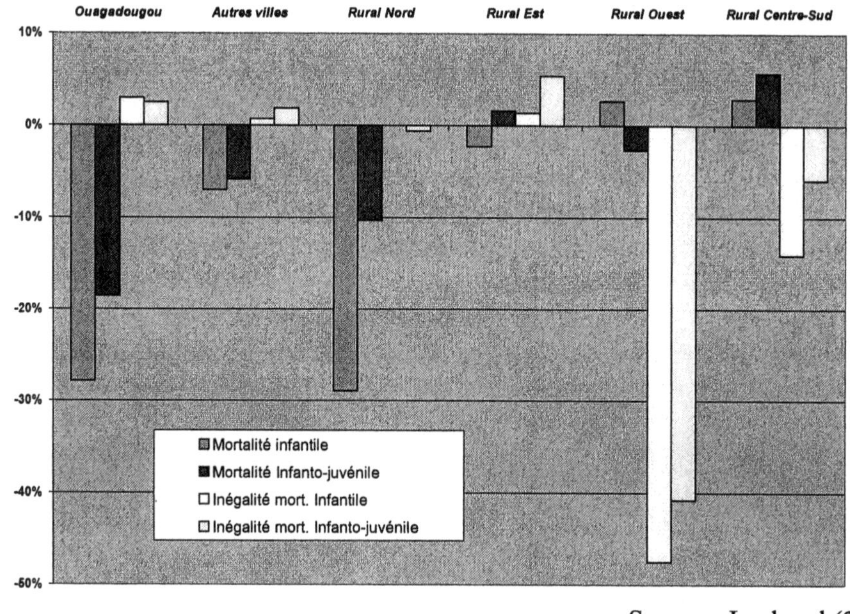

Source : Lachaud (2002)

4.2 L'organisation sociale

Cette recherche se déroule dans un contexte social particulier dont il faut dresser un portrait succinct. Cependant, force est de retenir qu'il ne s'agit pas d'une recherche d'anthropologie et nous limitons ainsi cette section à la présentation des caractéristiques essentielles pour comprendre, dès maintenant et lors de la

---

[60] Pour des détails méthodologiques concernant l'indicateur utilisé pour mesurer les inégalités, l'indice de concentration prenant en compte le niveau de vie des ménages, voir Lachaud (2002).

discussion, dans quelle réalité la mise en place de l'IB se situe. On insistera notamment sur les éléments utiles à la compréhension des valeurs et de la notion d'équité, thème central de la présente recherche. Le lecteur passionné par la construction sociale de la société Mossi, toile de fond de notre travail, pourra se reporter aux ouvrages qui nous ont été indispensables pour remonter dans le temps et mieux appréhender l'histoire et l'importance ancienne de la religion musulmane ou, plus récemment, protestante (Pacere, 1979; Badini, 1994; Kouanda, 1995; Ouedraogo, 1996; Laurent, 1998b, 1998a; Ki-Zerbo et Holenstein, 2003).

En 1896, après avoir détruit une bonne partie du territoire, les Français prennent Ouagadougou, capitale de l'Empire et, en très peu d'années, l'ensemble du *Mogho* (territoire où vivent les Mossi) est soumis. Pacere, dont le titre de l'ouvrage est on ne peut plus clair : Ainsi on a assassiné les Mossi ; décrit cette conquête féroce par les mots suivants : "*La conquête de tout le pays se fera sous l'idée de la destruction de tout l'édifice traditionnel et de tous les responsables ; s'il y a eu préservation dans certains domaines, cela aura été justifié par des transformations ou des prévarications au bénéfice des visées coloniales »* (Pacere, 1979, p. 95). C'est pendant cette période coloniale que le mouvement de conversion à l'Islam prend de l'ampleur bien qu'il ne faille pas effectuer de liens de causalité (Kouanda, 1995). A Souna, par exemple, la population musulmane s'est accrue de 170% entre 1909 et 1936, passant de 40.000 à 108.000 adeptes (Hamidou, D. tel que cité par Kouanda, 1995).

Ensuite, le *Mogho* sera intégré à la colonie du Haut-Sénégal-Niger jusqu'en 1919 puis, la Haute-Volta est créée (3,3 millions d'habitants) pour ensuite disparaître en 1932 et être partagée entre les territoires voisins (Côte d'Ivoire, Niger, Mali). Il semble que ce soit pour des raisons politiques et électoralistes ainsi que pour faire plaisir au *Mogho naaba* (le chef du territoire Mossi, basé à Ouagadougou), que l'autorité coloniale décidera de reconstituer la Haute-Volta en 1947. Puis, aux premiers jours de l'indépendance, les politiciens firent tout pour éloigner les chefs traditionnels Mossi du pouvoir, ces derniers allant ainsi rejoindre les partis d'opposition, puis retrouvaient leurs privilèges en 1966 à la faveur de la fin de l'avènement de la première république. C'est au cours de la période révolutionnaire sankariste que la Haute-Volta fut baptisée Burkina Faso en 1984 et que les élites traditionnelles Mossi furent les plus combattues, pour des raisons idéologiques évidentes. Leur rôle dans le renversement sanglant du capitaine Sankara pour reprendre position sur l'échec du pouvoir est admis par certains (Ouedraogo, 1996).

La population du territoire des Mossi était évaluée en 1985 à environ 4,7 millions de personnes auxquelles il faut ajouter les deux millions vivant dans les pays limitrophes. Le *Mogho* occupe le centre-est de Burkina-Faso et est composé de 19 ou 20 royaumes[61]. Pacere (1979) fournit un organigramme très précis de la vie politique du *Mogho* avant la colonisation, ainsi qu'un détail de l'organisation des royaumes décentralisés, « excentralisés » et déconcentrés. Le pouvoir politique est très hiérarchisé et sa composition peut-être résumée par i) le *Mogho naaba*, ii) les chefs de royaume dépendants ou chefs de canton (*ke'mbe'mba*)[62] et iii) les chefs de village (*tengnaaba*). Globalement, il s'agit d'un groupe patrilinéaire gérontocratique. Ce sont les plus anciens dans le lignage ou actuellement les chefs de famille qui décident des unions entre futurs époux. L'épouse reste une étrangère du lignage du mari alors que l'enfant, lui, est la propriété de ce dernier (Taverne, 1999). Evidemment, dans la société moderne, ces droits coutumiers sont discutés et l'identité collective est en mutation en raison des nombreuses influences extérieures (Laurent, 1996a, , 1998a), mais ils n'en demeurent pas moins les fondements de la société Mossi.

Bien que certains puissent montrer que deux grandes catégories subsistent dans la société Mossi (les guerriers mossi et les autochtones), nous pouvons toutefois distinguer : les nobles, les gens de la force, les autochtones possesseurs de la terre et les gens de métier. La société s'articule donc essentiellement entre les gens du pouvoir (*naam*) et les gens de la terre (*tengbiise*) (Laurent, 1998b; PNUD, 2000). Les Mossi, l'un des 60 groupes du pays, forment l'un des groupes les plus structurés, ils « *ont une mentalité totalement disciplinée de l'ordre, aimant s'effacer devant leurs chefs en présence desquels ils adoptent des attitudes humbles, même humiliantes, face contre terre, obéissant toujours, exécutant tout ordre dès qu'il émane d'une autorité supérieure* » (Balima, A., tel que cité par PNUD, 2000, p. 136).

4.3 La solidarité chez les Mossi

Les Mossi forment un groupe social suffisamment particulièr pour avoir suscité de nombreux travaux de recherche ethnologiques ou sociologiques. Pour mieux cerner la notion de solidarité chez les Mossi, nous avons donc procédé à une recension des écrits, mais celle-ci est très partielle. Le sujet de notre recherche n'étant pas exclusivement centré sur cette notion, nous avons exploité uniquement quelques articles ou ouvrages suffisamment pertinents pour nous donner une vision globale du concept.

D'abord, précisons d'une façon générale qu'en Afrique comme ailleurs, le don est une opération qui aboutit à la création d'un lien très fort entre les individus. Il est générateur de « l'entre-soi » (Laurent, 1998b). Et ce lien perdurera tant que la

---

[61] Selon les auteurs, d'après (Laurent, 1998b).
[62] Ouedraogo précise que le chef du canton avait des responsabilités de santé publique et devait alerter les autorités en cas d'épidémie (Ouedraogo, 1996).

contre-prestation[63] n'aura pas eu lieu. D'autres auteurs parlent de dépendance/protection pour illustrer ce phénomène en Afrique (Raynault, 1990). Cependant, nous savons que la crise actuelle en Afrique, sur fond d'ajustement structurel, « *oblige les individus à devoir de plus en plus compter sur eux-mêmes dans un climat de tension créatrice entre un individualisme de nécessité et une éthique de la solidarité communautaire toujours vivace* » (Marie, 1997b, p. 412). Au Mali, Vuarin (1993) a noté que la solidarité est présente pour les membres d'un collectif mais inexistante pour ceux qui n'ont pas la chance d'y être insérés ou qui y sont étrangers. Notons aussi que l'équipe d'un ouvrage récent sur l'Afrique des individus conclut ses travaux plus positivement. Ils précisent que l'éthique de la solidarité est plus que jamais présente dans cette période de crise (même s'ils annoncent ensuite qu'il y a une crise de l'ordre communautaire), et ce, pour trois raisons : i) elle demeure la seule forme de sécurité sociale accessible, ii) elle doit perdurer au nom d'investissements anciens car personne n'est à l'abri d'une dégradation de sa propre situation, et iii) elle reste un principe incorporé dans les habitus de la société (Marie, 1997b). Qu'en est-il pour les Mossi ?

Chez les Mossi, le don est à l'origine, en partie[64], de la création de liens sociaux permettant « *l'existence d'un " être ensemble " villageois* » (Laurent, 1998b, p. 235). Laurent (1998b) précise que même si le don va créer un lien de dépendance réciproque, il participe également à la sécurisation d'un certain nombre de personnes exclues, en marge de la société. Ce qui implique que cette même personne exclue doive nécessairement intégrer un réseau de solidarité. Déjà, en 1971, une recherche sur les changements sociaux dans l'ouest Mossi démontrait que la cohésion sociale disparaissait au fur et à mesure de l'affaiblissement des principes d'autorité entraînant la dégradation des formes de solidarité traditionnelles (Kohler, 1971). Dans son analyse des formes traditionnelles de coopération pour les travaux agricoles, l'auteur affirme que les paysans pauvres n'ont plus la possibilité d'organiser de telles entreprises, essentiellement pour des raisons politiques et économiques. En d'autres termes, ceci nous laisse à penser que les indigents, qui eux ne possèdent aucun capital (tant économique que social et, *a fortiori*, politique) sont confrontés à l'impossibilité d'organiser, de leur propre chef, un réseau d'entraide. Cette exclusion serait finalement la conséquence d'un capital social que l'on pourrait qualifier de négatif, suivant ainsi cette bipolarité (positif contre négatif) du capital social (Lévesque et White, 1999).

Le sociologue burkinabé Bernard Ledea Ouedraogo a consacré un ouvrage entier à l'entraide villageoise dans le contexte du développement et des groupements de paysans chez les Mossi (Ouedraogo, 1990). Il décrit comment la colonisation

---

[63] Vuarin montre comment, à Bamako, s'instaure une politique de surenchère des contre-dons et il relève l'importance du capital social dans l'entraide. Sans ce dernier, il est impossible, en cas de besoin, d'atteindre la personne-ressource qui saura nous aider et pour ce faire, il faut non seulement constituer ce capital, mais aussi l'entretenir (Vuarin, 1994).
[64] Notamment à travers l'analyse du déroulement des funérailles.

impose la destruction de la société traditionnelle et crée de nouvelles classes sociales. Il montre également que, malgré cela, perdurent des associations traditionnelles, qui cherchent à maintenir des rapports égalitaires et une solidarité sociale. Il décrit ensuite en détail six pratiques d'entraide que sont : le kombi naam, le sosoaga, le sôngtaaba, le garé, le kin-naam et le borôndo.

Hannequin (1990) parle d'éclatement de la notion de grandes familles à la suite d'une étude dans un village Mossi. De plus, Laurent (1998a), dans sa recherche sur les conversions aux Assemblées de Dieu chez les Mossi, explique que la conversion est un des moyens pour s'éloigner de l'entourage proche et pour organiser des rapports sociaux plus autonomes, sans pour autant revenir sur les traditions ancestrales. De temps à autre, cela peut aller plus loin, comme cette personne qui s'est convertie afin d'être capable d'accumuler pour elle, et ne plus être obligée de maintenir l'entraide. L'anthropologue parle de déchirements du tissu social, de segmentation de la société, de montée de l'intolérance et de l'exclusion, de désertion de la socialité. Et c'est pour survivre et lutter contre tout cela que certains se tournent vers la conversion. Mais, il nous rassure un tant soit peu en précisant que c'est aussi une façon :

> de diversifier les stratégies de sécurisations socio-économiques et donc également le métissage du divin. [...] Il est moins question, à travers ce type de conversion, de la destruction du lien social, que de sa transformation et, dans ce sens, le maintien des liens de communauté serait l'expression d'une modernité africaine (p. 86)

Que se passerait-il dans le cas où l'indigent serait considéré comme étranger à la communauté ? La thèse de Laurent (1998) nous permet aussi de préciser que selon la culture Mossi, « *une personne inutile pour la société est celle qui ne connaît pas la honte (yande), c'est à dire qui ne peut pas respecter les règles de vie du groupe, dans la mesure où il ne possède ni le tagosgo, ni le yam*[65]. *Il est alors simplement considéré comme yalma, c'est-à-dire bête* » (p. 189). L'entraide, si elle existe, peut-elle s'exercer à l'intention d'une personne considérée comme bête et incapable d'obliger des débiteurs ou d'honorer des dettes? D'autant plus que le sentiment identitaire, dans les villages Mossi, fait d'abord référence au quartier (Laurent, 1995). L'aire de responsabilité d'un CSPS dépasse toujours le simple village. Or, il semble bien que « *l'identité villageoise, et à plus forte raison une identité supra-villageoise [...] n'existe pas* » (Laurent, 1998b, p. 247). Cela aura-t-il une influence sur notre proposition de solidarité entre les utilisateurs du CSPS? Cette entente n'allant pas de soi, il s'agirait donc de l'inventer ou de voir comment la population pourrait s'approprier cette invention. Est-ce déjà le cas pour le comité de gestion ?

---

[65] Tasosgo : réflexion, pensée. Yam : intelligence, dans le sens de la qualité de celui qui est malin.

De plus, il semble bien que les villageois, dans le contexte de cette recherche chez les Mossi, ne vivent pas « en paix communautaire ». Cette notion a déjà été avancée par Kohler (1971) qui précisait que les valeurs communautaires (encore présentes dans les esprits) n'étaient plus vraiment appliquées et ce, aux dires des cultivateurs, pour des raisons d'ambition personnelle, de mésentente générale ou de rapports de force. C'est précisément pour cette raison que les villageois tentent d'inventer une paix interne par l'entremise d'une coopérative, (subterfuge) préalable à l'arrivée de projets de développement (Laurent, 1998b). Ainsi, les membres de la communauté s'organisent et se « mettent en spectacle » pour répondre aux attentes et demandes des donateurs (par la construction d'un bâtiment en dur, par exemple).

Ainsi, devons-nous être circonspect concernant la volonté oblative des Mossi car, comme le rappelle si bien le philosophe Mossi, Amadé Badini (1994) :

> Le régime d'inégalité intrinsèque entre les hommes, comme fondement de l'autorité (des instances supérieures sur les éléments inférieurs) est un des éléments majeurs de la croyance moaga. On croit ici, comme chez beaucoup d'autres peuples, qu'une inégalité foncière est nécessaire à la vie sociale. A côté du fait que " même les doigts d'une même main, n'ont pas la même longueur ", les Mossi affirment que *Silgra riti wili gyèse, singa pinda*[66]. Plusieurs autres proverbes et dictons reconnaissent et affirment que l'inégalité physique, morale, matérielle des hommes est la base de la vie sociale. Et même de l'harmonie sociale : *Rogdo bela yibu pa fugd taba yé*[67] (p. 110)

Pacere (1979) alla même jusqu'à affirmer que l'organisation des Mossi « *dénote d'une rigueur totale (p. 93)* » bien qu'il précise plus loin que l'équilibre du Mogho demeure fragile. Cependant, Laurent nous apaise en maintenant que « *" l'entre-soi " demeure plus intense que partout ailleurs* » (Laurent, 1996b, p.92), reposant sur « *l'invention de nouvelles règles de vie commune et sur la valorisation des échanges oblatifs qui créent des liens entre individus* » *(p. 92)*.

L'exemption du paiement pour les indigents ne pourra fonctionner que si les utilisateurs-payeurs acceptent, en quelque sorte, de faire un don. Mais dans ce cas, le don sera anonyme et institutionnalisé, quoique géré et coordonné par les membres de la communauté (dans la limite de leur représentativité). Ainsi, la question qui survient est celle de la réciprocité du don. La vérification de notre hypothèse concernant la solidarité (les indigents ne paient pas les soins, mais en contre-partie tous les autres doivent payer, et peut-être un peu plus) nécessite une

---

[66] L'épervier mange, pendant que la branche sur laquelle il s'est posé, le regarde, sans avoir à manger à son tour (cela à commencé depuis longtemps).
[67] Deux marmites de grosseur égale ne peuvent se couvrir l'une l'autre. Ce qui suppose qu'il faut une plus petite que l'autre pour en servir de couvercle.

acceptation de la non-réciprocité du don. Car, comme Marcel Mauss le précisait déjà dans les années 1960, le don est toujours suivi d'un contre-don, différé dans le temps (Marie, 1997a) ; mais surtout, se soustraire au caractère obligatoire et sacré du don provoquerait ce qu'il appelle la déchéance sociale. L'indigent sera incapable de rendre ce don dans le cadre d'un système d'exemption et ainsi restera toujours dans la catégorie des dépendants. Mais ceci est valable uniquement dans le cas où, d'une part, les utilisateurs du service de santé sont informés de ce mécanisme de solidarité et, d'autre part, si celui-ci est perçu comme un don. L'idéal serait donc qu'aucune des deux propositions ne soit perçue par les utilisateurs-payeurs. Car si ce n'est pas le cas, les « donateurs » se retourneront un jour ou l'autre vers leurs créanciers.

À la suite de cette lecture de l'organisation sociale des Mossi, il est possible de relever trois points fondamentaux (il ne s'agit évidemment que d'une représentation archétypale) qui nous permettront, au fur et à mesure de la recherche, de mieux comprendre les données empiriques :

- Une solidarité toujours importante mais qui s'effrite
- Une organisation sociale hiérarchique, stricte et qui recherche la stabilité
- Une croyance à l'inégalité « naturelle » entre les êtres humains indispensable à l'harmonie sociale

4.3.1 Le district sanitaire de Souna

La recherche a été menée dans l'un des cinq districts d'une région sanitaire du pays. Cette région, jadis formée des districts de Riga, de Souna, de Bakou et de Missi est, à la suite des modifications intervenues dans le découpage sanitaire du pays, actuellement constituée des districts de Dojo, de Toumi, de Bakou, de Missi et Souna. Cette région sanitaire se confond désormais à la région administrative, à la suite de la loi n° 2001-031/AN du 02 juillet 2001 créant des régions administratives. Elle compte quatre communes urbaines, 27 communes rurales, 31 départements et 816 villages. L'activité économique de la région est dominée par l'agriculture, l'élevage et le commerce. La région compte en 2002, les formations sanitaires suivantes :

Tableau 24 : Formations sanitaires de la région en 2002

District	CSPS	CM	CMA	CHR	Privées	Confessionnelles	Para-publiques	Forces armées
Souna	46*	1		1	5	2	1	1
Missi	14	1						
Bakou	14		1		1			
Dojo	35		1		1			
Région	**109**	**2**	**2**	**1**	**7**	**2**	**1**	**1**

* : il faut ajouter 14 dispensaires et neuf maternités qualifiés d'isolés, car ils ne forment pas un tout (un dispensaire + une maternité + un DMEG) nécessaire à l'appellation de CSPS.

Source : (DEP, 2002b)

Le district sanitaire de Souna comprend une grande partie de la province du Soulou (neuf départements), l'autre partie de la province (quatre départements) étant de la responsabilité du district sanitaire de Missi. Il s'agit d'un district hors normes par l'ampleur de la population dont il a la responsabilité et par le nombre de formations sanitaires. La population totale en 2002 est de 483 602 habitants selon le DS (DS OHG, 2002). Compte tenu de la superficie du territoire, l'ECD l'a découpé en trois zones médicales (ZM) pour faciliter les activités de supervision et de coordination : zone médicale de Souna (où se trouve l'ECD et le CHR), de Toumi (qui devient un district à part entière en 2003) et de Outhi. La répartition des formations sanitaires par département du district est la suivante.

Tableau 25 : **Nombre de formations sanitaires, d'habitants et ratio population/formations sanitaires par département**

Départements	Nombre de formations sanitaires	Population	Ratio
Souna	7	40 478	5 783
N	4	27 313	6 828
Oula	4	42 538	10 635
T	6	27 972	4 662
Z	1	16 115	16 115
Commune de Souna	21	79 864	3 803
Toumi	7	65 676	9 382
Bassi	2	20 871	10 436
B	3	19 410	6 470
L	1	6 505	6 505
Ta	2	21 919	10 960
Outhi	4	42 005	10 501
K	7	39 454	5 636
Ka	1	9 534	9 534
Ba	4	23 948	5 987
TOTAL	**74**	**483 602**	**6 535**

Source : (DS OHG, 2002)

Le district est relativement dépourvu en personnel par rapport au reste de la région sanitaire et du pays lorsque l'on compare les données suivantes :

Tableau 26 : **Comparaison du nombre d'habitant par CSPS et personnel de santé entre le DS, la DRS et le pays**

Nombre d'habitants par	District	Région	Burkina
CSPS	15 024	9 995	11 536
Infirmier d'État/IB pour	5 902	4 142	3 808
Sage femme/Maïeuticien d'État	123 947	47 368	28 002
Médecin	247 893	83 805	37 538

Source : (DEP, 2002a)

En 2003, seulement 40% des Centres de santé et promotion sociale du DS disposent du minimum requis pour que la formation sanitaire soit qualifiée de fonctionnelle, soit la présence d'au moins trois agents de santé. Sur l'ensemble de ces formations sanitaires, seules huit disposent d'une ligne téléphonique et trois d'un système de radio-télécommunication (DS, 2003). Ce district est l'un des rares du pays à ne pas disposer de CMA, structure de référence de district, car, selon la terminologie locale, il est centré sur un CHR. Autrement dit, les patients devant être référés au sein de ce DS par les formations de première ligne le sont directement vers le CHR, sans passer par un CMA, contrairement à la logique pyramidale burkinabé.

En ce qui concerne la situation sanitaire, les données issues des registres des formations sanitaires, relevant les pathologies des personnes qui consultent, montrent que la principale cause de morbidité reste le paludisme (36 000 cas en 2003, environ 36%), dans des proportions comparables au reste du pays (DEP, 2002a), bien qu'il faille rester prudent sur l'ampleur des diagnostics palustres dans des sociétés où tout symptôme de fébrilité est associé à cette maladie (Roger, 1993). L'utilisation des services de santé de première ligne dans le district suit la même tendance que le niveau national mais reste en deçà de la moyenne du pays. Après une chute constante depuis la fin des années 1970 (à l'exception peut-être de la période révolutionnaire), il semble que ces dernières années, globalement, les habitants tendent à utiliser un peu plus les services de santé. Mais on est encore bien loin des recommandations de l'OMS, soit un taux d'une nouvelle consultation par an et par habitant.

Figure 15: Taux d'utilisation des services de santé du district et du pays depuis 1979

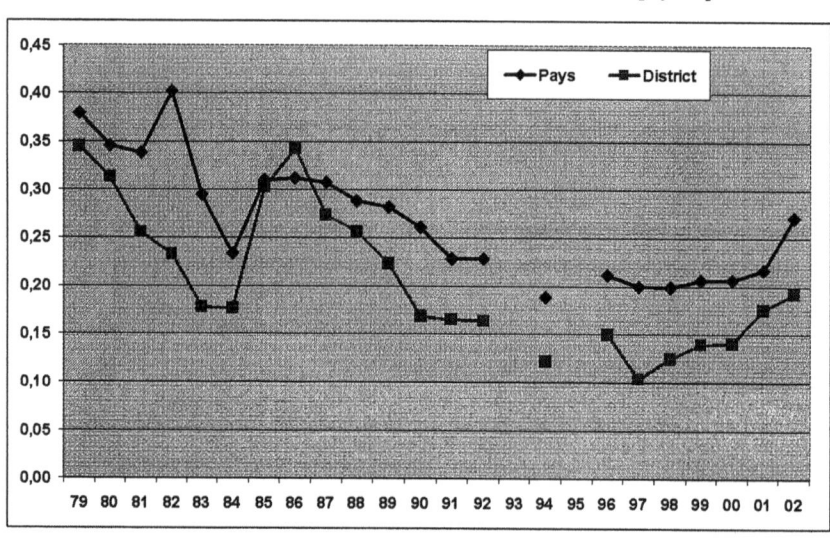

Sources : DEP, compilées par l'auteur. Données manquantes pour les années 93 et 95

Depuis le départ de la seule femme en 2002, neuf hommes forment l'équipe cadre de district (ECD) dont le responsable est le médecin chef, présent depuis une dizaine d'année dans la région. Les formations et fonctions de ces personnes sont présentées dans le tableau suivant.

Tableau 27 : Liste des personnes membres de l'ECD en 2003

#	Formation	Fonction
1	Médecin	Médecin Chef de District
2	Infirmier breveté	Responsable PEV (vaccination)
3	Gestionnaire des hôpitaux	Responsable du service administratif et financier
4	Gestionnaire des hôpitaux	Gestionnaire assistant
5	Technicien supérieur de la santé	Responsable CISSE (système d'information)
6	Infirmier diplômé d'État	Adjoint CISSE (système d'information)
7	Préparateur en pharmacie	Responsable DRD (pharmacie)
8	Infirmier breveté	Responsable programme Ver de Guinée
9	Technicien d'hygiène et d'assainissement	Responsable SIECA (hygiène et assainissement)

Source : auteur

Toutes ces personnes ont suivi la formation initiale en gestion de district, en novembre 2001. Pour réaliser leurs activités de supervision, cette équipe dispose de quelques motos et d'un seul véhicule 4x4 pour se rendre en périphérie. Lorsqu'il s'agit d'effectuer les activités de monitorage semestriel ou encore de supervision des journées nationales de vaccination (JNV), l'équipe est contrainte de quémander, pas toujours avec succès avons-nous remarqué[68], des moyens de locomotion auprès de ses partenaires.

BAC est l'une des ONG oeuvrant dans le DS, mais comme partout au Burkina, une myriade d'organisations intervient directement auprès des populations. Cela n'est pas sans causer quelques problèmes, notamment l'importation de médicaments usagés d'Europe[69], quelquefois périmés, souvent absents de la liste des médicaments essentiels et parfois employés comme mode de production de revenus supplémentaires pour les infirmiers les moins vertueux (EI[70] 8). Cela étant dit, outre ces comités de jumelage et autres associations de quartier, quelques ONG appuient, à l'instar de BAC, l'ECD dans la mise en œuvre de la politique nationale ou de ses instruments (tableau 28).

---

[68] Lors de notre présence sur le terrain, le MCD nous explique qu'une des ONG auprès de laquelle il a demandé un prêt de véhicule pour les JNV lui a opposé un refus car « le véhicule est trop neuf » et ils ne veulent pas prendre le risque de l'abîmer.
[69] Nous avons notamment vécu une telle discussion un soir à l'aéroport de Ouagadougou où nous tentions d'expliquer la politique sanitaire nationale à quelques jeunes Français venus, dans le cadre d'un jumelage entre villes, avec pleins de cartons de médicaments.
[70] EI = entrevue informelle.

Tableau 28 : Partenaires du district sanitaire en 2003

Partenaires	Domaines d'intervention
Partenaire 1	sida et IST
Partenaire 2	sida et IST
Partenaire 3	sida et IST Prévention de la transmission mère-enfant du VIH Santé communautaire Santé maternelle et infantile
Partenaire 4	Santé maternelle et infantile Prévention de la transmission mère-enfant du VIH
Partenaire 5	Santé infantile et nutrition

Source : auteur

Outre les programmes verticaux (par. ex. lutte contre le ver de Guinée) ou nationaux (PADS), il faut ajouter à cette courte liste un projet d'envergure régionale dans le domaine de l'hydraulique villageoise. Il a notamment fourni quelques motos pour certains CSPS (supervision des hygiénistes).

4.3.2 Le projet de coopération dans le district

Dans ce chapitre, nous résumons l'histoire de la mise en œuvre du projet qui sert d'étude de cas à la présente recherche, en l'analysant au regard de l'importance de la prise en compte de l'équité.

Dès 1987, BAC envoie ses premiers expatriés au Mali et en Mauritanie. Cette ONG dit, sur son site Internet, consacrer l'ensemble de sa mission à la réalisation de trois objectifs : « *1) assurer à tous et partout l'accès à des soins de qualité, principalement dans le domaine pharmaceutique ; 2) promouvoir l'usage rationnel du médicament dans l'intérêt de la Santé Publique ; 3) permettre aux populations d'acquérir une autonomie* ».

Au Burkina Faso, BAC développe des projets depuis 1989 dans différentes provinces du pays, notamment à l'Ouest : A (de juin 1992 à juin 1998), B (d'octobre 1992 à juin 1998), C (1994) et D (début 1995 à avril 1999)[71]. Sa contribution à la mise en œuvre de l'IB au Faso a fait l'objet de la rédaction d'un rapport spécifique (Chastanier et Soulama, 1995). Plusieurs thèses de pharmacie (par. ex. Guironnet, 2000) ou mémoires d'étude (par.ex. Pitois, 1995) ont été soutenus par des expatriés de cette ONG à la suite de leur implication dans les projets burkinabé. L'ONG dispose de l'appui financier de différents partenaires bilatéraux ou multilatéraux. Le financement global des projets de BAC au Burkina Faso avant le démarrage en 2001 du présent projet dans le Nord, a été d'environ 850 millions de francs CFA.

---

[71] Pour des données sur le système de soins dans cette région, voir la thèse de A. Meunier (1999).

D'après les informations obtenues auprès de l'ONG, en 1998, à la suite d'un besoin exprimé par la Direction régionale de la santé de Souna, et fort de son expérience dans l'Ouest, BAC s'est proposée d'intervenir dans cette grande région où les habitants de trois des quatre districts ne disposaient pas d'une bonne accessibilité aux médicaments essentiels. Il s'agit du cinquième projet de l'ONG dans le pays (EI 12). Pour des raisons liées au délai de traitement des dossiers de la part des bailleurs de fonds, ce projet n'a pu démarrer ses activités qu'en 2001, soit trois ans après sa formulation. Dans son premier rapport d'intervention, l'ONG précise :

> Malgré ce décalage, ces objectifs sont restés d'actualité et sa justification était d'autant plus renforcée que depuis 1998, la région sanitaire de Souna n'avait pas significativement progressé au niveau de la mise en œuvre de la Politique Nationale Pharmaceutique. Seule une phase d'évaluation et de ré-identification des Centres de Santé et de Promotion Sociale (CSPS) appuyés au niveau des trois (3) districts sanitaires prévus, a du être entreprise en début de projet (BAC, 2001).

Comme nous le verrons, les actions précédentes dans le DS de Souna du projet de la Banque mondiale (PDSN) ne répondaient qu'à une faible partie des besoins d'infrastructures sanitaires (13 dépôts MEG construits par le PDSN). Ainsi, ce DS, tout comme le reste de la région, est en 2001 très en retard dans la mise en place de l'IB, « *c'est pour cela que l'on nous a envoyé là-bas* » (EI 12) nous dit un membre de BAC. Le quatrième district de la région, à l'époque, Riga, n'est pas ciblé par l'intervention car une autre ONG est présente sur place depuis quelques temps et selon la même approche.

Le projet débute donc en janvier 2001 avec un budget prévisionnel de l'ordre de 940 000 € pour trois ans, cofinancé par deux donateurs institutionnels (48% et 38%) et BAC (14%). L'appui financier aux structures du ministère de la Santé, sans prendre en compte les frais de fonctionnement de BAC (ce qui a fait l'objet d'une question/critique d'un gestionnaire de DS lors de la journée de restitution de l'évaluation finale du projet[72]), a été de 226 080 186 F CFA durant trois années, dont près de la moitié pour le district de Souna, avec la répartition suivante :

---

[72] Un rapide calcul de notre part montre qu'en effet, lorsque l'on compare les 226 millions de dépenses annoncées par le responsable du programme lors de cette journée aux 940.000€ de budget prévisionnel, cela constitue 37%. Ainsi, les 63% de dépenses restantes ont été employées à l'ensemble des frais de fonctionnement de l'ONG mais aussi aux activités de supervision du programme.

Tableau 29 : Répartition de l'appui financier de BAC entre 2001 et 2003, en F CFA

	2001	2002	2003	TOTAL	% TOTAL
DRS	1 008 888	2 227 087	8 588 225	11 824 200	5,23%
DS Souna	72 851 986	12 826 903	25 803 731	111 482 620	49,31%
DS Missi	25 743 464	4 754 310	12 291 840	42 789 614	18,93%
DS Bakou	36 717 472	5 238 110	18 028 170	59 983 752	26,53%
TOTAL	136 321 810	25 046 410	64 711 966	226 080 186	100%

Source : BAC

Plus de la moitié du financement octroyé directement aux opérations dans le DS de Souna a été consacré aux infrastructures et environ 20% à l'achat des MEG fournis dans le cadre de l'IB.

Les objectifs du projet de BAC ont été déterminés en lien avec l'Initiative de Bamako, la politique sanitaire nationale et en accord avec le Plan national de développement sanitaire 2001-2010 (BAC, 2001, , 2003b). Ainsi, l'objectif général annoncé du projet est d'améliorer l'accessibilité géographique et financière aux MEG et aux soins de santé primaires pour la population de la région du Nord. Pour cela, BAC souhaite mettre en place dans les villages des dépôts pharmaceutiques et former l'ensemble des opérateurs locaux impliqués dans la distribution des MEG. Pour l'atteinte de cet objectif général, BAC s'est fixé trois objectifs spécifiques : i) améliorer l'accessibilité géographique et financière des MEG ; ii) améliorer l'utilisation rationnelle des MEG par les prescripteurs ; iii) renforcer la participation communautaire.

Le projet s'étend sur l'ensemble de la région sanitaire mais vise plus particulièrement 41 formations sanitaires dont 15 bénéficent de la construction d'un DMEG. Il semble que le choix des sites ait été fait en fonction de considérations géographiques (enclavement, répartition) et de besoins (faible capacité opérationnelle des formations sanitaires) (Thiery, 2002). En annexe 4 du présent ouvrage est fournie la liste de ces formations sanitaires ainsi que l'évolution du taux d'utilisation des consultations curatives infirmières entre 2001 et 2003. Pour le DS de Souna, 23 formations sanitaires sont concernées par le projet, dont 10 ont obtenu une dotation initiale en MEG pour le démarrage ou le redémarrage de l'IB.

Les principales activités mises en œuvre consistent en :

- des constructions de dépôts de MEG ;
- des dotations en MEG et matériel médico-technique ;
- des formations des COGES, des gérants, des prescripteurs et des laborantins ;
- un appui « institutionnel » à la DRS et aux DS (matériel, voyages d'études, etc.) ;

- des supervisions et contrôles des DMEG ;
- des séances de sensibilisation de la population (animation communautaire, film) ;
- des dotations en matériel d'hygiène (incinérateurs, poubelles, etc.).

La mise en œuvre effective du projet BAC a nécessité des ressources humaines propres (quatre expatriés, deux agents locaux, du personnel de soutien) mais aussi du personnel de l'État en poste dans la région sanitaire. Témoignage d'un fort roulement du personnel expatrié, sans compter le responsable du projet, ce ne sont pas moins de huit personnes qui ont travaillé en trois ans pour le projet.

5 Le processus d'implantation de l'IB

Dans ce chapitre, fidèle à notre cadre conceptuel, nous décrivons le processus de mise en œuvre de l'IB au niveau national puis au sein du district sanitaire de Souna. Nous avons déjà précisé dans le chapitre deux que les phases d'émergence et de formulation de cette politique publique se déroulent au niveau central; tandis que la mise en œuvre, bien souvent tributaire de l'appui de partenaires au développement, est localisée au niveau d'un district voire d'une région sanitaire. Ainsi, nous ne décrirons ce processus en trois sous-processus qu'en ce qui a trait au niveau national, le portrait pour le DS de Souna s'établissant essentiellement à la phase de la mise en œuvre (et nous verrons que cette dernière a été graduelle). Pour terminer ce chapitre, nous mettrons en relief la place de l'équité dans la formulation de l'IB, spécifiquement au Burkina Faso.

5.1 La mise en œuvre dans le pays

L'émergence, la formulation et la mise en œuvre de l'IB au niveau national est décrite dans les prochaines pages.

5.1.1 L'émergence

Alors que l'IB a été adoptée en 1987 à l'échelle de l'Afrique, il faudra attendre 1993 pour que son implantation soit effective au Burkina Faso. Près de cinq années, au cours desquelles plusieurs actions se sont déroulées, séparent la phase de l'émergence de celle de la mise en œuvre. Ainsi, « *le gouvernement du Faso avec l'OMS/FISE se sont mis d'accord pour prévoir une période transitoire préalable à la mise en œuvre de l'IB. La planification détaillée sera effectuée en 1989 et 1990* » (OMS/FISE, 1989a, p.13).

Dans le but de vérifier la pertinence du concept de recouvrement des coûts pour améliorer la qualité et l'utilisation des services (objectifs de l'IB) dans le contexte du Faso[73], un projet pilote (ou recherche opérationnelle selon les auteurs des rapports consultés) a été mis en œuvre dès 1988 dans une partie du district sanitaire de Tenkodogo (zone de Garengo). Ce projet est financé par la coopération américaine (USAID) et la Banque mondiale. Trois ans plus tard, une évaluation de

---

[73] Il faut cependant souligner que c'est dans les années 70 que le paiement direct a été introduit pour la première fois dans le pays au sein des hôpitaux, des maternités urbaines et des centres médicaux. En 1984, ces fonds sont reversés au Trésor Public dont 25% sont intégrés dans les recettes générales et 75% pour la Caisse Maladie gérée par le MS. Puis, en 1991, les hôpitaux nationaux et régionaux disposent de la capacité de conserver les recettes et c'est en 1993 que les CSPS et CMA auront aussi ce droit (McLees, 1994). Ajoutons que bien avant l'IB des expériences de « recouvrement des coûts » sont organisées dans l'Ouest du pays, notamment par exemple pour trouver les moyens financiers de faire fonctionner la stratégie avancée du PEV (EF16).

ce projet démontrait que les recettes issues de la vente des MEG et de la tarification des actes s'élevaient à 45% des dépenses de fonctionnement des CSPS sans prendre en compte les salaires des fonctionnaires et les investissements nécessaires (McLees, 1994; Compaoré, 2003). Les documents de gestion de ce projet ont beaucoup inspiré les créateurs des supports de gestion produits au démarrage de l'IB (ministère de la Santé, 1994) et les résultats ont permis au MS de proposer une estimation des besoins financiers par centre de santé (ministère de la Santé, 1992). L'étude montrait notamment que le coût moyen de la prescription des médicaments de spécialités était de 1 500 F CFA au niveau des CSPS et 2 500 F CFA dans les CM. En ce qui concerne l'amélioration de l'utilisation des services, les informations dont nous disposons sont contradictoires. En effet, les auteurs d'un rapport citent une évaluation du projet avançant que le taux d'utilisation est passé de 0,22 à 0,26, mais ils ne donnent pas la période évaluée et en plus, ils citent un autre rapport précisant que les données et la méthodologie sont de piètre qualité et « *n'ont pas permis des mesures exactes des changements dans les niveaux d'utilisation avant et après l'étude* » (McLees, 1994, p.8).

En mai 1988, une mission s'est rendue au Bénin afin de profiter de l'expérience du fameux projet Pahou[74]. En juin de la même année, un séminaire permet de réfléchir au scénario du développement sanitaire du pays au cours duquel le rôle des districts de santé et la mise en œuvre de l'IB sont largement discutés (ministère de la Santé, 1992).

Puis, un certain nombre de structures administratives sont créées (figure 16). En juillet 1988, est mis sur pied le comité national de mise en œuvre de l'IB[75], présidé par la DEP du ministère de la Santé et de l'Action sociale. Ce comité est en fait une structure interministérielle (10 départements) au sein de laquelle certains partenaires au développement siègent. Son objectif est d'orienter et de diriger la mise en place de la politique publique. Puis, un secrétariat permanent IB est mis en place, composé de représentants de la DEP, de l'OMS et de l'UNICEF, montrant combien ces deux institutions internationales jouent un rôle important. Enfin, une cellule IB, conçue comme une unité opérationnelle intégrée à la DEP, s'organise[76]. C'est à elle, finalement, que revient l'ensemble du travail de planification, de suivi, d'évaluation et de recherche concernant cette politique de santé (ministère de la Santé, 1992, 1994, 1999b).

---

[74] Sur ce projet, voir (Knippenberg, Alihonou et al., 1997).
[75] D'autres documents laissent à penser que le comité national a été institué en août 1994. Nous pouvons émettre l'hypothèse que l'arrêté ministériel entérinait une structure déjà officiellement en place.
[76] Il a même été question en 1992 lors de l'Atelier National à Bobo-Dioulasso de créer une direction du « Renforcement des Soins de Santé Primaires ».

Figure 16 : Structures de conception et d'orientation de l'IB en avril 1994

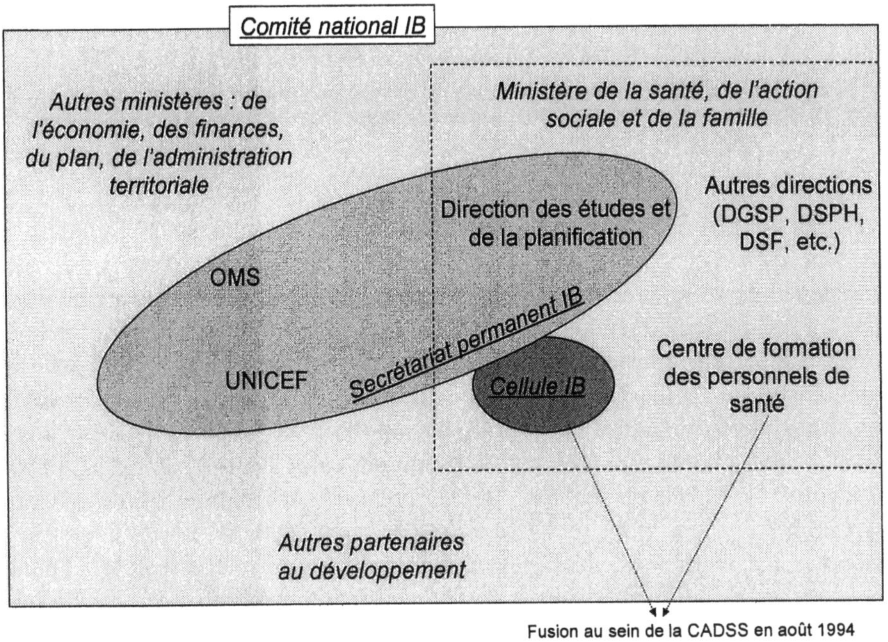

Comité national IB

Autres ministères : de l'économie, des finances, du plan, de l'administration territoriale

Ministère de la santé, de l'action sociale et de la famille

OMS

UNICEF

Direction des études et de la planification

Autres directions (DGSP, DSPH, DSF, etc.)

Secrétariat permanent IB

Cellule IB

Centre de formation des personnels de santé

Autres partenaires au développement

Fusion au sein de la CADSS en août 1994

Source : (ministère de la Santé, 1994)

Après quelques mois de travail, le comité national propose au MS de sélectionner certaines provinces pilotes au regard de trois critères : « *l'accessibilité, la situation géographique et les facteurs socio-culturels* » (ministère de la Santé, 1992, p. 7). Nous n'en savons malheureusement pas plus sur ces critères ayant permis au comité national de sérier les provinces du pays en trois catégories : bonnes, moyennes ou peu de chance de « *réussir l'Initiative de Bamako* » (p. 7). Cependant, c'est en avril 1989, à la suite de la proposition de ce comité, que le ministère décide que six provinces pilotes mettront en place l'IB : Ganzourgou, Mouhon, Tapoa, Houet, Poni et Séno.

Pendant que l'IB se met en place, d'autres activités connexes perdurent. Un peu avant l'adoption de l'IB puis au cours des années suivantes, de 1985 à 1989, le gouvernement italien a fourni le financement nécessaire à l'UNICEF pour l'organisation d'un programme concernant les médicaments essentiels. À la suite d'une évaluation réalisée par l'OMS, face aux résultats peu encourageants de ce programme et à l'absence d'une politique pharmaceutique nationale, la coopération italienne décida de suspendre son soutien à ce programme (HERA, 1994). De surcroît, en 1991, il semble que plusieurs organismes internationaux (Banque mondiale, FNUAP, OMS, UNICEF) aient fortement critiqué cette absence de politique pharmaceutique qui se concrétisait par le fait que « *les médicaments essentiels génériques sont pratiquement introuvables dans le pays* » (HERA, 1994, p. 10).

5.1.2 La formulation

L'année pouvant être retenue comme celle de la formulation de l'IB au Burkina Faso est celle de 1992. En effet, un atelier national s'est tenu à Bobo-Dioulasso du 5 au 8 mai 1992 dans le but de mieux définir les nouvelles orientations politiques et d'en préciser les conséquences opérationnelles pour les acteurs de terrain. Une soixantaine de personnes ont participé à cet atelier, provenant tant des différents services du ministère de la Santé que des partenaires au développement ou d'autres ministères concernés (par. ex. les Finances). C'est au cours de cet atelier, et à la suite des différentes réflexions et expériences réalisée pendant la période de l'émergence de l'IB, qu'une véritable programmation est développée. Elle donnera naissance, au fameux document, dit « document rose » à Ouagadougou : document national sur le renforcement des soins de santé primaires au Burkina Faso; projet de démarrage de l'Initiative de Bamako (ministère de la Santé, 1992). Cet écrit fait donc figure de formulation de la politique publique de santé de l'IB puisque des objectifs sont clairement précisés, notamment celui de « *tester un système de tarification qui tienne compte des capacités à payer des populations, particulièrement des plus démunis* » (p. 9, nous soulignons). L'ensemble des ressources nécessaires est détaillé et une quantification très précise est donnée, à l'aune des expériences au Bénin et en Guinée, largement soutenues par l'UNICEF avons-nous déjà dit, quant aux besoins en médicaments essentiels. Et pourtant, d'après des consultants internationaux dans le domaine du médicament, « *aucune planification des besoins n'a été établie. Les calculs des besoins au Burkina Faso sont faits sur la base de données du Cameroun et du Bénin, ainsi que sur base d'un projet USAID à Boulgou* » (HERA, 1994, p. 14).

Ce document de 1992 est conçu comme un guide, nous informe Drabo (2002). Selon le PNUD (1997), les trois instruments clefs de l'IB au Burkina Faso sont : la gestion autonome des formations sanitaires par les comités de gestion (COGES), les médicaments essentiels génériques et enfin le recouvrement des coûts. Selon la Cellule d'appui à la décentralisation des services de santé, l'IB est définie dans le module 10 de formation des médecins à la gestion des districts comme visant une accessibilité universelle aux soins et résumée par la triade : « *participation communautaire, recouvrement partiel des coûts (vente de MEG), autofinancement partiel du fonctionnement des services* » (CADSS, 2001, p.30 - module 10). Notons que le mot partiel est écrit deux fois dans cette définition de l'IB.

Apparemment, mais nous n'avons pas pu retrouver de document de travail, trois sous-comités (législation, formation, outils de gestion) et deux groupes spéciaux (tarification, recherche socio-économique) ont été mis en place à la suite de ce séminaire tenu à Bobo en mai 1992. C'est au cours de l'année 1992 que l'on voit apparaître le découpage de la carte sanitaire du pays en 53 districts[77], finalement adopté en novembre 1993.

Pour Vincent Lemieux (2002), l'adoption n'est pas une étape en soi du processus de mise en œuvre d'une politique publique. Ainsi, nous l'intégrons dans la phase de formulation de l'IB au Burkina. En effet, l'État s'engagea réellement dans la mise en œuvre de l'IB par l'adoption en conseil des ministres, en date du 21 juillet 1993, de cette stratégie nationale de relance des soins de santé primaires.

5.1.3 La mise en œuvre

Le lancement officiel de l'IB, traduisant ainsi le démarrage de son implantation, est effectué à Kombia, dans l'une des six provinces pilotes (Houet) le 13 octobre 1993 (ministère de la Santé, 1994; CADSS, 2001; Compaoré, 2003). Il a donc fallu attendre près de cinq années pour voir le Burkina implanter l'IB dans l'ensemble du pays. Selon une responsable de BAC en place à l'époque[78], cela s'explique par la durée impartie à la sensibilisation du personnel de santé des 30 provinces, la résistance de certaines administrations locales à la décentralisation, la résistance de l'administration sanitaire centrale qui considérait que la gestion des médicaments devait rester sous sa responsabilité. La dévaluation du franc CFA est considérée « comme un déclic pour l'accélération ». Ceci explique certainement pourquoi certaines observatrices averties ont noté que l'IB a été mise en place de façon précipitée (Meunier, 1999).

C'est au cours de cette année 1993 que l'accent a été particulièrement mis sur la formation du personnel de santé par rapport à l'IB. En juillet, est entreprise la première formation des premiers formateurs à l'IB (Sorgho, 1993). Selon la CADSS (1995b), une équipe nationale de 20 formateurs répartis dans cinq zones aurait formé en deux semaines un certain nombre de personnes, mais les documents analysés ne permettent pas de connaître ce nombre. Le Centre de formation en développement sanitaire (intégré plus tard à la CADSS) entreprend une session de formation en chirurgie en juin 1992 et en gestion des districts en 1993 (EF2[79]). Fin novembre 1993, est organisé un atelier national sur l'analyse économique du médicament. Puis les responsables de 11 directions provinciales de la santé, participant à un atelier de formation et d'appui au démarrage, visitent la zone de Garango en janvier 1994. Nous avons retrouvé une carte du Burkina où figure, dans chacune des provinces du pays, les différents intervenants dans la mise en œuvre de l'IB (voir annexe 3).

---

[77] Un de nos informateurs clefs (ancien haut responsable du MS) nous précise que malgré sa très grande connaissance du milieu burkinabè il n'a jamais été en mesure de trouver le document original concernant ce découpage et qu'il n'est pas non plus en mesure de nous expliquer les critères objectifs de ce découpage.
[78] Source : lettre du 09.02.99 pour commenter le document préalable à l'atelier national de revue de la mise en œuvre de l'IB, 9-10 février 1999 à Kaya.
[79] EF : entrevue formelle.

Du côté des ONG, des activités sont menées, notamment par l'intermédiaire de leur comité inter ONG-IB. Trois rencontres sont organisées : i) 18 et 19 octobre 1993 : la participation communautaire, ii) 14 et 15 avril 1994 : synthèse de la mise en œuvre de l'IB au Burkina Faso, iii) 27 et 28 octobre 1994 : l'analyse des problèmes sur la mise en œuvre de l'IB. Ce comité ne semble avoir été fonctionnel que jusqu'en 1996.

La CAMEG, créée en 1992, n'aurait reçu les premiers lots de médicaments essentiels qu'en décembre 1993 (HERA, 1994). Selon le MS, 200 kits de MEG ont été donnés aux districts en 1993 (ministère de la Santé, 1999b). Si l'on se réfère aux normes habituelles dans ce milieu, un kit doit répondre aux besoins de consommation de 10.000 personnes par an. Sur la base des besoins des Béninois et Guinéens, ce sont donc deux millions d'utilisateurs potentiels burkinabé qui auraient dû bénéficier de ces médicaments. Les prix de vente des MEG, quant à eux, seront fixés le 12 mars 1994.

Cependant, en janvier 1994, un bâton viendra se mettre dans les roues de la mise en œuvre nationale de l'IB au Burkina, comme ailleurs en Afrique de l'Ouest. Quelques mois après le lancement officiel de l'IB, la survenue de la dévaluation du F CFA le 11 janvier 1994 va remettre largement en cause le processus de mise en œuvre. En effet, la quasi-totalité des médicaments (instrument central de l'IB) étant importés, la dévaluation induit une augmentation des prix de 100%. Dans les faits, l'augmentation des prix de vente des médicaments aurait été de 43 à 111%, soit en moyenne de 76,3%, nous dit le MS (1996b). Certaines mesures sont donc prises d'urgence[80]. C'est le 17 mars 1994, semble-t-il, que la décision d'accélérer la mise en œuvre de l'IB est prise, au cours du 3e Conseil d'administration du secteur ministériel (CASEM) extraordinaire. La programmation qui couvrait apparemment la période 93-95 est abandonnée au profit d'un projet d'« accélération de la mise en œuvre de l'IB », conçu comme l'un des volets du programme national d'urgence économique (crédit d'urgence à la relance économique dit CURE), plus généralement appliqué dans l'ensemble du pays (ministère de la Santé, 1996b, , 1999b). Plus globalement, il s'agit de l'un des onze programmes financés en 1994 par le Fond monétaire international en Afrique de l'Ouest. Au Burkina, il a été inséré comme l'une des composantes des programmes d'ajustement structurel en collaboration avec la Banque mondiale (Clément, Mueller et al., 1996). De grandes discussions ont eu lieu entre les cadres du MS et les responsables politiques quant à la stratégie à adopter (EF16, EF1). Deux camps semblent s'être confrontés lors d'une réunion tenue à l'UNICEF pour planifier l'accélération de l'IB. Le premier précisait qu'il était impossible de concevoir le déploiement de tous ces kits de médicaments alors que personne n'avait encore été formé, que les DMEG n'étaient pas construits ou opérationnels et que la population n'était absolument pas

---

[80] Mais pas celle provenant d'experts pharmaceutiques (HERA, 1994) et proposant de subventionner les médicaments essentiels ou de s'organiser pour « *alléger l'accessibilité financière aux services de santé* » (p. 26).

informée. Ainsi, rien ne pouvait permettre de soutenir ce déploiement massif. Le second camp, quant à lui, jouait la carte politique en affirmant que les dirigeants politiques avaient dit qu'il fallait organiser cette accélération et que cela se ferait avec ou sans les fonctionnaires centraux. De plus, les politiciens auraient avancé que si cela ne pouvait se faire dans le cadre de l'IB, ils distribueraient les médicaments gratuitement dans l'ensemble du pays pour éviter des troubles populaires liés aux conséquences de la dévaluation (EI1). Ajoutons que certains partenaires au développement auraient aussi montré, à l'époque, leur réticence ou leur scepticisme face à une telle entreprise (EF16).

Ce programme prévoyait la distribution de 500 kits[81] MEG (5 millions de personnes) pour un montant d'environ 3 millions de dollars US financés (prêtés?) par la Banque mondiale auxquels il convient d'ajouter 1,85 millions consacrés à des « mesures d'accompagnement » dont nous ne savons pas ce qu'elles englobent. Quasiment tous les Centres de santé et promotion sociale du pays allaient en recevoir puisque l'étude du plan d'action de la Cellule d'appui à la décentralisation des services de santé nous apprend qu'elle s'était donnée cet objectif de 500 CSPS (donc un kit par CSPS) et à l'époque, le pays en comptant 626 (CADSS, 1995b).

Pour renforcer la pertinence de ces mesures et obtenir l'appui de partenaires opérationnels et financiers, le MS décide d'organiser une rencontre nationale en avril 1994 (ministère de la Santé, 1994). En mars 1994, plusieurs autres donateurs que l'UNICEF (avec des fonds de la Banque mondiale) ont fourni des MEG à un total de 13 provinces.

Tableau 30 : Provinces mettant en l'œuvre l'IB en mars 1994 et leurs partenaires

Partenaires	Provinces (nombre total)	Nombre de FS avec des MEG
UNICEF	Boulkiemdé, Houet, Kenedougou, Sanguié, Sanmatenga (5)	26
SRK	Bam (1)	6
PSF	Houet, Passoré (2)	16
Italie	Oubritenga (1)	18
GTZ	Kossi (1)	12
SCF-UK	Oudalan (1)	5
PDIZ	Zoundweogo (1)	?
AUTRE (inconnu)	Boulgou (1)	21

Source : (ministère de la Santé, 1994)

---

[81] Un document de 1996 du MS nous explique que les 200 kits dont nous avons précemment parlé (1993) seraient en fait des kits prévus dans le programme CURE et qu'au total ce serait 440 kits (200 + 240) qui auraient été distribués (ministère de la Santé, 1996b). Faute de précision, nous avons opté pour les données décrites dans le rapport le plus récent du MS (1999) présentes aussi dans un document de la CADSS (1995), preuve s'il en est de nos difficultés à trouver les informations.

C'est aussi en 1994 que le MS va créer la cellule d'appui à la décentralisation du système sanitaire (CADSS) en fusionnant la cellule IB et le centre de formation et de développement sanitaire. La CADSS est rattachée à la Direction générale de la santé publique et chargée de la mise en œuvre et de l'évaluation de l'IB. L'objectif essentiel de cette transformation administrative est d'intégrer la mise en place de l'IB dans le processus global de décentralisation des services de santé (CADSS, 2000a), le ministre de l'époque concevant le développement des districts comme parallèle à celui de l'IB (EF1). Il existait également de nombreux conflits entre le centre de formation et l'ENSP, quant à leurs rôles respectifs dans la formation des agents de santé (EF1). Pour ce qui est de l'évaluation de l'IB, remarquons qu'elle n'est prévue, dans le plan d'action 95-99 de la CADSS (1995), qu'en 1995 et 1996 et absolument pas pour les années subséquentes. Autrement dit, l'évaluation est planifiée car le programme CURE sera en mesure, croient les planificateurs, d'octroyer un financement pour sa réalisation, ensuite ce programme disparaissant, l'évaluation fera de même... La Cellule d'appui à la décentralisation des services de santé va organiser de nombreuses formations à l'intention des médecins chefs de district (la première formation est destinée à 12 MCD) et, plus tard, à des équipes cadres de cinq provinces. Cependant, l'obligation d'aller vite lors de la phase d'accélération de l'IB contraint, pendant un moment, à réduire la durée des formations en gestion de district à 14 jours seulement (EF2). Cette approche aura également des conséquences sur le volet, obligatoire, de « sensibilisation » des communautés, ce dernier étant soit réduit à la portion congrue soit complètement mis de côté (Ouedraogo et Fofana, 1997). Début 1999, on totalise 46 médecins qui, depuis 1994, ont reçu la formation en gestion des districts sanitaires (ministère de la Santé, 1999b). Cette pression au développement de l'IB est aussi ressentie par le ministre de la santé lorsqu'il évoque l'avancée des travaux durant certains conseils des ministres. Il doit réussir car :

> on lui disait, écoute, cette histoire-là, il faut que ça marche parce que on a vu la flambée des prix des médicaments quelque part, nous on ne voudrait pas avoir ça, l'UNICEF...la Banque mondiale, a accordé un crédit de deux milliards et quelques pour...pour les médicaments, on a signé une convention avec l'UNICEF pour gérer ces fonds, et l'UNICEF avait la responsabilité de nous livrer les médicaments sous forme de kit (EF1).

Au cours de cette période (octobre 1993 à septembre 1994), le projet Health Financing and Sustainability (HFS) financé par l'USAID a effectué trois recherches opérationnelles qui ont largement influencé les cadres du MS. L'une concernait la volonté et la capacité à payer des ménages (Sow, 1994), une autre la formulation d'une méthodologie de structure de prix et la dernière, dont nous avons déjà parlé, traitait des coûts, des recettes et du personnel de santé (McLees, 1994). Cette dernière étude a notamment mis le doigt en 1994, en l'absence de projet de coopération du type de celui implanté sur le terrain de notre recherche, sur la difficulté de disposer de données fiables pour les calculs nécessaires à l'évaluation du niveau de recouvrement des coûts. Ajoutons qu'avec les mêmes données que la première, une étude s'est penchée sur le système de gratuité fourni à certaines catégories de la population dans trois provinces : Bazéga, Gourma, and Séno (Leighton et Diop, 1995). L'étude montrait notamment que 47% des personnes non qualifiées de pauvres ont malgré tout obtenu la gratuité des soins.

Lors de la table ronde des services sociaux début 1996, le MS évoque de nouveau l'IB et fixe l'objectif de rendre opérationnel 90% des formation sanitaire « *selon l'approche de l'initiative de Bamako d'ici 2000* » (ministère de la Santé, 1996d, p.14).

La phase d'accélération de l'IB s'étalerait sur la période 1994-96, se terminant en juin 1996 (ministère de la Santé, 1996b). C'est au cours de cet intervalle que le PDSN démarre avec le financement de la Banque mondiale. Ce projet fera, notamment, la promotion du paiement direct de la part des usagers et proposera un réajustement à la baisse des normes de personnel par CSPS/CM consignées dans le document de lancement de l'IB en 1992 (McLees, 1994; Banque mondiale, 2003).

En mars 1999, l'UNICEF et l'OMS désirent organiser une revue de la mise en place de l'IB dans les pays d'Afrique de l'Ouest. D'une manière symbolique, la réunion aura lieu à Bamako (OMS, 1999b). Pour que le Burkina puisse présenter les résultats de ce qui se déroule dans son pays, le MS organise un atelier national en février 1999 à Kaya (ministère de la Santé, 1999b). Cette réunion est très confidentielle puisque sur les 25 personnes présentes à Kaya 18 viennent du MS, les autres font partie de l'OMS (2), de l'UNICEF (1), d'ONG (2) et de coopération bilatérale (2).

Il faut enfin noter, en tant que dernière initiative visant à faire le point sur la mise en place de l'IB au Burkina, une revue réalisée par un chercheur burkinabé en février 2002 (Drabo, 2002). Le bureau régional de l'OMS pour l'Afrique a en effet décidé de financer plusieurs études dans la sous-région dans le but « *d'identifier les préoccupations majeures relatives à la mise en œuvre des SSP* » (p. 48). L'étude, essentiellement descriptive, a eu lieu à la fin 2001 et une restitution a été organisée en janvier 2002 à laquelle ont assisté quasiment uniquement des médecins (20/21 personnes) et un seul représentant d'ONG (également la seule personne du milieu communautaire consultée lors de la revue).

Les moments clefs selon les trois sous-processus de l'IB sont présentés dans la figure de la page suivante.

Tableau 31 : Chronologie de l'Initiative de Bamako au Burkina Faso et des décisions administratives associées

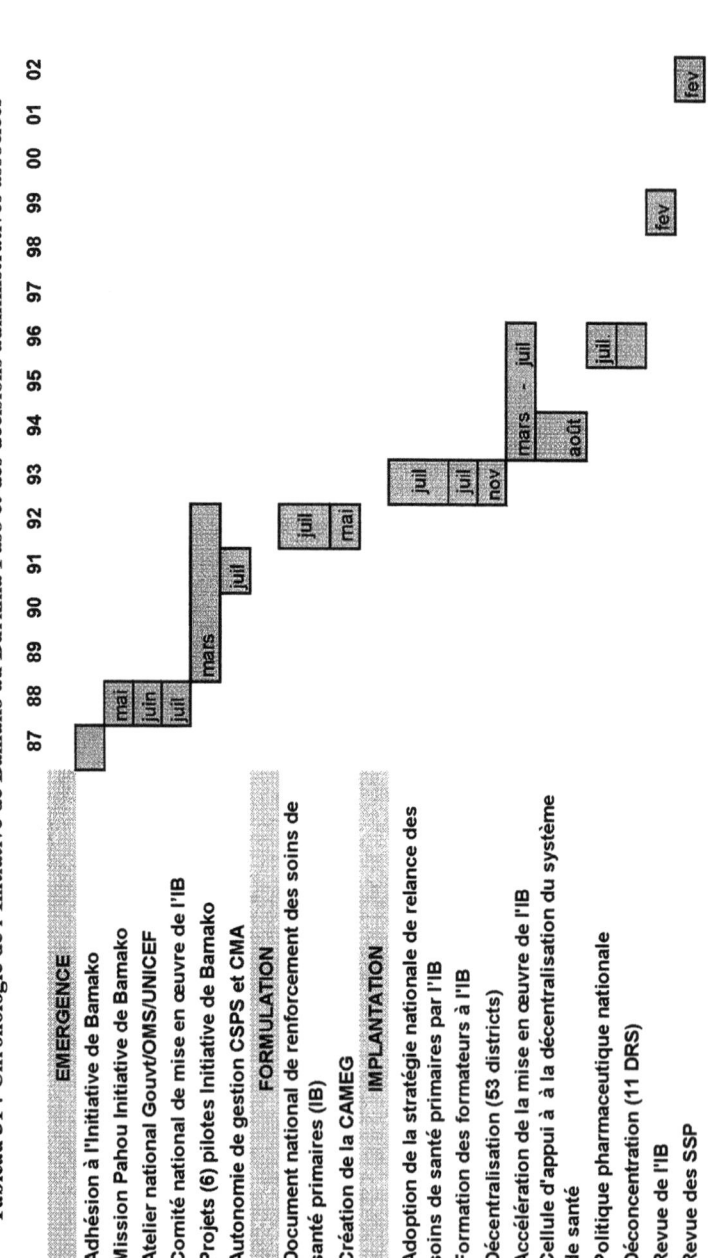

Source : auteur

5.2 La mise en œuvre dans le district de Souna

Dans la section suivante nous tentons de reconstruire de manière chronologique l'histoire de la mise en œuvre de l'IB et de ses instruments dans le district de Souna.

5.2.1 De la pagaille aux projets de développement

Dès 1987, il semble que l'État ait fourni quelques médicaments dans certaines formations sanitaires du district. Mais leur quantité était très réduite, limitant leur utilité aux « *premières nécessités* » nous dit l'un des plus anciens infirmiers en poste dans la région, arrivé dès 1985 pour œuvrer dans un Centre de santé et promotion sociale du sud du district (EI 53). Bien que cela se passe au moment de l'adhésion du Faso à l'IB, c'était encore l'époque où les infirmiers prescrivaient des médicaments que les patients devaient se procurer dans les pharmacies privées, bien souvent fort éloignées des villages. Au début des années 1990, l'État construit quelques dépôts départementaux de médicaments dans les préfectures. Un comité de gestion se met en place, mais contrairement aux préceptes « communautaires » de l'IB qui n'est pas encore lancée, il est composé de fonctionnaires (le préfet, le chef de poste de la formation sanitaire) et du gérant. Ce dépôt départemental devait acheter les produits dans une pharmacie privée de la capitale du Soulou, aujourd'hui, ironie du sort ou preuve de la tendance marchande des réformes sanitaires, devenue le lieu d'accueil de l'équipe cadre du district de Souna[82].

Au cours de la rencontre nationale avec les partenaires de l'IB en avril 1994, le MS avance que la province du Soulou (la notion de district n'est pas encore claire) est « *en instance de démarrage ou d'extension des activités de l'IB* » (ministère de la Santé, 1994, p.6). La formule n'est pas très précise, et l'étude de ce document révèle qu'en effet, en mars 1994, seulement deux CMA et six CSPS du Soulou auraient amorcé quelques activités de mise en œuvre de l'IB. Mais on n'en sait pas plus sur la nature de ces activités. Au regard du nombre de CSPS dans la province (38 en 1994 y compris ceux des DS de Missi et Bakou) cela fait peu (21%), mais comparativement aux 30 provinces du pays, ce n'est pas si mal. Effectivement, 11 provinces sont déjà pleinement dans la mise en œuvre de l'IB et neuf dans quelques-unes de ses composantes. Ainsi, le Soulou, en mars 1994, ferait partie, selon les déclarations officielles, des 20 provinces ayant démarré des activités visant à rendre opérationnelles les dispositions de l'IB. En outre, seuls 17 des 30

---

[82] Lors d'une formation sur les médicaments essentiels, le MCD de Souna parlant de la CAMEG dit « *à la longue peut-être que cela va être privé* » (Ob 3), comme pour témoigner de cette évolution du secteur privé.

directeurs provinciaux de la santé (dénommés MCD plus tard) ont été formés à l'IB, dont celui du Soulou. En revanche, lorsque l'on étudie un peu plus un des tableaux fournis dans ce rapport ministériel (voir celui adapté plus haut), on est en droit de se demander si l'IB a véritablement commencé en 1994. En effet, on apprend que le Soulou n'a réalisé aucune sensibilisation (contrairement à neuf provinces), aucune formation des prescripteurs (4), n'a pas mis en place de stocks de MEG (13) et ne dispose d'aucun CSPS ou CM fournis en MEG (12). Au début de l'année 1994, les responsables d'une étude ayant notamment porté sur les effectifs en personnel de santé dans le pays avancent que « *malheureusement, les plus grandes pénuries de personnel sanitaire formé ont été notées dans les provinces du Nord* » (McLees, 1994, p.7). Notre difficulté à rendre compte de la situation traduit bien, d'une part, celle du ministère à disposer d'archives administratives fiables, et d'autre part, le peu d'actions menées dans cette région du pays. Jusqu'à la phase d'accélération de l'IB dont nous allons maintenant parler, il faut reconnaître que certains Centres de santé et promotion sociale « *s'étaient débrouillés pour avoir des aides un peu soit des ONG ou bien des partenaires locaux, comme ça ils avaient pu avoir un petit stock pour commencer* » (EF7), tout cela étant encore très informel.

En juin 1995, le MCD de Souna n'a toujours pas été formé à la gestion de district, contrairement à six autres MCD dans le pays (CADSS, 1995b). Le MCD en place en 1998 n'en a pas non plus encore reçu en septembre de cette même année (Ouedraogo, Savadogo et al., 1998). La phase d'accélération de l'IB, dont nous avons déjà parlé au niveau national, s'applique aussi à Souna. Cependant, si ce programme largement financé par la Banque mondiale au plan national a démarré au milieu de l'année 1994 pour se terminer en juin 1996, les souvenirs de nos informateurs témoignent de l'arrivée des médicaments uniquement à partir de 1996 (par. ex. EI53). En octobre 1996, lorsqu'il rejoint son nouveau CSPS d'affectation, cet infirmier y découvre le stock de MEG fourni par la DPS. Sans pour autant être certain de l'exactitude de ces propos, le fait que 1996 soit aussi une année d'épidémie meurtrière de rougeole dont tout le monde se souvient, laisse à penser que le souvenir de la date est fort vraisemblable. Ceci étant dit, cela ne signifie pas que la DPS n'ait pas reçu les médicaments avant 1996, et il existe plusieurs indications montrant que c'est possible. Ce témoignage d'un infirmier, corroboré par d'autres (par. ex. EF7) et par les données issues de quelques rapports (BAC, 1998; Ouedraogo, Savadogo et al., 1998) appuient l'hypothèse de la réception et du stockage pendant de nombreux mois des médicaments — fournis à l'occasion du projet CURE — voués à la mise en œuvre de l'IB. La triple absence de dépôts pharmaceutiques dans les CSPS, de formation des agents de santé et des membres des COGES et de dépôt répartiteur de district (DRD) véritablement fonctionnel incitera apparemment les dirigeants régionaux à conserver ces médicaments. Cependant, ils ne pourront le faire *ad vitam eternam*. En effet BAC note, dans son évaluation des besoins envoyée aux bailleurs de fonds en 1998, que « *la Direction Régionale de la Santé avait choisi de commencer le travail sur certains de ces sites par souci d'écouler des kits de médicaments donnés par la Banque mondiale et qui risquaient de se périmer* » (BAC, 1998, p. 7). La DPS demande alors aux ICP de venir chercher des MEG «*pour pouvoir écouler les stocks* » (EI53), il faut « *déverser ça au niveau des formations sanitaires* » (EF7). Mais, selon les dires de la personne responsable de la gestion des MEG au DS, lorsqu'il prendra fonction à la fin des années 1990, il estime que près de 60% des produits sont périmés (EI19). Les ICP gèrent l'argent provenant de la vente, certains revenant à la DPS pour s'approvisionner de nouveau, d'autres « *ont bouffé, d'autres ont mal géré* » (EI 53), « *les produits sortaient, on ne savait pas où ça rentrait* » (EF8). Le directeur de l'époque aurait été mis en cause par une instance judiciaire ou peut être simplement par la gendarmerie. Nous n'avons pas pu en savoir plus car notre recherche dans les archives du palais de justice de Souna est restée veine et nous n'avons pas pu interroger la personne en question. L'affaire a ensuite été étouffée, la personne a été mutée et est apparemment toujours fonctionnaire du ministère de la Santé. Un de nos informateurs a évoqué le terme « *d'intouchables* » (EF16) pour qualifier les responsables sanitaires de l'époque dans cette région.

On peut donc s'interroger sur cette volonté nationale (et/ou internationale) d'accélérer la mise en œuvre de l'IB alors que les institutions périphériques ne sont absolument pas en place. On a donc assisté à un déferlement de tonnes de médicaments (par. ex. EI14, EI15, EF5), sous la forme de kits qui « *comprennent souvent des médicaments non adaptés qui se périment avant d'avoir été utilisés* », écrit une responsable de BAC en 1999 (lettre du 09/02/99 pour l'atelier de revue de l'IB). « *La mise en place de ces* « *kits* » *n'a pas été toujours accompagnée des mesures nécessaires à leurs gestions* » disent des évaluateurs burkinabé venus dans la région en 1998 (Ouedraogo, Savadogo et al., 1998, p.9). L'analyse de la gestion des MEG par la Direction régionale est sans concession :

> la DRS accuse un passif dans le domaine de la gestion des MEG : disparition et péremption des MEG, dissémination des kits de MEG dans les formations sanitaires sans mesures d'accompagnements, agents non formés sur l'IB, etc...) (Ouedraogo, Savadogo et al., 1998, p.17)

C'est à partir de cette époque que le MCD aujourd'hui encore en poste prend ses fonctions. Lui-même précise, lors d'une formation avec des ICP, qu'une quantité importante de MEG « *des millions* » a été apportée par l'UNICEF et « *ça a été pas bien géré* » (Ob 1[83]), ce qui déclenche l'hilarité de l'ensemble des participants. Il a été médecin d'un CM à partir de 1993 puis a été affecté dans un autre CM dans la ville de Souna. D'une manière informelle, compte tenu de l'absence de MCD, il fait fonction dès 1996 et signera sa première lettre officielle, à notre connaissance, le 22 octobre 1998 à l'attention du maire de la capitale du Soulou. Dans les années

---

[83] Ob = Observation.

96/97, nous dit le MCD, il a essayé d'organiser une première vague « *d'un semblant de formation* » d'une dizaine de COGES en se débrouillant avec des collègues d'autres DS pour disposer du matériel didactique nécessaire.

Il faudra attendre 1997 pour que le Dépôt répartiteur de district (DRD) puisse fonctionner normalement, disposant à l'époque d'une valeur théorique de médicaments de l'ordre de 1,3 million de F CFA (passé à 15,6 millions en mai 2003). L'ECD n'effectue à cette époque aucune activité visant à appuyer la mise en place de l'IB et l'utilisation des MEG. Sur les 14 DMEG ouverts en septembre 1998 et construits en grande majorité (13?) par le Projet de développement sanitaire national de la Banque mondiale, seulement cinq disposent d'un gérant formé en un jour et des COGES formés huit mois après leur mise en place (Ouedraogo, Savadogo et al., 1998). Et pourtant, l'une des seules phrases écrites en gras dans le document de démarrage de l'IB précise que « *Cette sensibilisation* [des acteurs] *est un préalable au démarrage de la mise en œuvre de l'Initiative de Bamako* » (ministère de la Santé, 1992, p. 22).

Dans la ville de Souna, un projet canadien de lutte contre les MST décide (en 1998 ?) d'aider le district par le truchement du financement de la construction de quatre DMEG. Il veut pallier « *le manque de rigueur dans l'application de la politique, en matière d'IB* » (CCISD, 2000, p.5) qui réduit l'accès aux médicaments essentiels et la prise en charge syndromique des MST. De plus, le projet a financé la formation de 34 membres de COGES de cinq CSPS, ce qui, selon les responsables, constituait « *un début remarquable de la mise en œuvre de l'Initiative de Bamako* » (p. 5).

Certes, il y avait quelques exceptions où des comités de jumelages avec des partenaires étrangers faisaient en sorte que certains CSPS détiennent déjà des médicaments essentiels. Nous avons découvert au moins trois exemples. Mais, c'est véritablement en 1998 que les choses sérieuses commencent (EI21, EI53), avec certaines formations de COGES et quelques DMEG supervisés, surtout en ville, semble-t-il. La réputation de Souna comme l'un des districts les plus en retard du pays dans la mise en œuvre de l'IB (EI14) est confirmée, ce qui justifiera notamment le développement du projet de BAC. On est évidemment loin de l'histoire à succès du district de Houndé, lieu de lancement de l'IB en octobre 1993 où « *avant de commencer l'IB on est passé dans les 118 villages du district sanitaire* » (EI14). Le PDSN semble avoir été l'élément catalyseur, pourvoyeur d'argent notamment, et du renouveau (démarrage) de l'IB dans le district (EI.15).

Durant l'année 1998, l'une des six activités prévues par l'ECD dans son plan d'action était présentée comme liée à la mise en œuvre de l'IB. Elle a consisté, pouvons-nous supputer d'après l'étude du bilan fait dans le plan d'action 1999 (DS OHG, 1999), en la formation de cinq COGES et la dotation en MEG de 11 dépôts, ce qui, somme toute, est très modeste compte tenu du nombre de formations sanitaires dans le district.

D'un point de vue opérationnel, les pratiques de gestion de l'argent issu de la vente des MEG perdurent apparemment jusqu'en 1999. Les sommes ne sont pas encore versées au trésorier des COGES. Le décret de 1995 concernant le statut des comités de gestion des formations sanitaires périphériques de l'État n'est pas respecté. Comme pendant la période de l'accélération de l'IB, « *la gestion des MEG était à la merci de certains ICP, ils se débrouillaient pour vendre, rien de très formel* » (EI.15). Le quatre octobre 1999, le MCD envoie une note de service à ses agents chefs de poste afin de leur demander de respecter les règles et de verser les sommes reçues aux trésoriers des COGES. Trois jours après, certainement dans un souci de faire respecter les textes officiels mais aussi d'uniformiser les pratiques, une seconde note précise que la tarification des actes pour la consultation curative doit être de 100 F CFA.

Puis, à partir de 1999 certaines dotations du MS permettent d'étendre la couverture en MEG dans le district et les médicaments sont donnés en la présence des COGES, à tout le moins dans les formations sanitaires de Souna (EI. 21). C'est à cette époque également, ou en 2000[84], que le DRS décide, faute de partenaires non gouvernementaux, de négocier un prêt de 5 millions de MEG auprès de la CAMEG de Ouagadougou. Cela lui permettra de disposer des ressources matérielles à l'extension de l'IB dans la région. Cependant, des problèmes de gestion des MEG dans certains CSPS sont encore signalés au début de l'année 2000 (Sobéla, 2000).

Du 19 au 24 juin 2000, 19 infirmiers (chefs de poste ou non) sont invités par le MCD a suivre une formation spécifiquement consacrée à l'IB. Selon la note de service consultée (n°2000-059), il s'agit d'une seconde session. Autrement dit, une première session aurait été effectuée pour d'autres agents de santé, mais aucun de nos informateurs n'a pu se souvenir de cela. Cette formation de l'an 2000 aurait été, selon certains ICP rencontrés, financée par l'intermédiaire de fonds (des reliquats disent certains) du PDSN et dispensée par des membres de la DRS. Toujours est-il que les 19 agents, provenant de 19 formations sanitaires différentes, suivront en 2000 ce que l'on pourrait qualifier comme étant la première formation digne de ce nom à propos de l'IB dans le district. Selon les notes prises par un des participants, l'objectif général de cette formation était d'« *accroître la compétence des agents de santé dans la mise en œuvre de l'IB dans leur formation sanitaire* ». Nous verrons plus loin le contenu de cet atelier de quatre jours.

Avant le démarrage du projet de BAC, deux ONG sont intervenues dans le district, d'une manière moins intense évidemment, pour soutenir les agents de santé dans le domaine des médicaments essentiels.

---

[84] Nous n'avons jamais réussi à rencontrer ce médecin pour obtenir des précisions à ce propos.

Entre avril 2000 et mars 2003, une autre ONG européenne œuvre dans le district. Son projet vise particulièrement la santé maternelle à travers le concept de « maternité à moindre risque ». Ce projet s'appuyant en partie sur les CSPS du district[85], il a été nécessaire de l'implanter en conformité avec les préceptes de l'IB. Un certain nombre de DMEG ont notamment bénéficié de dotation en médicaments par l'intermédiaire du DRD qui était approvisionné par l'ONG. L'étude des deux rapports d'évaluation de ce projet ne nous a pas permis de retrouver, les noms de ces DMEG ni de retracer l'ampleur de cette aide en médicaments (AA, 2003a, 2003b). Les besoins en médicaments étaient appréciés par les ICP puis validés par le MCD, nous dit la coordinatrice du projet (EI36), une ancienne sage-femme de la fonction publique burkinabé. Ces produits entraient évidemment dans les directives du « recouvrement des coûts » car « *les MEG gratuits ce n'est pas l'objectif de l'IB, chacun doit participer à sa santé* » (EI36). L'entrevue avec cette coordinatrice ne nous a pas non plus permis de connaître le nombre exact de CSPS ayant bénéficié de ce soutien ni le montant de l'aide apportée. Cependant, 73% des infirmiers interrogés lors de l'évaluation finale ont affirmé que l'un des apports essentiels du projet est d'avoir amélioré la disponibilité des médicaments (AA, 2003a), sans pour autant que les évaluateurs ne nous fournissent de données probantes à cet effet. Pour certains responsables de Centres de santé et promotion sociale, cette intervention de l'ONG était la première dans l'appui à la mise en œuvre de l'IB. L'un d'entre eux se souvient que la valeur des dons en MEG était de l'ordre de 500 000 F CFA et que cela a permis la première rétribution monétaire du gérant des DMEG (EF8). Une discussion avec le responsable du DRD montre que l'ampleur de l'intervention était réduite et les commandes de médicaments étaient *a priori* trois fois moins importantes en valeur monétaire que celles de BAC. Ces médicaments étaient fournis dans ces centres de santé mais les autres composantes essentielles à la mise en œuvre de l'IB (formation des COGES et des prescripteurs) n'ont pas accompagné ces dotations (EI36). Ce qui ressort de l'analyse de nos entretiens à propos de ce projet est que l'ONG s'en remettait essentiellement aux agents de santé du ministère, leur laissant largement la responsabilité des actions et des décisions. Mais c'est aussi une façon, c'est en tous les cas ce que nous avons perçu, de se défausser de certaines initiatives peu pertinentes et inefficaces. L'évaluation finale du projet réalisée par trois médecins de la DSF démontre que les questions d'accessibilité financière, se traduisant notamment dans le cadre de la santé maternelle par un système de prise en charge des évacuations sanitaires, n'ont absolument pas retenu l'attention des responsables du projet (AA, 2003a).

Début 2001 démarre le premier, pourrait-on dire, véritable projet d'envergure dans la mise en œuvre de l'IB au sein du district. En effet, il s'agit d'un des districts du pays les moins en avance :

---

[85] Nous n'évoquerons donc pas les interventions de l'ONG par rapport aux agents de santé communautaire ou autres accoucheuses traditionnelles.

Bon je pense que et d'une manière générale, Souna a souffert hein ! C'est peut-être pas le bon exemple en matière de district. Il a souffert sur beaucoup de plans. Depuis l'IB jusqu'à maintenant, ils sont toujours, il faut le dire, l'un des derniers districts... l'une des dernières régions (EF2).

Nous avons largement présenté les actions de l'ONG dans le chapitre précédent. Il faut cependant souligner que si BAC est très présent dans ce district, son soutien n'est pas destiné à l'ensemble des CSPS du DS, quelques-uns sont laissés de côté. Ainsi, sur les 40 formations sanitaires du district (CSPS + dispensaire isolé), seulement 23 sont insérés dans le programme de BAC. Les premiers mois du projet servent à vérifier les lieux d'implantation qui seront finalement les mêmes que ceux décidés trois ans auparavant, ce qui témoigne bien de l'absence quasi-totale d'avancée dans l'IB les années précédentes. Puis, la construction de 10 dépôts de MEG est lancée ainsi que certaines réhabilitations.

Entre juillet et septembre 2001, à la demande de BAC et compte tenu du fait que beaucoup de membres de COGES n'ont pas été renouvelés depuis longtemps, de nouvelles élections sont organisées dans les villages avant que ne soient entreprises des formations spécifiques pour les nouveaux élus. Puis, en septembre et octobre, les nouveaux COGES sont rassemblés en groupe de quatre ou cinq pour suivre, pendant quatre jours, leur première session de formation à la gestion des CSPS. Cette formation est donnée, à l'aide des supports fournis par BAC, à moitié par le MCD (deux jours) et à moitié par le responsable CISSE (deux jours). En 2003, la même opération s'organise, BAC insiste pour le changement de certains COGES puis finance et organise des formations pour les nouveaux élus.

De même, il a fallu recruter, pas toujours selon un processus apparemment transparent nous dit BAC (2001), les gérants des nouveaux DMEG. En mars 2001, certains gérants déjà en place avant le projet suivent une formation de recyclage. Le premier jour de la formation, le MCD prévu pour la dispenser prévient l'ONG de son indisponibilité et est remplacé par les préparateurs en pharmacie de la DRS et du district. Puis, en septembre les nouveaux participent, pendant six jours, à une formation initiale à laquelle s'ajoutent quatre semaines de stage pratique puis cinq jours de cours supplémentaires en octobre. Les gérants reviendront dans la capitale du Soulou en 2002 (juin) puis en 2003 pour parfaire leurs connaissances ou apprendre l'utilisation de nouveaux outils de gestion.

Les membres des ECD des trois districts de la région Nord (Missi, Bakou et Souna) ont été formés en gestion de district du 5 au 17 novembre 2001 à la DRS de Souna grâce à un financement extérieur non fourni par BAC. Nous parlerons plus loin du contenu de ces formations.

En 2002 démarre un projet de l'association familiale (AF). Il s'agit d'une recherche-action portant sur la sensibilisation et la formation de jeunes pairs éducateurs dans le cadre d'une stratégie de prise en charge des infections sexuellement transmissibles (IST) (AF, 2003). À cette occasion, cinq CSPS du district bénéficient d'une dotation en MEG spécifiques aux pathologies IST. Malgré le faible pouvoir d'achat des jeunes constaté par cette ONG (AF, 2003, p.28) et un de ses consultants (Nougtara, 2000), ces médicaments ne sont pas donnés aux patients « *ça devait être gratuit mais pour une question de pérennité... car des projets avant l'AF ont pris fin et tout a été arrêté* » (EI 58). En outre, il semble que les membres des COGES et les ICP aient demandé la vente de ces médicaments, sous prétexte que la population ne comprendrait pas pourquoi, d'un seul coup, certaines molécules deviendraient gratuites. Aussi, un système parallèle est-il organisé par cette ONG et l'argent issu de la vente de ces produits, subventionnés à 70% par l'ONG pour le public cible (les jeunes), n'est pas mélangé avec celui provenant des autres MEG du dépôt. Un salarié de l'AF passe régulièrement pour récupérer ces sommes, ce qui n'est pas sans poser quelques problèmes, ainsi que nous l'avons constaté dans un Centre de santé et promotion sociale, où le gérant du dépôt demande à ce que ce travail « supplémentaire » lui soit payé. Signalons enfin que l'AF nous dit demander (EI58) à ce que les indigents puissent bénéficier gratuitement de ces médicaments après la décision des COGES, mais entre mai 2002 et novembre 2003, seules cinq personnes ont pu bénéficier de ces ristournes dans deux CSPS.

Les activités de supervision intégrées entre BAC et l'ECD paraissent avoir eu quelques difficultés à se mettre en branle. C'est l'objectif même de ces supervisions qui ne paraît pas clair pour les deux partenaires. Le premier souhaite réaliser un contrôle détaillé des DMEG et de la gestion financière, ce qui dure toute la journée, alors que le second prévoit plutôt une visite lui permettant de passer des messages ou d'identifier certains problèmes à résoudre. La collaboration démarre donc dans un climat délicat. L'ONG reproche par exemple au MCD ses difficultés à prendre des décisions, notamment lorsque cette dernière constate de nombreux détournements de médicaments (BAC, 2001).

Avec l'arrivée au cours de la seconde année du projet d'un médecin expatrié, l'ONG organise sa première formation des prescripteurs à la fin 2002. Elle sera renouvelée en 2003 également. La présence de ce médecin sera aussi l'occasion d'organiser des supervisions moins centrées sur les MEG et la gestion mais plus sur la pratique médicale et les consultations.

En parallèle à ces activités que l'on pourrait qualifier d'institutionnelles, l'ONG octroie, dès la seconde année du projet, des financements à huit COGES pour la réalisation d'événements locaux visant à communiquer auprès de la population certains messages particuliers : l'utilisation des MEG, le danger des médicaments de rue, le sida, etc.

Début 2003, dans le cadre de l'initiative PPTE, le DS de Souna a bénéficié de dotation en MEG dans le but de renforcer les DMEG de trois formations sanitaires. Lors de notre passage dans l'un d'eux le 2 octobre 2003, cela ne faisait que quelques jours qu'il venait de recevoir sa dotation. Cette dernière ne peut pas être considérée comme une dotation initiale de type IB mais secondaire puisque l'année précédente, AA avait déjà réalisé une distribution de MEG compte tenu du fait que ce dispensaire n'est pas dans le lot de ceux soutenus par le projet de BAC.

5.2.2 L'évaluation sommaire des résultats du projet BAC

Compte tenu du fait que nous étions présent dans la région sanitaire du Nord depuis plusieurs mois et de notre expertise en évaluation de programme, le responsable du projet nous a demandé d'être l'un des trois membres de l'équipe qu'il voulait mandater pour la réalisation de l'évaluation finale du projet BAC après trois années de mise en œuvre. Nous avons accepté à la condition, pour des raisons éthiques évidentes, de ne pas être partie prenante de la collecte des données évaluatives dans le district de Souna, ce qui fût accepté. Nous avons cependant collecté les informations nécessaires à l'évaluation dans les deux autres districts sanitaires (Bakou et Missi) et participé à l'analyse globale pour les trois districts. L'objectif de cette section n'est pas de relater l'ensemble des résultats de cette évaluation, le lecteur intéressé en trouvera les détails et la méthodologie dans un article publié (Ridde, Nitièma et al., 2005). Nous voulons simplement extraire de ce travail les informations utiles pour rendre compte de la réussite du projet au regard des critères d'efficacité et d'équité. Il s'agit finalement d'user de ce projet comme d'un exemple paradigmatique de la façon dont l'IB est implantée dans ce district sanitaire du Nord du Faso, puisque nous avons déjà démontré que cette intervention non gouvernementale vise en effet la mise en œuvre de la politique de Bamako, comme le stipule clairement l'organisation (BAC, 1998) et l'équipe cadre (DS, 2002).

Les données issues de l'évaluation finale du projet montrent assez clairement, dans la droite ligne de ce que nous avons démontré pour le reste de l'Afrique de l'Ouest au premier chapitre, que les objectifs d'équité n'ont pas été atteints contrairement à quelques-uns concernant l'efficacité.

L'efficacité du projet BAC a surtout été constatée en ce qui concerne l'accroissement des compétences techniques, l'amélioration de l'accessibilité géographique des MEG et la viabilité financière des DMEG. En effet, la plupart des acteurs concernés par le projet ont largement bénéficié des différentes formations organisées dans le cadre du projet ou des activités réalisées avec le personnel de BAC. Que BAC n'ait pas réussi à inverser la tendance concernant l'utilisation des services entre les formations sanitaires soutenues par son projet et les autres n'a rien de très surprenant puisque les déterminants de cette utilisation sont nombreux et dépassent largement le seul cadre d'intervention de l'organisation. La construction et la réhabilitation de dépôts MEG ainsi que le suivi financier rigoureux ont permis à une grande majorité de la population de disposer d'un meilleur accès géographique aux MEG. La viabilité financière de ces dépôts demeure un acquis incontournable de ce projet et la méthodologie employée pour s'assurer de sa pérennité permettra, sans aucun doute, aux équipes cadres de districts de maintenir cet acquis.

En revanche, l'accessibilité financière aux MEG est encore loin d'être parfaite puisque si une majorité de la population peut payer les médicaments, il reste encore des sous-groupes ne pouvant pas avoir accès aux soins. Le projet semble n'avoir rien tenté de particulier pour ces personnes. Quant à la participation communautaire, nous savons combien il est délicat d'agir pour faire en sorte que la population s'approprie plus largement la responsabilité des formations sanitaires. On ne saurait tenir seul responsable BAC dans cette difficulté et, malgré tout, certains acquis du projet sont à retenir, notamment en ce qui a trait aux aspects financiers.

Enfin, l'un des points faibles du projet est certainement celui de n'avoir pas été en mesure d'améliorer significativement la qualité des prescriptions effectuées par les agents de santé. Il convient cependant, outre certaines limites méthodologiques, de nuancer un peu ces propos puisqu'il serait illusoire de croire, qu'en si peu de temps, un tel projet puisse changer des comportements individuels néfastes à la qualité des soins. Cela a été d'autant plus difficile qu'aucune étude préalable particulière n'a été entreprise pour comprendre les déterminants de telles pratiques.

Cette démonstration faite (Ridde, Nitièma et al., 2005), il s'agit maintenant, dans la suite de la recherche, de comprendre pourquoi de tels résultats, peu équitables, ont été obtenus.

6 Les acteurs et le courant des problèmes

Les acteurs sociaux concernés par la mise en place de la politique de santé vont influer, ainsi que nous l'avons déjà décrit, sur le processus de la rencontre des trois courants. Il est donc essentiel, dans les quatre prochains chapitres, de préciser les données empiriques contenues dans chacun de ces trois courants : problèmes, solutions, orientations. Le courant des problèmes est scindé en deux parties, dont la seconde concerne les valeurs, et constitue donc deux chapitres. Il nous paraît indispensable de consacrer un chapitre entier à cette question car nous accordons une importance primordiale aux valeurs et à la conception du concept d'équité pour les acteurs sociaux dans l'explication du phénomène étudié dans la présente recherche. L'ampleur de ce chapitre s'explique également par la complexité du sujet qu'il traite et la nature même des méthodes employées pour parvenir à en rendre compte. Nous y reviendrons. Bien que le sous-processus de la mise en place soit essentiellement une rencontre entre le courant des problèmes et celui des solutions, il apparaît important de s'interroger sur celui des orientations pour deux raisons principales. D'abord, nous avons déjà dit que les théoriciens des courants insistent sur le fait que les rencontres, à toutes les étapes du processus, sont celles de deux courants, mais que le troisième est toujours présent, bien que moins prédominant. Ensuite, il a aussi été dit que la présence du courant des orientations peut permettre, à l'occasion, une reformulation de la politique de santé s'il persiste des problèmes. Nous verrons que cela sera notamment le cas, 10 ans après le lancement de l'IB au Burkina, à propos de mesures visant la gratuité des soins préventifs, mais sans plus de succès que l'équité et l'IB. Pour chacun des courants, nous empruntons les éléments constitutifs de la théorie de Kingdon (1995), auxquels nous ajoutons de nouveaux déterminants issus de nos données empiriques et, pour le courant des problèmes, des composantes d'un problème tel que conseillé par d'autres auteurs.

En effet, l'approche de Kingdon concernant le courant des problèmes ne nous a pas paru assez détaillée pour nous aider dans l'organisation de notre matériel empirique, quelle que soit la méthode de collecte de données employées. Pour lui, trois éléments permettent de comprendre comment une situation particulière peut devenir un problème particulier : les indicateurs, les perceptions des acteurs (lors des rétroactions), les événements ou crises survenus. D'autres auteurs sont allés un peu plus loin dans la description des différentes composantes d'un problème, ajoutant, par exemple, que les perceptions de la situation sont d'origines individuelles ou sociales tout en étant le produit de valeurs, de normes et de cultures (Wood et Doan, 2003). Dans le cadre de cette recherche, nous retiendrons les composantes d'un problème telles que proposées au début des années 1990 par Rocherfort et Cobb (1994), tout en les adaptant légèrement, comme d'autres l'on fait depuis (Cobb et Coughlin, 1998; Houston et Richardson, 2000) et en intégrant des notions issues de la théorie de Kingdon (1995). Nous éliminons dans ce chapitre la composante « solution » d'un problème (une situation étant d'autant plus perçue comme un problème que les solutions pour l'endiguer sont disponibles, acceptées et accessibles) puisqu'elle est insérée dans le courant des solutions de Kingdon. Nous nous concentrons donc plus sur les éléments que précisent la « *public issue's salience* » que sur ceux concernant « *enactment of a solution* » (Rochefort et Cobb, 1994, p.69). Aussi, le courant des problèmes de notre thèse est composé de neuf éléments (tableau 32).

Tableau 32 : Composantes d'un problème

1	L'importance
2	Les causes
3	Les conséquences
4	Les populations affectées
5	Un phénomène nouveau
6	Un phénomène proche
7	Les événements, crises, symboles
8	Les rétroactions
9	Les valeurs

Sources : (Rochefort et Cobb, 1994; Kingdon, 1995)

6.1 L'importance des inégalités d'accès aux soins pour les indigents

Dans le but de mettre en évidence l'importance que prennent les inégalités d'accès aux soins et la problématique particulière des indigents, comprise selon les termes de Kingdon (1995) comme un indicateur du problème de l'équité, nous allons, dans un premier temps, analyser le processus de planification sanitaire puis, dans un second temps, nous verrons ce qu'en pensent les acteurs de la mise en œuvre de l'IB.

6.1.1 La place de l'équité dans la planification et l'évaluation des activités

Pour comprendre la manière dont les acteurs du système de santé considèrent la place de l'équité dans la mise en œuvre de l'IB, nous avons étudié la démarche de planification sanitaire dans le pays. Cette analyse a été rendue possible non seulement par notre présence sur le terrain et par notre participation active à la planification des activités du district pour l'année 2004, mais également par l'intermédiaire de l'étude des différents documents de planification des activités sanitaires, tant au niveau central que pour le district ou à la périphérie extrême du système, c'est-à-dire dans les différents CSPS de la région étudiée. Un chapitre concernant les « rapports de progrès » permettra d'avoir une vision transversale de l'ensemble de ces processus de planification.

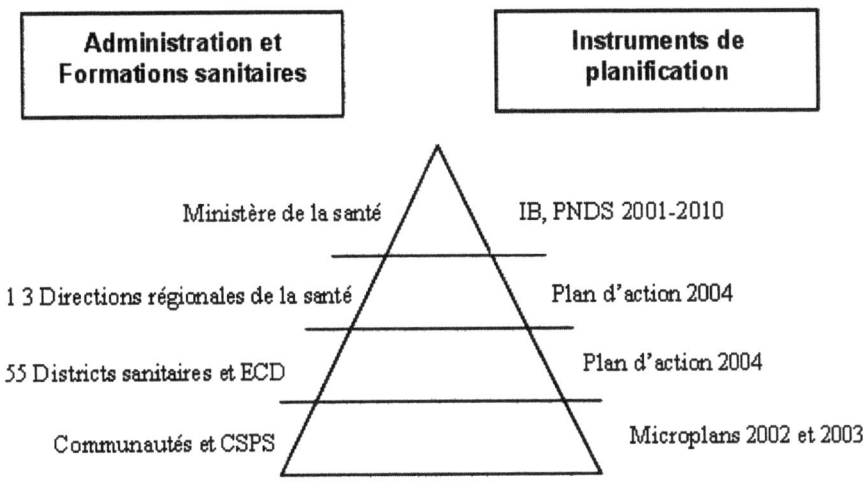

Figure 17: Administration, formations sanitaires et instruments de planification

Source : auteur

En effet, il ne faut pas oublier que la place de l'équité a été soulignée, tant dans la formulation de l'IB au Burkina Faso dont la responsabilité de la mise en œuvre incombe aux districts sanitaires, que dans les responsabilités et engagements de l'État. La prise en compte des indigents dans cette planification qui relève, non seulement de l'IB mais également de nombreuses directives issues des politiques publiques burkinabé, servira d'exemple paradigmatique de la place de l'équité.

6.1.1.1 La planification centrale

L'organisation administrative : jacobine et autoritaire

La lecture de l'ensemble des lettres reçues au secrétariat du DS de Souna entre octobre 1997 et août 2003 (71 mois) et celles envoyées par ce même DS entre octobre 1998 et août 2003 (59 mois) est un moyen utile pour comprendre le rôle que joue le niveau central de l'administration vis-à-vis de la structure décentralisée qu'est le district sanitaire. Ces lettres nous apprennent plusieurs choses.

Le niveau central, ainsi que ses antennes déconcentrées (DRS), semble encore se comporter comme dans une administration jacobine. Plusieurs lettres ont été envoyées au district avec un ton qui s'approche plus de l'ordre que de l'incitation. C'est le cas, par exemple, lorsque la DRS demande au DS de nommer un responsable d'une formation sanitaire (17/07/03) ou lorsque le Secrétaire général précise que les DRS/DS ne peuvent adresser directement de requête aux partenaires car cela ne relève que du SG ou du Ministre de la santé (date perdue). Mais cette attitude directe existe aussi entre services de l'administration centrale telle qu'en témoigne une lettre du SG de la santé aux directeurs centraux pour leur demander de limiter leurs interventions en périphérie car elles comportent souvent « *un caractère « perturbateur »* » (11/09/01). Le MCD envoie une lettre d'avertissement à un ICP pour son mauvais comportement (11/07/00), il adresse aussi une note à tous les ICP du DS pour préciser que les autorisations d'absence doivent être données après l'accord du supérieur hiérarchique (11/07/00). Plusieurs notes autoritaires ont été réalisées pour que les gardes de nuit dans la ville de Souna soient respectées, telle qu'une lettre de réponse au DRS s'inquiétant de la situation l'atteste (25/08/98). Il y a donc une volonté manifeste de bien diriger et contrôler l'ensemble des activités mais d'une manière très autoritaire.

Des décisions ont été prises au niveau national, et transmises dans ces courriers, pour que la dimension d'équité de l'IB ou plus généralement des politiques de santé burkinabé soit appliquée. En 1999, le ministre de la santé adresse une copie à tous les DS d'une lettre qu'il envoie au syndicat national de la santé (SYNTSHA). Ce dernier s'était plaint du redéploiement du personnel de santé en septembre 1998. Le ministre répond que c'est justement pour des « *principes d'équité et de justice sociale dans l'offre de services* » (p. 2, souligné dans l'original) qu'il a pris cette décision. Sur les huit pages de ce document, seuls ces quelques mots sont soulignés, aucun autre. Le 18/01/02 le SG s'adresse aux DRS et précise que « *conformément à l'esprit de l'initiative de Bamako qui est toujours en vigueur dans notre pays, les soins préventifs aux groupes vulnérables (consultations des femmes enceintes et nourrissons) sont gratuits au niveau des structures sanitaires de premier niveau (CSPS, CMA)* ». Le mois suivant, le SG poursuit dans cette direction et dans le but de « *rendre les soins accessibles à toutes les couches sociales* », les seringues[86], le fer, la chloroquine et le carnet de santé doivent être gratuits (5/02/02). Nous n'avons en revanche pas trouvé, dans le courrier archivé au district, la directive du SG de mars 2003 relative à la gratuité des consultations prénatales et à la vaccination des enfants (voir 4.1.3.2). Début octobre 2003, le DS reçoit une nouvelle note : « *Si la gratuité des médicaments antituberculeux pour les patients semble respectée, il n'en est pas de même pour les examens* », écrit le SG (29/09/03). Pour appuyer sa requête, il fait référence d'abord à un arrêté de 1984 précisant que les malades atteints de la tuberculose, de la lèpre ou de la trypanosomiase doivent être hospitalisés et bénéficier des examens de laboratoire et de radiologie gratuitement. Puis, il évoque un Raabo (texte administratif) de 1991 qui, aux trois types de malades de l'arrêté précédent, ajoute ceux victimes du sida comme bénéficiaires de ces gratuités. Le SG argumente enfin en précisant que les consommables nécessaires aux examens de laboratoires sont fournis gratuitement aux formations sanitaires.

---

[86] Il faut savoir que jusqu'en 2001, les parents devaient payer les seringues pour que leurs enfants puissent obtenir leurs doses de vaccins gratuitement (Naimoli, Johnston et al., 2003). Autrement dit, même les services préventifs étaient payants.

Formulation des objectifs et des activités sanitaires

Un médecin du niveau central se souvient bien de la place accordée à l'équité lors de la formulation de l'IB au Burkina « *je pense que dans tous les documents de préparation de la mise en œuvre de l'initiative de Bamako, il y avait toujours un volet sur la question de la prise en charge des indigents* » (EF16). Nous verrons, dans le courant des orientations, l'importance accordée à l'équité par les dirigeants et autres responsables d'institutions. Mais regardons plus près de nous et analysons la formulation des objectifs et activités sanitaires dans les récentes[87] programmations. Nous avons noté plus haut la place de l'équité, considérant notamment l'exclusion permanente des services, dans le PNDS. Avant de nous questionner sur le processus de planification des éléments du PNDS liés à des objectifs d'équité, vérifions la manière dont les indicateurs de suivi du programme sont définis.

À l'automne 2003, on nous a demandé de commenter une version provisoire du guide de renseignements (PNDS, 2003) élaboré pour l'évaluation du PNDS à l'aide d'indicateurs préalablement définis. Quelles informations concernant la place de l'équité nous donne l'étude de ce guide produit par la commission « indicateurs » du comité de suivi du PNDS ? Ce qui saute d'abord aux yeux, comme nous le verrons pour le plan d'action du district, est le nombre d'indicateurs par objectif/programme du PNDS (tableau 33).

Tableau 33 : Nombre d'indicateurs par programme du PNDS

Objectif/Programme du PNDS	Nombre d'indicateurs
Impact du PNDS	4
1-Accroissement de la couverture sanitaire	3
2-Amélioration de la qualité des services	6
3-Renforcement de la lutte contre les maladies	11
4-Réduction de la transmission du VIH/sida	3
5-Développement des ressources humaines	2
6-Amélioration de l'accessibilité financière	1
7-Acroissement des financements en faveur de la santé	4
8-Renforcement des capacités institutionnelles	1
Total	35

Source : (PNDS, 2003)

---

[87] Les programmations plus anciennes sont également intéressantes à étudier. Dans le document consacré aux politiques de santé publié en 1996, l'État avance (p. 12) que « le système de santé qui est mis en place doit aussi avoir pour objectif d'être équitable » (ministère de la Santé, 1996c). Cependant, lorsque l'on consulte les principaux objectifs prioritaires que se donne le MS, ce vœu pieux a disparu, les cibles à atteindre sont très générales et globales. En aucune manière les objectifs, s'ils étaient atteints, ne permettraient au système de santé d'être équitable. Même lorsqu'il détaille ses projets, le MS oublie l'équité et note, par exemple, qui veut faire la « *promotion d'un système de financement adéquat* » (p. 22) sans en préciser le sens.

Ainsi, l'objectif qui relate une disposition particulière des dirigeants pour l'accès aux soins des plus pauvres (n°6) est l'un des deux à bénéficier d'un seul indicateur. En outre, il est mal formulé, ne prend en aucun cas en considération l'accessibilité des indigents mais bien celle de l'ensemble de la population puisqu'il est écrit ainsi :
- *Coût moyen des prestations et des ordonnances à chaque niveau du système de santé* (p. 3).

Ce constat pour le PNDS est le même pour le Cadre stratégique de lutte contre la pauvreté. Les rédacteurs du programme d'actions prioritaires qu'il faudra mettre en œuvre pour la mise en œuvre du CSLP durant la période 2004-2006 ont effectué l'exercice de rédaction des cadres logiques dans lequel il faut détailler les objectifs à atteindre ainsi que les indicateurs de performance. Pour centrer notre analyse sur l'accessibilité financière, on remarque que les auteurs ne sont pas allés plus loin que ceux ayant rédigé le guide destiné aux responsables du PNDS. L'accessibilité sera donc jugée au regard de ce seul indicateur. Cela étant dit, et peut être que nous forçons un peu le trait, lorsque l'on regarde un peu plus en détail la typographie de ce rapport, on est surpris par le fait que la police de caractère employée par les rédacteurs est différente pour ce seul et unique indicateur. Tous les autres mots des cadres logiques sont écrits suivant la même logique typographique. Avait-on oublié de l'écrire ?

De surcroît, il faut noter la mise à l'écart de deux indicateurs d'équité figurant, six mois avant la production de ce guide, dans le document du PNDS remis aux bailleurs de fonds en avril 2003. Les planificateurs avaient prévu d'évaluer l'objectif d'accessibilité financière (6.2) au regard de deux indicateurs : « *pourcentage de patients ayant une couverture de risque maladie, nombre d'indigents pris en charge par niveau dans les conditions définies* » (ministère des Finances et du Budget, 2003, p.75). Or, dans la version provisoire (et la version définitive que nous avons obtenue en été 2004, daté de novembre 2003) du guide de suivi du PNDS, ils ont disparu. Ils sont remplacés, avec deux autres pour l'objectif 6.1 par le seul indicateur de coût précédemment cité.

Cet indicateur de coût ne sera pas mesuré en fonction de sous-groupes de la population, comme c'est le cas pour tous les autres d'ailleurs, si ce n'est quelques rares fois entre les milieux urbain et rural ou encore entre les trois niveaux du système de santé (national, régional, district). Pareillement, des mesures entre des populations riches et d'autres pauvres ne sont pas prévues. Ainsi, les objectifs spécifiques liés aux mutuelles de santé ou aux mécanismes de prise en charge des indigents n'ont pas la chance de disposer d'indicateurs pour vérifier l'efficacité du PNDS.

Comment le processus de planification, au niveau central, prend-il en compte cette juste et importante problématique dans le PNDS ? Nous verrons ce qu'il en est de ce point de vue au niveau du district dans la section prochaine, mais pour le moment, la programmation triennale 2003-2005 est riche d'enseignements à ce propos. Concernant l'axe d'intervention « prise en charge des indigents », pour reprendre le vocabulaire des auteurs du PNDS, trois activités sont prévues et proposées dans le tableau suivant avec leur planification temporelle et les entités en ayant la responsabilité.

Tableau 34 : Activités, responsabilités et planification de la prise en charge des indigents au sein du PNDS

Activités	Responsables	2003	2004	2005
déterminer les critères de délivrance de certificat d'indigence	DGS/DAF	X	X	
définir les conditions de prise en charge des indigents	DAF/DGS	X	X	
mettre en œuvre les mécanismes de prise en charge des indigents	DGS/DAF/ Hôpitaux/ECD		X	X

Source : (ministère des Finances et du Budget, 2003)

Plusieurs éléments doivent être soulevés à la suite de l'analyse de cette planification. En premier lieu, la démarche visant à organiser un système de prise en compte des exclus permanents paraît, à l'instar de ce que nous avons noté plus haut, éminemment jacobine. Ce sont la direction générale de la santé (DGS) et la direction de l'administration et des finances (DAF) du ministère qui sont chargées de définir l'ensemble des mécanismes à organiser. Les institutions périphériques ne sont là que pour implanter une solution définie par le centre. En deuxième lieu, alors que nous avons vu que, malgré les promesses et préoccupations maintes fois répétées de la nécessité de réaliser des travaux de recherche sur la meilleure stratégie pour organiser un tel système, rien n'a été fait au Burkina et les dirigeants du PNDS ont *a priori* choisi la technique du certificat d'indigence. En troisième lieu, en lien très étroit avec notre première remarque, nulle part la place des citoyens, à tout le moins des membres des COGES, n'est prévue. Enfin, en quatrième et dernier lieu, au moment de notre départ du Burkina (janvier 2004) et à notre connaissance, aucune de ces trois activités n'ont pas encore démarré. L'explication de cette absence de considération est-elle à trouver dans le fait que les acteurs centraux du développement sanitaire, et notamment les dirigeants, font « *quelque part [...] toujours référence à cette question de santé pour tous, d'équité, juste comme ça* » (EF1), sans réelle conviction et simplement pour répondre à des exigences internationales ? C'est ce que nous verrons dans le courant des orientations.

Bien que l'association burkinabé de santé publique (ABSP) ne soit pas une instance officielle chargée de la planification nationale, elle n'en demeure pas moins intéressante à un double titre. D'abord, la plupart des membres de l'association sont des anciens ou actuels cadres centraux du MS. Ensuite, parce que l'orientation que donne cette association à la recherche en santé publique au Burkina est assurément une indication valable de la manière dont les acteurs locaux entrevoient la problématique de l'équité. Que nous apprend[88] le plus récent plan d'action (janvier 2004-décembre 2005) de cette association ? D'abord l'état de santé de la population est rapidement présenté, mais sous l'angle de l'ensemble de la population et non de certains sous-groupes. Les inégalités de santé ne sont donc pas constatées. Cependant, l'un des quatre axes de recherche que l'ABSP souhaite développer est celui des inégalités en matière de soins. C'est donc plus la problématique liée au système de santé que celle concernant la santé de la population qui intéresse ces acteurs de santé publique d'un point de vue des inégalités. Cette volonté se traduit notamment dans la définition de l'objectif général que s'est donné l'association « *contribuer à l'édification d'un système de santé fondé sur l'équité dans l'accès et l'utilisation de services de soins de qualité au Burkina Faso* » (ABSP, 2004, p.17). Les interventions qui sont efficaces mais également équitables sont valorisées par l'ABSP. Cependant, il nous faut remarquer une incohérence, traduisant éventuellement une certaine vision de l'équité, entre l'objectif général et le but ultime que vise l'association. En effet, ce dernier est ainsi qualifié : « *contribuer à la réalisation de la santé du plus grand nombre* » (p. 20). Il subsiste donc une certaine confusion.

Les mesures d'ajustement structurel et macroéconomique mises en œuvre par le gouvernement avec l'aide du FMI et de la BM illustrent également notre propos. Pour la période 2000-2002, l'un des objectifs de ces mesures est la réduction des inégalités d'accès aux soins entre les milieux urbains et ruraux et entre les femmes et les hommes (IMF, 2003). Il convient de noter deux points importants. D'abord, il s'agit d'une volonté (du moins sur le papier) de réduire les inégalités d'accès aux soins et non pas les inégalités de santé. Ensuite, lorsque l'on étudie les onze activités devant concourir à l'atteinte de cet objectif, aucune n'est exprimée dans le sens de cette réduction des écarts. Elles visent toute la population dans son ensemble et non pas les sous-groupes précédemment évoqués.

---

[88] C'est sous l'angle de l'équité que nous analysons le plan d'action, mais d'autres éléments sont étonnants à noter. Concernant par exemple l'absence de maîtrise réelle des données de santé publique burkinabé : 1/la mortalité maternelle serait « 10 fois supérieure au niveau observé dans les pays du Nord » alors que ce serait avec les chiffres les plus conservateurs au moins 100 fois ; 2/la précision d' « *une légère tendance à la hausse du budget de santé* » alors que nous avons vu que ce n'est pas vraiment le cas, etc.

Tableau 35 : Mesures d'ajustement structurel et macroéconomique 2000-2002, objectif du secteur de la santé et liste des activités pour l'atteindre

	Improve the quality of primary health care services and reduce inequalities between urban and rural areas, as well as between men and women, in terms of access to primary health care by...
A	Raise the share of the government budget devoted to health spending to around 12 percent.
B	Maintain and improve the decentralized financial management system at the health district level.
C	Continue reallocating a share of the health budget to the decentralized health districts, which should receive at least 50 percent of the allocations of goods and services.
D	Ensure full operation of the first-tier health centers (CSPS, CMA) built or planned before June 30, 1999, in accordance with standards.
E	Finalize study on workload of health personnel and implement its recommendations.
F	Decentralize the recruitment of health-care personnel, with a system of regionalization of positions.
G	Continue efforts to raise the rate of attendance at health centers (CSPS)
H	Maintain a system for the provision of essential generic drugs that prevents interruptions in supplies at the health centers (CSPS)
I	Increase the immunization rate (currently between 31 percent and 52 percent depending on the antigene) to 70-80 percent.
J	Improve the collection and dissemination of health statistics and establish methods that permit a better evaluation of the attendance rate.
K	Prepare a national health development plan that includes action for improving the quality of services.

Source : (IMF, 2003)

On pourrait émettre l'hypothèse que les activités consacrées à l'accroissement du processus de décentralisation permettront éventuellement de réduire les écarts entre les villes et les campagnes, mais une chose est certaine, la disparité d'accès entre les femmes et les hommes perdurera avec les acticités proposées.

6.1.1.2 La planification du district sanitaire

Bien qu'il y ait eu quelques expériences préalables dans le pays[89], c'est à partir de 1999 que toutes les DRS et tous les DS ont l'obligation de réaliser des plans d'actions annuels. La mise en place du PDSN et son corollaire de déblocage de fonds (processus empruntant beaucoup à l'idéologie des contrats de performance) pour intervenir est certainement l'un des facteurs explicatifs de cette nécessité de rédiger de tels documents de planification (SAEC et PDSN, 2001), ce que confirme l'un de nos informateurs clefs (EI49). En effet, les auteurs d'un rapport d'évaluation du PDSN écrivent :

---

[89] C'est dans le cadre d'un projet de développement (PASSPK) que la région de Kaya fût une des premières à se doter d'un tel instrument (plan trimestriel avec budget), rendu indispensable pour le déblocage des fonds par l'ONG présente dans la région.

En 1998, alors que l'urgence de démarrer le processus de gestion décentralisée se posait, toutes les structures (DRS comme DS) ne disposaient pas encore de PDS [plans de développement sanitaire pour cinq ans]. Les niveaux atteints dans l'élaboration de cet outil de gestion étant différents d'une structure à l'autre, il a été décidé d'élaborer au plus vite des plans d'action annuels 1999 pour les DRS et les DS (SAEC et PDSN, 2001, p.18).

Il est intéressant à ce moment de noter que la province du Soulou (la DPS) dispose bien d'un PDS pour la période de 95-99. Nous l'avons retrouvé dans les archives de la DRS et son étude montre que la place de l'accès aux soins pour les indigents est minimale (DPS, 1995). Le processus d'élaboration a été participatif, à tout le moins, un atelier a rassemblé plusieurs dizaines de personnes en usant de la méthode allemande de Planification par objectif. Plusieurs groupes ont été formés au regard de leur fonction (COGES, agents, particuliers, etc.) et, dans les 86 attentes qu'ils relèvent ensemble, aucune ne fait référence à l'exclusion des soins pour les indigents. Le personnel de santé réclame des soins gratuits pour eux, les populations font de même. Les responsables coutumiers et religieux se préoccupent des difficultés financières d'accès aux soins.

Dans les lignes suivantes, nous tentons de synthétiser la « petite histoire » de la formulation du plan d'action 2004 pour le district de Souna. Lors de notre observation participante nous avons eu l'occasion d'assister à la quasi-totalité du processus de formulation de ce document important. Aussi, nous croyons que relater son histoire en détail sera une bonne occasion de mieux comprendre pourquoi l'équité n'est que si peu considérée et appréhender quelque peu certains dysfonctionnements du système de santé burkinabé.

À propos du contexte de l'élaboration d'un tel plan d'action, il ne paraît pas utile de revenir sur ce dont nous avons déjà parlé. Ce document de planification vise à répondre, notamment et peut-être exclusivement, à des besoins précisés par les bailleurs de fonds et plus précisément ceux du pourvoyeur de fonds principal des DS du pays, le PADS (le projet financé par les Pays-Bas et la Suède à la suite du PDSN de la Banque mondiale). Le 27 novembre, la première réunion de l'équipe de district est organisée en fin de soirée, après 18h00. Ce choix d'une heure tardive est justifié par le MCD par le fait que dans la journée les agents de santé sont accaparés par leurs activités routinières et les demandes intempestives de quelques personnes[90]. La discussion, qui dure presque deux heures, se tient dans un des bureaux du district puisque ce bâtiment n'est absolument pas adéquat pour un service public (une ancienne pharmacie privée) et il n'y a pas de salle de réunion. Toute l'équipe cadre (ECD) est présente, de même que d'autres personnes

---

[90] Ce qui ne nous a pas empêché, à de nombreuses reprises, de passer de nombreuses heures sur les bancs posés dans la cour du district à parler de choses et d'autres avec les membres de l'ECD, tout en mangeant ou buvant des produits apportés par les vendeuses ambulantes.

travaillant au sein du district mais non officiellement membres de l'ECD. La DRS a fait parvenir une lettre quelques jours auparavant pour témoigner de sa disponibilité à soutenir les ECD dans l'élaboration des plans. Mais, comme pour témoigner du peu de collaboration entre les différents niveaux de la fameuse pyramide sanitaire, mais aussi du peu d'habitude à travailler d'une manière participative, un infirmier rétorque « *ils viennent juste poser des questions* » (Ob 34). De fait, cette aide ne sera jamais sollicitée. Le MCD dirige les débats et il commence par préciser que l'objet de cette réunion est d'amorcer le processus d'élaboration du plan 2004.

Mais cette année, précise-t-il « *le plan d'action, on n'a pas le choix, il faut suivre le PNDS… cette fois-ci, le plan d'action est déjà orienté, le PNDS est le cadre d'orientation* » (Ob 34). Puis, le MCD va continuer à brosser le tableau du contexte en précisant notamment le fait que les activités planifiées en dehors du PNDS devront trouver un autre bailleur de fonds que le PADS. Ce dernier a d'ores et déjà envoyé une lettre spécifiant la hauteur du financement accordé au district. Il faut donc « *maximiser les activités sur les financements* » (Ob 34). Autrement dit, le message est clair, il faut planifier les activités en fonction des financements probables. Pour montrer le caractère contraignant du PNDS, le MCD relève la simplicité de l'élaboration du plan d'action du district : « *il y a déjà les orientations, il suffit de chosiner… et tout est déjà fait* » (Ob 34)[91]. De surcroît, quelques jours plus tard (02/12), il relatera à son équipe une conversation avec le DRS leur demandant « *il faut pas vous compliquer la tâche, il faut vous inspirer de l'ancien plan* ».

Puisque le PNDS dispose de plusieurs axes, le MCD propose que l'ECD soit divisée en plusieurs groupes de travail de manière à être plus efficace. Une longue palabre s'en suit pour décider du nombre de groupes et de leur composition. Finalement, les huit axes du PNDS seront développés au niveau local par quatre équipes de deux ou trois personnes. À la lumière d'expériences passées, semble-t-il, un délai pour la réalisation des travaux est octroyé aux équipes et des dates de réunions obligatoires sont déterminées. Ces réunions auront lieu dans les bâtiments du district, au même moment, mais chaque équipe devra travailler seule. Pour notre part, nous sommes assigné, avec le préparateur en pharmacie et le responsable hygiène et assainissement au développement des activités correspondant aux objectifs 6 et 7 du PNDS : 6/améliorer l'accessibilité financière des populations aux services de santé et 7/accroissement du financement en faveur du secteur de la santé. Notre choix n'est pas anodin puisque c'est au sein de ce premier objectif que figure celui concernant la prise en charge des indigents. Dans les jours qui suivent cette première réunion, chaque équipe reçoit une copie des directives spécifiques pour le niveau district, telles qu'élaborées par la Direction des Études et de la

---

[91] « Chosiner » est un verbe générique employé par les burkinabé pour remplacer un mot lorsqu'il ne le trouve pas immédiatement.

Planification (DEP) du MS (DEP, 2003). À la lecture de ce document (canevas) devant être fidèlement suivi par tous les districts du pays, nous remarquons rapidement un oubli de taille...celui de l'équité. En effet, alors que l'objectif intermédiaire n°6 du PNDS lié à l'accessibilité financière dispose d'un objectif spécifique (6.2) concernant la prise en compte de l'exclusion temporaire (mutuelles) et permanente (exemptions pour les indigents), la DEP ne demande absolument pas aux DS de planifier des activités à ce propos (DEP, 2003, p.33). Dans le document présenté, seule la question de l'efficience des services de santé (6.1) est proposé aux DS comme élément de planification. Le tableau suivant résume les carences.

Tableau 36 : Correspondance du nombre d'activités formulées le PNDS et les directives de planification au niveau des districts par la DEP

Activités du PNDS formulées dans ...	PNDS	Directives DEP
Nombre d'activités de l'objectif 6.1 (efficience)	16	3
dont l'ECD est identifiée comme un des responsables	*8*	*2*
Nombre d'activités de l'objectif 6.2 (mutuelle + indigents)	9	0
dont l'ECD est identifiée comme un des responsables	*3*	*0*

Sources : (DEP, 2003; ministère des Finances et du Budget, 2003)

Ce tableau est important car il montre, en premier lieu, que la mise en œuvre de certaines activités était précisément notée comme devant être de la responsabilité des ECD. Mais cela a été oublié par la DEP, pour six activités de l'objectif d'efficience et trois pour celui d'équité. En second lieu, on note qu'une activité a été requise par la DEP au niveau des districts alors qu'elle ne figure absolument pas dans celles présentées par le PNDS. Il s'agit de la définition des « critères d'allocation des ressources financières » dont le résultat attendu par la DEP à la fin 2004 est « *critères d'allocation des ressources financières pour les différentes structures sanitaires du DS* » (DEP, 2003). Or cette activité, dans le PNDS, est conjointement dévolue à la DAF et la DEP. Elle demeure donc à un niveau central et non périphérique (ministère des Finances et du Budget, 2003, p. 66).

Ces oublis vont donc évidemment à l'encontre des éléments figurants dans le PNDS. Dans la détermination des organes responsables des activités de l'objectif 6.2, les ECD figurent bien; tant dans la sensibilisation et le soutien à la mise en place des mutuelles de santé que dans la mise en œuvre des mécanismes de prise en charge des indigents (p. 67, voir tableau 36). On peut donc émettre l'hypothèse qu'il s'agit là d'un oubli des rédacteurs de la DEP (comme pour les indicateurs du PNDS), mais cette omission peut avoir des conséquences importantes pour les indigents burkinabé. En effet, d'une part, il est fort possible qu'une myriade d'ECD ne planifient aucune activité pour réduire l'exclusion des services puisque cela ne figure pas dans leur cahier des charges. On verra plus loin, et nous expliquerons pourquoi, que c'est le cas dans presque tous les districts de la région pour les indigents mais pas pour les mutuelles. Et, d'autre part, les ECD (à tout le moins en dehors du médecin chef[92]) ne disposant quasiment jamais des documents de politiques nationales, il est bien envisageable qu'elles ne découvrent pas le pot au rose et oublient complètement ces actions en faveur de l'équité d'accès aux soins. De fait, lorsque nous avons commencé notre première réunion de groupe, arrivant avec nos documents pris à Ouagadougou, nos collègues étaient surpris d'apprendre ces oublis et stupéfaits que nous puissions être à jour dans nos connaissances des écrits ministériels alors qu'eux…

D'un commun accord, les membres de notre équipe ont donc décidé de planifier, malgré tout, des activités allant dans le sens de l'équité. Quatre séances de travail ont été nécessaires pour arriver à la réalisation d'un tableau où figurent des objectifs spécifiques et des activités à mettre en œuvre. À une seule reprise, lors de la première rencontre, ces quatre séances ont été effectuées en présence des trois personnes du groupe. Les autres fois, le responsable d'hygiène et d'assainissement était toujours absent, soit parce qu'il était en mission dans la capitale soit parce que le Burkina Faso jouait son match de football de la Coupe d'Afrique junior[93] contre le Canada. Durant ces séances de travail, nous comprenons que la problématique des mutuelles de santé et celle de la prise en charge des indigents sont totalement ignorées de nos interlocuteurs privilégiés. Non pas forcément que cela ne les intéresse pas ou qu'ils ne sont pas préoccupés par ces questions, mais ils n'y ont jamais vraiment pensé et ne disposent d'aucune connaissance à ce propos. De surcroît, en si peu de temps, il nous était difficile de montrer quelle devait être la manière canonique de définir des objectifs et cela n'était pas non plus notre mandat. Nous avons cependant formulé quelques conseils et participé largement à l'élaboration des solutions. C'était le meilleur moyen, avons-nous cru et nous verrons que cela n'a pas été très efficace, à la fois d'observer des situations concrètes et, aussi, sans pour autant fausser complètement notre démarche de recherche, influer sur les interventions pour qu'elles soient un peu plus orientées vers la justice sociale.

---

[92] Dans un système de santé (et une société) où les relations hiérarchiques sont souvent incontestables, le MCD ne partage que très rarement les informations avec son équipe. Tous les rapports qu'il reçoit sont stockés dans ses propres armoires et même lui n'en connaît que rarement le contenu. Trois exemples empiriques appuient cette affirmation. i/Nous avons attendu bien longtemps pour être en mesure de trouver les différents documents et rapports écrits à propos du district. Nous en parlions souvent avec le MCD et c'est lorsque nous nous trouvions dans son bureau que nous en profitions pour lui demander de regarder dans les armoires. ii/Nous avons effectué la même recherche à la DRS et nous avons découvert, à la fin de notre séjour, une armoire entière remplie de rapports tous aussi précieux les uns que les autres. Personne n'en connaissait ni le contenu ni la liste. iii/Lors d'un de nos séjours à la bibliothèque de la DEP à Ouagadougou, nous partagions la salle avec trois jeunes agents de santé, venus de la périphérie pour lire et préparer les concours professionnels de l'automne. Des échanges verbaux entre ces trois jeunes découvrant des documents, assurément disponibles dans leur district, montrent qu'ils n'y avaient jamais eu accès. L'une de ces jeunes expliquait justement aux autres que le MCD conserve tout dans son bureau.
[93] À cette occasion, une télévision fût apportée dans les bureaux du district nous permettant, à la fin de notre réunion, de profiter de la seconde mi-temps du match et, accessoirement, de découvrir que le troisième collaborateur était là.

Une séance de mise en commun des travaux de groupe était prévue pour que la rédaction du plan d'action soit mieux intégrée par tous les membres de l'équipe. Cependant cela n'a pas eu lieu. Il avait été convenu de tenir, un jour férié pour plus de tranquillité, une séance de travail sur le plan d'action avec l'ensemble des équipes. À notre arrivée, ce matin là, nous ne trouvons qu'une seule personne du district, occupée à travailler sur d'autres dossiers. Personne d'autre ne viendra et la réunion n'aura donc pas lieu. Nous n'en avons pas été informé. En effet, ce jour là, la plupart des membres de l'ECD ne sont pas disponibles, certains suivent une formation décidée à la dernière minute pendant quatre jours sur le monitoring tandis que d'autres donnent une formation financée par BAC auprès des membres des COGES. Aussi, l'adjoint du service de statistiques, comme tous les ans apparemment, a finalisé les parties du plan d'action liées au contexte et à la présentation des activités passées. Il n'y a jamais eu, ni d'analyse des problèmes de mise en œuvre au cours de l'an passé, ni de discussion sur les besoins actuels de la population du district, ni même de mise en commun des travaux des différents groupes.

Le MCD, quant à lui, a compilé l'ensemble des documents des différentes équipes. Nous l'avons notamment vu, seul dans son bureau un vendredi matin, à la tâche devant son ordinateur pour tenter de mettre tout cela en forme. Il nous confie qu'il a organisé les activités, en a enlevé quelques-unes et en a rajouté d'autres. Cela lui a pris « *plusieurs nuits* » nous dit-il. Ce même jour, en fin de soirée, une réunion avec l'ensemble des membres de l'ECD a lieu. Dix personnes sont présentes, aucune femme. Le MCD démarre une laborieuse lecture des 30 pages d'activités qu'il a consignées dans le plan d'action. La réunion dure près de trois heures et la parole est monopolisée par le MCD. Témoignant qu'ils ne sont là que pour la forme ou qu'ils savent bien qu'ils n'ont pas véritablement d'emprise sur la planification et sa mise en œuvre, certains s'endorment puis se réveillent, d'autres quittent la salle et reviennent quelques temps après, quelques cellulaires sonnent obligeant les receveurs d'appel à sortir. Quelques discussions s'engagent, çà et là, mais elles sont concentrées sur la forme et notamment sur l'utilisation de certains termes à la place d'autres. Une longue palabre va notamment s'instaurer sur la pertinence d'employer le terme « engin » pour qualifier une voiture. N'est-ce pas un mot plus à propos pour parler des motos se demandent-ils ? Encore une fois, quatre éléments majeurs ressortent de l'analyse de cette réunion. *Primo*, aucune réflexion critique n'est organisée pour tirer profit de la mise en œuvre du plan de l'année précédente. Non seulement il n'y a pas de discussion mais de plus, aucune évaluation n'est organisée : « *L'évaluation du plan d'action...chaque année on le met mais on le fait jamais* » (Ob 35). *Secundo*, la qualité de la rédaction des objectifs et des activités ne répond absolument pas aux définitions universitaires en vigueur et personne ne paraît s'en inquiéter. Les objectifs sont souvent liés à la réalisation de produits et services et non des changements pour une cible particulière. Ils ne sont pas non plus qualifiés et quantifiés clairement. Les membres de l'ECD ont pleinement conscience des carences organisationnelles qui influencent cette faible planification « *on ne connaît pas l'indice actuellement* » ou encore « *simple fichier du personnel on a pas* » (Ob 35). *Tertio*, le processus d'élaboration n'est absolument pas participatif puisque le MCD a réalisé la plupart des tâches et pris des décisions qui ne seront pas remises en cause. En outre, ni les ICP de la périphérie ni les membres des COGES et encore moins la population ne sont conviés un tel exercice. *Quarto*, la planification ne répond pas à des besoins étudiés mais à des possibilités de financement, tel que nous l'avons déjà noté. Cela se justifie, d'une part, car il ne faut pas prévoir trop d'activités qui ne seront pas financées puisque cela donnera une mauvaise image du DS. En effet, « *si on met cinq et que l'on ne peut pas faire, cela va jouer sur les taux d'exécution* » (Ob 35), or, le summum de la perfection de l'implantation d'un plan d'action est d'avoir réalisé (exécuté) toutes les actions prévues. Voilà pourquoi le DRS conseillera plus tard aux MCD de la région « *le réflexe qu'il faut avoir, une fois le plan adopté, toutes les activités qui ne sont pas financées il faut les enlever sinon ce n'est pas une bonne image...* » (Ob 37). D'autre part, l'explication de ce processus de planification centré sur les ressources est à trouver dans le fait que « *le niveau central nous a demandé.... et ce sera financé* » ou encore à propos de la tuberculose « *ça sera financé à 100% c'est pour cela que c'est beaucoup d'activités* ». (Ob 35). Des pans entiers du plan d'action correspondent à des programmes verticaux mis en œuvre par les districts mais supervisés et suivis par une cellule du niveau central. Nous nous sommes permis quand même, lors de cette réunion, de demander pourquoi l'achat de matériel sans la réalisation préalable d'inventaires pour connaître les besoins réels a été planifié, « *on a pas le choix, on vient vous déverser des choses* » (Ob35) nous répond-on.

Deux exemples illustrent cette tendance à l'absence de prise en compte des besoins réels. Le premier est issu de cette réunion où une longue discussion a lieu entre les membres de l'ECD sur la pertinence d'exposer dans le plan d'action la distribution d'ambulances motos. En effet, il semble que certaines expériences passées ont montré toutes les limites de ces équipements et la faible acceptation des agents de santé vis-à-vis de cet équipement. Or, on comprend que cette distribution est une proposition émanant de l'UNICEF et qu'il est donc vraiment délicat, voire impossible, de la refuser. Mais « *si on a le financement comment on va faire [...] parce que le DRS a dit de faire une activité sur cela* » (Ob35).

Le second exemple, qui est aussi flagrant du dysfonctionnement du système de santé et de l'aide internationale, provient de notre propre observation durant plusieurs mois. Lors de notre arrivée au pays, à l'été 2003, nous avions remarqué dans l'enceinte administrative de la Direction générale de la santé l'empilement de centaines de tables d'accouchement et de consultations. La saison des pluies commençait, elles étaient donc évidemment inondées et le revêtement entourant les mousses devrait en souffrir rapidement. Nous informant sur ce matériel, nous apprenons qu'il s'agit d'équipements fabriqués sur place à l'aide des fonds communément appelés PPTE. Il s'agit en fait de sommes provenant du programme de la réduction de la dette dans le cadre du plan de lutte contre la pauvreté... donc de l'argent burkinabé avant tout. Ces montagnes de tables vont rester des mois à Ouagadougou puis, un jour, nous les découvrons dans l'enceinte, cette fois-ci, de la DRS à Souna. Il faudra encore plusieurs jours pour qu'elles se retrouvent... dans celle du district de Souna, situé à un kilomètre de là. Toujours laissées à l'air libre, gorgées d'eau, elles commencent à pourrir. Puis, petit à petit et selon les voyages de la seule voiture du district sanitaire, quelquefois de celles de BAC, l'équipe cadre envoie le matériel dans les CSPS. Malheureusement, il arrive, au dire de quelques agents, que les dimensions de ces tables ne correspondent pas à celles des dispensaires et qu'il soit impossible de les faire entrer dans les salles. Plusieurs semaines après, dans un district adjacent, nous retrouvons encore ces tables, mais, alors que nous sommes en janvier 2004, elles n'ont pas encore été distribuées (voir photo 5). Ainsi, il aura fallu plus de six mois pour que ce matériel arrive à bon port sans pour autant répondre aux besoins (non) exprimés par les agents de santé ni être toujours adaptés aux situations locales.

Terminons l'analyse de cette réunion en relatant comment la question de la prise en charge des indigents a été traitée. Lorsque le MCD évoque les activités liées aux mécanismes de prise en charge des indigents il nous dit « *on ne peut pas faire de rétrocession du DRD vers la DRS pour 10% et ne pas prendre 10% pour les indigents* » (Ob 35). Il fait donc référence à une rumeur de l'époque qui voudrait qu'en 2005 les dépôts répartiteurs de district (DRD) devront remettre 10% de leurs bénéfices sur la vente des MEG aux DRS pour assurer une source supplémentaire de financement des frais de fonctionnement de l'institution déconcentrée[94]. Encore une fois, la privatisation de la santé s'installe tranquillement. Mais dans cette remarque du MCD il faut surtout noter la stratégie « donnant-donnant ». Autrement dit, c'est un peu parce que l'on va obliger les DS a donner de l'argent aux DRS que l'on envisage (cyniquement ou pour se donner bonne conscience ?) d'en octroyer pour l'amélioration de l'accès aux soins des plus démunis. En outre, au moment où il formule cette phrase lors de la réunion, on ne sent pas vraiment d'enthousiasme flagrant et rappelons nous que cet objectif a été mis de l'avant par le groupe auquel nous appartenions. Quelques mois auparavant, lors d'une réunion entre l'ECD et tous les ICP du district concernant la vaccination, nous entendions la conversation suivante qui illustre le principe du « donnant-donnant » :

> ICP = c'est au sujet de la gratuité, est-ce que cela concerne aussi les cartes de vaccins ?
> MCD = les seringues et les vaccins sont gratuits, est-ce que l'on vous a donné les cartes ? Si vous avez quelqu'un qui donne alors il faut répercuter, on vous a pas donné ces cartes [...] c'est gratuit, les enfants c'est eux qui sont prioritaires

---

[94] D'une manière informelle ce type de pratique existe déjà dans la région. Une nouvelle ECD, faute de budget suffisant dit-elle, a demandé à tous les CSPS de son aire de responsabilité de verser une somme forfaitaire chaque mois.

Puis, plus rien ne se passe jusqu'à la première présentation officielle du plan d'action 2004, deux semaines plus tard. En effet, il est de rigueur, dans ce système pyramidal, que le plan soit validé par la DRS puis envoyé par cette dernière au niveau central avant la mi-janvier. C'est ainsi que nous avons vu apparaître, étalés sur le bureau du DRS un jour du début du mois de janvier, les cinq plans d'action 2004 des cinq districts de la région auxquels le plan d'action de la direction régionale venait s'ajouter. Mais avant cela, le 26 décembre 2003, est organisée, dans le cadre du conseil de direction de la DRS (réunion trimestrielle devant regrouper les membres de la DRS et ceux des cinq ECD de la région) une présentation des plans d'action des districts. Plus d'une vingtaine de personnes se retrouvent ainsi à Dojo, une ville située à une heure au sud de Souna. Cette réunion, dont nous aurons l'occasion de reparler, est présidée par le DRS qui stipule aux MCD qu'ils disposent de dix minutes pour présenter leur plan d'action. Tous s'étonnent de ce court laps de temps, mais le MCD de Souna commence son exposé... qui durera finalement près de 40 minutes.

Il commence par effectuer une présentation des activités effectuées en 2003. Pour cela, il utilise des indicateurs tels que « *taux d'exécution physique et financier* » ou encore « *taux de mobilisation global* » (Ob 37). On ne questionne donc ni la pertinence des activités ni leur déroulement, ce qu'il faut montrer, c'est qu'elles ont été effectuées (taux d'exécution physique) et que l'argent a été dépensé (taux d'exécution financier, ou d'absorption). De plus, le caractère hermétique du dernier taux, dont nous n'avons toujours pas compris la signification, n'est relevé par aucun participant.

Puis, tel que le font tous les MCD et ainsi que cela est enseigné aux ICP à l'ENSP, le médecin fait une liste des problèmes prioritaires du district. La prise en charge des indigents est l'un des 24 problèmes mentionnés. Comme pour justifier ses objectifs et tel un bon élève, il ajoute que les axes d'intervention qu'il présente « *ce sont les grands axes qui ont été donnés par le niveau national* » (Ob 37). C'est en effet quelque chose qui préoccupe largement le DRS car on le voit très souvent, au cours de la réunion, plongé dans les directives fournies par la DEP pour vérifier si les MCD ont suivi à la lettre les consignes nationales/centrales (DEP, 2003). Et pourtant, un médecin chef d'un district adjacent à Souna s'étonne de l'absence de concordance entre les problèmes relevés par le MCD, d'une part, et les objectifs et activités présentés dans son plan, d'autre part. Nous sommes évidemment très attentif à l'exposé des activités concernant l'objectif auquel nous avons œuvré à propos de l'amélioration de l'accessibilité financière. Quelle n'est donc pas notre surprise, et nous ne poserons pas de question[95], de constater que les actions que le groupe avait prévues pour la prise en charge des indigents ont disparu! Est-ce parce que cela ne l'intéresse pas, ou parce que cela ne figure pas dans les directives de la

---

[95] Il eut été délicat, devant ses collègues, de lui faire remarquer une telle omission. Nous lui avons ensuite posé la question par courriel à notre retour au Canada, question restée sans réponse.

DEP ou encore parce que les phrases à ce propos étaient en bas du tableau et qu'un exercice informatique de « couper-coller » a fait disparaître cette juste préoccupation ? Nous ne le saurons jamais et personne ne lui posera la question lors de cette réunion. En revanche, les interventions concernant les mutuelles, sujet à la mode s'il en est au Burkina, figurent bien dans sa présentation.

Lorsque l'on compare le tableau que notre groupe a remis au MCD et la liste des activités qu'il présente dans son plan d'action final, de nombreux changements ont été réalisés (tableau 37). On est même en droit de se demander s'il a effectivement pris en compte les travaux de l'ensemble des équipes, tant certains changements sont importants. Toutes les activités évaluatives que notre groupe avait prévues ont été mises de côté. La seule exception à cette règle concerne la prise en charge des indigents. Le tableau de la page suivante présente, d'une part, les activités que notre équipe avait proposées, et, d'autre part, celles qui ont été retenues par le MCD.

Tableau 37 : Comparaison des activités proposées par l'équipe de travail avec celles retenues par le MCD dans le plan d'action 2004

Activités proposées par l'équipe de travail	Activités retenues dans le plan d'action 2004
Objectif 6.1 : Améliorer l'efficience des services de santé	
Rendre disponible 60 Guides de Diagnostic et de Traitement (GDT)	Rendre disponible 65 GDT dans les FS
Former 250 agents de santé à l'utilisation des GDT	Mettre en œuvre le monitoring dans 2 FS
Superviser une fois par trimestre les AS à l'utilisation systématique des GDT	Superviser les agents de santé à l'utilisation des GDT
Evaluer une fois par an l'utilisation des GDT	
Former 100 AS à la prescription rationnelle	Former 130 agents a la rationalisation de la prescription
Former et recycler le personnel du DS chargé de la gestion financière	
Appliquer la nomenclature budgétaire pour les CSPS	
Former et recycler 140 membres de COGES en gestion financière	Former 50 COGES à l'élaboration des micro plan et a la nomenclature budgétaire
Former et recycler 10 gérants des DMEG en gestion financière	
Répercuter les réductions des prix de la CAMEG	
Contrôler l'application de la réduction des prix de la CAMEG une fois par trimestre	
Contrôler la tarification des prestations des services une fois par trimestre	Contrôler la tarification des prestations de services une fois par trimestre
Objectif 6.2 : Promouvoir des mécanismes de partage des risques en matière de santé	
Organiser une formation de l'ECD aux mécanismes de partage des risques	Former les membres de l'ECD aux mécanismes de partage des risques
Organiser un voyage d'étude dans un DS de référence	Organiser 1 voyage d'étude dans un district de référence sur les mécanismes de partage des risques
Sensibiliser le personnel de santé, les membres des COGES et la population au partage des risques	Sensibiliser le personnel, les coges et la population au partage des risques
Favoriser l'émergence d'expérience de partage des risques	Mettre en place 2 mutuelles de santé dans 2 formations sanitaires
Evaluer la mise en place des mécanismes de partage des risques	
Sensibiliser le personnel de santé, les membres des COGES et la population à la prise en charge des indigents	
Mettre en œuvre les mécanismes de prise en charge des indigents	

Source : compilation par l'auteur

Puisque l'ensemble de ces documents de planification au niveau des districts doit, officiellement, être analysé puis validé par le niveau central, il est possible d'espérer un constat de manquement quant à la place de l'équité et notamment des mécanismes favorisant l'accès aux soins des indigents. Cependant, aux dires d'une des personnes interrogées ayant eu de telles fonctions centrales, appuyés par un de ses anciens collèges (EF16), notre optimisme est un peu fort :

> Tous les plans de district sont censés être adoptés par des équipes qui quittent le niveau central appuyées par des équipes régionales, pour adopter les plans. Ça veut dire que les gens les relisent, mais...j'ai pas vu les rapports d'adoption mais je suis persuadé que...on a très peu ou peut-être jamais relevé des insuffisances par rapport à la non-prise en compte de cette dimension de l'équité (EF1).

Qu'en est-il maintenant au niveau local ?

6.1.1.3 La microplanification au niveau des CSPS

Pour soutenir les ICP et les COGES dans l'écriture de leur plan de travail annuel (microplanification), le MS a produit un guide qui doit servir d'outil de référence pour les acteurs (Ministère de la santé, 1999a). Ce document, relativement simple et très pratique, est découpé en différentes étapes jalonnant le processus de planification. On explique ainsi aux agents de santé et aux membres de la communauté qu'il faut fixer les objectifs à atteindre (pas plus de 10, disent-ils) en fonction des problèmes de santé retenus comme étant prioritaires. Pour ce faire, il faut donc préalablement réaliser une analyse de la situation sur plusieurs points, dont celui de l'organisation des services de santé. C'est dans ce chapitre que les auteurs du guide ont senti le besoin de faire apparaître la notion de justice sociale en demandant aux microplanificateurs de faire le point sur « *l'équité dans l'offre de soins (prise en charge des indigents)* » (Ministère de la santé, 1999a, p. 7). Puisque cette question est soulevée dans le guide, vérifions dans quelle mesure elle se traduit concrètement dans l'ensemble des microplans de tous les Centres de santé et promotion sociale du district sanitaire de Souna. Autrement dit, dans les 77 microplans des CSPS du district, combien de fois la prise en charge des indigents a été relevée comme un problème prioritaire pour lequel il faut trouver une solution. Mais il ne suffit pas d'avoir mis le doigt sur ce problème d'équité, encore faut-il qu'une tentative de réponse soit identifiée dans les microplans. Ainsi, il nous faut vérifier le nombre de fois où un objectif spécifique permettant de contrecarrer le problème de l'inéquité soulevé a été formulé par les responsables de la planification dans les CSPS.

Nous avons trouvé les microplans de l'année 2002 dans le bureau du gestionnaire du district, ce dernier s'en étant servi à un moment donné pour calculer les besoins en carburant des différentes formations sanitaires pour la réalisation des activités du PEV. 2002 est l'année où l'on retrouve le plus grand nombre de microplans bien que nous constatons que toutes les formations sanitaires ne disposent pas d'un tel document. En 2003, très peu de formations sanitaires ont pris soin de planifier leurs activités (tableau 38).

Tableau 38 : Nombre de formations sanitaires ayant réalisées un microplan en 2002 et 2003

Zone Médicale	2002			2003		
	Nb de FS	Nb de microplans	%	Nb de FS	Nb de microplans	%
Souna	46	9	19%	46	2	4%
Kilin	16	9	56%	16	4	25%
Toumi	15	10	60%	Nouveau district en 2003		
Total District	77	28	35%	62	6	10%

Source : compilation par l'auteur

Selon les dires du MCD, cela s'explique par le fait que les plans de 2002, y compris celui du DS, n'ont quasiment pas trouvé de bailleurs de fonds. Ainsi, il justifie cette absence de planification par un certain désarroi des équipes chargées de réfléchir puis produire de tels documents. « *chaque année on fait le micro plan mais on a jamais le financement* » nous dit une responsable intérimaire d'un centre de santé (EI 46).

Maintenant, vérifions si la la prise en charge des indigents a été relevée comme un problème prioritaire et si un objectif opérationnel a été spécifiquement élaboré pour y remédier (tableau 39). La première colonne correspond au nom des formations sanitaires, la deuxième précise le nombre de fois où le problème de l'accès aux soins des indigents est relevé comme prioritaire en fonction du nombre total de problèmes prioritaires (c.-à-d. 0/7) et la troisième colonne renseigne sur le même sujet, mais pour la détermination des objectifs spécifiques à chaque microplan des formations sanitaires (c.-à-d. 0/5).

Tableau 39 : La problématique des indigents dans les microplans des FS en 2002 et 2003

	PLAN D'ACTION 2002 (n=28)				
	Problèmes prioritaires	Objectifs spécifiques		Problèmes prioritaires	Objectifs spécifiques
CSPS 1	0/7	0/5	CSPS 20	0/4	0/4
CSPS 2	0/3	0/9	CSPS 21	0/3	0/3
CSPS 3	0/3	0/5	CSPS 22	0/6	0/6
CSPS 4	0/4	0/2	CSPS 23	0/7	0/7
CSPS 5	0/6	0/4	CSPS 24	0/16	0/5
CSPS 6	0/2	0/5	CSPS 25	0/5	0/5
CSPS 7	0/4	0/5	CSPS 26	0/5	0/7
CSPS 8	0/6	0/14	CSPS 27	0/5	0/5
CSPS 9	0/0	0/0	CSPS 28	0/4	0/3
CSPS 10	0/4	0/4	PLAN D'ACTION 2003 (n=6)		
CSPS 11	0/12	0/11	CSPS 29	0/3	0/3
CSPS 12	0/6	0/6	CSPS 9	-	1/22
CSPS 13	0/6	0/6	CSPS 22	0/4	0/4
CSPS 14	-	0/6	CSPS 27	0/5	0/5
CSPS 15	0/7	0/11	CSPS 6	0/13	0/10
CSPS 16	0/3	0/5	CSPS 21	0/4	0/5
CSPS 17	0/5	0/5			
CSPS 18	0/5	0/4			
CSPS 19	0/9	0/9			

Source : compilation par l'auteur

L'information produite par ce tableau est assez claire. Sur les 32 (deux ne disposent pas de cette donnée) microplans consultés pour 2002 et 2003, aucun (0) ne retient l'accès aux soins pour les indigents comme un problème prioritaire. Un seul CSPS a jugé bon en 2003 de se fixer un objectif pour « *assurer l'équité dans l'offre de soins* ». Bien que cela soit le seul dans l'ensemble des CSPS à se préoccuper de cette question, il faut relativiser cet engouement. D'une part, le budget prévisionnel consacré à la réalisation de cet objectif n'est que de 20 000 F CFA pour l'année[96], et, d'autre part, l'étude du document montre que cet objectif a été ajouté à la dernière minute puisque l'encre est d'une autre couleur que celle de l'ensemble du document. Un autre centre de santé s'est aussi doté d'un budget pour l'évacuation des indigents mais ne s'est pas fixé d'objectif à ce propos. Cependant, il faut noter que ce budget annuel de 31 500 F CFA prévu pour l'évacuation des indigents est 10 fois moins important que celui prévu pour les ristournes au personnel (360 000 F CFA).

---

[96] Soit environ 13 consultations.

Comme pour confirmer notre analyse documentaire, un infirmier nous explique que l'accès aux soins pour les indigents :

> C'est un problème qu'on est confronté chaque jour. Mais les gens dans leurs analyses, ils n'ont pas retrouvé le...le problème-là quoi. Si l'analyse on avait retrouvé que c'est un problème et que effectivement si on avait classé comme problème, en tout cas...il allait être prioritaire (EF8).

Nous en parlerons dans la section discussion, mais il faut d'ores et déjà souligner que cette absence de considération pour l'accès aux soins des indigents ne signifie pas que les ICP ne sont pas inquiets de la situation d'autres sous-groupes de la population. En effet, de nombreux objectifs des microplans visent à améliorer la santé des femmes, des enfants ou des malnutris. De plus, certains infirmiers soulèvent par exemple des problèmes d'accessibilité financière aux MEG (pour tous) ou encore proposent la mise en place d'une caisse de solidarité. Les problèmes les plus fréquemment soulevés concernent l'ensemble de la population et non certaines catégories de personnes : faible fréquentation des services, faible taux de vaccination, faible couverture obstétricale, etc. Ainsi, le sous-groupe des indigents est-il bien écarté de la planification locale.

6.1.1.4 La production des rapports de progrès

Lors de la mise en œuvre du PDSN dont nous avons déjà parlé, la Banque mondiale et le MS s'étaient entendus pour faire en sorte que les fonds soient débloqués à l'intention des districts à l'aune de l'atteinte des objectifs fixés dans le cadre de cette « *gestion décentralisée basée sur la performance* »[97] (DEP, 2003). Des indicateurs de performance devaient donc être développés puis utilisés par les DS et les DRS dans l'écriture de leur rapport d'activités. Il faut rappeler que ce mode de fonctionnement trouve son origine dans l'expérimentation, à partir de 1997 (Programme spécial pour l'Afrique), de la conditionnalité de l'aide au développement, processus coordonné par l'Union Européenne (Ministère de l'économie et des finances, 2000). Autrement dit, l'aide au développement est débloquée en fonction de l'atteinte de résultats mesurés à l'aide d'indicateurs de performance. Cependant, entre 1998 où ces indicateurs ont été choisis[98] et 2002, il semble qu'une certaine confusion ait régné et que les différents responsables de la rédaction de ces documents n'aient pas réussi à trouver un consensus sur la nature des indicateurs. Il a fallu attendre 2003 et la venue du projet prenant la suite du PDSN (soit le PADS (DEP, 2002b)) pour que les discussions aboutissent à la

---

[97] On peut émettre l'hypothèse de l'influence certaine de la Banque mondiale envers la mesure de la performance, voir l'exemple afghan sur ce sujet (Ridde, 2005).
[98] Voir le rapport « cadre logique du projet » et la définition des indicateurs objectivement vérifiables (Bere, Nougtara et al., 1998).

distribution d'un canevas à l'intention des DS, des DRS et également des Centres de santé et promotion sociale. La lecture de ce canevas est fort intéressante d'un triple point de vue.

D'abord, on remarque très rapidement que malgré le discours de la « performance », la majeure partie des indicateurs sont exprimés au regard de résultats d'activités (*output*) et non de changements pour le public cible (*outcome*). Cela n'a rien de surprenant car le document diffusé par le MS à propos des résultats du PDSN, qui pourtant se targue d'être fondé sur la performance, est du même acabit. Tous les tableaux présentent les résultats du projet expriment des résultats d'activités (Secrétariat Général, 2002b). De plus, il est précisé que l'exécution d'une activité est considérée comme satisfaisante dans la mesure où celle-ci a été réalisée à hauteur de 90% (dans le jargon administratif/projet, il s'agit de réalisation physique). Il suffit donc qu'une activité soit réalisée pour qu'elle soit satisfaisante, quels que soient les changements qu'elle a (ou non) apportés.

Ensuite, lorsque l'on regarde les indicateurs (qui ne sont pas toujours rédigés selon les règles de l'art (Brunelle et Saucier, 1999)) aucun n'est formulé dans le but de vérifier si les écarts entre des sous-groupes (de population par exemple) se réduisent ou non. L'utilisation des services[99], par exemple, est considérée globalement et non pas en fonction des hommes et des femmes ou, ce qui est plus difficile nous en convenons, entre les pauvres et les riches, ou encore, ce qui est moins délicat, entre les personnes demeurant loin du CSPS ou plus proche. Dans ce cas lié à la distance, les CSPS doivent donner des indications quant à l'accessibilité géographique, c'est-à-dire le nombre de personnes habitant à plus de 5 km ou 10 km du CSPS, mais il n'est pas demandé de vérifier si ces derniers utilisent les services ou non. Il sera donc impossible de savoir si les habitants des villages éloignés, pour lesquels les coûts indirects seront les plus importants de la région, ont fréquenté le centre de soins.

Enfin, un des indicateurs proposés semblait prometteur pour la prise en compte de l'équité, celui de la disponibilité des MEG. Cependant, en regardant de plus près cet indicateur pour lequel les DS et les CSPS doivent rendre des comptes, seule la

---

[99] La norme (OMS) est établie à une nouvelle consultation par habitant et par an alors qu'au plan national cet indicateur était de 0,216 en 2001 et s'est exceptionnellement accrue en 2002 pour atteindre 0,2711. Il serait possible de s'interroger sur ce progrès spectaculaire où 728.000 consultations supplémentaires ont été réalisées en 2002 par rapport à 2001, soit presque 30%. En effet, l'indicateur de performance visé pour 2003 et défini en 2000 était de 0,26 (Ministère de l'économie et des finances, 2000). L'approche de la conditionnalité de l'aide est-elle devenue la solution miracle, la collecte des données s'est-elle améliorée, les burkinabè sont-ils devenus plus malades ou alors la qualité des services s'est améliorée en un art... ? Voici plusieurs hypothèses qui méritent d'être vérifiées. À l'heure où nous déposons cette thèse, le rapport pour l'année 2003 est disponible et montre un taux de consultation de 0,32, confirmant en partie la tendance à l'augmentation.

disponibilité physique est considérée. Ainsi, l'accessibilité financière est tombée aux oubliettes alors que cette dimension est une partie importante de la politique de santé.

Mais peut être que tout ceci n'a guère d'importance puisque ces rapports ne sont pas encore véritablement compris comme utiles par les équipes de district. En effet, au 30 décembre 2003, deux DS sur les cinq de la région n'avaient toujours pas envoyé leurs rapports de progrès pour le 3ème trimestre 2003.

6.1.2 L'identification de la problématique des indigents par les étudiants IDE

Nous avons dit plus haut que la prise en compte du problème de l'accès aux soins pour les indigents est un élément caractérisant la préoccupation des acteurs pour l'équité. Dans le cadre de leur formation, les élèves IDE doivent, au cours de leur dernière année d'étude à l'ENSP, réaliser un stage de deux mois en milieu rural. C'est l'occasion pour eux d'être confrontés aux réalités rurales et à la pratique des soins infirmiers dans de telles conditions. À la suite de ce stage qu'ils réalisent la plupart du temps par équipe de deux, ils doivent rendre deux rapports à l'ENSP. Le premier consiste à réaliser un « audit organisationnel », c'est-à-dire une étude du fonctionnement du CSPS d'accueil et le second est l'occasion pour eux de faire ce qu'ils nomment une « étude communautaire ». Dans ces deux exercices de formation, ils doivent non seulement décrire le contexte au sens large du terme et l'organisation des soins, mais ils doivent surtout relever les problèmes importants et proposer des pistes de solution. Il s'agit, en quelque sorte, de l'application des méthodes d'analyse qu'ils ont apprises à l'école et qu'ils devront appliquer lorsqu'ils seront chef de poste et en charge de l'élaboration du microplan de leur formation sanitaire. Tel que nous l'avons fait pour les microplans des CSPS, il nous a paru judicieux d'étudier ces différents rapports et de vérifier en quoi la problématique de l'accès aux soins pour les indigents préoccupait les futurs responsables sanitaires du pays.

Pour ce faire, nous avons eu accès à 25 rapports écrits par 26 étudiants de la promotion 2000-2003 à la suite de leur stage rural en avril et mai 2003. Pour l'ensemble de ces rapports, à la suite de leur analyse de la situation, les étudiants ont relevé 140 problèmes au total (qui peuvent être quelques fois les mêmes d'un rapport à l'autre). Aucun (0) des 140 problèmes n'est en lien avec l'accès aux soins pour les plus pauvres. Une seule fois (1/140), deux étudiants ont relevé « *l'inaccessibilité financière aux prestations de services* » comme un problème particulier. Cependant, lorsque l'on regarde les causes qu'ils relèvent on est en droit de s'interroger sur leur volonté d'agir. Les quatre causes précisées sont « *le manque de moyens financiers, l'ignorance, l'analphabétisme, les préjugés* ». Ainsi, la stratégie que ces étudiants retiennent pour résoudre cette difficulté financière est de « *sensibiliser la communauté sur les risques liés à l'accouchement à domicile* » puisque ce problème avait été mis au jour à la suite des coûts élevés des accouchements à la maternité et du choix des femmes d'accoucher à la maison. Il faut aussi remarquer qu'à seulement six reprises (sur 140) le faible taux de fréquentation des formations sanitaires a été retenu, deux fois l'accessibilité géographique, une fois la couverture vaccinale, une fois la place de la femme dans la société.

6.1.3 La perception des inégalités d'accès aux soins par les agents de santé

Le corollaire de la section précédente est l'appréhension des agents (que deviennent en partie les étudiants IDE) de l'accès aux soins pour les indigents à la suite de l'organisation de la tarification des actes et des MEG. Un certain nombre de ces agents, parfois aussi relayés par les responsables communautaires, ont l'impression que l'organisation de l'IB et la venue des médicaments essentiels au détriment de ceux de marques ont largement réduit les prix et donc amélioré l'accessibilité aux services de santé. Le montant de la tarification des actes ou le prix des MEG serait calculé en fonction, disent-il, des capacités financières des personnes les plus pauvres ou des régions les plus déshéritées : « *parce que on tient compte quand même du faible revenu [...] du revenu moyen par habitant et aussi en fonction de la richesse des différentes...des différentes régions* » (EF10). Il est vrai que face à une médecine soit disant gratuite à une certaine époque mais où les médicaments étaient inaccessibles, les progrès engendrés par l'IB et l'amélioration de l'accessibilité *géographique* aux MEG ont été ressentis par l'ensemble de la population. Ce président d'un COGES le confirme « *Nous, notre idée on a vu que maintenant on a ...on a aidé tous les pauvres* » (EF13). Preuve à l'appui ? Ce même président nous explique lors de l'entrevue que les membres du COGES trouvaient le prix de l'hébergement préalable à l'accouchement trop onéreux. Certaines femmes ne pouvaient payer les 800 F CFA demandés. Après moult discussions, il est décidé de réduire le prix à ...700 F CFA, réduction qui devrait, nous en conviendrons, éventuellement améliorer l'accessibilité pour les pauvres en général, et non pas pour les plus pauvres en particulier. Certains politiciens seraient sur la même longueur d'onde quant à la difficulté d'avoir accès aux soins pour les indigents : « *y avait un ministre qui a dit que y a pas un burkinabé qui ne peut avoir 500 francs par jour* » (EF13), nous dit cet éleveur. De surcroît, il subsiste encore une certaine forme de croyance en une certaine solidarité familiale qui peut se mettre en branle lorsqu'il faut trouver les ressources utiles pour se soigner. Il semble donc exister un amalgame très net, de la part de nombreux acteurs sociaux mais en particulier des agents de santé, entre les pauvres et les indigents, entre les exclus permanents des services de santé et les temporaires. Dans le contexte d'un des pays les plus pauvres du monde, même les fonctionnaires se retrouvent, à certaines périodes de l'année ou du mois sans ressources monétaires mobilisables immédiatement.

Telle personne est indigente, telle personne ne l'est pas ? Et souvent, quand on demande aux gens de mettre en place le processus, les gens sont...ils disent que mais tout le monde est indigent ou bien en tout cas sont des indigents temporaires dans un peuple où vraiment 45% des gens sont extrêmement pauvres (EF2).

Dans certains discours extrêmes mais récurrents, il a même été dit que tout le monde est indigent au Burkina même si certains (c.-à-d. EF6) avouent que quelques personnes sont dans l'incapacité de se payer un simple traitement antipaludéen. De fait, l'existence même d'inégalités d'accès aux soins, notamment pour les indigents, engendrées en partie par l'organisation du paiement des soins est quelque-fois remise en cause par les personnes interrogées lors de cette recherche, mais pas véritablement par les particuliers, tel que nous le précisons dans la section suivante.

6.1.4 La perception des différents types d'inégalité selon les particuliers

Toujours dans la lignée de ce que nous venons d'étudier, et avant la présentation dans un prochain chapitre des valeurs liées à la justice sociale, il est important de connaître le point de vue des particuliers lorsque l'on évoque avec eux, lors des groupes de discussion par exemple, les inégalités sociales en général.

Pour les particuliers, en écho à nos précédentes lignes, les inégalités d'accessibilité financière aux soins de santé sont clairement énoncées. Certes, il ne s'agit pas du seul type d'inégalité énoncé par les personnes interrogées, mais ne figure bien dans le corpus édicté. De l'étude des données empiriques émergent huit types d'inégalités perçus par les particuliers (tableau 40).

Tableau 40 : Types d'inégalité selon les particuliers

Accessibilité financière aux soins	Ressources et avoirs
Alimentation	Accessibilité financière à l'école
Statut et réseau social	Solidarité
Genre et économie	Habitat

Source : auteur

L'accès aux services de santé est fortement limité, nous disent les participants, aux ressources financières disponibles dans les ménages. Il en résulte une réelle inégalité d'accès en fonction du revenu.

> Quand tu arrives au centre de santé et qu'on te dit d'amener de l'argent pour qu'on te soigne et que tu n'en as pas... ceux qui sont riches on les connaît ! Mais si on te dit d'amener de l'argent et que tu restes là à tourner, espérant voir quelqu'un qui viendra t'aider en vain. Et quelqu'un d'autre qui viendra après toi et donnera, payera tout ce qu'on lui dira de payer, il règlera vite son problème et te laissera toujours sur place (FG2, femme[100]).

---

[100] FG = *Focus Group*.

Outre la difficulté d'obtenir de l'aide pour payer les soins, cette citation montre bien qu'il subsiste des différences d'accès aux soins entre les riches et les autres. Certes, on nous dit que les riches ne sont pas légion dans la région, mais il n'en demeure pas moins que certains peuvent payer et d'autres pas. Cette difficulté est valable tant pour le paiement des actes médicaux que pour les médicaments. Si quelques-uns arrivent, semble-t-il, à payer les 100 F CFA de la consultation, par exemple, plusieurs nous disent éprouver de sérieuses difficultés à honorer les factures pour l'achat des médicaments prescrits par les infirmiers. Mais il faut tout de suite préciser que cela est vrai pour celles et ceux qui viennent au centre de santé. En effet, « *Tu as dit qu'il y a des riches et des indigents. L'indigent, si tu lui dis de payer plus de 100 francs, il n'ira pas au centre de santé. Puisqu'il n'en a pas. Et comme il n'en a pas, il n'ira pas au centre de santé. Il restera dans sa maison* » (FG3, homme). Lorsque l'on connaît les statistiques burkinabé d'utilisation des services de santé de première ligne, cette information discursive ne nous étonne guère. L'existence d'exclus permanents des services, d'individus ne prenant même pas la chance de se rendre au CSPS le plus proche, est confirmée par les particuliers. Ce qui est également intéressant dans ces entrevues de groupe est le fait que les difficultés d'accessibilité géographique aux CSPS n'ont pas été évoquées, seules les inégalités financières sont mises en avant.

Précisons simplement et rapidement la nature des sept autres types d'inégalités puisque la démonstration que nous voulions effectuer dans le cadre de cette recherche est uniquement celle de la place accordée aux inégalités d'accès aux soins de santé, les autres problématiques n'étant pas directement reliées à notre propos.

Il existe des différences significatives entre certaines personnes au regard de leurs ressources ou encore de leurs avoirs. Dans une société rurale et agricole, la possession de terres, de stocks de produits de l'agriculture ou encore de bétail est une caractéristique propre à différencier les ménages. Quelques signes extérieurs, tels que l'accoutrement ou même les chaussures, permettent aux participants des entrevues de groupe de classer les habitants de la région.

La capacité d'avoir accès à une alimentation suffisante est un élément distinguant bien les personnes dans cette région. Les riches ont ainsi la chance d'avoir suffisamment à manger alors que les plus pauvres, lorsqu'ils mangent, doivent souvent se limiter au « *simple tô* » (FG4, femme), repas de base au Burkina, composé d'une farine de céréales et agréments, selon les moyens, d'une sauce à base d'herbes on de légumes. Aussi, non seulement le simple fait de manger différencie les habitants, mais la qualité et la variété alimentaire sont aussi des facteurs discriminants significatifs.

Tout comme pour la santé, l'accès à l'école est un problème vécu par les familles. Ce secteur social a aussi subi les contrecoups des réformes macroéconomiques imposant le paiement des frais de scolarité et l'achat des fournitures scolaires. Aussi, certaines familles doivent limiter en nombre, voire annuler, la scolarisation de leurs enfants pour des raisons financières.

Certaines personnes ressentent de profondes inégalités en fonction de leur origine sociale. Le fait d'être né dans une famille nantie et de disposer d'un « nom » est gage d'une certaine capacité à subvenir à ses besoins.

Quelques hommes interrogés nous expliquent qu'il existe certaines différences en fonction de la capacité à venir en aide aux autres. Plus simplement, d'un côté, il y a ceux qui peuvent aider les autres, et de l'autre côté, il y a ceux qui reçoivent l'aide. L'aptitude à être solidaire constitue donc apparemment un principe différenciant certains groupes sociaux.

Les relations de pouvoir au sein du couple, et notamment l'indépendance financière des épouses, ont été présentées lors des entrevues de groupes et ce, principalement au regard de la capacité à mobiliser des ressources monétaires pour payer les soins de santé. Une réelle inégalité de genre, illustrée dans notre recherche par le pouvoir économique d'accès aux soins, est donc relatée.

Enfin, le dernier élément caractéristique des inégalités dans cette région du Burkina et discuté par les participants, est la qualité de l'habitat. Une personne fait directement référence au fait que le riche dormira sur un lit alors que le pauvre, lui, sur de la simple paille. Le confort de l'habitat et sa structure (en dur ou en banco) explicite donc les différences sociales.

En somme, l'accessibilité financière aux soins de santé dispose indubitablement, parmi d'autres types d'inégalité, d'une importance particulière pour les particuliers de notre arène de recherche.

6.2 Les causes des inégalités sociales et d'accès aux soins

Dans cette section, les causes sont considérées sous l'angle de l'existence des *inégalités d'accès aux soins* de santé, aux dires des personnes interrogées lors des entrevues individuelles. Il faut cependant rappeler que la section précédente a mis en avant l'importance des ressources financières pour assurer l'accès aux soins de santé. Pour des raisons conceptuelles, nous avons décidé d'exposer dans le chapitre qui traite des valeurs, les données empiriques issues des groupes de discussion concernant les causes des inégalités sociales. En effet, la manière dont les participants se représentent et justifient l'existence des *inégalités sociales* est utile pour comprendre la valeur du concept de justice sociale. Il est donc indispensable, pour mieux comprendre cette section et notamment les causes des inégalités sociales, de se reporter à la section correspondante subséquente. Nous y constaterons notamment que des origines divines et impersonnelles sont largement mises en avant par les particuliers pour justifier des différences entre les sous-groupes de la société locale.

6.2.1 La responsabilité du paiement des soins

Ne pas disposer de ressources financières est une cause essentielle de l'absence d'accès aux soins de santé pour nombre d'individus. C'est un vrai problème. Des individus dans chacun de nos groupes stratégiques sont en mesure d'avancer que le paiement des soins est l'une des causes majeures du peu d'utilisation des services de santé. Et cela est dit tant par des utilisateurs que des non utilisateurs des services, de même que par les infirmiers ou des responsables de la santé publique au niveau central. L'équation « argent-accès » semble très souvent mise en avant, que ce soit dans des termes profanes ou experts.

- C'est parce que je n'ai pas les moyens, c'est parce que je n'ai pas d'argent qu'on m'a renvoyée chez moi sans me soigner (EF17), une particulière utilisatrice
- La caisse qui se trouve à l'entrée du CHR. Si tu n'en a pas tu vas forcement repartir à la maison. Plusieurs fois je suis revenue de cette façon. Je suis partie avec l'enfant ou moi-même je suis malade, si j'arrive, on me réclame les papiers de la caisse. Comme je n'ai rien, je repars chez moi. (EF21), une indigente
- Le paiement à l'acte. bien sûr, en optant pour ce type de paiement, ceux qui n'ont pas de ressources ne pourront pas avoir accès aux soins (EF2), un responsable central
- Ça pose un problème parce que le minimum même, ils n'ont même pas le minimum. Par exemple la consultation, l'enfant c'est 75 francs, l'adulte c'est 100 francs. Donc à cause de ces 100 francs ou de ces 75 francs, il y a certaines personnes qui repartent (EF8), un agent de santé

La relation causale est donc explicitée par la dernière citation de cet infirmier qui, chaque jour, voit bien que certaines personnes viennent dans son CSPS pour y être soignées, mais, faute de moyens financiers (et de mesures pour y pallier, ajoutons-nous) se retrouvent dans l'impossibilité d'être auscultées ou de payer les médicaments. Une personne ajoute, en outre, que la capacité des paysans à disposer de monnaie sonnante et trébuchante au lieu de payer en nature comme chez le tradipraticien, serait une source de non utilisation des services (EF11). Comme pour illustrer le fait que les difficultés financières sont prépondérantes, notamment l'éloignement géographique, un gérant de DMEG nous explique qu'il lui arrive d'être en face d'un patient, grabataire, dit-il, pour relater son état de santé, qui a réussi à trouver un parent ou un ami pour l'amener au dispensaire mais qu'une fois là, il n'a pas l'argent nécessaire pour se soigner. Les problèmes de ce que les économistes nomment les coûts indirects sont donc résolus, dans ce cas, mais pas ceux des coûts directs car l'accompagnant, tout comme le malade, ne dispose pas plus des ressources utiles. Pour les personnes interrogées au fait des politiques de santé, c'est l'organisation du système de recouvrement des coûts, instrument privilégié de l'IB, qui a induit une telle exclusion des services de santé. Plusieurs options pour résorber cette exclusion sont décrites, c'est ce que nous verrons dans la section suivante.

En somme, il est donc bien clair pour la majeure partie des répondants que le paiement des soins est l'une des causes essentielles à l'exclusion des services de santé. Cependant, il existe quelques exceptions à relever.

6.2.2 Des interrogations d'experts sur les causes de l'exclusion

Seuls trois experts de notre terrain de recherche – le responsable de l'ONG, un infirmier et un président de COGES – s'interrogent sur l'impact du paiement des soins en général, ou du recouvrement des coûts en particulier, comme responsable de l'exclusion. La citation suivante est importante car elle met en valeur, finalement, le rôle de ce questionnement sur les choix prioritaires de l'ONG dans la mise en œuvre de son projet.

> Déjà dans ce que tu dis, tu dis un certain nombre sont exclus des soins. Est-ce que ça, c'est bien vérifié ? Est-ce qu'elles étaient pas déjà exclues auparavant quoi ? C'est la question que je me pose hein ! Aussi ces questions-là, on se les est déjà posées; on n'arrive pas à trop y répondre... certainement qu'il y a un pourcentage de gens je dirais qui fréquentaient avant et qui depuis la mise en place de la tarification ne fréquentent plus... mais est-ce que... est-ce qu'on a... est-ce qu'on est sûr de ça...ou alors est-ce que c'est heu !... moi... je n'arrive pas encore à trop... à mettre la main dessus, à savoir si... heu ! Vérifier totalement... ça freine les gens quoi ! (EF11)

En fait, la question que se pose plus globalement ce responsable humanitaire est liée à la définition des groupes sociaux exclus par la mise en place du paiement des soins. On comprend à travers son discours qu'il réfute le fait que l'IB, dont des projets comme celui qu'il dirige et s'attache à mettre en œuvre, a réduit l'utilisation des services de santé pour l'*ensemble de la population*. Pour les plus pauvres, pour les indigents, les interventions n'ont finalement rien changé car, selon lui *« je veux dire, avant même si c'était gratuit, ils... ils ne venaient même pas. Oui ! ... Enfin je te parle de l'extrême quoi »* (EF11). Dit autrement, ils étaient donc exclus avant l'IB alors pourquoi rendre responsable de cette exclusion qui perdure les instruments de l'IB. Non seulement la cause de l'exclusion est questionnée mais on pourrait penser que c'est l'existence même de cette dernière qui est mise en doute.

Quant à l'infirmier et le président de COGES, leur raisonnement est de la même nature, arguant que l'avènement des MEG a réduit les coûts pour l'ensemble de la population et que les produits deviennent donc maintenant beaucoup plus accessibles pour tous « *on a aidé tous les pauvres [...] c'est déjà pitié parce que c'est réduit* » (EF13) précise le président.

6.3 Les conséquences des inégalités sociales et d'accès aux soins

La palette des conséquences des inégalités sociales et de celles de l'accès aux soins de santé a été décrite d'une manière sensiblement similaire par les participants des groupes de discussion et ceux des entrevues individuelles. Nous traitons, assez rapidement, en premier lieu, puisque que cela n'est pas le cœur de notre recherche, l'étendue des conséquences des inégalités sociales pour, ensuite, dans un second lieu, nous concentrer sur les impacts des inégalités d'accès aux services.

6.3.1 L'étendue des conséquences des inégalités sociales

La présence d'inégalités sociales engendre, selon les participants à notre recherche, six catégories principales de conséquences. Il est très clair, pour nombre de personnes interrogées, mais essentiellement pour les particuliers qui vivent certainement dans des situations de désœuvrement plus intense que les autres, que les différences de conditions sociales aboutissent à des états différenciés de santé. Les conséquences perçues peuvent être bénignes, comme la morphologie des êtres humains par exemple (« *Même leur carrure n'est pas la même!* » (FG1, homme)) ou encore leur transpiration par le fait même d'un dur labeur. Mais elles peuvent être plus excessives, s'attaquant à la morbidité et même à la mortalité. « *On ne peut être en bonne santé si on est indigent* » (FG3, homme), certaines confirmant cela en appuyant le fait que « *L'indigence est une maladie. Il n'y a pas plus grande maladie que l'indigence* » (FG4, femme). Le statut même de pauvre engendrerait donc l'existence et la persistance de maladies et de souffrances. En tous les cas, un indigent serait en plus mauvaise santé que les autres. En outre, son statut de déshérité économique le préoccupe, il s'interroge sur sa vie et sur la façon de trouver les moyens de son existence. Cet amoncellement de difficultés peut également, nous disent certains, troubler leur sommeil ou leur appétit, créer des problèmes de santé mentale; l'accumulation de stress et de soucis pouvant entraîner, *in fine*, la mort.

> Le riche et l'indigent sont différents. Il a beaucoup de pensées et c'est ce qui rend sa vie courte. Quand tu es indigent et que tu y penses à longueur de journée, ça raccourcit ta vie. C'est ce qui fait que le riche et l'indigent ne sont pas les mêmes [...] l'indigent il est tout le temps triste. Si un problème s'impose à lui, il pensera comment le résoudre. Partout où il est il pensera à son problème ; le riche sort avec sa moto pendant que lui il est toujours assis et se demande comment faire. Le riche reviendra le trouver toujours pensif, se demandant s'il faut se donner la mort ou pas. Il restera dans l'angoisse, les pleurs et finalement ce sera des maladies ou même la mort (FG2, femme)

Pour le dire d'une manière imagée et en empruntant les mots des participants, l'indigence raccourcit la vie. Certaines personnes ont pleinement conscience que le fait d'être très pauvre aura une incidence sur l'espérance de vie.

La deuxième catégorie est économique et dispose d'une double ramification. Au niveau individuel, des hommes et des femmes de nos groupes de discussion ont noté que les plus riches disposent d'une capacité à thésauriser que les autres n'ont pas. Les pauvres vivent au jour le jour, consomment leur production agricole sans pouvoir ni économiser ni la vendre. L'indigent cherche seulement, quant à lui, à manger à sa faim alors que le plus riche sera en mesure d'accumuler. Au plan plus collectif maintenant, bien qu'une seule personne ait évoqué cette question, une indigente, des liens directs subsistent entre l'économie nationale et la santé des individus, nous dit-elle. Plus les gens seront en bonne santé, plus l'économie sera prospère « *Si les gens sont en bonne santé, on peut construire le pays. Si les gens sont malades, on recule dans le développement du pays* » (EF21).

Les inégalités sociales produisent un troisième type de conséquence, la capacité à résoudre des problèmes particuliers et personnels. La liste des problèmes (qui ne sont pas toujours qualifiés, les répondants usant du terme générique de « problèmes ») varie en fonction des personnes ayant discouru sur cette question et en fonction des moyens dont disposent les individus. Tout le monde n'est donc pas en mesure de résoudre les mêmes difficultés : « *Quand le riche sort, quelle que soit la nature du problème, il le résout sans problème pendant que toi tu es toujours assis. Tout ça c'est l'indigence* » (FG2, femme). Maintenant, plus spécifiquement, le problème que l'on peut résoudre différemment selon son statut social est celui de s'alimenter ou de disposer de ressources financières. Ce qui est intéressant aussi à noter est que nos répondants ne se sont pas limités à une réflexion téléologique du problème ; ils nous expliquent aussi que le processus de résolution est varié. Aussi, en fonction des individus, il sera possible de trouver une solution rapide, exhaustive ou autonome. On aura compris que, selon la perspective des particuliers de nos groupes de discussion, plus on est riche plus la solution est trouvée rapidement, plus on résout le problème dans sa totalité et moins on a besoin de l'aide des autres.

La quatrième catégorie empirique est celle du constat, dans un État qui n'a pas encore organisé de système de protection sociale collective, de la domination de certains groupes sociaux sur d'autres[101]. Les plus riches disposent d'un poids sur les plus pauvres, les hommes sur les femmes, les agents de santé sur les patients. Les quelques citations suivantes illustrent ces trois types de domination :

---

[101] Ce qui ne veut pas dire que dans les États ayant organisé de tels systèmes, ce type de domination n'existe pas.

- Tu n'as pas le choix, si tu vas emprunter de l'argent à quelqu'un c'est sûr qu'il va te critiquer (FG2, femme)
- Aujourd'hui par exemple je suis assise avec cette ordonnance. Si le mari achète les produits pour moi c'est bon ; dans le cas contraire aussi, j'attendrai le jour où il pourra le faire (EF17)
- Ils avaient alors confisqué mon carnet de santé, attendant que je paye avant de récupérer mon carnet (EF21)

Notons que cette dernière pratique des agents de santé ne paraît pas spécifique à cette histoire vécue par cette femme puisque nous l'avons rencontrée à d'autres reprises lors de nos séjours au sein des CSPS à la campagne (par. ex. V2[102]). Le carnet de santé, instrument normalement employé dans un but thérapeutique ou préventif, est ici détourné de sa fonction initiale et devient, comme au Mont-de-piété, un objet de caution que les pauvres doivent gager pour obtenir les soins de santé. Dans un groupe de discussion, un paysan nous explique (FG1), de surcroît, que l'on va croire que le patient à délibérément fui le centre de santé. Ce qui peut traduire la vision péjorative que certains « intellectuels » ont des paysans, affirmant que c'est le manque d'éducation qui explique le fait que ces derniers ne fréquentent pas les services de santé. Or, cet homme assure que c'est simplement parce qu'il n'a pas les moyens financiers qu'il doit quitter le centre dans l'espoir de trouver les ressources nécessaires. Un autre va jusqu'à dire, de manière un peu provocante mais essentiellement pour montrer du doigt, outre le caractère des relations sociales, les difficultés d'accès financier aux soins : « *les agents de santé ne connaissent pas les cultivateurs, ils ne connaissent que les riches* » (EF18) En outre, le fait d'avoir quelques relations avec des agents de santé en poste dans le centre que l'on désire fréquenter facilite, nous dit-on (EF21), le soutien.

Ces relations sociales décrites par les participants peuvent aussi, à leur tour, créer non seulement une forme de domination mais aussi une sorte de soumission, tel que cette dame nous le précise :

> En ce moment, tu n'as pas le choix, si tu vas emprunter de l'argent à quelqu'un c'est sûr qu'il va te critiquer. Mais tu ne dois plus craindre cela ! Tu feras ton possible pour rembourser, car ce que tu veux c'est de pouvoir en avoir demain avec lui. Mais si tu réagis et dois le voir un autre jour pour prendre de l'argent, il ne te donnera rien, il t'en voudra d'avoir réagi à ces propos (FG2, femme).

En lien avec ces dernières lignes, les inégalités sociales créant une relation spécifique entre les riches et les pauvres, puisque ces derniers sont souvent dans l'obligation de quémander auprès des premiers, la création d'un sentiment

---

[102] V = visite d'observation.

d'animosité peut surgir. Cela peut même aller jusqu'au souhait, curieusement avoué lors d'un groupe de discussion, de voir son voisin plus riche mourir d'un accident de moto (FG2, femme).

La sixième catégorie de conséquence que créent les inégalités sociales est l'accès différencié aux services de santé publics. C'est ce que nous décrivons dans la section suivante.

6.3.2   Les conséquences des inégalités d'accès aux services de santé

Aux dires des personnes interrogées, les inégalités d'accès aux services de santé entraînent quatre grandes catégories de conséquences pour les populations. Les trois premières sont en lien direct avec le système de santé et la dernière touche, quant à elle, l'économie familiale. Le tout ayant, comme nous l'avons déjà dit, des impacts certains sur la poursuite de l'événement de maladie voire, pour certains, la survenue de la mort.

i) D'abord, la décision d'utiliser les services de santé sera différente d'un sous-groupe de la population à un autre. Les plus pauvres, soit ne se rendent tout simplement pas aux centres de santé, soit font l'effort d'y aller mais n'auront pas accès aux soins car ils ne peuvent « *acheter ceci et cela* » et ainsi, ils seront « *toujours arrêtés à la porte* » (FG1, homme). Et il ne s'agit pas uniquement, pourrions-nous penser, de la capacité à détecter l'importance de consulter du fait de la survenue d'une maladie, car par exemple certaines mères, sachant que leur enfant est malade mais connaissant leur manque de revenus ou leur incapacité à vendre des ressources, prennent tout simplement la décision de ne pas aller au CSPS (FG2, femme; FG3 homme). Certains nous disent assurément savoir que « *c'est bien d'aller dans un centre de santé* » (EF19) mais que faute de moyens, ils ne se déplacent pas. L'histoire suivante est édifiante et illustre le double point de vue exprimé qui, d'une part, avance que beaucoup savent l'importance de consulter, mais d'autre part, que peu le concrétisent faute de moyens financiers.

> Oui, j'y allais. Quand mon enfant ou moi-même tombe malade, j'y vais. Souvent je gagne de quoi acheter les médicaments, des fois aussi je n'ai rien, mais ça ne m'empêche pas d'y aller. Même hier, un de mes enfants s'est brûlé le pied. Je partais au centre de santé ; je n'avais absolument rien ; l'argent que j'avais mis de côté pour payer ma facture d'électricité, c'est ce que j'ai emmené. Quand je suis arrivé, l'argent ne suffisait même pas. Je partais voir le monsieur de l'Action Sociale mais je ne l'ai pas trouvé. Et j'ai fait demi-tour (EF21).

Nous discuterons plus loin dans la recherche de cette intervention possible d'un fonctionnaire du ministère de l'Action sociale au sein du CHR.

Outre cet impossible accès aux soins, pour certains, il subsiste des inégalités d'accès quant au délai entre la survenue d'une maladie et le premier contact avec une formation sanitaire. D'abord, pour de simples pathologies, comme le rhume nous dit une femme (FG4), on va prendre la décision de retarder l'accès aux soins en pensant qu'il n'est pas efficient d'employer ses ressources pour soigner un problème de santé de nature aussi bénigne. La gravité du problème de santé entre donc en ligne de compte dans la prise de décision. Ensuite, c'est aussi la rapidité avec laquelle les plus pauvres ont la capacité de disposer de l'ensemble des moyens pour se soigner qui est mise en avant. L'achat des médicaments sera par exemple, plus rapide (FG1) ou plus facile (FG4) pour les nantis. Il faut en effet prendre en considération le temps requis, par les plus pauvres, lorsqu'ils le peuvent, pour mobiliser des ressources, par une vente de biens ou un emprunt, tel que nous le verrons plus bas.

Terminons sur ce point en ajoutant que les paroles de ces particuliers sont corroborées par certains agents de santé et responsables. Le constat des inégalités d'accès aux soins à la suite de la mise en place du paiement direct est on ne peut plus clairement énoncé par un ancien très haut responsable du ministère de la Santé : « *l'application* [du] *mode de recouvrement de coûts a créé..., a renforcé euh !...les inégalités en matière d'accès et d'utilisation du service des soins* » (EF4).

ii) La deuxième catégorie de conséquences des inégalités d'accès aux soins touche au choix du prestataire de service. Habituellement, outre les services de santé dit modernes, deux autres recours aux soins existent : l'automédication et les tradipraticiens, même si cela peut être encore plus complexe que cette simple dichotomie. Ainsi, l'inégalité se constate dans le fait que les plus pauvres s'orienteront en premier lieu vers l'une ou l'autre solution pour contrebalancer le coût prohibitif des services publics. Il faut cependant reconnaître qu'au sein des personnes ayant évoqué la possibilité pour les plus pauvres de se soigner à l'aide de produits naturels (écorces d'arbres, feuilles, fruits, etc.), seules les deux personnes lettrées (un expatrié et un député) avancent que cela peut être une décision prise après avoir consulté un tradipraticien. Les particuliers ne remettent évidemment pas en cause l'utilisation de tels produits, au contraire ils insistent sur le fait que c'est souvent le seul moyen pour eux, pas toujours efficace, de se soigner, mais ils ne parlent jamais de la présence d'un prescripteur. Si on les écoute, ils prennent seuls la décision de se soigner avec des plantes qu'ils utilisent sous la forme de boisson, décoction, inhalation ou autre application. C'est ce que l'on nomme communément au Burkina, l'indigénat. Seul l'expatrié effleure le sujet de l'automédication à l'aide des médicaments vendus dans la rue, phénomène semble-t-il en expansion dans cette région du monde, mais sur lequel peu d'information est disponible.

iii) Le troisième point concernant le système de santé et les inégalités d'accès aux soins est relatif à la qualité des soins. Évidemment, puisque tel n'était pas l'objectif de nos discussions avec les intéressés, toutes les composantes habituellement citées de la qualité des soins prodigués dans les centres de santé, bien que nous ayons déjà parlé du coût, n'ont pas été évoquées par les participants. Cela étant dit, une femme nous précise « *parce que le riche a quelque chose en main. On ne soigne pas de la même manière celui qui possède quelque chose et celui qui n'a rien de la même manière* » (EF19). Le plus pauvre ne pourra pas recevoir les médicaments nécessaires à sa guérison ; s'il doit rester en observation tout son argent aura été dépensé dans les frais médicaux et rien ne restera pour se restaurer, les plus riches seront en mesure de faire effectuer des examens complémentaires (FG1, homme) ou la femme enceinte devra, comme on nous l'a expliqué, attendre le retour en fin de journée de son mari parti travailler aux champs pour être prise en charge par le personnel qualifié alors qu'elle s'est présentée dès le matin « *parce que je ne pouvais pas acheter l'eau de javel et l'omo, on m'a laissé poiroter jusqu'au soir avant d'avoir l'autorisation de rentrer* » (EF17). De surcroît, c'est également au cours du premier contact que les différences se rencontrent. Dès l'accueil, le plus riche, ou présumé tel quel par l'intermédiaire de signes extérieurs de richesse, est mieux considéré que le plus pauvre.

> D'ailleurs tu n'arriveras pas à payer. Tu peux t'arrêter plus de deux heures de temps et on ne te prêtera pas attention ! Et si le riche arrive on lui demande directement ce qui ne va pas. Et sur place, il fait sortir de façon ostentatoire un [*téléphone*] cellulaire par exemple et dit ensuite la raison de sa venue. On lui dit alors d'avancer [...]. Et il laissera l'indigent au dehors[103] (FG1, homme).

iv) L'inégal accès causé par le paiement des soins impose un fardeau financier supplémentaire aux plus pauvres et grève l'économie familiale. Ceux qui ne disposent pas des ressources monétaires immédiatement mobilisables se retrouvent face à un cruel dilemme, comment trouver les moyens de payer? Non seulement le paiement des soins peut provoquer un transfert de ressources obligatoires d'un poste de dépense (l'électricité pour la dame citée plus haut) vers un autre (les médicaments), mais en plus, les biens disponibles ne sont pas toujours suffisants. Aussi, deux solutions ont été mises en avant, essentiellement pour l'achat des médicaments, l'emprunt et la vente des avoirs familiaux. En fonction de l'entregent des uns et des autres, des avoirs disponibles, de la qualité de la saison pluvieuse pour les cultivateurs, de la taille des troupeaux pour les éleveurs, on cherchera donc à s'endetter ou à vendre un animal. Sur ce dernier point, nos interlocuteurs ont parlé de vente d'animaux ou de récoltes et non pas d'autres sortes d'avoir

---

[103] Nous avons assisté à ce type de scène dans un CSPS où un homme, affublé de cet objet de communication, venait réclamer un certificat de décès alors qu'il n'avait pas apporté le corps au soignant... mais cette fois-ci l'infirmière n'a pas accepté de délivrer le document sans voir le corps, document indispensable pour obtenir la pension gouvernementale (V-10).

familiaux, mais on peut émettre l'hypothèse que ces deux items forment immanquablement leur richesse principale.

Au bout du compte, ces inégalités d'accès aux soins, et le corollaire de l'obligation de trouver des moyens financiers pour les plus pauvres, peuvent avoir des conséquences sur la résolution ou l'apparition d'un problème de santé et éventuellement provoquer la mort, nous disent certains. Ainsi, aller à la recherche des emprunteurs peu rendre « *fou* » (EF17), puis ceux qui ont réussi à se rendre au centre de santé vont « *revenir à la maison avec leur maladie* » (EF19) et les indigents ou les vieilles dames nous dit-on, eux, restent à la maison, préférant mourir dans la bâtisse familiale que dans un bâtiment public. Le refus d'aller dans les CSPS dans ces conditions où il faut payer les soins alors que l'on n'est pas en mesure de le faire, laisse passer quelques expressions fort émouvantes : « *le malade n'ira pas vendre sa mort au centre de santé* » (EF18), l'association entre le paiement direct et la mort est assez tranchante pour cette personne, mais aussi pour une autre (EF21).

6.4 Les populations dites vulnérables

Décrivons la manière dont les personnes victimes de l'exclusion des services sont comprises.

6.4.1 Les indigents et les populations vulnérables des politiques publiques

Tel que Green (1999) le précise bien, il est essentiel que les planificateurs de la santé se soucient des groupes vulnérables de la société. Dans le vocabulaire des politiques de santé burkinabé, ces groupes sont tantôt qualifiés de vulnérables et tantôt de spécifiques, mais ils recouvrent la plupart du temps les mêmes catégories de personnes. Évidemment, la définition de ces groupes devrait être une émanation sociale et être en phase avec les valeurs qui sous-tendent les relations sociales dans le pays. Que nous apprend une lecture historique des documents de politiques publiques de ce point de vue ?

Un chapitre entier du rapport de la table ronde sur la santé des bailleurs de fonds de 1996 est consacré à la protection des groupes spécifiques, définis comme le regroupement de « *personnes qui présentent des risques particuliers nécessitant des actions spécifiques* » (ministère de la Santé, 1996d, p.47). Ce document de politique précise que la mise en œuvre de l'IB et la réorganisation du monde du travail nécessitent l'organisation d'actions spécifiques en faveur de ces groupes vulnérables que sont les mères et les enfants, les adolescents et les travailleurs. Deux ans plus tard et lors d'une autre table ronde, les mêmes sous-groupes, auxquels on a ajouté les personnes réfugiées et déplacées, sont qualifiés de vulnérables puisque leurs caractéristiques spécifiques, nous dit-on, les exposent particulièrement (à quoi? des risques ?) (ministère de l'Economie et des Finances, 1998). Le FMI reprend à son compte la vision nationale des individus inclus dans le sous-groupe des personnes vulnérables ou « *underprivileged groups* » dont il faut se préoccuper dans la mise en œuvre des politiques publiques (IMF, 2003). Le PNDS est préoccupé de l'existence et de l'importance de groupes vulnérables au sein de la population burkinabé. Lorsque est fait l'état des lieux des problèmes de santé et des difficultés rencontrées au Faso, les auteurs de la politique 2001-2010 intègrent dans cette catégorie les femmes, les enfants, les adolescents, les jeunes ainsi que les travailleurs (ministère des Finances et du Budget, 2003). Dés l'avant-propos du très récent rapport consacré à la santé et à la pauvreté au Burkina par la Banque mondiale et le MS, il est clairement précisé que « *l'atteinte des objectifs de lutte contre la pauvreté [...] nécessitera une allocation soutenue et accrue de la dépense publique aux groupes les plus vulnérables, les femmes et les enfants des populations rurales* » (Banque mondiale, 2003, vii)[104]. N'oublions pas non plus la déclaration de 2002 du SG du ministère de la Santé : « *conformément à l'esprit de l'initiative de Bamako qui est toujours en vigueur dans notre pays, les soins préventifs aux groupes vulnérables (consultations des femmes enceintes et nourrissons) sont gratuits au niveau des structures sanitaires de premier niveau (CSPS, CMA)* ». Ainsi, un double consensus textuel paraît se dégager au sein de toutes les politiques de santé sur la qualification de ces sous-groupes. En premier lieu, il semble bien que groupes spécifiques soit synonyme de groupes vulnérables. En second lieu, les membres de ces groupes sont les femmes, les enfants, les jeunes et les travailleurs. Lors d'une réunion à laquelle nous avons assisté fin décembre 2003, les responsables nationaux de la politique nutritionnelle ont ajouté aux personnes vulnérables que sont les femmes et les enfants, les personnes vivant avec le VIH/sida et les orphelins du sida (Ob37).

6.4.2 Les indigents sont-ils des personnes vulnérables ?

Pour deux médecins interrogés sur la problématique de l'accès aux soins pour les indigents, c'est de l'incapacité des individus de mobiliser les processus de solidarité familiale dont ils doutent (EF16) ou dont « *l'écho général* » doute (EF2). De telles personnes n'existent pas, personne au Burkina n'est isolé et n'est pas en mesure, à un moment donné ou à un autre, de se diriger vers un réseau social quelconque pour obtenir de l'aide financière. Le second médecin, directeur au niveau central, évoque aussi le fait que cette catégorie de personne ne peut réellement exister puisque, par exemple, dit-il, il existe des systèmes de prise en charge de telles personnes dans les formations sanitaires. Pour un autre agent de santé, l'exclusion permanente ne serait que temporaire « *on ne peut pas rester*

---

[104] Pour les activités liées à la lutte contre le sida, les groupes vulnérables sont également bien précisés même si le vocabulaire employé est lourd de connotation sociale, comme l'emploie du terme « femme libre » (Banque mondiale, 2003, p.50).

éternellement indigent » (EF10). Cela ne sera donc qu'un mauvais moment à passer et l'accès aux soins reviendra.

La description fournie par deux médecins, l'un du niveau central et l'autre local, de leurs interventions en faveur des populations vulnérables donne les mêmes indications empiriques que celles contenues dans les documents de politiques publiques. L'étude du discours du premier médecin montre assez bien la confusion sémantique et l'absence d'identification claire du sous-groupe de la population dont il est urgent de se préoccuper. Cela étant dit, nous pouvons comprendre de ce qui suit que les indigents ne sont ni des personnes vulnérables ni des membres de la catégorie des groupes spécifiques.

> Je vous disais la dernière fois que nous avons...nous avons élaboré un projet pilote pour le mener à...à Boga mais il faut dire si c'est une prise en charge aussi bien de l'indigent, qu'une prise en charge des groupes spécifiques, des groupes vulnérables comme les femmes en grossesse, les enfants de moins de 5 ans (EF2)

La même confusion règne dans les termes employés par le médecin agissant au niveau local, mais il est bien établi que le groupe des femmes et des enfants, dans sa globalité, est qualifié de vulnérable. De surcroît, c'est « *la population la plus indigente* » (EF7) et donc celle qui doit être ciblée en priorité, notamment les femmes qui, dit-il, « *font tout* ». En tous les cas, « *c'est un peu ça qu'on a compris dans le mot indigent* » (EF17)

6.4.3 Des pauvres ou des indigents ?

Nous verrons plus bas la difficulté éprouvée par des habitants de cette région à concevoir l'existence de sous-groupes de la population au-delà des grands groupes habituels tels que celui des femmes ou des enfants. Nous avons déjà vu également l'explication de quelques personnes arguant que les prix des consultations et des médicaments sont calculés en fonction de la capacité à payer des pauvres en général et qu'ainsi, tout le monde devrait avoir accès aux soins. Ici, nous voulons mettre en valeur le fait que, pour un certain nombre de personnes, l'existence même du sous-groupe des indigents n'a pas de sens dans un pays où près de la moitié de la population vit en dessous du seuil officiel de pauvreté. Autrement dit, et plus simplement, tout le monde est pauvre au Burkina. Tous les pauvres sont des indigents et tous les indigents sont qualifiés de pauvres. Pour appuyer ces explications, un infirmier va même jusqu'à illustrer ses propos en nous expliquant que lui-même ne dispose par toujours des moyens financiers nécessaires et qu'à ce moment, face à l'incapacité de payer, il devient un indigent. Il faut donc se préoccuper des pauvres dans leur ensemble car ce statut est, évidemment, inacceptable. Pour un directeur central du ministère de la Santé, il s'agit là d'une explication au fait que personne n'a encore réellement voulu se pencher sur la résolution du problème de l'accès aux soins des indigents (EF2).

Si personne ne vient pointer du doigt la présence de strates sociales, « *nous on croit que nous tous on est pauvre* », nous dit cet éleveur président d'un comité de gestion. Il faut donc s'interroger sur la capacité des COGES à prendre, sans incitations particulières, des décisions quant à l'exclusion des soins des indigents puisque selon un membre de l'ONG, « *comme je l'ai dit, c'est laissé à la discrétion des COGES* » (EF15).

6.4.4 La gymnastique verbale de la définition des indigents

Pour Cobb et Coughlin (1998), la gymnastique verbale est l'un des éléments caractéristiques des luttes politiques pour faire en sorte qu'une situation soit comprise comme un problème auquel il faut trouver une solution. Assurément, dans notre arène de recherche, la manière dont on va définir le public cible des mesures d'exemption du paiement des soins est l'objet d'une joute verbale perpétuelle. Comment déterminer qu'une personne est indigente ou ne l'est pas ? Voici une question, qui fait entièrement écho aux sections précédentes, que de multiples interlocuteurs ne manquent pas de poser. Nous verrons plus loin la crainte de nos interlocuteurs quant aux conséquences que pourrait avoir une mauvaise définition du sous-groupe des indigents. Toujours est-il que pour la grande majorité des participants, la manière dont la catégorie des indigents est définie est l'un des nœuds gordiens du problème. Un médecin ayant été au cœur de la planification et de la mise en œuvre de l'IB nous dit que la prise en charge des indigents a toujours été inscrite dans les préoccupations et les documents, mais que le problème fondamental était lié aux critères d'identification de ces derniers. Une évaluation de la Cellule d'appui à la décentralisation du système de santé et de la Direction centrale de la pharmacie sur l'IB dans cinq districts du pays en 2000 justifie l'absence de dépenses effectuées pour la prise en charge des indigents dans les CSPS par le problème de détermination du sous-groupe (CADSS et D.S.Ph., 2000). Quels critères utiliser ? Qui précisera ces critères ? Seront-ils en mesure de suivre l'évolution de la situation économique des personnes ? La présence d'un ministère de l'Action sociale, qui dispose de ses propres catégories et définitions (que personne ne connaît à la campagne avons-nous constaté) est également une source de confusion. Au-delà de cette gymnastique verbale, on semble regretter le fait que personne ne se soit attelé à la tâche ; « *on donne pas vraiment d'explication claire* » (EF12), nous dit ce président de COGES et le problème, enchérit ce médecin, est que « *y a pas eu de discussion, qui est indigent, qui est pauvre* » (EF7). Et pourtant cela « *pose problème en tout cas au niveau du ministère de la santé* » (EF7). Les conséquences sont que cela « *fait une espèce de cafouillis* » (EF15), que « *chacun interprète le mot indigent à sa façon* » (EF7).

Et pour reprendre la section précédente sur la place des indigents dans les politiques publiques burkinabé, ce médecin nous fournit une piste d'explication, fondée sur la définition de catégories, qui, au bout du compte, témoigne de l'absence de considération pour cette problématique :

> Bon ! quand j'étais en train de discuter avec les gens de l'Action Sociale, c'est toujours des gens de perception très très différente entre c'est quoi un indigent, c'est quoi un cas social...voilà un terme aussi qui revient par moment et dans la déclaration de politique générale [du premier ministre], nous, on a eu du mal à savoir ce qu'on dit des indigents et des cas sociaux ; comment est-ce qu'on définit ça un cas social, et donc, à mon avis c'est probablement... je ne suis pas sûr que c'est de façon délibérée, que le terme indigent a été omis, c'est beaucoup plus à mon avis que les gens ont mis ça sous d'autres appellations, sans véritablement réaliser que ça pouvait être important (EF1).

6.4.5 La voix des indigents

Un certain nombre de témoignages d'acteurs de différentes catégories expriment le fait, bien connu dans d'autres contrées, que les indigents et les plus pauvres ne prennent pas la parole et ne sont pas écoutés. Plusieurs expressions tendent à révéler cette idée commune « *le moins disant n'est pas écouté* » (EF15), « *le faible ne peux s'exprimer* » (EF18) ou encore « *les indigents, les sans voix sont toujours mis de côté* » (EF2). Ainsi, tel que cet indigent le confirme : « *Parce que je suis indigent, je ne peux pas me lever et dire que le gouvernement ne s'occupe pas de moi et l'accuser de ne rien faire pour moi. Parce que c'est difficile* » (EF22).

L'étude d'un cas confirme cette idée. Lors d'un contrôle d'un centre de santé en périphérie (V 10), nous débattons avec le personnel de santé de la place de la prise en charge des indigents dans le microplan qui est devant nous. Alors que 56.500 F CFA sont prévus par an pour les indigents, le budget alloué aux primes destinées au personnel est de 360.000 F CFA, soit plus de six fois plus. Lorsque nous nous étonnons de cette planification budgétaire inéquitable, l'agent de santé nous répond « *les indigents ils ne viennent pas chaque jour, les ristournes c'est chaque trois mois et nous on est là !* » (V 10), ce qui provoque l'hilarité générale de notre auditoire.

6.5 Un phénomène nouveau

Puisque l'équité est constamment convoquée dans les documents de politique publique et que la problématique de l'accès aux soins pour les indigents est énoncée de la même manière, interrogeons-nous maintenant sur l'aspect nouveau de l'exclusion des services de santé des indigents du Burkina Faso. Ce problème est-il sans précédant ?

Plusieurs informations déjà présentées plus haut tendent à montrer que certains pensent et affirment (e.g EF11) que cette exclusion perdure depuis bien longtemps et que la mise en place de l'IB n'a rien changé à cela. Autrement dit, ceux qui sont aujourd'hui exclus des soins faute de moyens financiers, l'étaient avant l'organisation du paiement des soins instaurant une politique de recouvrement des coûts. Pourtant, outre le fait que l'utilisation des services de première ligne a considérablement chuté ces 20 dernières années, certaines études ont montré que cette organisation financière en avait également réduit l'utilisation dans certains districts du Faso (Sakho et Yonli, 1997; Ridde, 2003a) ; mais il est vrai que les auteurs de ces études n'ont pas été en mesure de préciser les sous-groupes de la population les plus touchés par cette politique. Avant l'IB, certains médicaments étaient gratuits dans les formations sanitaires. Cette indigente de 58 ans s'en souvient bien :

> Avant quand nous étions petites, si tu étais malade et te rendais dans une formation sanitaire, pour les maux de tête ou de ventre, tu ne payais pas de médicaments. Même dans les écoles quand nous étions petites, pour les maux de tête et de ventre, on ne payait pas de médicaments. On te les donnait sur place (EF21).

Évidemment, elle ajoute rapidement, qu'en dehors de ces traitements communs les patients devaient aller acheter ailleurs le reste des prescriptions plus compliquées ou plus longues. Pour bon nombre de nos interlocuteurs, l'accès aux soins était gratuit, quelques médicaments de base étaient présents, mais les maux plus complexes ou les médicaments plus onéreux ne pouvaient être pris en charge dans les formations sanitaires publiques, imposant ainsi aux patients de longs déplacements pour subvenir à leurs besoins. Ce que semble en revanche reprocher cette indigente, c'est qu'aujourd'hui, même les produits de base pour soigner les maux de tête par exemple, sont payants dans les CSPS. Rien n'est gratuit, même dans les situations de détresse : « *Dans les formations sanitaires il n'y a même pas le moindre comprimé pour calmer la douleur dans l'urgence en attendant que tu ailles en acheter* » (EF21).

L'une des explications que nous donne un président de COGES à l'absence de mise en place ou de réflexion sur les systèmes de prise en charge des indigents est le fait que ces derniers ne se présentent par aux CSPS. S'ils ne viennent pas, on est pas confronté au problème et par conséquent, il n'est pas nécessaire de s'interroger sur la manière dont on va pouvoir les aider. Dans le même ordre d'idée, une autre explication fournie par un infirmier est le fait que le problème n'est pas nouveau car, tout simplement, il n'est pas posé. Lui, et d'autres, nous ont fait quelquefois remarquer que le fait que nous venions les interpeller sur cette problématique pour en savoir un peu plus était singulier.

En fait dans les... il y a souvent des...je pense... je ne sais pas comment,...les... c'est comme si ce n'était vraiment pas le problème... un problème aujourd'hui réel parce que...moi je ne sais pas ! Bon...parce qu'aujourd'hui vous me posez ces... ces choses parce qu'aujourd'hui vous me parlez de ça ! Mais on m'a jamais parlé de ça ! Et je ne sais pas pourquoi (EF6)

6.6 Un phénomène proche

De l'avis d'une diversité de protagonistes, et il s'agit de l'élément le plus clair à propos du concept de proximité dans les données empiriques, les personnes membres de la catégorie des responsables sont très loin des réalités des personnes les plus démunies dans l'incapacité d'utiliser les services de santé. Cela est énoncé par quelques paysans, présidents de comité de gestion, mais aussi par des agents de santé et un des plus hauts responsables de la santé, très proche de ces individus. Pour illustrer ces propos, deux exemples sont fournis par les personnes interrogées. Le premier est lié aux conditions de vie. Cet éleveur, président d'un comité de gestion (EF13), relate qu'il est fort possible que les responsables proviennent de familles aisées, qu'ils ont ainsi eu la chance de fréquenter l'école et qu'ensuite, cheminement logique dans sa perception, ils sont devenus des hauts fonctionnaires. Ce sont toutes les inégalités sociales qui sont décrites par cette personne, ou plus exactement le cumul des avantages et le privilège de certaines catégories sociales qui vivent des réalités fort éloignées de la plupart des habitants du Burkina rural et, notamment, des plus pauvres d'entre eux. Pour lui, ces personnes ne vivent pas dans le même pays et cela se constate, dit-il, jusque dans l'écart de l'effritement de la peau des mains à la suite des travaux bien différents réalisés par ces groupes de personnes. Le second exemple, qui était d'actualité au moment de la collecte des données, est celui de la formulation de la politique de réduction de la pauvreté. En effet à l'époque, de multiples réunions et rencontres à travers tout le pays étaient organisées pour formuler le nouveau cadre stratégique de lutte contre la pauvreté, dont nous avons déjà parlé plus haut. Or la façon dont elles étaient organisées illustre, pour nos interlocuteurs, l'éloignement des responsables des problèmes des plus pauvres. Ces responsables, qui sont chargés de l'organisation de ces réflexions préalables, viennent parler lors de ces réunions, mais « *ça ne perce pas la population. Il faut aller dès la base, il faut que la base soit touchée* » (EF12). Et cet infirmier d'ajouter que ce ne sont pas les pauvres qui sont réunis pour parler de la pauvreté mais les riches (EF5). Le dialogue social est donc biaisé.

Selon trois fonctionnaires du ministère de la santé, cet éloignement du phénomène pour les responsables et dirigeants politiques serait une cause de la pérennité du problème et de l'absence de solution. Pour la lutte contre la pauvreté « *Est-ce que si tu ne vis pas une situation tu peux proposer quelques-unes de concret et de sérieux ?* » (EF5). Lorsque l'on évoque avec un haut fonctionnaire la possibilité de développer les mutuelles de santé pour résorber l'exclusion temporaire des soins, alors que si peu d'initiative ont été effectuées au niveau central, il nous rétorque que : « *Non, les gens ne savent pas ce que c'est. Ils ne comprennent pas ce que c'est. Il faut que ça puisse avoir un effet, il faut que les premiers responsables soient conscients et aient connaissance de comment les services sont rendus »* (EF4). Non seulement les responsables ne vivent pas la réalité de l'exclusion des soins, nous dit un infirmier, mais de surcroît, ils ne ressentent pas cette situation vécue par certains comme un problème :

> Parce qu'en haut les gens ne sont pas sensibilisés, ce n'est pas un problème pour quelqu'un qui est en haut. Peut-être qu'il a…peut-être que lors de ses études il a dû entendre parler de ça mais en réalité, comment… comment faire marcher la machine ? C'est tout son problème ! Ce n'est réellement pas comment…Je ne sais pas ! Si aujourd'hui par exemple, moi je suis sûr si aujourd'hui on demandait par exemple à poser la question à notre ministre de la santé… comment voyez-vous la prise en charge des indigents, il faut qu'il réfléchisse ! Parce que ce n'est pas un problème dans sa tête ! Hein ! Il va te dire peut-être que tous les Burkinabé sont des indigents. C'est comme ça ! Et que nous tentons de faire globalement ceci cela, mais en réalité, il faut… il faut souvent mettre des gens à côté… pour chaque programme, pour chaque chose. Vous voyez ? (EF6)

Cette citation est volontairement longue car elle corrobore le fait déjà noté dans les sections précédentes de l'amalgame entre les indigents et les pauvres et de la difficulté, dont nous parlerons plus bas, de disposer de solutions.

Il nous paraît inutile, dans cette section, de rappeler combien les particuliers sont proches du problème de l'accès aux soins tant les écrits précédents l'attestent largement. Les participants des groupes de discussion en ont énormément parlé et ceux qui nous ont confié quelques mots lors des entrevues individuelles ont fait de même. Cela serait un truisme que de dire que les indigents l'ont attesté, et nous avons vu que les utilisateurs ou non des services de santé sont aussi confrontés, de temps à autres, aux difficultés de disposer des ressources financières indispensables pour avoir accès aux soins. L'accès aux soins et l'équité, « *les préoccupations que tu as évoquées ça nous concerne tous* » (EF19), nous dit une particulière.

Maintenant, les intéressés et les agents de santé, qui disposent d'un rôle certain dans la planification des activités, sont aussi assez proches du phénomène. Il est clair, que dans leur fonction de prescripteurs, ils sont confrontés au problème « *sinon y a des indigents. Ça y en a. On en voit tous les jours… on en voit tous les jours des gens qui viennent qui ne peuvent pas payer la consultation* » (EF6). Les membres des COGES, nous dit un indigent (EF22), font forcément aussi face à cette situation, notamment parce qu'il est fort possible que des proches soient dans de telles circonstances. Cependant, ce qui se dégage de l'étude des entrevues est, que si ces deux catégories d'acteurs sont interpellés à titre individuel et donc en tant que particulier, il ne semble pas qu'ils le soient dans leur fonction, c'est-à-dire en tant qu'intéressés ou agents. Plus simplement, il semble difficile pour les infirmiers et les représentants communautaires, ces personnes constituant le

COGES, puisque l'infirmier en est le secrétaire, d'être institutionnellement proches de l'exclusion des soins. Ils sont confrontés à cette difficulté d'accès, ils la vivent chaque jour en tant que particulier, mais ne transforment pas cette situation en un problème dans l'exercice de leur fonction d'intérêts. L'une des explications que nous donne un médecin planificateur (EF7) est que personne, autrement dit les hautes instances du ministère, ne se préoccupe de cette question. Si effectivement les responsables de la cellule IB à l'origine de la mise en œuvre de la politique ont formulé la nécessité d'effectuer des recherches sur l'accès aux soins des indigents, ceux qui devaient les réaliser ne l'ont pas fait car, nous dit un acteur important de l'époque, « *dans l'équipe on ne trouvera personne qui est lui un peu accroché à ces aspects-là* » (EF1). Aucun des médecins de santé publique en charge à l'époque de ces questions n'a été suffisamment proche et préoccupé de cette problématique pour enclencher un processus de recherche qui, il faut le reconnaître, avait été planifié (voir ministère de la Santé, 1992). Les planificateurs centraux seraient trop loin du « *terrain pour savoir ça* » (EF16) et ceux en périphérie pas suffisamment personnellement touchés (EF4, EF12, EF19, EF21) pour se préoccuper de cette situation non équitable, nous dit d'abord cette femme non utilisatrice des services de santé ou cet homme, ancien haut responsable au ministère de la Santé :

> Le problème des indigents ne préoccupe pas ceux de Souna. A moins qu'ils ne commencent à l'être ; ça ne les intéresse pas (EF19).
>
> On se rend compte que ceux qui vont, ceux qui vont faire l'évaluation ou la supervision c'est des gens qui ne se sont jamais préoccupés à aucun moment des questions d'équité. Sauf quand ils ont des parents qui ont des difficultés, ils arrivent, ils payent (EF4)

Il est évidemment plus facile de régler, au cas par cas, des difficultés financières d'accès aux soins que de réfléchir à des solutions pour la collectivité.

6.7 Événements, crises et symboles

Il n'y a pas eu, à notre connaissance, de crise majeure au Burkina Faso en lien avec les difficultés d'accès aux soins, notamment pour les indigents. Il existe, de temps à autre, ce que nous pourrions nommer des microcrises, c'est-à-dire des événements ponctuels dans les CSPS où l'on voit arriver un indigent qui demande à être pris en charge. Dans ce cas, le règlement de la crise est décidé au cas par cas. D'abord, ce type de situation ne survient que très rarement, éventuellement pour cette double raison évoquée par un président de COGES :

> Bon peut être que... puisque, jusque-là, on ne nous a pas dit que... les pauvres doivent venir nous voir, et les pauvres aussi ne savent pas peut-être qu'ils doivent venir nous voir, ils ne savent pas qu'ils doivent venir poser leur problème (EF12).

Les membres des COGES ne connaissent pas leurs attributions quant à l'accès aux soins pour tous, ce dont nous parlerons dans la section suivante à propos des rétroactions, et les plus pauvres, notamment dans les villages, ne savent en aucune manière qu'ils pourraient éventuellement bénéficier d'un accès gratuit. Ensuite, les solutions sont trouvées d'une manière individuelle et ponctuelle. Autrement dit, se dégage l'impression que les personnes impliquées localement dans la résolution du problème de l'accès aux soins pour les indigents, tentent de le résoudre ponctuellement, lorsque le cas se présente, et ne cherchent en aucune manière à réfléchir et éventuellement à systématiser la prise en charge (EF8, EF12).

Il n'y a pas eu non plus, par exemple, d'association de malades qui a pris le devant de la scène suivant un événement particulier pour réclamer la gratuité des soins pour les plus pauvres. Certes, quelques articles de journaux ont évoqué ces questions, mais nous verrons plus bas que cela a été d'une manière très éphémère. Mais, il faut rappeler que la liberté de la presse au Burkina n'est pas des plus intense et, de surcroît, la grande majorité de la population ne lit pas les journaux, certaines personnes possèdent une radio (60%) et très peu disposent d'une télévision (10%, selon (Lachaud, 2002)).

A posteriori, plusieurs événements ou crises auraient pu faire en sorte que la prise en charge des indigents soit mise à l'ordre du jour gouvernemental. Or, et à notre connaissance, tel n'a pas été le cas. Illustrons nos propos à l'aide d'événements ayant eu cours à trois paliers différents, soit macroscopique (la dévaluation du F CFA), soit mésoscopique (la formulation des politiques nationales de santé) soit microscopique (les cas de la méningite et des médicaments antirétroviraux).

6.7.1 Macro : la dévaluation du F CFA en 1994

Dans la partie concernant le processus d'implantation de l'IB, nous avons déjà bien décrit la manière dont la dévaluation du F CFA en janvier 1994 a provoqué une phase d'accélération de sa mise en œuvre. Nous avons aussi noté que le pouvoir, face aux risques politiques d'embrasement social lié à l'augmentation conséquente du prix des médicaments, a quasiment imposé la distribution tout azimut de MEG sans qu'aucune préparation n'ait été organisée. Cet événement disposait donc d'une dimension politique fort importante. Selon les auteurs de rapports (ministère de la Santé, 1999b) et de nos informateurs clefs (par. ex. EI14), ce processus de distribution massive a été peu efficace voire largement détourné au niveau national. Cela a été le cas dans de nombreux endroits au Burkina et notamment dans le DS de Souna. Au plan national, les médicaments sont arrivés souvent en retard, avec des produits ne correspondant pas toujours aux besoins locaux et quelquefois en voie de péremption, et des problèmes comptables liés à l'absence de présentation de factures ont pendant très longtemps envenimé (et paralysé pendant quelques mois) les relations entre le gouvernement et l'UNICEF, qui était chargé de la gestion de ce programme (EI14). Au plan local, le manque de suivi et

« *d'encadrement* » (EF2) a engendré également sont lot de détournements et de disparitions de médicaments. Si, à notre connaissance, il n'y a pas eu d'évaluation nationale, dans la région de Souna, des évaluateurs ont clairement mis à jour les errements dans la gestion de ces MEG lors de l'accélération de l'IB (Ouedraogo, Savadogo et al., 1998). Nous ne reviendrons pas sur les éléments empiriques largement explicités plus haut.

Les détournements de multiples produits peuvent se « comprendre » lorsque l'on sait que 500 kits correspondent à un besoin en consultation de 5 millions de personnes, alors que le pays est composé à cette époque de moins de 10 millions de personnes et que le nombre total de consultations a été en 1994 de moins de trois millions... Autrement dit, dans le meilleur des mondes où les 500 kits auraient été distribués à temps, et où toutes les personnes ayant consulté les CSPS au Burkina en 1994 auraient obtenu les médicaments nécessaires à l'amélioration de leur santé, il resterait encore trois millions de traitements de soins de santé primaires disponibles, ce qui n'est pas rien dans un des pays les plus pauvres du monde![105] En 1994, il y a même eu 300 000 consultations de moins qu'en 1992 pour l'ensemble du pays (DEP, 2002a). L'accélération de l'IB, et l'ensemble des ressources investies en une période très restreinte, n'a donc pas été l'occasion pour les acteurs sociaux concernés, de se poser des questions particulières sur l'accès aux soins. Elle n'a pas non plus fourni une *opportunité* technique, par exemple, de décider d'octroyer un pourcentage de ces tonnes de médicaments aux indigents. Au contraire cet événement, nous dit un responsable (EF1), était un bon moyen pour l'État de s'orienter dans une politique de désengagement et de faire en sorte que les nombreux frais de fonctionnement des formations sanitaires périphériques soient transférés aux particuliers, en mesure de payer.

---

[105] Nous avons évoqué plus haut le processus d'accélération de la mise en œuvre de l'IB par l'intermédiaire, entre autres, de la distribution massive de kits de médicaments essentiels génériques. Près de 500 kits devaient être envoyés, à l'aide de l'argent de la Banque Mondiale, dans les CSPS du pays. Pour comprendre la place de l'équité, et sa définition implicite, il est intéressant de souligner que dans sa planification la CADSS avait décidé d'octroyer un kit par CSPS. L'objectif opérationnel de la mise en œuvre de l'accélération de l'IB est d'atteindre 500 CSPS (CADSS 1995b). Autrement dit, le partage des 500 kits est effectué également soit un CSPS = un kit. Nous ne disposons d'aucune information quant aux critères ayant permis à la CADSS de faire ce choix dont nous voyons bien qu'il n'est aucunement lié à la prise en compte des besoins des régions hôtes des CSPS. Tout le monde doit recevoir la même chose alors qu'il est fort probable que certains centres de santé aient déjà bénéficié d'aides extérieures dans la mise en œuvre de l'IB.

6.7.2 Méso : politique de santé et réduction de la pauvreté depuis 1999

> Je pense que le...par rapport au problème d'équité, comme je le dis, c'est un problème qui reste toujours posé dans son ensemble, je pense que...peut-être qu'il serait nécessaire d'avoir une réflexion au niveau national pour voir... comment... comme d'autres pays l'ont fait, parce que j'ai vu des études qui ont été menées en Guinée, au Sénégal pour voir comment on peut résoudre le problème de l'indigent... mais aujourd'hui c'est vrai que, quand on parle d'indigent, les gens se limitent beaucoup plus aux alternatives de paiement, [...] les réseaux d'appui aux mutuelles de santé... vous avez tout un... mais ça ne résout pas le problème de l'indigent (EF16)

Tel que nous le dit ce médecin burkinabé bien au fait de la planification nationale, toutes les récentes occasions de formulation des politiques de santé n'ont pas été saisies pour que la problématique de l'équité d'accès aux soins soit mise à l'ordre du jour. Limitons-nous aux trois événements récents que sont la revue de l'initiative de Bamako et des SSP, la formulation du PNDS et celle du CSLP.

La revue de l'IB, avons-vous vu plus haut, est un moment privilégié pour les acteurs de santé publique du Burkina pour faire le point, lors d'un atelier, sur l'avancement de la mise en œuvre de la politique. L'objet de cette réunion très intime étant de permettre au ministère de la Santé de présenter la situation burkinabé lors de la revue ouest-africaine organisée par l'OMS en mars 1999. La vingtaine de personnes réunies pour l'occasion est majoritairement composée de personnes du MS (ministère de la Santé, 1999b). Dans les quatre recommandations du groupe, l'une vise spécifiquement à améliorer l'accessibilité financière aux MEG et aux services de santé (c.-à-d. réduction des marges bénéficiaires). Cependant, rien n'est dit concernant l'exclusion permanente. On évoquera les « *alternatives de paiement* » (p. 12), mais pas celles offrant l'exemption. Plus tard, en 2001, un universitaire burkinabé est mandaté par l'OMS pour faire le point de la stratégie des soins de santé primaires. Il va ainsi rencontrer de très nombreux acteurs locaux (une seule ONG !) et rendre compte de son analyse lors d'une réunion à Ouagadougou. Dans les 12 recommandations de cet expert local, on retrouve comme souvent l'importance d'appuyer le développement des mutuelles de santé, mais aucune mention n'est faite de l'importance de contrer l'exclusion permanente (Drabo, 2002).

Les États Généraux de la Santé de 1999, suivis de la validation de l'analyse de la situation sanitaire nationale en 2000 puis de l'adoption de la Politique sanitaire nationale en 2000 et du Programme de développement sanitaire national 2001-2010 en 2001 sont autant de moments propices à la réflexion sur les défis de la santé publique burkinabé. Dans un prochain chapitre, nous décrirons combien l'équité dispose, du côté des valeurs, d'une place prépondérante dans la formulation des politiques publiques. Cela est une nouvelle fois rappelé lorsque les dirigeants élaborent le Cadre stratégique de lutte contre la pauvreté en 2000. Lorsqu'ils évaluent cette intervention en 2003 (Ministère de l'économie et du développement, 2003), ils notent de nouveau que l'accessibilité financière aux services de santé demeure un problème et précisent, sans données probantes, que des mesures ont été prises pour la résoudre en partie. Le ministère de la Santé et la Banque mondiale expliquent, encore une fois, en 2003, les liens étroits qu'entretiennent ces politiques de santé et de lutte contre la pauvreté, et soulignent l'importance de la prise en charge des indigents pour limiter l'impact du paiement des soins sur les ménages les plus démunis (Banque mondiale, 2003).

Ainsi, l'équité d'accès aux soins n'est pas toujours mise de côté, bien qu'elle ne soit pas nécessairement la priorité des réflexions. Mais ce que nous souhaitons surtout montrer est que, si ces événements ont été l'occasion de souligner que des problèmes d'accessibilité financière aux soins pour les indigents subsistent, ils n'ont pas été des moments propices à la réflexion technique sur l'organisation des mécanismes de prise en charge des indigents, pour reprendre l'expression du PNDS. L'absence d'accès aux soins pour les indigents n'est pas toujours occultée, elle est quelquefois explicitée, mais ces instants d'évaluation (IB, SSP) ou de formulation (PNDS, CSLP) des politiques publiques de santé n'ont pas été saisis pour, par exemple, « *définir les conditions de prise en charge de l'indigent* » (ministère des Finances et du Budget, 2003, p.67), ou, à tout le moins, décider d'effectuer des travaux ou d'organiser des groupes de travail à ce propos. On se contente donc, et ce depuis la formulation de l'IB dans le document de 1992, de clamer l'importance de trouver des solutions à cette problématique lors de ces événements particuliers, sans pour autant s'organiser pour que cela devienne une réalité d'intervention.

6.7.3 Micro : épidémie de méningite et accès aux médicaments antirétroviraux

À la suite d'une très intense épidémie de méningite cérébro-spinale en 2002 (taux de létalité de 12%), un plan de riposte a été mis en œuvre par le ministère de la Santé. L'un des piliers de ce plan était la gratuité de la prise en charge des cas. Mais les évaluations et supervisions effectuées ont montré que cette gratuité n'avait pas toujours été suivie et même, certains patients seraient morts parce qu'on leur avait demandé de payer. Plusieurs explications ont été données pour rendre compte de l'absence de respect de la directive de gratuité[106], mais ce n'est pas l'objet de cette section. Ce qu'il faut relever, c'est l'impact de ces manquements sur les préoccupations des acteurs. Un comité de crise a été organisé, des questions de recherche posées et une étude a été financée pour tenter d'y répondre (ministère de

---

[106] « la problématique de la gratuité se heurte à la politique de recouvrement des coûts qui a engendré des habitudes chez les agents de santé, les COGES mais aussi les bénéficiaires » (p. 43).

la Santé, 2003b). Le scandale, certainement amplifié par les décès survenus et l'indignation des bailleurs de fonds, qui auraient donné près d'un milliard de F CFA (EF11), a donc favorisé le financement d'une recherche opérationnelle. Cette recherche a été l'occasion de prescriptions (les recommandations du rapport, « *des actions fermes pour mettre fin à ça* » (EF7)) et de proscriptions (le comportement des agents). Nous avons ainsi pu entendre le médecin chef du district, lors d'une réunion avec tous les infirmiers, dire clairement à la mi-septembre 2004 :

> Je vais vous donner la liste des ressources pour la lutte contre les épidémies.... Ça je vais vous donner car si vous pouvez pas guérir et réagir, c'est la mort du district et ça je ne veux pas... donc vous avez des ressources et si vous avez des cas de méningite il faut donner gratuitement (ECD-ICP1)

Une crise majeure au sein du système de santé, touchant la population dans son ensemble et non pas juste les indigents, a donc suscité une réaction gouvernementale rapide et un ajustement du comportement des acteurs. Nous n'avons pas été vérifier sur le terrain l'ampleur des changements, mais il faut ici reconnaître l'impact symbolique d'une telle crise face à un problème particulier.

La seconde crise est beaucoup plus récente et a porté sur l'accès aux médicaments antirétroviraux pour les malades du sida. À l'occasion de l'intervention du Fonds mondial de lutte contre le sida, la tuberculose et le paludisme, le gouvernement burkinabé a obtenu un financement de quatre années pour la prise en charge de près de 4 000 malades. Or, à la suite d'un discours du premier ministre et de l'annonce de la réduction de la participation financière des malades à 8 000 F CFA par mois, une ONG locale (le réseau d'accès aux médicaments essentiels) s'est ouvertement scandalisée par voix de presse (Le pays du 19/04/04) de ce partage des coûts. Pour le coordinateur de ce réseau, il faut que l'accès aux antirétroviraux soit gratuit, tel qu'il l'avait déjà précisé en lançant une campagne en septembre 2003. Le ministre de la santé en personne lui a répondu, toujours dans la presse, le 6 mai. Il précise d'abord que ce partage des coûts pour les patients correspond à environ 16% de la totalité du prix du traitement. Ensuite, il rappelle les objectifs qui sous-tendent cette proposition de participation financière. Il est simple et en lien direct avec la mise en œuvre du paiement des soins depuis la mise en place de l'IB. Il s'agit, face à la durée prévue du soutien des bailleurs de fonds, d'organiser « *un fonds de pérennisation afin qu'au terme du programme, les malades puissent continuer à s'offrir les ARV à moindre coût* ». Plus loin dans sa lettre, le ministre tance un peu « l'activiste » et lui dit que « *la gratuité est toujours payée par quelqu'un quelque part* ». Quelques années plus tôt, lors d'une communication scientifique, des fonctionnaires de la CAMEG et un universitaire burkinabé allaient dans le même sens, lors de leur présentation sur le rôle de l'organisation dans la distribution des ARV. Dans leur étude des « inconvénients » liés à l'accessibilité aux trithérapies, ils notent uniquement le problème géographique et aucunement financier, alors qu'à l'époque, en 2001, les prix étaient encore très élevés (Bansse, Zigani et al., 2001). Face à ces arguments, et pourrions-nous dire à cette idéologie, il est évident que le problème de l'exemption du paiement des soins pour les indigents s'il n'a pas été remis aux calanques grecques n'apparaît pas, à tout le moins, parmi les thèmes prioritaires. Comme pour attester de cette intériorisation du paiement des soins, lors d'une de nos visites dans un CSPS, nous avons vu, apposé sur un mur, le dicton suivant : « *Pour la santé soyons prêt à payer le prix* » (V 1).

6.8 Rétroactions

Dans le contexte particulier de cette recherche, les moments de rétroaction où la place de l'exclusion des soins peut être prise en considération par les parties prenantes sont les formations initiales ou continues, les supervisions et les évaluations. Pour rendre compte de cette situation, nous avons étudié en profondeur l'ensemble des documents mais également participé à plusieurs formations sur l'IB, supervisions avec l'ECD et l'ONG et l'évaluation du projet BAC.

6.8.1 La place lors de la formation

Une présentation détaillée des données empiriques issues de l'étude des documents et de l'observation de plusieurs séances de formation est fournie à l'annexe 11 de la thèse publiée sur internet (http://www.theses.ulaval.ca/2005/23020/23020.html). Nous résumons, dans les prochaines pages, les faits saillants concernant la place de l'équité dans la formation.

6.8.1.1 La formation des infirmiers chef de poste

Nous avons rencontré un enseignant du module de formation des infirmiers chef de poste sur les SSP et l'IB à l'Ecole nationale de santé publique (ENSP) de Souna (EI52). L'étude de ses documents pédagogiques montre que l'IB est clairement présentée aux étudiants comme une politique de mise en œuvre des SSP. On rappelle que l'IB vise l'accessibilité universelle aux soins de santé. Le professeur précise que trois stratégies doivent être déployées pour que les objectifs de l'IB soient atteints :

a. rendre accessibles (géographiquement, financièrement et socialement) les MEG et les soins de santé;
b. permettre à la communauté de participer au processus de planification;
c. intégrer les soins curatifs avec ceux préventifs.

Nous n'en saurons pas beaucoup plus sur la place que tient l'exclusion des soins pour les plus pauvres dans cette formation initiale des futurs ICP. L'étude des notes de l'enseignant montre cependant que, globalement, la problématique de l'accessibilité financière aux soins de santé est explicitée, mais celle, particulière, pour les indigents absolument pas. Nous verrons plus bas la nature des solutions proposées à l'accessibilité aux soins.

À plusieurs reprises au cours de leur carrière dans la fonction publique, les infirmiers ont l'occasion de suivre des formations professionnelles en lien avec leur pratique quotidienne[107]. Certains bailleurs de fonds commenceraient même, dit-on, à revenir sur ce principe de formation continue tant il semble que les séminaires se soient multipliés au Burkina, donnant droit à une course aux *perdiems* de formation plutôt qu'à un réel désir d'accroissement des connaissances en vue d'une amélioration de la qualité des services prodigués aux patients[108]. Cela étant dit, les ICP du DS de notre arène de recherche ont eu l'occasion, à notre connaissance[109], de suivre au moins deux types de formation à Souna où la présentation de la politique de l'IB faisait partie intégrante du contenu. Il s'agit d'une formation organisée par la DRS en 2000 puis d'une autre par BAC en 2002 et 2003.

Puisque nous n'avons retrouvé aucun support de formation, nous avons été contraint d'analyser les notes prises par deux ICP encore en poste dans le district

---

[107] Au milieu des années 90, l'OMS a organisé un programme de dotation d'une bibliothèque de livres indispensables à l'intention des districts sanitaires africains : « la bibliothèque bleue ». Il s'agit en fait d'une malle en fer bleue comportant plusieurs dizaines d'ouvrages sur les SSP, les soins infirmiers, les maladies tropicales, les MEG, la gestion du district, etc. Alors que le projet a démarré au Faso durant l'année 1997, le DS possède une de ces bibliothèques depuis l'an 2000. Nous n'avons trouvé qu'un seul livre spécifiquement consacré à l'IB, il s'agit du numéro spécial de la revue « L'enfant en milieu tropical » (Knippenberg, Levy-Bruhl et al. 1990) dont quelques chapitres ont été cités dans la première partie de la thèse. Chacun des livres de cette bibliothèque dispose d'une fiche permettant à son gestionnaire de suivre les prêts. La fiche du seul document parlant de l'IB est quasiment vierge, puisque seul un infirmier d'un CSPS rural a emprunté l'ouvrage en 2001 témoignant ainsi du peu d'empressement, pour ceux qui sont au courant de son existence, des acteurs locaux de disposer d'informations sur l'IB.
[108] Dans le contexte de Souna, la comparaison des notes prises par deux ICP lors d'une formation donnée en 2000 par la DRS et le contenu de celle données en 2002 puis 2003 par BAC paraît appuyer ce point de vue puisque les contenus semblent très proches.
[109] Il est fort possible, croyons-nous, que d'autres formations aient été données à ces infirmiers sur le concept de l'IB et ses implications pratiques, mais ceux que nous avons pu interroger durant notre présence sur le terrain ne se souvenaient que de ces deux dernières, et encore, celle de l'année 2000 est apparue très tardivement dans nos entretiens. L'une des explications à cette « mémoire sélective » est certainement à trouver dans la multiplication exponentielle des formations continues des agents de santé. Par exemple, un ICP de Souna (EI21) affiche sur la porte de sa salle de consultation le nombre de formations suivies depuis 1999, soit 13 formations en cinq ans pour une durée totale de 82 jours. De même, l'avant-projet d'établissement du CHR de Souna prévoit 54 formations différentes entre 2003 et 2007 pour un total de 2158 personnes (soit 431 par an), certaines étant organisées chaque année, le tout pour un budget global de 130.604.500 F CFA, soit 20 millions de plus que le budget consenti au district de SOUNA durant les trois années du projet BAC. Cette somme globale correspond à un budget de 60.521 F CFA par personne entre 2003 et 2007.

pour connaître le contenu de cet atelier de 2000. L'IB est une nouvelle fois exposée en tant que politique de renforcement de l'accès universel aux SSP. Trois éléments forment le contenu de l'IB selon les formateurs :

- La participation de la communauté
- La restauration des services de santé
- L'approvisionnement en MEG

Les deux participants ont pris note du même schéma résumant le processus et l'objectif de l'IB.

Figure 18 : « l'IB schématiquement »

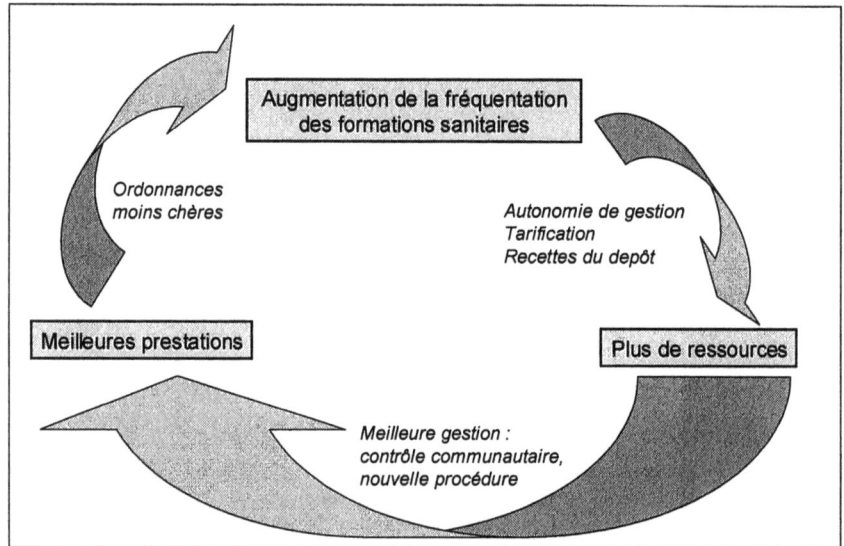

Sources : cahiers de notes des ICP, 2000

La figure retrouvée dans les supports de formation des membres des COGES et reprise par BAC dans ses outils de formation (voir photo 6) a également été employée dans cette session sur l'IB de 2000. Au cours du cinquième jour de formation, au sein du module consacré aux MEG, les stagiaires ont appris le *« devenir et participation à l'IB des bénéfices tirés de la vente des MEG »* (source : cahier de notes ICP). Soixante pour cent des recettes de la vente des MEG doivent être employés pour le renouvellement des stocks et 40% (nommé bénéfice brut) pour les éléments suivants : salaire du gérant, gardiennage, achat de fournitures de bureau et de gestion, réfection des locaux, entretien et réparation des moyens logistiques, bénéfices nets. Ainsi, à aucun moment dans la formation, pas plus dans cette partie concernant l'utilisation des bénéfices, la problématique de l'accès aux soins des indigents n'est abordée. Le point n°7 de l'IB a disparu des esprits et l'exclusion des soins de santé n'est pas une situation jugée problématique.

La lecture du rapport de formation sur l'IB organisée par BAC en 2002 révèle que la politique est de nouveau présentée comme visant l'accès universel aux SSP. Le partage des coûts par la population est justifié par l'objectif d'améliorer et d'étendre les services de santé. Lorsque les auteurs du rapport évoquent ce qu'ils nomment « le contrôle communautaire », il est écrit que l' « *on améliore ainsi l'auto organisation des populations les plus démunies afin de leur permettre de mieux faire entendre leurs besoins en matière de santé* » (BAC, 2002, p.7). Les objectifs spécifiques de l'IB sont présentés ainsi.

Figure 19 : Les objectifs spécifiques de l'IB présentés aux ICP

- Assurer à l'ensemble de la population l'accès aux services de santé primaire à prix acceptables (accessibilité financière)
- Restaurer la **confiance** des usagers dans les services de santé publique en améliorant la qualité des prestations et en déléguant le pouvoir décisionnel aux échelons inférieurs
- **Promouvoir** la santé en incitant les ménages à un changement de comportements néfastes
- Impliquer la communauté dans la gestion, mais aussi dans la définition des besoins en santé

Source : (BAC, 2002, p.7. soulignés et gras dans l'original)

Encore une fois, la population est vue comme une entité globale et les sous-groupes qui la composent ne sont pas pris en compte. BAC affirme ensuite que l'IB repose sur deux concepts essentiels que sont le renforcement des capacités du personnel et le renforcement des liens entre les différents collaborateurs au sein du DS.

En 2003, BAC décide de financer de nouveau une session sur le thème de la rationalisation de la prescription. Nous avons participé à cette session et l'observation de son déroulement confirme l'étude de la documentation. L'accessibilité financière n'est pas mentionnée. La tendance qui se dégage, une nouvelle fois, est celle d'une vision monolithique de la société. Les soins doivent être accessibles à tous, à tous les pauvres. C'est uniquement après ces propos sur l'accessibilité que le formateur, de longues minutes après, se rendra compte de son oubli de l'équité et reviendra sur cette notion, mais d'une manière très furtive. De surcroît, la définition qu'il retiendra, plus proche de la vision égalitariste que rawlsienne, est celle-ci : « *riches ou pauvres doivent avoir accès aux soins* » (Ob 1). Il confirmera, plus tard dans la journée[110], cette compréhension du concept puisqu'il justifiera auprès des ICP le fait que le ministère cherche à rendre uniformes les tarifs des consultations par la volonté de « *prendre en compte la*

---

[110] Il en parlera également lors de la troisième journée.

capacité à payer » (Ob 1). Puisque les supports employés sont ceux fabriqués par BAC, les objectifs de l'IB présentés aux ICP sont ceux précédemment évoqués. L'évaluation des connaissances des participants à propos de l'IB montre parfaitement, dans les énoncés du tableau de l'annexe 11 (http://www.theses.ulaval.ca/2005/23020/23020.html) et dans 23 autres, qu'avant la tenue de la formation, la compréhension de l'IB tourne essentiellement autour des trois idées suivantes : participation communautaire, accessibilité géographique et financière, médicaments essentiels génériques. Une des définitions proposées par un ICP pourrait en quelque sorte les résumer toutes. L'IB :

> C'est mettre à la disposition de la population des médicaments essentiellement génériques qui soient accessibles financièrement et géographiquement à tout moment avec une participation communautaire.

En 2003 comme en 2002, il faut bien aussi noter l'absence totale de préoccupation pour certains sous-groupes de la population. L'IB s'adresse à toute la population, les médicaments doivent être financièrement accessibles à tous et il n'est pas question de mettre en œuvre des actions spécifiques, puisqu'il faut que tous aient accès aux soins. Le point n°7 concernant les exemptions a disparu de la circulation.

6.8.1.2 La formation des membres de l'ECD

Pour les membres non médecins de l'ECD, une première version des supports de formation a été produite en juillet 2000 (CADSS, 2000a). Il existe dix modules dont la qualité de contenu de ceux que nous avons pu retrouver (n=3) nous paraît excellente. Leur analyse est une bonne occasion de comprendre comment la question de l'équité est transmisse aux cadres des districts, ceux qui doivent prendre des décisions et orienter l'organisation des services de santé locaux.

Dans le premier module consacré au système de santé de district, le problème de l'accessibilité aux services de santé est présenté et la notion de barrière financière évoquée. On explique ensuite que le fait d'organiser une participation financière des communautés permettra « *de générer des fonds pour couvrir une proportion importante des coûts de fonctionnement* [et] *d'améliorer le cadre de travail des agents* » (CADSS, 2001 p.46, module 1). Mais rien n'est dit sur l'utilisation de ces sommes pour améliorer l'accès aux soins. Il est plus loin précisé que certains ont mal interprété les objectifs de l'IB en pensant que cette dernière équivalait à un programme vertical ou encore qu'elle est différente de la politique des SSP, qu'elle se réduit à la vente des MEG ou que cela signifie un désengagement de l'État. Ainsi, à aucun moment dans ce premier module de formation il n'est fait allusion à la problématique de la prise en charge des indigents ou à la dimension équitable de l'IB.

Le deuxième module, consacré aux concepts généraux et aux approches de santé publique, propose aux MCD une définition du concept d'équité dans le chapitre consacré à l'évaluation. Il est ainsi précisé que l'accès aux soins doit être pensé en fonction des besoins des personnes et qu'il faut être attentif aux écarts entre les sous-groupes de la population, c'est-à-dire à la question des inégalités. Dès le début du quatrième module (paquet minimum d'activités) il est écrit « *défi : veiller à ce que l'autofinancement nécessaire pour réaliser un niveau de soins ne devienne pas une barrière à l'utilisation adéquate* » (p. 15, module 4). Cela dénote donc une certaine inquiétude quant à l'exclusion des soins des indigents. Mais les auteurs tentent juste après de justifier la mise en place du paiement direct des soins en précisant que les coûts indirects peuvent parfois être importants et que l'utilisation des médicaments génériques réduit sensiblement le coût des ordonnances pour les patients.

Ensuite, un module entier est dévolu à la « *prise en charge des groupes vulnérables* » (module 7). Ces groupes vulnérables sont définis en fonction du concept de risque et sont en lien direct, disent les auteurs, avec la Politique sanitaire nationale (PSN). Il s'agit des femmes, des enfants, des personnes âgées, des jeunes, des travailleurs et des handicapés. Le sous-groupe des indigents n'est à aucun moment identifié dans ce volume, ce qui nous renvoie au chapitre 6.4.1. Enfin, il faut préciser que c'est au cœur du module 14, c'est-à-dire celui discutant du financement de la santé, que la notion d'équité prend une place importante. L'équité, « *fondée sur la notion de justice sociale* » (p. 14, module 14), disent les auteurs, est définie en fonction de l'accès aux services (selon les besoins) et du financement (selon les revenus). Bien que l'on explique que la mise en place du recouvrement vise la pérennité des services, on n'oublie pas d'évoquer le dilemme connu entre la recherche de la viabilité des formations sanitaires et celle de l'équité d'accès aux soins (p. 37, module 14). Les risques induits par la mise en place de la tarification des actes sont détaillés.

Les MCD du pays sont très souvent appelés à participer à de multiples réunions et ateliers de travail dans la capitale. Leur participation n'est pas sans désorganiser l'ECD. Ces réunions concernent des sujets techniques ou politiques dans le domaine de la santé. Le responsable du district, en poste depuis plus de dix ans, a donc été invité à des dizaines de rencontres depuis qu'il est MCD. Cette situation d'exclusion des soins a-t-elle été discutée ? La réponse du médecin est assez claire :

> Nous, nous faisons des rencontres au niveau de... national, au niveau international, mais bon ! au cours de ces rencontres-là, je n'ai jamais entendu on a abordé ce sujet d'indigent sur le plan sanitaire, est-ce que c'est quelque chose d'important ? qu'est-ce que nous allons faire pour pouvoir... voilà, améliorer les choses ? parce que on a laissé les choses comme ça évoluer bon ! (EF7).

6.8.1.3 La formation des responsables communautaires et des gérants de DMEG

Les responsables sanitaires appuyés par leurs partenaires organisent, au début de la mise en place de l'IB puis de manière régulière (recyclage), des séances de formation destinées à ces membres de COGES. Certains gérants du DS ont ainsi été formés une fois par an pendant les trois ans de présence du projet de BAC. Il est donc intéressant de voir comment, comme pour la microplanification des CSPS, la question de l'équité est traitée.

Il est possible de résumer que si la Cellule d'appui à la décentralisation des services de santé (responsable de l'élaboration des guides de formation) a quelque peu, mais très peu, attirée l'attention des formateurs des COGES sur la prise en charge des indigents, l'ONG a mis complètement de côté cet aspect de l'IB. Le point n°7 de l'IB a été oublié pour les membres des COGES et les gérants. Cette appréciation, issue de l'étude des documents, est confirmée par les acteurs, qu'ils soient formateurs ou participants. Il n'y a pas de consensus exact de la part de ces personnes, notamment parce que la mémoire leur fait défaut sur une problématique aussi précise que celle des indigents. Toutefois, on ne peut pas dire que le sujet ait été traité en profondeur, l'intensité des discussions allant de « *on ne fait pas cas de cela* » (EF10) à « *ça n'a pas été approfondi, [...] c'est survolé* » (EF5) en passant par « *sans trop de détails* » (EF9).

Pour appuyer ces informations régionales, dans une évaluation nationale récente de la gestion des ressources financières par l'ensemble des COGES du pays, le ministère de la Santé se félicite, en conclusion de son rapport, qu'« *au regard des résultats, un motif de satisfaction se dégage car la contribution des populations au financement des FS périphériques est assez importante* » (Secrétariat Général, 2002a, p.30). Le problème de la motivation des bénévoles concernant les membres des COGES est discuté. Cependant, aucune analyse dans cette évaluation qui se veut, selon les auteurs, exhaustive, n'est faite sur l'utilisation de l'argent issu du paiement des soins et des médicaments pour améliorer l'accès aux soins des plus pauvres. Dans les recommandations proposées, rien non plus n'est évoqué pour les indigents mais on demande en revanche au niveau central et au COGES de formaliser la prise en charge financière des membres des COGES. Cela ne surprend guère un des responsables interrogés lors de la recherche. Il confirme simplement que l'évaluation des COGES n'est jamais effectuée au regard de cette question. On s'intéresse aux questions financières, aux ruptures de stocks de MEG ou encore à la représentation féminine dans les COGES, mais jamais aux solutions mises en œuvre pour améliorer l'accès aux soins des indigents (EF4).

6.8.2 La place de l'exclusion lors de la supervision de la mise en œuvre de l'IB

Pour savoir si l'exemption du paiement des soins pour les indigents ou plus largement l'exclusion des soins pour les plus pauvres étaient considérées comme une situation importante, donc problématique, par les acteurs de notre recherche, nous avons participé à une quarantaine de situations formellement consignées dans notre matériel empirique. Il s'agissait notamment de visites de supervision ou de contrôle, effectuées par le personnel de l'ONG et celui du DS.

Les visites de contrôle sont effectuées avec les moyens logistiques de l'ONG, sous son impulsion, avec ses propres outils de collecte de données, mais en collaboration avec le préparateur en pharmacie de l'ECD. Ce dernier touche un *per diem* pour chacune de ses sorties. Sur le terrain, la visite d'un Centre de santé et promotion sociale par jour est préconisée. Les deux contrôleurs de l'ONG (un pharmacien expatrié et un assistant local) et le préparateur se répartissent le travail de la journée : inventaire des MEG avec le gérant, calculs comptables avec le trésorier, etc. À la fin de la journée (voir photo 7), des indicateurs spécifiques sont calculés et une réunion est organisée avec les membres présents du COGES et l'équipe du CSPS pour discuter des résultats. Ils attendent notamment le calcul de l'indice de gestion qui donne une indication sur les écarts entre les valeurs théoriques et réelles de vente de MEG, soit un éclairage sur les disparités possibles ou les surplus d'argent. L'objectif de toute cette entreprise est de maintenir régulièrement un contrôle efficace sur les DMEG pour s'assurer d'une bonne gestion qui sera signe d'un certain niveau de recouvrement des coûts de fonctionnement et donc, à terme, d'une certaine pérennité du projet et de l'IB.

Quant aux visites de supervision, elles sont planifiées par l'ECD elle-mêmes et disposent souvent d'un objectif particulier, décidé en fonction de l'actualité de la planification sanitaire. Au cours des sept supervisions auxquelles nous avons assisté entre le 29 septembre et le 10 octobre 2003, trois thèmes ont été traités : le programme élargi de vaccination (PEV), la gestion du DMEG et le fonctionnement du COGES. La gestion du DMEG ayant souvent été analysée lors d'un contrôle avec l'ONG, l'équipe de supervision se concentre essentiellement sur le PEV et le COGES. Le thème du PEV était central, car, croyons-nous, les Journées nationales de vaccination (JNV) contre la polio s'approchaient et l'importance (médiatique, financière, évaluative) accordée à cette croisade au niveau central renforcait cette préoccupation des acteurs. Contrairement aux visites de contrôle, tous les acteurs locaux concernés sont prévenus à l'avance de la venue de l'équipe de supervision. Comme l'ECD n'a pas toujours les moyens logistiques, surtout dans ce district, elle se trouve dans l'obligation de demander à ses partenaires des prêts momentanés de véhicules, ce qu'ils n'acceptent, curieusement, pas toujours.

Ainsi, à partir de ces observations de terrain ainsi que d'entrevues individuelles, laissant de côté pour le moment l'analyse des relations de pouvoir que ces visites instaurent, vérifions, pour l'instant, en quoi l'équité, ou plus concrètement l'accès aux soins des indigents, préoccupe les intéressés et les agents.

D'après les nombreux acteurs de terrain rencontrés lors de ces multiples visites, personne n'est réellement venu évoquer la problématique de l'accès aux soins pour les indigents. Pour l'ONG ou l'ECD « *ce n'est pas à tout moment qu'ils parlent de cela, c'est par rare fois* » (EI33), dit cet ICP. Comme ce dernier, un autre infirmier (EF8) nous dit que les superviseurs, qui acquiescent (EF7, EF9), l'encouragent à effectuer des consultations gratuitement. Un de ces collègues affirme même qu'en effet, un superviseur a évoqué le sujet, mais qu'ils ont décidé malgré tout de ne pas donner des soins et des MEG gratuits car l'argent appartient à la communauté dans son ensemble (EF13). Mais d'autres infirmiers ou membres de COGES sont moins d'accord et nous expliquent, au contraire, que jamais personne n'est venu aborder le sujet, que ce soit pour les encourager ou les décourager à de telles pratiques équitables (EF5, EF6). « *Il faut que le problème soit posé et qu'on en discute, mais on ne m'a jamais dit qu'on a eu à poser ces questions* » (EF12), confirme un président de COGES. Un agent en poste depuis près de 20 ans nous dit lors d'un contrôle (V11) « *ceux du district on a pas parlé des pauvres mais ils ont parlé du carburant pour le TLOH[111], des vœux pour l'ECD...* » (EI48). La problématique de la prise en charge des frais de fonctionnement, et éventuellement des frais de représentation, prend donc plutôt la priorité sur celle de l'accès aux soins de santé.

L'une des explications de ce peu d'empressement de parler des indigents est fournie par un infirmier qui nous dit, à propos de l'exemption du paiement : « *Sinon, comment on va justifier cela puisqu'il y a un contrôle, [l'ONG] est là, on ne peut pas sortir les produits comme cela* » et pour justifier qu'ils n'ont pas vraiment encore réfléchi à cette question, il ajoute « *souvent c'est des trucs qui doivent venir du niveau supérieur [...] il faut des textes* » (V 2). Il n'est pas le seul à s'inquiéter des conséquences de dons aux indigents (ou non) lors des inventaires et des contrôles. Une forme de « *peur du gendarme* » paraît avoir été instaurée, d'une manière globale à propos de la gestion des DMEG mais aussi quant à la remise gratuite de médicaments. Fin août 2003, lors d'un contrôle dans un CSPS, le chef de poste, après que nous ayons pris le soin de nous écarter de l'équipe venue du district, se lamente :

> ICP = nous on est pressé que l'ONG s'arrête, c'est la gendarmerie
> VR = pourquoi ?
> ICP = on est pas des voleurs, tu vois quand tu coinces trop ton fils, il se rebelle.

---

[111] Carburant pour permettre d'utiliser la moto et apporter chaque semaine le bulletin épidémiologique.

VR = et que penses-tu de la façon dont ils parlent [112]
ICP = même moi je ne m'adresse pas aux gens d'ici comme cela.

Il arrive que l'ONG note, dans ses rapports, le nombre de consultations données gratuitement, mais il semblerait qu'elle ne tente pas d'en comprendre l'origine et d'enclencher une réflexion avec les agents de santé lors des visites de terrain. Il subsisterait même une certaine tendance à reprocher ces gratuités (EI34). Le responsable de l'ONG aurait introduit cet indicateur dans les instruments de collecte de données (EF11). Au-delà de cette donnée, nous avons été, par exemple, incapable de calculer les taux d'ordonnances non desservies. Ainsi, la problématique des indigents en particulier, ou de l'équité en général, n'est pas vraiment abordée lors des contrôles effectués en collaboration entre l'ECD et l'ONG.

Comme pour les questions plus « qualitatives » lors des contrôles, l'équipe de supervision et notamment le MCD, ne cherche pas à disposer des preuves concrètes des réponses fournies par l'ICP ou par les membres des COGES aux questions posées. Tout ce que disent les personnes interrogées est quasiment accepté. Dans le canevas de supervision et lors de l'exécution de cette dernière, alors que la problématique de l'accès aux soins pour tous et notamment pour les indigents est une des prérogatives officielles des COGES[113], cette dernière n'est pas évoquée par les superviseurs. Aucune question à ce propos n'est posée. « *il y a des canevas de supervision hein! Ils n'ont pas le temps de parler* [des indigents] » (EF6), précise un infirmier. La consultation des procès verbaux de réunion d'un COGES, ce qui est un événement exceptionnel puisque rares sont les comités en produisant, ne sera pas l'occasion pour le MCD de s'interroger sur l'exclusion des soins. Nous consulterons également ces documents pour constater qu'aucun ne relate une telle réflexion, alors que tous discutent de questions liées à l'utilisation des fonds (VS 4[114]).

À plusieurs reprises, le MCD regardera en détail les dépenses de fonctionnement inscrites dans les cahiers remis par le trésorier du COGES. Ce sera l'occasion de faire quelques critiques, mais jamais véritablement fermement, sur les dépenses de représentation ou les ristournes données aux agents de santé, sans pour autant que l'absence de respect des taux (20% des consultations) ne soit réprimandé. Quant à l'utilisation des sommes générées par la vente des MEG, on ne préconise pas une réflexion pour les indigents et il est rappelé que cela doit servir à « *augmenter la*

---

[112] Question que nous posons à la suite de l'observation d'un échange fort peu courtois, voire condescendant et humiliant, entre les deux personnes de l'ONG et le gérant du DMEG à propos d'un excédant de 18 comprimés dans le stock physique par rapport à ce qui, théoriquement, devait être (V 3).
[113] Décret n° 95-462/PRES/MS/MEFP/NAT.
[114] VS = Visite de supervision.

capacité du DMEG et ne pas faire de rupture [de stock de MEG] », « *c'est cette information qui nous manquait* » (VS 1) répond d'une manière surprenante l'ICP. Lors de cette même visite, une fois la restitution des résultats effectuée, le MCD se lancera dans une longue tirade à l'intention des membres des COGES. Il est question de la manière dont l'argent des CSPS est géré et de l'éventualité prochaine de la requête de l'État de reverser les sommes collectées localement au Trésor Public. L'État a besoin d'argent, dit-il, et il sait que le paiement des soins via l'IB en génère beaucoup. Le MCD colporte donc ainsi, dans les campagnes, un message qui ne repose, à notre connaissance, que sur des rumeurs et qui va, évidemment, à l'opposé des orientations des dernières décennies qui prônent, du moins textuellement, la décentralisation et le recours à des approches communautaires. Cela n'empêchera pas, en contradiction avec ces propos, un superviseur d'affirmer lors d'une autre visite « *on prône la gestion communautaire des services de santé* » (VS 7). Dans la voiture, lors de la supervision suivante, l'un des membres de l'ECD allègue même le fait que cela serait mieux si l'État gérait les DMEG (VS 2). On n'évoque pas plus la possibilité, au lieu de transférer cet argent à l'État, de l'employer pour améliorer l'accessibilité financière aux soins de santé. En revanche, dans un CSPS bénéficiant de dons de médicaments de marque de la part de généreux donateurs européens, le MCD, avant d'exiger le retrait de ces denrées du DMEG, propose que le COGES les emploie pour les donner aux indigents mais poursuit sur une notion abordée plus haut « *même si certains disent souvent que l'on ne sait pas qui est indigent ou qui ne l'est pas* » (VS 2). Cela dit, cette discussion sur les indigents sera éphémère car personne ne la poursuivra, ni l'ICP ni les membres du COGES. Lors d'une supervision effectuée en l'absence du MCD, donc avec des agents de santé dont la « position sociale » est moins impressionnante au plan local, les superviseurs évoquent, en discutant de l'obligation pour les COGES de disposer d'un règlement intérieur, la prise en charge des indigents. L'un des superviseurs avance que « *ce n'est pas véritablement écrit mais cela dépend de la force du comité* » (VS 3). Autrement dit, il n'est possible d'organiser un tel système que dans la mesure où les bénéfices tirés du paiement direct sont conséquents. Précisons que cette discussion a lieu en français, langue non maîtrisée par les membres du COGES présents, les propos étant donc tenus essentiellement pour les agents de santé présents (ou pour le chercheur inquiet de cette problématique).

6.8.3 La place de l'équité dans l'évaluation du projet de l'ONG

Alors que nous avons vu plus haut que l'évaluation du projet de l'ONG a permis de porter un jugement d'ensemble sur les critères d'efficacité et d'équité, il nous faut noter que ce n'est pas un hasard si les évaluateurs se sont préoccupés de l'accès aux soins pour les plus pauvres à travers le prisme d'indicateurs tels que le respect de la gratuité des actes préventifs et la prise en charge des indigents. En effet, ce désir d'évaluer les résultats équitables n'a été porté, ni par le responsable du projet dans la formulation des « termes de références » de l'évaluation, ni par les deux évaluateurs burkinabé du ministère de la Santé, mais par l'étudiant-chercheur, auteur de cette recherche. Contrairement à notre position de chercheur dans nos activités quotidiennes au sein de l'ECD de Souna, nous étions ici en mesure d'orienter les actions dans un but heuristique et opérationnel. Du point de vue des connaissances, c'était l'occasion, pour nous, de disposer d'informations supplémentaires pour répondre à notre question de recherche, notamment à l'aide de données comparatives issues de districts adjacents à celui de notre étude (voir plus bas). Concernant les interventions, nous profitions de la séance de restitution des résultats de l'évaluation, qui devait se tenir quelques jours avant notre départ définitif du terrain après six mois de présence, pour faire passer le message de l'équité. Ce que nous voulons surtout retenir dans le cadre de cette recherche est que, si nous n'avions pas pointé du doigt l'importance de vérifier le respect de certaines décisions administratives en faveur de l'équité, personne ne se serait vraiment posé la question, ni les deux évaluateurs (le directeur régional de la santé et le responsable de la planification et de l'évaluation au MS) ni même le responsable de l'ONG. Ce cas de figure, vécu sur le terrain, nous fournit un double témoignage. Cela nous a permis de confirmer, d'une part, (et nous le verrons plus loin) le dysfonctionnement administratif puisqu'aucun des deux fonctionnaires évaluateurs n'était au courant de l'existence du texte lié à la gratuité des actes préventifs[115], et, d'autre part, de constater l'absence totale de préoccupation pour de tels enjeux d'équité.

---

[115] Pour les convaincre de son existence nous avons dû leur fournir une photocopie du texte officiel publié en février 2002 et arrivé à la DRS le 08/02/2002 (n°102) et dans le DS le 11/02/2002 (n°089).

7 Les acteurs, les valeurs et le concept d'équité

Pour que la situation des inégalités d'accès aux soins soit appréhendée comme un problème, il faut qu'elle soit en phase avec les valeurs des individus et de la société concernée. Aussi, nous a-t-il paru essentiel de comprendre la perspective émique du concept d'équité selon les acteurs sociaux de l'arène de notre recherche. Rappelons que ce chapitre est partie intégrante du précédent, les valeurs étant un des neuf éléments constitutifs d'un problème. Mais, pour des raisons heuristiques, nous avons pensé utile de consacrer un chapitre unique aux valeurs tant elles ont un caractère primordial pour rendre intelligibles les modes de fonctionnement des acteurs sociaux et les effets de la politique. Ce chapitre est organisé en fonction des quatre groupes stratégiques que sont les agents, les intéressés, les responsables et les particuliers. Pour les deux premiers groupes, l'utilisation de la technique de cartographie conceptuelle justifie l'étendue des données empiriques. Les données concernant les responsables sont essentiellement issues d'une étude documentaire tandis que celles des particuliers ont été collectées à l'aide de *focus group*.

7.1 Les agents

La compréhension du concept d'équité selon la catégorie des agents est essentiellement appréhendée selon la perspective des infirmiers. Neuf infirmiers chefs de poste, ayant participé à une formation sur l'IB en 2000, ont participé également à l'exercice de cartographie conceptuelle.

7.1.1 Les énoncés caractérisant la justice sociale

En répondant à la question « *aujourd'hui au Burkina Faso, je pense que la notion de justice sociale veut dire que ...* », les ICP ont produit 80 énoncés différents, qui, selon leur propre point de vue, caractérisent la justice sociale. Ensuite, ils ont attribué individuellement une cote d'importance à chacun de ces énoncés, nous donnant l'occasion de les classer, à l'aide d'une simple moyenne. Dans une approche heuristique, la liste des 80 énoncés a été regroupée en trois catégories d'importance. Nous nous attardons principalement aux deux extrêmes, les énoncés obtenant, pour décrire l'équité, une forte ou une faible importance selon les participants. Les plus importants ont obtenu un score supérieur à la moyenne (des moyennes) plus un écart-type alors que ceux dont l'importance a été jugée faible disposent d'un score inférieur à la moyenne moins un écart-type. Le tableau 41 présente ce classement.

Tableau 41 : Classement des énoncés produits par les ICP (n=9)

Ordre	Énoncés	Cote d'importance	Degré d'importance
1	Bonne répartition des fruits du travail du peuple	4,78	
2	Implication de toutes les classes sociales dans les prises de décisions	4,67	
3	Que l'on juge tout le monde à partir des mêmes droits	4,67	
4	Que chacun ait accès aux services sociaux de base	4,67	
5	Que les dons des partenaires ne soient pas détournés	4,56	
6	La bonne gouvernance	4,56	
7	Qu'on lutte contre l'impunité	4,56	Forte
8	Que les dons des partenaires soient gérés rationnellement	4,44	
9	Liberté d'expression	4,33	
10	Promotion des droits humains	4,22	
11	Que la corruption soit abolie	4,22	
12	Que tout le monde ait accès à l'éducation	4,22	
13	Éviter l'affairisme dans la chose publique	4,22	
14	Prise en charge des aspirations des populations avant de prendre des décisions	4,22	
15	Mettre en application toutes les composantes des SSP	4,11	
16	Que l'on évite les abus de pouvoir	4,11	
17	Que les décisions ne soient pas prises de façon arbitraire	4,11	
18	Que l'aide parvienne réellement aux bénéficiaires	4,00	
19	La soumission de tous les citoyens à la loi	4,00	
20	Que le travail soit rémunéré en fonction de l'effort fourni	3,89	
21	Éviter les discriminations ethniques	3,89	
22	Qu'il y ait une alternance politique	3,89	
23	Que les niveaux de rémunération prennent en compte les risques du métier	3,89	
24	Que l'on respecte le droit de grève	3,78	
25	Que tout le monde puisse disposer d'un habitat	3,78	
26	Prendre en compte l'opinion des pauvres	3,78	
27	Permettre aux pauvres de s'exprimer librement	3,78	
28	Participation collective des prises de décisions	3,78	
29	Que les distinctions honorifiques soient distribuées à ceux qui le méritent	3,78	
30	Éviter de privilégier les partis de la mouvance	3,67	
31	Que les élections soient libres et transparentes	3,67	Moyenne
32	Gestion rationnelle de la chose publique	3,67	
33	Un contrôle rigoureux de l'action gouvernementale	3,67	
34	Qu'il y ait une bonne démocratie	3,67	
35	Libre circulation des biens et des individus	3,56	
36	L'égalité des droits	3,56	
37	Que tout le monde ait un minimum pour vivre	3,56	
38	Que les indigents aient un niveau de vie acceptable	3,56	
39	Qu'il y ait une abolition de la xénophobie	3,56	
40	Que tout le monde ait le même droit de se présenter aux élections	3,44	

41	Qu'il y ait une solidarité de distribution des ressources du pays	3,44	
42	Lutter contre la pauvreté	3,44	**Moyenne**
43	Une répartition géographique équitable des ressources	3,44	
44	Que les travailleurs disposent des moyens nécessaires pour l'exercice de leurs fonctions	3,44	
45	Que l'on renforce la sécurité sociale	3,33	
46	Que l'État soit laïc	3,22	
47	Respect de l'intégrité d'autrui	3,22	
48	Que le ministère de l'action sociale joue son rôle véritable	3,22	
49	Que l'on facilite l'accès aux crédits pour les pauvres	3,22	
50	Équité dans le traitement des malades	3,11	
51	La fluidité du jeu démocratique	3,11	
52	Égalité dans le traitement du foncier	3,11	
53	Lever les barrières entre riches et pauvres	3,11	
54	Que les travailleurs du secteur informel disposent de statut et de droits	3,11	
55	Que les équipements soient distribués en fonction des besoins	3,11	
56	Éviter la discrimination religieuse	3,00	
57	Que les mandats politiques soient courts	3,00	
58	Abolition des classes sociales	3,00	
59	Qu'il y ait une exploitation libre de la terre	3,00	
60	Une décentralisation des services	2,89	
61	Équité dans la prise en charge des indigents	2,89	
62	Qu'une opposition politique puisse exister	2,89	
63	Que l'affectation des agents soit faite en fonction des compétences	2,89	
64	Que l'on instaure le multipartisme	2,78	
65	Éviter la formation de partis politiques ethniques	2,78	
66	Que le Médiateur du Faso puisse jouer son rôle	2,78	
67	Se sentir libre dans le pays	2,78	
68	Que les paysans puissent vendre leurs produits	2,78	
69	Permettre à tous les partis d'accéder aux médias	2,67	
70	Égalité des sexes	2,67	
71	Que l'on accepte les enfants quel que soit leur sexe	2,67	
72	Que l'on assure une pension pour tout service rendu à l'État	2,67	
73	Que l'affectation des agents soit faite en fonction des besoins	2,56	
74	Que la communauté participe à la vie du service	2,44	**Faible**
75	Prise en charge des décisions au niveau local	2,44	
76	Que les non grévistes n'aient pas droit aux retombées des grévistes	2,44	
77	La reconnaissance des droits d'auteurs	2,22	
78	Que l'on soit libre de créer son emploi	2,11	
79	Émancipation de la femme	1,89	
80	Que les diplômés chômeurs puissent être rémunérés	1,67	
	Moyenne globale	3,44	*E-T = 0.70*

Source : cartographie conceptuelle

Il faut d'abord noter que la moyenne globale d'importance accordée aux énoncés est de 3,44 avec un écart-type de 0,70. Plus de la moitié des 80 énoncés (55%) ont obtenu un score supérieur à cette moyenne. Quatorze énoncés sont jugés de forte importance et dix d'une importance faible pour qualifier la notion de justice sociale.

<u>Forte importance</u>

L'énoncé représentant le mieux ce concept de justice sociale selon les participants est *la bonne répartition des fruits du travail du peuple*. La cote attribuée (4,78) le situe proche de la perfection, soit cinq points. Il s'agit d'un énoncé clairement relié au processus de redistribution de la richesse plutôt qu'aux résultats de cette dernière. Il n'est pas suffisamment clair pour nous dire comment la répartition doit être effectuée mais il est assez explicite puisqu'il exige une *bonne* répartition, que l'on pourrait dans le contexte de la recherche qualifier de *juste*. Implicitement, cet énoncé évoque aussi le fait que la répartition n'est pas de leur ressort et qu'une entité tierce est (doit être?) impliquée.

Si l'on s'attarde maintenant sur les énoncés classés immédiatement en dessous du premier, trois sont *ex-æquo* pour la seconde place, leur score demeurant très important (4,67) : *implication de toutes les classes sociales dans les prises de décisions, que l'on juge tout le monde à partir des mêmes droits, que chacun ait accès aux services sociaux de base*. Ces trois énoncés se réfèrent tous à la notion de droits dans trois domaines essentiels pour le fonctionnement d'une société : la politique, la justice, les services sociaux. Et, à l'instar du premier énoncé, les participants semblent impliquer, ou incriminer, une institution dont ils n'auraient pas les rênes, ou plutôt ne relevant pas directement de leur responsabilité personnelle. En effet, ces quatre premiers énoncés ne les impliquent pas directement, en tant que personne. Nous pourrions suggérer qu'il s'agit là de l'État qui gouverne. La justice sociale serait donc une affaire à mettre entre les mains des gouvernants pour garantir une prise de décision participative, une justice équitable et un accès aux services sociaux. Mais, comme nous l'avons vu, il ne suffit pas que cette autre structure dispose de cette prérogative, encore faut-il, comme le disent les participants, que le processus soit juste. Pour terminer à propos de ces énoncés, et notamment du premier, il nous apparaît particulièrement intéressant de voir que les infirmiers évoquent la présence de classes sociales, et lui donnent une place de choix dans leur classement. En effet, à l'heure où certains chercheurs doivent rappeler que les relations de classes sociales sont encore d'actualité dans la compréhension de l'existence des inégalités de santé (Coburn, 2004), une telle préoccupation n'est pas toujours attendue[116].

---

[116] Deux autres énoncés sont proches de ces réflexions : lever les barrières entre riches et pauvres (3,11), abolition des classes sociales (3.00).

Deux des trois énoncés qui suivent, ayant chacun obtenu un score de 4,56, corroborent cette vision de la justice sociale telle que proposée par les participants. *La bonne gouvernance* et *la lutte contre l'impunité* traduisent parfaitement qu'un appareil gouvernemental ne pourra pas être garant de la justice sociale s'il ne procède pas selon des principes éthiques. Il faut ici souligner que le terme de « bonne gouvernance » est à la mode dans les pays du Sud depuis bien longtemps et, notamment, depuis les interventions massives de la Banque mondiale dans ces pays sous ajustements structurels. C'est donc un concept fort connu pour les lettrés des pays du Sud. Le troisième énoncé de ce bloc d'*ex-æquo* est un peu moins conceptuel mais va dans le même sens : *que les dons des partenaires soient gérés rationnellement*. Il fait état de la nécessité, pour plus de justice sociale, que les récipiendaires de l'aide publique au développement soient plus rigoureux dans leur gestion. Cependant, puisque les participants n'ont pas directement fait référence à l'État, on pourrait avancer qu'il s'agit là d'un jugement de valeur global s'appliquant à toutes les parties prenantes, et elles sont nombreuses, de l'administration de l'aide internationale, au sein de laquelle ces infirmiers sont ancrés. En effet, la chaîne de distribution et de gestion de l'aide au sein du pays va du chef de l'État aux paysans en passant par les infirmiers ou les chefs de village. Cette catégorie d'acteurs pourrait être étiquetée de « développeurs » pour reprendre les mots employés par Olivier de Sardan (1995).

Ainsi, compte tenu des données actuellement analysées, nous pourrions avancer que les ICP pensent que l'État et les « développeurs » sont garants, sous réserve de leur façon de faire (processus), de la justice sociale au Burkina Faso.

Le huitième énoncé par ordre décroissant, «*que les dons des partenaires soient gérés rationnellement*», qui a été gardé lors de l'exercice de cartographie à la demande des participants, correspond, bon an mal an, au cinquième.

Le neuvième, quant à lui, met en évidence, une nouvelle fois mais sous une autre forme que celle de la prise de décision, les libertés politiques, la *liberté d'expression*. Dans un monde où il est difficile d'exprimer librement ses opinions, il n'y a point, selon les ICP, de justice sociale.

Enfin, dans le groupe des énoncés importants, une liste de cinq énoncés se retrouvent avec la même moyenne (4,22) : *promotion des droits humains, que la corruption soit abolie, que tout le monde ait accès à l'éducation, éviter l'affairisme dans la chose publique, prise en charge des aspirations des populations avant de prendre des décisions*. Les quatre derniers font directement appel à des notions déjà mises en relief par les participants, c'est-à-dire l'accès aux services sociaux, la bonne gouvernance, une justice équitable et le processus de prise de décision. Ce qui est nouveau, dans l'importance que les ICP accordent à ces énoncés pour qualifier la notion de justice sociale, c'est la présence indispensable de la promotion des droits humains.

Faible importance

Attardons nous maintenant sur les énoncés dont l'importance a été jugée la plus faible pour rendre compte de la notion de justice sociale.

En dernier est situé un énoncé fort particulier, à tel point qu'il n'a pas réellement retenu l'attention des participants puisqu'il a obtenu le score le plus faible (1,67) : *que les diplômés chômeurs puissent être rémunérés*. La connaissance de la capacité actuelle de l'État à faire face à une telle requête ou, tout simplement, la non adéquation entre une demande « corporatiste » et la notion de justice sociale expliquent certainement pourquoi il est en queue du peloton des énoncés de faible importance. Dans un pays où 85% de la population vit de la culture des champs, il eut été un peu surprenant que cet énoncé attire l'unanimité des participants pour qualifier la justice sociale.

L'avant dernière position pour qualifier ce que la justice sociale veut dire au Burkina Faso est donnée à *l'émancipation de la femme* (1,89). Il faut immédiatement rappeler au lecteur que ce point de vue émane...des hommes puisque notre groupe de participants n'est constitué que d'hommes. Attribuer un score important à un tel énoncé aurait été fort étonnant tant nous savons combien la place de la femme dans la société burkinabé est laissée, à de rares exceptions près, à ses seules attributions reproductives, domestiques et culinaires. On retrouve dans ce groupe d'énoncés peu pertinents pour qualifier la justice sociale, deux réflexions liées au rapport de genre, à savoir : *égalité des sexes, que l'on accepte les enfants quel que soit leur sexe*. Ces deux énoncés faiblement notés (2,67) démontrent, à l'instar de l'avant-dernier (émancipation de la femme), que les infirmiers n'associent guère l'évolution du statut social de la femme à la justice sociale et l'équité.

Entre les deux

Au sein des énoncés classés entre les deux groupes de forte et faible importance, cinq notions émergent, mises à part certaines particularités.

Premièrement, la problématique de liberté politique et de la démocratie est souvent évoqué. Les ICP pensent que la justice sociale va de pair avec *l'alternance politique, l'arrêt des privilèges des partis au pouvoir, la liberté de se présenter aux élections, l'existence d'une opposition politique, organiser des élections libres et transparentes*.

Deuxièmement, la gestion de la gouverne de l'État est un aspect important de la justice sociale. Il faut *ne pas prendre des décisions de façon arbitraire, gérer rationnellement la chose publique, décentraliser les services*.

Troisièmement, la manière dont les ressources sont réparties et les modes de fonctionnement du travail sont associés à la justice sociale pour les infirmiers : *rémunérer les salariés en fonction des risques encourus ou de l'effort fourni, distribuer solidairement les ressources du pays et les répartir géographiquement d'une manière équitable, disposer des ressources nécessaires à l'exercice de ses activités*.

Le contexte particulier du pays, l'un des plus pauvres du monde, incite certainement les ICP, quatrièmement, à mettre en avant, pour exprimer ce que la justice sociale veut dire, *la lutte contre la pauvreté* et l'amélioration des conditions de vie des plus pauvres. Il faut que *les gens puissent disposer d'un habitat, que tout le monde ait le minimum pour vivre, qu'il y ait une équité dans la prise en charge des indigents*.

Enfin et cinquièmement, la dernière grande catégorie émergeant de l'étude des énoncés relevant de la perception de l'équité selon ces infirmiers a trait au respect des droits. Qu'il s'agisse des *droits humains*, du *droit à l'expression* ou tout simplement du droit à la *différence*. Les ICP ont notamment de ce point de vue, et certainement en lien avec les événements géopolitiques de la région, exprimé l'importance *du respect des religions, des ethnies ou tout simplement de l'intégrité d'autrui*.

<u>Une particularité</u>

Dans cette analyse des énoncés produits individuellement par les neuf ICP, nous voulons pointer du doigt une particularité de la conception individuelle de la notion de justice sociale. Le lecteur attentif aura certainement remarqué que deux des énoncés s'approchent étroitement de la problématique de notre recherche (c.-à-d. équité d'accès aux soins) : équité dans la prise en charge des indigents (2,89), équité dans le traitement des malades (3,11). Il est impératif d'analyser cette préoccupation pour l'équité d'accès au regard de la manière dont ces deux énoncés ont été édictés. Autrement dit, ces deux phrases ont été prononcées par un infirmier[117] que nous avions choisi car il était un des rares de la région à avoir un tant soit peu réfléchi (avec les membres du comité de gestion) à la mise en place d'un système de prise en charge des indigents dans son CSPS. Bien que ces deux énoncés aient été produits par une seule personne, on peut noter que les autres n'ont pas réellement ressenti la même chose à tel point que l'équité d'accès

---

[117] Notons, dans une démarche réflexive de l'observateur observé (Olivier de Sardan, 1995b; Bourdieu, 2001), que cet infirmier avait, quelques jours avant, accepté de participer à une entrevue individuelle pour notre recherche. Au cours de cette entrevue, ce dernier à très bien perçu quels étaient nos objectifs de recherche puisque certaines de nos questions d'entretien étaient largement ciblées sur la préoccupation à l'égard de l'accès aux soins des indigents. Il est donc fort possible, et nos échanges de regard lorsqu'il a énoncé ces phrases durant l'exercice nous laisse croire à cette hypothèse, qu'il a été fortement influencé par l'entretien préalable.

demeure au milieu du tableau pour expliciter la notion de justice sociale. Dit avec d'autres mots, les idées personnelles de cet infirmier n'ont pas réellement été partagées par l'ensemble des participants.

En résumé

Globalement, ce qu'il nous apparaît essentiel de retenir dans l'étude de ces énoncés qualifiant la notion de justice sociale pour ces infirmiers burkinabé est que ces derniers évoquent des processus fondamentaux dont la responsabilité est la plupart du temps très éloignée de leur propre sphère vitale. Il semble donc que pour la majorité d'entre eux la justice sociale est moins perçue comme imputable à des comportements personnels qu'à un mode de fonctionnement de la société dans son ensemble et de l'État en particulier. Ainsi, les infirmiers évoquent des notions relativement conceptuelles telles que les droits humains, la démocratie ou encore la bonne gouvernance. Ces trois derniers aspects, en dehors de certaines particularités, nous paraissent prévaloir sur l'ensemble des autres notions relevant de la justice sociale au Burkina Faso.

7.1.2 Les regroupements individuels

Une fois la production des énoncés et les scores attribués, les participants à la cartographie conceptuelle doivent reprendre l'ensemble des énoncés et les organiser en catégories homogènes, en groupes qui aient du sens, selon eux, pour expliciter la notion de justice sociale.

Cet exercice est relativement délicat à entreprendre pour les participants et constitue une première étape de conceptualisation des éléments caractérisant la notion d'équité et de justice sociale selon les infirmiers burkinabé. Bien que nous ne nous servirons pas de ces dénominations dans l'étape visant un étiquetage consensuel des catégories émanant des analyses statistiques, cet effort de réflexion individuelle est utile à analyser.

Les catégories réalisées individuellement sont présentées dans le tableau suivant. La liste des étiquettes données aux regroupements est fournie dans l'ordre choisi par les ICP, nous n'avons donc effectué aucun tri.

Tableau 42 : Noms attribués aux différentes catégories par les ICP, nombre d'énoncés et nombre de catégories

Participants et nombre de catégories	Noms attribués aux différentes catégories (et nombre d'énoncés[118])
ICP1 5	Le respect des libertés individuelles (17) Gestion rationnelle des ressources (9) L'action politique sur la justice sociale (19) Le rôle social (17) ; Décentralisation (14)
ICP2 7	La bonne gouvernance (21) Le respect d'autrui (19) Lutte contre la pauvreté (17) Gestion rationnelle des ressources de l'État (10) Décentralisation des services (6) Le droit à la justice (5) ; Le droit à la vie (1)
ICP3 5	Les conditions de vie de la population (22) La gestion des ressources financières ou matérielles face à la communauté (15) Le gouvernement face au peuple (25) Le travailleur burkinabé pour un traitement meilleur (10) Non à l'injustice sociale (4)
ICP4 8	Bonne gouvernance et démocratie (22) Lutte contre la pauvreté (18) Promotion et respect des droits humains et des lois (19) Participation communautaire et décentralisation des services (6) Droits des travailleurs et répartition équitable des ressources en fonction des besoins (10) ; Question paysanne (3) Laïcité de l'État (1) ; Rôle du médiateur du Faso (1)
ICP5 10	Pauvreté (6) ; Matériel (6) ; Droit (7) ; La masse (4) Religion (3) ; Égalité (6) ; Liberté (7) Masse[119] (15) ; Service (5) ; État (19)
ICP6 5	Qu'on lutte contre l'impunité (15) Que les distinctions honorifiques soient distribuées à ceux qui le méritent (10) Qu'il y ait une abolition de la xénophobie (8) Bonne gouvernance (29) Respect de l'intégrité d'autrui (18)
ICP7 4	Politique (16) ; Droits (23) Démocratie (34) ; Éducation/santé (5)
ICP8 4	Règlement constitutionnel (12) Perspectives législatives (22) Bonne morale sociale (44) La dérive (1)
ICP9 4	Que le gouvernement élabore une politique adéquate et l'applique à tous les niveaux (38) Accessibilité des soins à toutes les populations sans distinction (3) Que socialement tout le monde soit sur le même pied d'égalité (22) Qu'il ait une gestion rationnelle et équitable des ressources financières (14)

Source : Cartographie conceptuelle

---

[118] Le total du nombre d'énoncés peut ne pas être égal à 80 car certains ont oublié quelques énoncés.
[119] Le participant a constitué deux catégories bien distinctes mais leur a donné le même nom, nous avons choisi de conserver les deux catégories qui doivent avoir du sens pour lui.

Le nombre de catégories construites par les participants à l'exercice varie de quatre à dix, ce qui correspond à un nombre moyen de catégories proche de six (5,7). Certains ont choisi d'organiser leurs catégories par ordre de prévalence du nombre d'énoncés, d'autres ont été plus spontanés. Quelques-uns ont repris des énoncés pour nommer les catégories alors que d'autres ont fait preuve d'esprit de synthèse en usant soit de mots, un seul parfois, soit d'expressions plus descriptives.

Dans l'ensemble, nous découvrons que notre analyse des énoncés individuels est corroborée par ces regroupements. Ainsi, la manière dont l'État est géré et dont il fonctionne est une notion centrale dans la perception de la justice sociale chez ces infirmiers chef de poste. Les catégories relevant d'une telle notion regroupent bien souvent le plus grand nombre d'énoncés chez les participants. Tous, sans aucune exception, ont jugé pertinent de regrouper des énoncés dans une catégorie faisant directement référence à la bonne gouvernance et à la politique d'une manière plus générale. À propos de la bonne gouvernance comme indicateur de la justice sociale, elle prend des formes diverses d'énonciation, allant de la *gestion rationnelle* à la *bonne gouvernance* en passant par *l'élaboration d'une politique adéquate*. Une volonté de *décentraliser les services* publics répond certainement à cette même requête liée à la gestion de l'État et à la participation des citoyens à cette dernière. Sans la nommer réellement, la problématique de la corruption et des détournements est en toile de fond des différentes catégories conceptuelles relatives au gouvernement. De la même façon, la démocratie a été plébiscitée pour témoigner de son importance en tant que représentation de la justice sociale au Faso. Pour l'un des infirmiers, démocratie et bonne gouvernance vont de pair.

La notion de droits (ou de législation), au sens large du terme, a également été relevée comme une catégorie importante aux yeux des participants. Ces droits concernent la vie, la liberté individuelle, le travail ou encore l'accès à la santé. Un infirmier associe même l'abolition de la xénophobie à la justice sociale, remarque fortement empreinte de la situation géopolitique d'un pays voisin (Côte d'Ivoire) au moment de la collecte de données.

Deux éléments ressortent peut être plus spécifiquement à l'aune de ces regroupements individuels par rapport à l'étude des énoncés : la lutte contre la pauvreté et la place de la société pour la justice sociale. Permettre aux habitants du Burkina de disposer du minimum vital paraît indispensable pour rendre compte de la présence d'une justice sociale dans ce pays. En utilisant la dénomination « lutte contre la pauvreté » les infirmiers, comme avec la notion de « bonne gouvernance », emploient un terme consacré, notamment depuis les efforts de la Banque mondiale, qui, à la suite des programmes d'ajustements structurels a organisé une approche fondée sur la réduction de la pauvreté (les cadres stratégiques de lutte contre la pauvreté, voir section contexte). Différents mots sont employés pour évoquer cette idée : *lutte contre la pauvreté, les conditions de vie de la population*, ou tout simplement *pauvreté*.

Le second élément à relever est celui qui évoque, finalement, le rôle de la société dans son ensemble pour atteindre une plus grande justice sociale. Collectivement, il semble qu'une intervention soit nécessaire pour arriver à une plus grande équité. Pour le dire autrement, les ICP usent des vocables suivants : *le rôle social, le respect ou l'intégrité d'autrui, la masse, la bonne morale sociale, que socialement tout le monde soit sur le même pied d'égalité*. Employer le mot « masse » fait directement référence dans le contexte burkinabé à une réminiscence de l'époque sankariste et révolutionnaire où, par exemple, étaient organisées des campagnes de vaccination ou d'alphabétisation de masse. Le dernier regroupement (*que socialement tout le monde soit sur le même pied d'égalité*) est doublement intéressant. Il exprime implicitement le point de vue selon lequel le processus de réduction (ou de production) des inégalités est déjà social, et ensuite, l'idée que pour atteindre l'équité il faut que les individus soient sur un même pied d'égalité. Égalité de quoi, répondrait Armatya Sen (2000a), c'est ce dont nous discuterons plus loin.

7.1.3 La cartographie de concept

À la suite de ces degrés d'importance attribués aux énoncés et des regroupements individuels en autant de catégories d'énoncés ayant du sens pour les participants, des analyses statistiques sont réalisées. Ces analyses, en quelque sorte, fusionnent les regroupements individuels pour produire une synthèse collective des catégories. C'est ce produit qui est ensuite présenté aux neuf infirmiers.

Les 80 énoncés sont positionnés sur un plan en fonction de leur distance corrélationnelle à la suite d'une procédure statistique de type échelonnage multidimensionnel. Puis, après une analyse systématique des différentes possibilités de typologie hiérarchique concernant le nombre de grappes pouvant contenir les 80 énoncés (voir méthodologie), nous avons proposé aux participants de travailler à partir d'une carte composée de neuf grappes.

Ainsi, durant la seconde journée, les ICP se voient remettre une carte des points, une carte des neuf grappes rassemblant les 80 points et un tableau où sont apposés, pour chacune des grappes, le nom des énoncés. Pour chacune des grappes ainsi que chacun des énoncés, deux informations statistiques soutiennent les participants dans leur réflexion. La cote d'importance fournit la moyenne attribuée, comprise entre 1 et 5, l'indice de dispersion, compris en 0 et 1, indique le degré d'accord entre les neuf participants quant à la place de l'énoncé dans une même catégorie. Plus l'indice de dispersion est proche de 0 plus l'accord entre les ICP a été fort pour placer le même énoncé dans une même grappe. Pour les aider dans leur tâche d'étiquetage consensuel des grappes, nous conseillons aux participants de regarder d'abord l'énoncé qui dans la grappe dispose de l'indice le plus faible. C'est une bonne indication, nous dit Trochim (1989a), de la signification de ce regroupement au regard du concept de justice sociale.

D'un point de vue pratique, nous avons animé la séance de telle sorte que les propositions spontanées des uns et des autres pour nommer les grappes soient visibles par tous en les notant au tableau. Dans la mesure du possible, nous nous efforcions à ce que tous les participants puissent s'exprimer, sans pour autant les forcer à le faire. Puis, un débat s'instaurait entre tous les ICP pour trouver un consensus à partir de ces différentes propositions. L'animateur que nous étions s'assurait que l'énoncé proposé était suffisamment clair et précis et qu'il remportait une approbation générale pour nommer la catégorie concernée. Les infirmiers disposaient également, ce dont ils n'ont finalement pas souhaité profiter, de la possibilité de scinder ou de rassembler certains regroupements. Enfin, une fois cet exercice terminé pour l'ensemble des grappes, les participants avaient la possibilité de transférer certains énoncés d'une catégorie à une autre selon les modalités présentées plus haut.

Les résultats de cet exercice collectif sont très proches de notre analyse précédente et des travaux effectués individuellement par les participants. Comme l'on fait Lévesque et ses collaborateurs (2002), nous pouvons résumer cette synthèse sous la forme d'une longue phrase :

Figure 20 : Le concept de justice sociale selon les ICP

Aujourd'hui au Burkina Faso, je pense que la notion de justice sociale veut dire ...
...une gestion rationnelle et efficace de l'aide;
...l'équité dans l'accès aux services sociaux de base;
...la justice et la paix sociale;
...la bonne gouvernance;
...le respect des droits humains;
...la lutte contre la pauvreté;
...la gestion équitable et rationnelle des ressources;
...la participation communautaire;
...la sécurité sociale.

Source : Cartographie conceptuelle

Cette longue phrase est une reproduction textuelle de la carte disponible à la page suivante (figure 21) et du tableau de l'annexe 6 détaillé sur internet (http://www.theses.ulaval.ca/2005/23020/23020.html). Il s'agit de la cartographie des différentes dimensions conceptuelles de la justice sociale selon les ICP au Burkina Faso. Cette représentation montre, d'une part, la position relationnelle entre les différentes catégories, et d'autre part, le poids accordé par les participants à chacune d'entre elle. Les concepts sont en trois dimensions, permettant ainsi de visualiser cette importance relative.

Figure 21 : La cartographie de concepts et la notion de justice sociale selon les ICP

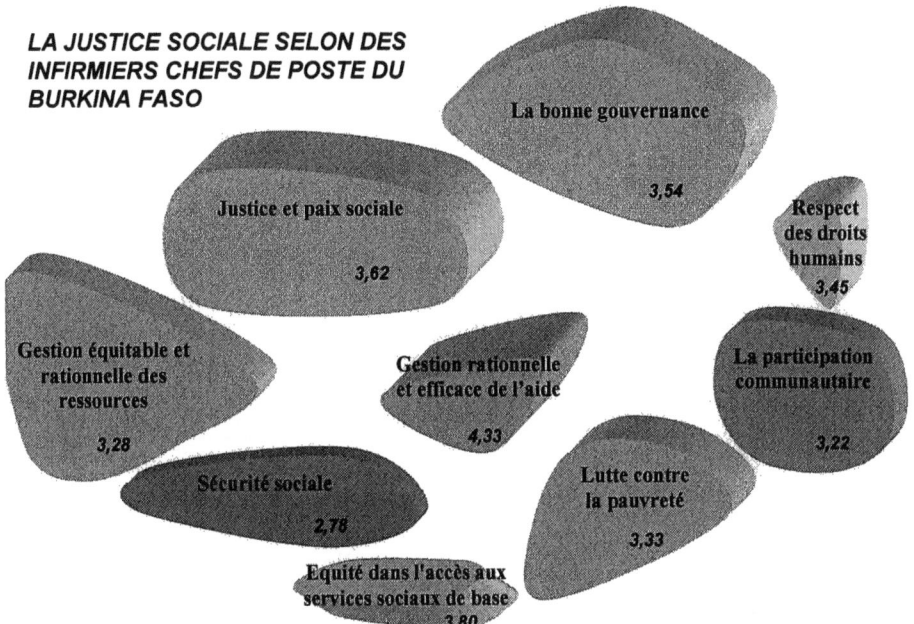

Source : Cartographie conceptuelle

Si l'on s'attarde d'abord sur l'importance accordée à chacun de ces neuf concepts pour expliquer la notion de justice sociale, on constate que trois groupes de concepts se détachent. Deux groupes sont constitués d'un seul concept, le plus et le moins important, et entre les deux, on retrouve les sept autres catégories.

Alors que le processus de gestion de l'aide publique au développement n'était pas vraiment apparu dans les regroupements individuels, les infirmiers lui accordent le plus d'importance (le seul au dessus de quatre de moyenne) pour qualifier la justice sociale. Nous avions bien ressenti une proposition des ICP à propos de la corruption ou de la mauvaise gestion de la chose publique, pour reprendre leurs mots, mais il n'avait pas été réellement question de l'aide internationale et de ses instruments. C'est la synthèse des regroupements individuels à l'aide des analyses statistiques qui a finalement produit cette catégorie particulière et nouvelle. L'intérêt de cette technique, dans sa partie participative, est de donner l'occasion aux participants de valider une telle analyse, ce qu'ils ont allégrement fait. Ainsi, aux énoncés regroupés par l'analyse statistique on a attribué l'étiquette : *gestion rationnelle et efficace de l'aide*. Il faut certainement comprendre cette acceptation de la part des ICP par le fait qu'ils vivent et perçoivent au quotidien les entorses faites à cette dimension de la justice sociale. Ils en sont, nous l'avons vu, en partie responsables, ce qui ne les empêche pas de mettre en haut de la pyramide ce concept. Le fait que le concept le plus important soit central n'est peut être pas un hasard statistique. Nous pourrions émettre l'hypothèse qu'il conditionne, finalement, l'existence de tous les autres concepts. Dit autrement, sans une gestion rationnelle et efficace de l'aide internationale, point de bonne gouvernance, de justice, de sécurité sociale ou de lutte contre la pauvreté, et inversement pourrions-nous dire. Sans bonne gouvernance ou participation communautaire, point de gestion rationnelle et efficace de l'aide ! Ajoutons que cette dimension est aussi, conceptuellement, très proche de la manière dont l'État fonctionne puisque lui aussi, mais pas seulement lui (ce qui justifie l'existence de cette catégorie unique), participe à la gestion de l'aide.

Le concept le moins représentatif de la perception des ICP de la notion de justice sociale est celui de la *sécurité sociale*, le seul en dessous d'une moyenne de trois points. Conceptuellement, et cela transparaît dans la cartographie, cette catégorie est proche de celle qui visait l'équité d'accès aux soins de santé. Cependant, et après de mûres discussions, les participants ont décidé de ne pas fusionner ces deux concepts et de faire de la sécurité sociale une dimension à part entière. Cette volonté s'explique certainement par le fait de vouloir dissocier la santé des services sociaux en général et de disposer d'une vision assez large de la nature de la sécurité sociale. En effet, en regardant en détail les énoncés qui composent ce concept (annexe 6, http://www.theses.ulaval.ca/2005/23020/23020.html), il faut remarquer que les ICP incluent dans la sécurité sociale, la sécurité d'emploi et de revenu. La notion de sécurité sociale doit donc se comprendre dans son acception la plus large, de protection sociale. Enfin, qu'ils aient attribué à cette catégorie le score le plus faible ne nous surprend guère car, si les infirmiers pensent que cela est constitutif de la justice sociale, ils n'en sont pas moins réalistes et savent que c'est très certainement l'objectif le plus difficilement atteignable pour le moment dans le contexte local.

Puis, entre ces deux extrêmes se détachant largement, sept catégories sont données par les infirmiers en tant que notion qualifiant la justice sociale. La deuxième position, en ordre d'importance, est attribuée à *l'équité dans l'accès aux services sociaux de base*. Il faut immédiatement dire que nous n'avons malheureusement pas discuté avec les participants de leur définition de la notion d'équité. S'ils emploient ce terme, c'est certainement parce que la phrase est en quelque sorte courante. Il nous semble que ce concept veut avant tout dire que l'accès aux services doit être le même pour tous et non pas forcément pour les indigents, ce qui, pour la définition conceptuelle de l'équité est bien différent, comme nous l'avons déjà dit dans la présentation des concepts de notre recherche. Dans cette catégorie, l'équité pour les indigents a été affectée du score d'importance le plus faible, contrairement à l'accès pour tous.

Vient juste après l'importance de *la justice et de la paix sociale*, disent-ils, pour la justice sociale. Ce concept est très proche, comme la carte le montre bien, de celui le suivant directement par ordre décroissant d'importance, la *bonne gouvernance*. À y regarder de plus près, il aurait été tout à fait possible de les regrouper, et cela n'aurait en rien changé l'importance octroyée à cette dimension de la justice sociale (la moyenne serait passée à 3,57). Ces deux concepts, s'ils ne sont pas les plus notables en poids, le sont par le nombre d'énoncés les qualifiant. À eux seuls, ils représentent près de 40% de l'ensemble des énoncés produits, le concept ayant le plus grand nombre étant celui de la bonne gouvernance. La *gestion équitable et rationnelle des ressources* et *le respect des droits humains* ne pèsent pas autant mais sont placés dans la même région du plan de la carte conceptuelle, comme deux prolongements de la justice, de la paix sociale et de la bonne gouvernance. La gestion des ressources est, semble-t-il, une dimension véritablement distributive pour les participants. Ils évoquent notamment une problématique de répartition équitable (des salaires, des équipements, des distinctions, des affectations), c'est-à-dire en fonction de la richesse, du risque, des compétences, des besoins. Ces cinq concepts forment finalement un arc de cercle relativement dominant et cohérent, tous très liés, pensons-nous, au rôle de l'État.

Pour finir, deux concepts ont obtenu des scores moyens d'importance très proches : *lutte contre la pauvreté, participation communautaire*. Participation communautaire et lutte contre la pauvreté sont très proches, tant sur la représentation graphique que sur le degré d'importance. La communauté, telle que certains énoncés au sein de cette catégorie le laissent entendre, est associée à la pauvreté. Étant entendu que la pauvreté au Burkina demeure un phénomène exclusivement rural (93,9% en 1998), il pourrait être inféré que les ICP associent le concept de communauté à la ruralité et la pauvreté. Autrement dit, lorsqu'ils pensent à la communauté, ils pensent d'abord aux pauvres et aux paysans.

Somme toute, ce qui est particulièrement intéressant dans l'étude de la position des neuf grappes est que trois entités semblent se dégager. L'État, dont le rôle essentiel est de garantir les quatre notions situées en haut de la figure, paraît coiffer la population qui est concernée par les quatre éléments du bas. Entre les deux, comme concept résultant du processus de rencontre de ces deux acteurs (État et population), on trouve la présence de la gestion de l'aide. Au-delà des clichés Nord-Sud ou « développeurs-développés », les participants à l'exercice conceptuel veulent peut-être nous dire que la manière dont l'aide est gérée résulte de cette rencontre et est enchâssée dans les relations particulières qui lient les populations au gouvernement.

7.2 Les intéressés

Tout comme pour les agents, nous utilisons essentiellement les résultats produits par la technique de la cartographie conceptuelle pour tenter de comprendre la signification de la notion de justice sociale pour les intéressés. Cependant, puisque nous sommes revenus, à plusieurs reprises, dans la section précédente sur des éléments techniques pour mieux appréhender l'exercice de cartographie, nous n'y revenons pas dans cette section, et présentons directement les résultats.

Comme nous l'avons précisé dans la partie méthodologique, cette cartographie a été réalisée dans une des langues locales, le Moore. La même question que pour les agents a été introduite au début de l'exercice, mais cette fois ci, traduite à la suite d'un consensus entre des traducteurs chevronnés. Sept hommes, tous membres de comités de santé villageois (COGES) dans différents CSPS du district de Souna, ont participé et répondu à la question : « *aujourd'hui au Burkina Faso, je pense que la notion de justice sociale veut dire que ...* ». Ils ont produit au total 59 énoncés différents que nous analysons dans les prochaines pages selon le même plan précédemment adopté.

7.2.1 Les énoncés caractérisant la justice sociale

Le tableau 43 propose le regroupement de ces énoncés en trois catégories d'importance, de la plus forte à la plus faible.

Tableau 43 : Classement des énoncés produits par les membres des comités de gestion (n=6)

Ordre	Énoncés	Cote d'importance	Degré d'importance
1	L'honnêteté	5,00	
2	Que les forces de l'ordre travaillent comme il se doit	4,83	
3	Assurer des formations spécifiques à la population	4,67	
4	Alphabétiser toute la population	4,50	Forte
5	Que la politique ne divise pas la population	4,50	
6	S'assurer que l'aide arrive à destination	4,50	
7	Aider les enfants des paysans à poursuivre leurs études	4,50	
8	Les dirigeants doivent savoir que c'est la population qui fait leur force	4,50	
9	Discrimination sociale	4,33	
10	Se dire la vérité	4,33	
11	Que les responsables locaux travaillent au profit de tout le village	4,33	
12	L'homme qu'il faut à la place qu'il faut	4,17	
13	Se dire ce qui est juste et ce qui ne l'est pas	4,17	
14	Une justice transparente et indépendante	4,17	
15	Que les dirigeants partagent les responsabilités avec leurs sujets	4,17	
16	Doter les travailleurs de moyens suffisants	4,17	
17	Œuvrer ensemble au développement du pays	4,17	
18	Veiller à ce que les outils de travail arrivent aux bénéficiaires	4,17	
19	Ne pas se tromper l'un l'autre	4,00	
20	Que les dirigeants aident la population sans discrimination	4,00	
21	Remettre l'aide devant plusieurs témoins	4,00	
22	Ne pas compter uniquement sur l'aide	3,83	
23	Faire une planification pour assurer un bon devenir des enfants	3,83	
24	Que les dirigeants soient francs envers leurs administrés	3,83	
25	Ne pas profiter de la politique pour brimer autrui	3,67	
26	La collégialité dans les prises de décisions	3,67	
27	Accroissement de l'intégrité	3,67	
28	Chacun a droit à la parole	3,67	Moyenne
29	Diriger les activités avec transparence	3,67	
30	Assurer le suivi des projets jusqu'à leur terme	3,67	
31	Que les dirigeants aillent à la rencontre des préoccupations des populations rurales	3,67	
32	L'argent reçu lors des campagnes électorales doit être utilisé à ses fins	3,67	
33	Faire en sorte que tout le monde sache que nous sommes sur le même pied d'égalité	3,50	
34	Veiller à ce que l'aide arrive intégralement à destination	3,50	
35	Que les responsables locaux transmettent fidèlement les préoccupations de la base	3,50	
36	S'entraider dans la vie	3,50	

37	Que l'aide soit utilisée à ses fins premières	3,50	
38	Travailler ensemble dans l'honnêteté	3,50	
39	Éviter le cumul des postes à responsabilités	3,33	**Moyenne**
40	Que les dirigeants ne détournent pas pour eux seuls l'aide au détriment de leur sujet	3,33	
41	Veiller à ce que les médicaments soient suffisants pour toute la population	3,33	
42	Répartition inéquitable des ressources du pays	3,17	
43	Que chaque membre des organisations assure correctement sa mission	3,17	
44	Que les politiciens évitent la démagogie	3,00	
45	Leurs dire franchement ce qui est dit	3,00	
46	Les dirigeants exploitent les analphabètes	3,00	
47	Ne pas tenir compte du bord politique pour l'octroi de l'emploi et de l'aide	3,00	
48	Ne pas détourner l'aide de son objectif	2,83	
49	Que l'aide ne soit pas détournée	2,83	
50	Rechercher des emplois pour tous	2,83	
51	Travailler et manger ensemble	2,50	
52	Travailler avec tout le monde sans discrimination	2,50	
53	Chacun est un remède pour son prochain	2,33	
54	Conscientiser les populations	2,33	
55	Aider les dirigeants à réussir la tâche qu'ils se sont fixée	2,17	**Faible**
56	Alternance au niveau des responsabilités	2,00	
57	Aider les plus nécessiteux	1,83	
58	S'entraider pour éviter la frustration individuelle	1,83	
59	Se guider mutuellement	1,67	
	MOYENNE	**3,54**	
	Écart-type	**0,80**	

Source : cartographie conceptuelle

La moyenne (des moyennes) des scores d'importance attribuée aux 59 énoncés par les participants est de 3,54 points avec un écart-type de 0,80. Les scores varient du moins important (1,67) au plus important (5). Plus de la moitié (54%) des énoncés ont obtenu un degré d'importance supérieur à la moyenne.

Forte importance

L'application de notre méthode de regroupement implique la présence de huit énoncés dans la catégorie de forte importance pour rendre compte de la justice sociale chez les participants. Cela étant dit, un des énoncés se dégage largement de ce groupe, *l'honnêteté*. Il obtient, en effet, le score parfait de 5. C'est-à-dire que les participants à cette cartographie sont tous d'accord pour affirmer que ce concept est celui qui représente le mieux la notion de justice sociale au Burkina Faso. Non seulement il a obtenu la note la plus importante mais, de plus, il a été exprimé le premier lors de l'exercice. L'honnêteté est une caractéristique très individuelle et interpersonnelle mais, lorsque l'on sait que les organisations sont mues par des individus, il nous semble possible d'émettre l'hypothèse que les membres des comités de gestion veulent aussi évoquer leurs relations avec ces dernières, de quelque sorte soient-elles. Le lien avec le phénomène de corruption, notamment, n'est pas si distendu. Le pouvoir régalien est ensuite interpellé puisque les participants classent en deuxième position, par ordre décroissant d'importance, *que les forces de l'ordre travaillent comme il se doit*. Le score de 4,83 est très élevé et ils souhaitent certainement exprimer une idée proche de la précédente. Abus de pouvoir ou corruption nous paraissent être deux phénomènes sociaux traduisant assez justement ce que cet énoncé manifeste. Ainsi, ces deux premières idées, par ordre d'importance, peuvent finalement n'en faire qu'une car elles renvoient à une même vision de la justice sociale pour les participants.

En troisième position, avec un score de 4,67, apparaît un énoncé très pragmatique et proche du quotidien des paysans. Pour que la justice sociale soit respectée, ils veulent que l'on *assure des formations spécifiques à la population*. Il faut certainement ici constater un farouche désir d'éducation de la population et notamment d'apprentissage professionnel, surtout lorsque l'on sait que seulement un quart de la population burkinabé est alphabétisé. Cette réflexion est édictée dans le but, pensons-nous, soit d'améliorer leurs compétences dans leur métier actuel d'éleveur ou de paysan, soit d'apprendre les rudiments d'un nouveau métier. Tout ceci est exprimé dans un but évident d'accroître leur rendement professionnel afin de sortir de la pauvreté dans laquelle vit la majeure partie du monde rural.

Viennent ensuite, pour clore ce groupe de huit énoncés disposant d'une forte importance pour exprimer la notion de justice sociale, un sous-groupe de cinq expressions *ex-æquo* : *alphabétiser toute la population, que la politique ne divise pas la population, s'assurer que l'aide arrive à destination, aider les enfants des paysans à poursuivre leurs études, les dirigeants doivent savoir que c'est la population qui fait leur force*. Trois idées globales paraissent émaner de ces différentes notions.

La première est la suite de ce que nous venons d'écrire à propos de l'éducation de la population. Ces membres de COGES expriment une nouvelle fois à l'aide de deux énoncés l'importance de la formation, de l'éducation et de l'alphabétisation. Cette perception est très intéressante, car si on analyse un peu plus en détail les deux phrases en question, elles nous semblent relater deux pensées. D'abord, nous pourrions émettre l'hypothèse selon laquelle les paysans auraient aujourd'hui bien intégré l'importance de l'éducation pour le développement[120], au sens large du terme. Alors qu'à l'époque de la colonisation, et bien des anciens nous l'on rappelé pendant notre séjour au Burkina, on enrôlait de force un (ou rarement plusieurs)

---

[120] Nous ne ferons pas ici la démonstration scientifique de cette importance, voir par exemple Sen (2000).

enfant de la famille dans « l'école des blancs », et qu'aujourd'hui encore de nombreux villageois hésitent à envoyer leurs enfants, et surtout leurs filles, dans l'institution, ces participants paraissent nous dire qu'ils ont intégré l'importance de l'éducation. Ce qui, d'un point de vue des politiques publiques, est une indication majeure. Ensuite, la seconde idée émergeant de ce discours pourrait être liée à l'accès à l'éducation. Autrement dit, si ces paysans désirent éduquer leurs enfants, ils précisent ici que l'accès à l'école n'est pas des plus aisé pour eux. Les enfants des paysans, comme ils disent, éprouvent des difficultés à poursuivre leurs études. Lorsque l'on sait que l'école demeure payante au Burkina, malgré certaines décisions courageuses pour la gratuité de l'accès aux petites filles (et nous verrons que cela était loin d'être respecté), et que le taux de scolarisation à l'école primaire, secondaire et tertiaire est de 22% en 2000-2001 (UNDP, 2003), on peut tout à fait comprendre ce besoin exprimé pour qualifier la justice sociale.

La deuxième idée présentée par les membres des COGES correspond aux relations qu'entretient le monde politique avec le monde paysan. Dans les énoncés émis par les paysans et classés en haut de l'échelle, ces relations ne sont pas réellement présentées sous un habit de lumière. Pour qu'il y ait une justice sociale, il faut que la politique œuvre pour et avec la population et non pas selon des objectifs partisans en divisant la population, disent-ils. Il semble que les participants aient eu un certain nombre d'avatars avec les politiciens et cela ne correspond pas, selon eux, à la notion de justice sociale.

Le prolongement de ce vécu particulier pourrait être relié à la troisième idée exprimée dans ce sous-groupe d'énoncés. La notion de justice sociale nécessite que *l'aide arrive à destination*. Les membres des COGES expriment par l'intermédiaire de cette expression, le fait que des détournements s'opèrent dans leur environnement et que cela va à l'encontre de la justice sociale. Ils ne disent pas forcément que ce phénomène est lié aux politiciens (nous croyons que c'est bien plus compliqué qu'il n'y paraît et cette recherche souhaite en faire la démonstration), mais ils précisent qu'une caractéristique importante de la justice sociale est que l'aide publique au développement doit être octroyée aux réels bénéficiaires (la fameuse erreur de seconde espèce). Il y a donc ici l'expression d'une remise en question du processus de distribution de l'aide.

<u>Faible importance</u>

Les neufs énoncés dont l'importance pour le concept de justice sociale a été jugée faible par les membres des comités de gestion ont des scores plus hétérogènes et ne forment pas de sous-groupes spécifiques.

L'expression apparaissant la moins représentative de la justice sociale a obtenu le score de 1,67 : *se guider mutuellement*. L'intervention du groupe, de la communauté dans son ensemble, dans un but d'orientation collective ne retient pas véritablement l'attention des paysans. Deux explications sont possibles à ce classement, soit cela traduit un certain individualisme, soit l'énoncé n'était pas suffisamment précis, c'est-à-dire qu'il n'évoquait pas pour quoi il faut se guider mutuellement. Puisque l'énoncé suivant, *s'entraider pour éviter la frustration individuelle*, paraît appuyer notre première supputation, nous pourrions la retenir. De surcroît, deux énoncés viennent également soutenir cette hypothèse du maigre lien, selon les paysans, entre la justice sociale et l'action collective. Le premier, disposant d'un score un peu plus fort (2,33) mais faisant toujours partie du sous-groupe étant affecté de la plus faible importance, est l'énoncé suivant : *chacun est un remède pour son prochain*. Le second, n'évoque pas la population dans son ensemble mais le sous-groupe le plus indigent : *aider les plus nécessiteux* (1,83), expression prononcée dans le temps (n°23) juste avant celle concernant la frustration individuelle (n°24). Ainsi, ces différents énoncés, de même que *travailler et manger ensemble* et *travailler avec tout le monde sans discrimination*, vont tous dans le même sens, et sont relégués à la fin du classement. Nous pourrions ajouter à cette liste l'expression en 55e position, *aider les dirigeants à réussir la tâche qu'ils se sont fixée*. Si l'aide aux indigents n'a pas été plébiscitée, le soutien à une autre catégorie particulière que forment les dirigeants ne l'a pas non plus été. Plus des deux tiers des énoncés du dernier groupe paraissent donc exprimer le fait que l'action collective (dirigée vers des sous-groupes par exemple), dont les participants sont membres, est faiblement garante de la justice sociale.

L'alternance au niveau des responsabilités, ne retient guère l'attention non plus (2,00) pour rendre compte de la justice sociale. Cela aurait peut-être été différemment perçu par la catégorie des particuliers car il ne faut pas oublier que ceux qui s'expriment ici, sont en quelque sorte des responsables. Ils sont membres des comités de gestion, et à ce titre, ont des responsabilités particulières dans la gestion du CSPS de leur village. Or, bien que nous n'ayons aucune donnée à ce propos pour les participants de cette cartographie, nous avons souvent entendu dans nos entretiens informels que le partage des responsabilités dans les villages n'était pas toujours démocratique, ce que nous avons mis au jour dans une autre recherche au Burkina (Ridde et Girard, 2004). Autrement dit, il arrive bien souvent qu'une même personne cumule de nombreux mandats communautaires ou politiques.

Enfin, un dernier énoncé n'a pas attiré les participants dans leur classement, *conscientiser les populations*. Peut-être que le terme n'était pas suffisamment explicite pour eux ou que les souvenirs d'une certaine époque révolutionnaire et autoritaire ayant tenté d'œuvrer, certaines fois par des moyens très coercitifs, à cet objectif, ne favorisent pas l'accord d'une grande importance à une telle expression pour qualifier la justice sociale.

Entre les deux

Entre ces deux extrêmes, les participants ont décrit un certain nombre d'énoncés exprimant ce que l'équité veut dire pour eux. L'analyse de ces derniers met en relief quatre catégories majeures selon les participants, dont deux ont déjà été exprimées dans le groupe d'énoncés classés en haut de l'échelle.

En effet, nous avons déjà évoqué l'importance pour les membres des COGES de l'honnêteté comme qualificatif de la justice sociale. Dans le groupe d'expressions « entre les deux » on retrouve plusieurs énoncés faisant référence à la même idée, qui pourrait aussi englober l'indépendance, la transparence ou encore la vérité. Ces énoncés sont, pour ne prendre que quelques exemples : *ne pas se tromper l'un l'autre, se dire ce qui est juste et ce qui ne l'est pas, une justice transparente et indépendante, accroissement de l'intégrité.*

Ensuite, la deuxième catégorie précédemment édictée concerne le système politique et ses individus. Comme pour le groupe des énoncés les plus importants, les participants insistent sur le fait que les responsables politiques, les dirigeants disent-ils souvent, doivent être plus honnêtes et moins démagogues. La justice sociale est appréhendée au regard de la présence de tels qualificatifs et ce qui semble importer le plus pour les paysans est leur interaction avec les politiciens. Non seulement ils doivent être honnêtes dans leurs propres actions (*l'argent reçu lors des campagnes électorales doit être utilisé à ses fins*) mais en plus ils doivent, lorsqu'ils sont en contact direct avec la population, la respecter, l'écouter et prendre en compte ses requêtes. Il faut que les dirigeants, *aident la population sans discrimination, soient francs envers leurs administrés, aillent à la rencontre des préoccupations des populations rurales, partagent les responsabilités avec leurs sujets, transmettent fidèlement les préoccupations de la base.* Au sein de ce même thème, nous croyons intéressant d'ajouter que les membres des COGES relèvent une certaine politisation des affectations. Autrement dit, certaines personnes ne seraient pas à leur place et certaines nominations seraient d'ordre politique ou corporatiste : *l'homme qu'il faut à la place qu'il faut, éviter le cumul des postes à responsabilités, ne pas tenir compte du bord politique pour l'octroi de l'emploi et de l'aide, que chaque membre des organisations assure correctement sa mission.* Le comité national d'éthique burkinabé n'a pas dit mieux (Comité National d'Ethique, 2003). Ce qu'il faudrait pour plus de justice sociale, disent-ils, c'est *faire en sorte que tout le monde sache que nous sommes sur le même pied d'égalité.*

La troisième catégorie émanant de ces 42 énoncés situés au centre du classement argue de l'importance de la bonne gestion de l'aide au développement. On ne dit pas, encore une fois, qui serait responsable de cette saine gestion, mais on affirme que sa présence est synonyme de la notion de justice sociale. Tous les énoncés suivants relatent cette expression : *veiller à ce que les outils de travail arrivent aux bénéficiaires, remettre l'aide devant plusieurs témoins, assurer le suivi des projets jusqu'à leur terme, veiller à ce que l'aide arrive intégralement à destination, que l'aide soit utilisée à ses fins premières, que les dirigeants ne détournent pas pour eux seuls l'aide au détriment de leur sujet, ne pas détourner l'aide de son objectif.* Lorsque les participants évoquent la distribution des outils de travail, ils rapportent leur expérience de réception de matériel pour améliorer leur productivité dans le cadre de projets de développement. Nous avons pu, lors de notre séjour sur place, rencontrer sur la route au milieu de la brousse ces villageois rentrant en vélo du chef lieu avec, sur leur porte-bagages, une brouette et une pelle neuves.

Quatrièmement, et en contradiction avec ce que nous avons écrit un peu plus haut, les participants ont mentionné à plusieurs reprises le fait que la solidarité est une caractéristique importante de la justice sociale. Il faut éviter la *discrimination sociale, œuvrer ensemble au développement du pays, ne pas compter uniquement sur l'aide, la collégialité dans les prises de décisions, s'entraider dans la vie*. Il est même question, avons-nous déjà noté, de *faire en sorte que tout le monde sache que nous sommes sur le même pied d'égalité*. L'une des explications à cette contradiction entre, d'une part, accorder peu d'importance à l'action collective pour la justice sociale et, d'autre part, mettre l'accent sur la solidarité, est que les énoncés produits et classés dans la catégorie de faible importance n'évoquaient pas suffisamment l'idée que les membres des COGES voulaient retenir. Mais, cela n'annule aucunement, par exemple, le fait que *l'aide aux plus nécessiteux* soit à l'antépénultième place du classement, comme le Burkina Faso l'est dans le classement de l'IDH en 2003 (UNDP, 2003).

De quelques particularités

Commençons par une remarque sémantique qui peut être symptomatique d'une organisation sociale. À deux reprises dans les énoncés produits par les membres des comités de gestion, tous des paysans ou des éleveurs, le terme de « sujet » a été employé. Il y a certainement ici un effet de traduction du Moore au Français, mais lorsque nous avons discuté de cela avec les animateurs-traducteurs, cela ne faisait aucun doute, c'est bien ce mot que les participants ont employé. Une femme lors d'un des groupes de discussion concernant la procédure de partage emploie aussi ce propos *« S'ils arrivent, ils iront chez le chef, et le chef appellera ses premiers sujets pour qu'ils fassent le partage »* (FG4, femme). Un homme, dans un autre groupe nous dit, pour justifier l'importance de se soucier de la santé de l'ensemble de la population et pas uniquement de ceux qui peuvent payer les soins de santé *« si on dit qu'un chef a une suite, ce sont les populations. Et c'est quand les populations sont en bonne santé qu'il a une suite. Oui ! Si les populations ne sont pas en bonne santé, où est alors sa suite? »* (FG3, homme). Pour le dictionnaire Larousse, donc selon un mode de pensée occidental, un sujet est « une personne soumise à l'autorité d'un souverain », voilà bien des mots plus guères usités dans nos sociétés. Loin de nous l'idée de penser qu'il ne subsiste pas dans nos sociétés de profondes inégalités sociales (Ridde, 2004a), mais il faut bien avouer que la

Révolution Française est passée par là et que *certains privilèges* ont été abolis il y a deux cents ans. On peut donc émettre l'hypothèse, et nos séjours dans quelques villages burkinabé le confirment en partie, que l'usage d'un tel mot est révélateur d'un certain mode d'organisation sociale, rural aurions-nous tendance à préciser. Un troisième énoncé va dans le même sens puisque les paysans nous disent que « *les dirigeants exploitent les analphabètes* ».

Une autre particularité de cet exercice avec les membres des comités de gestion, tous des hommes comme les infirmiers, est qu'à aucun moment, dans aucun énoncé, la situation de la femme burkinabé n'est traitée. L'émancipation de la femme n'a donc aucun lien avec la justice sociale pour les participants à cet exercice.

Dans le même ordre d'idée, les expressions employées, lorsqu'elles font référence à des individus, le sont quasi uniquement en fonction de la population en général (les sujets, la population rurale, la population, tout le monde). Des sous-groupes de la population ne sont quasiment jamais identifiés ni reliés à une problématique importante vis-à-vis de la justice sociale, à deux exceptions (révélatrices) près cependant. D'abord, à deux reprises les participants ont voulu parler de leurs enfants et notamment de l'importance de leur éducation. Ensuite, il a aussi été question des « plus nécessiteux ». Or, si les premiers ont été classés au haut de l'échelle dans un des cas (l'autre reste néanmoins au-dessus de la moyenne), les derniers ont été renvoyés aux oubliettes de l'importance, à la 57e place sur 59.

Enfin, une dernière remarque pour contrebalancer un peu la précédente puisque nous n'avons pas oublié que les paysans ont dit qu'il fallait *faire en sorte que tout le monde sache que nous sommes sur le même pied d'égalité*. Cette expression est intéressante car elle pourrait aussi, un tant soit peu, aller à l'encontre de certains modes de pensées locaux sur l'inégalité intrinsèque des êtres humains, ce qui explique peut-être aussi pourquoi elle n'a pas obtenu un score mirifique et reste au milieu du tableau, en dessous de la moyenne. Rappelons également notre remarque précédente à propos de cet énoncé déjà employé par un ICP : de quelle égalité parle-t-on ?

En résumé

À la suite de cette analyse des énoncés individuellement produits puis ordonnés, il nous semble important de retenir que l'accent est particulièrement mis par les participants sur l'honnêteté, la vérité et la transparence, autant de termes opposés à la corruption ou au détournement de l'aide. Puis, l'action politique représente, si elle répond évidemment à ces qualités requises préalablement, une modalité de la justice sociale. L'État ou le gouvernement, disposent d'un rôle indéniable que les paysans veulent bien mettre au jour. En ce qui concerne la capacité de la société dans son ensemble, collectivement, d'agir et de garantir l'équité, il ne semble pas se dégager une image très claire de l'analyse. La solidarité a été mise en avant tandis que d'un autre côté on ne semble pas trop croire à l'efficacité de l'action collective. Enfin, fait remarquable parmi d'autres, aucun lien entre la justice sociale et l'amélioration des conditions de vie des sous-groupes de la population habituellement qualifiés de vulnérables (femmes et indigents), si ce n'est les enfants, n'a été effectué par les membres des comités de gestion.

7.2.2 Les regroupements individuels

Tel que nous l'avons déjà dit, une fois réalisée l'attribution des scores à chaque énoncé, les participants les ont regroupés en catégories ayant du sens pour eux. Le tableau 44 présente, pour les six membres des comités de gestion[121], les regroupements individuels ainsi que les dénominations qu'ils leur ont attribuées.

Tableau 44 : Noms attribués aux différentes catégories par les membres des COGES, nombre d'énoncés et nombre de catégories

Participants et nombre de catégories	Noms attribués aux différentes catégories (et nombre d'énoncés[122])
COGES 1 5	Responsabilité des dirigeants (20) ; Politique (5) Solidarité (9) ; Travaux (6) Honnêteté (18)
COGES 2 5	Honnêteté (23) ; Politique (8) Solidarité (12) ; Éducation (8) Chefferie (8)
COGES 3 4	Honnêteté (9) ; Solidarité (12) Éducation (9) ; Responsabilité de chacun (28)
COGES 4 6	Éducation (21) ; La politique (10) L'honnêteté (4) ; L'entraide/solidarité (15) Suivi (4) ; La clarté/transparence (4)
COGES 5 5	La santé (2) ; L'aide (16) Transparence (8) ; L'emploi/le travail (24) L'entraide/solidarité (9)
COGES 6 5	La chefferie (13) ; La politique (15) Le suivi (15) ; La santé (5) L'éducation (11)

Source : cartographie conceptuelle

Le nombre de catégories varie très peu d'un membre de COGES à l'autre, entre quatre et six avec une moyenne de cinq concepts par personne. L'ordonnancement employé pour les différentes catégories ne reflète aucune stratégie particulière.

D'une manière assez remarquable il semble, avant même la réalisation des analyses statistiques rassemblant les regroupements individuels en un regroupement

---

[121] Nous n'avons pas retenu les regroupements d'une des sept personnes pour des raisons déjà évoquées.
[122] Le total du nombre d'énoncés peut ne pas être égal à 59 car certains ont oublié quelques énoncés.

collectif, exister un consensus du groupe sur les différents concepts de la justice sociale. Il faut ici préciser que les participants ont réalisé les regroupements d'énoncés d'une manière individuelle mais que, pour remplir la feuille nécessaire à la collecte des données ainsi que pour écrire en français le nom qu'ils donnaient à chacune des catégories, ils ont été aidés par deux de nos assistants. Chacun des deux s'est occupé de trois personnes différentes (COGES 1 à 3; COGES 4 à 6). Si tant est qu'une influence ait pu avoir été exercée, elle n'aura été la même que sur la moitié des personnes.

Et pourtant, de fortes récurrences apparaissent. *L'honnêteté* ou la *transparence* forment, sauf pour une personne, une catégorie conceptuelle de la justice sociale. Cette dernière personne a peut-être voulu dire la même chose en évoquant la notion de *suivi*, pour préciser que si l'on ne suit pas les interventions ou les programmes, des détournements peuvent se produire, témoignant de l'absence d'honnêteté. Plusieurs catégories semblent exprimer le même sentiment de l'importance du fonctionnement démocratique, du processus *politique* et du rôle des *dirigeants* ou de la *chefferie* pour caractériser la notion de justice sociale.

Il apparaît de ces regroupements une première réponse à nos interrogations quant à la pertinence du concept de *solidarité* pour qualifier la justice sociale. À plusieurs reprises, et d'une manière aussi importante que l'honnêteté, cet élément, ou l'entraide, est mis en avant par les participants. Cela montre certainement, aux dires des membres des COGES, que cette catégorie est essentielle.

La nécessité que les citoyens disposent d'un minimum d'éducation a été aussi relevée comme un indicateur important à retenir.

Au-delà de ces récurrences, quelques particularités sont à noter chez certaines personnes. Par exemple, le concept *d'aide* a été mis en avant, sans plus de précisions, mais on peut supputer son intention de discuter, non pas de l'aide en tant que telle, mais plutôt des problèmes liés à sa gestion. Ensuite, deux personnes ont mentionné l'importance de *l'emploi* et du *travail*. Le but de ces catégories est très certainement de préciser que les populations rurales vivent, comme nous l'avons déjà dit, dans une certaine misère et que pour s'en sortir, pour que la justice sociale existe, il faut que ces populations aient les moyens de vivre.

7.2.3 La cartographie de concept

Les résultats de la double procédure statistique paraissent largement appuyer la discussion des précédentes pages. Avant de présenter les résultats, il nous faut signaler que pour éviter d'alourdir un processus intellectuel déjà fort complexe (ce qui ne veut pas dire compliqué) nécessitant un niveau de concentration et d'abstraction peu habituel pour les paysans, nous avons choisi de ne pas donner l'occasion aux participants, à la fin de la seconde journée, de changer les énoncés de grappe en grappe. La manière dont l'exercice s'était déroulé nous paraissait suffisamment exigeant pour ne pas déranger encore plus les participants, au risque d'une certaine stigmatisation si la tâche ne s'était pas bien effectuée. Cela étant dit, le résultat produit est fort passionnant.

Tel que précédemment exposé, nous pouvons résumer cette synthèse sous la forme d'une longue phrase :

Figure 22: Le concept de justice sociale selon les membres des COGES

Aujourd'hui au Burkina Faso, je pense que la notion de justice sociale veut dire ...
... l'honnêteté (*pu-peelem*);
...que la vérité est venue (*sid waya*);
...avoir l'intégrité (*burkindlim tallgo*);
...se faire confiance (*d ko sid ne taaba*);
...la transparence est bonne (*veenem yaa soma*);
...se soutenir mutuellement (*d teel taaba*);
...s'entraider mutuellement (*d za taaba*);
...le besoin d'autrui (*ned la a to tiim*);
...venir spontanément porter secours (*d zoe taab kuunga*).

Source : cartographie conceptuelle

Cette longue phrase est une reproduction textuelle de la carte disponible à la page suivante (figure 23) et du tableau de l'annexe 7 détaillé sur internet (http://www.theses.ulaval.ca/2005/23020/23020.html). Il s'agit de la cartographie des différentes dimensions conceptuelles de la justice sociale selon les membres des comités de gestion dans le DS de Souna au Burkina Faso.

Figure 23 : La cartographie de concepts et la notion de justice sociale selon les membres des COGES

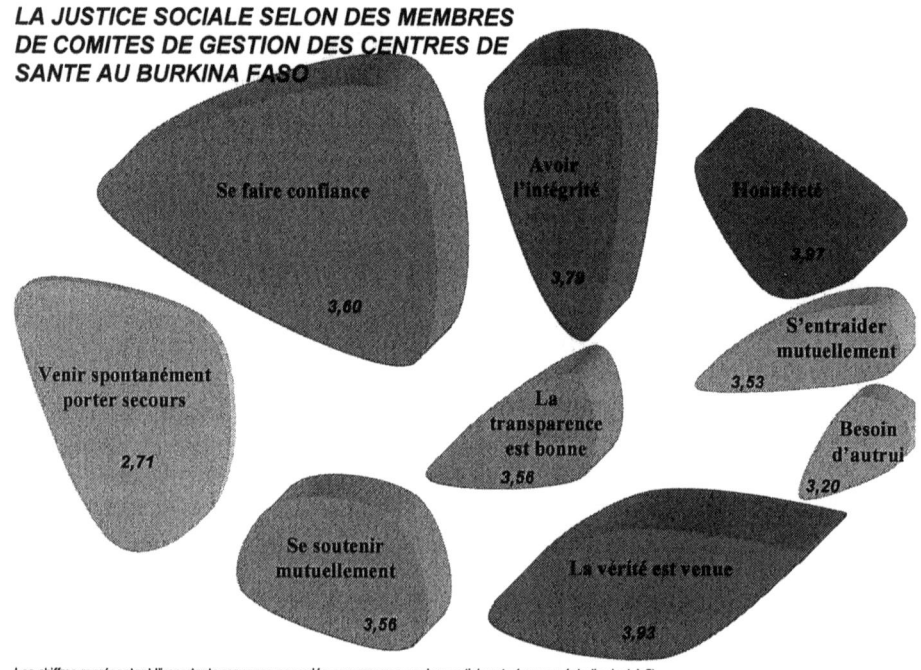

Source : cartographie conceptuelle

Cette cartographie disposant de neuf concepts différents pour exprimer la notion de justice sociale apparaît comme séparée en deux unités : l'une concernant des valeurs, l'autre relevant plutôt de l'action.

Lorsque l'on se contente d'analyser les concepts ayant obtenu les scores les plus importants à la suite des analyses statistiques et étiquetés par les participants, *l'honnêteté* et la *vérité* émergent largement, *l'intégrité*, en tant que catégorie placée à la troisième place, reste très proche d'un point de vue de l'importance. Mais si l'on ajoute à ces trois concepts les deux suivants par ordre décroissant d'importance, soit *se faire confiance* et *la transparence est bonne*, il nous semble déceler un corpus très clairement orienté vers la même direction. Ces cinq concepts sont géographiquement assez proches sur la cartographie, et l'on remarque une forme en T où les trois catégories du haut de la carte expriment une même idée au sens de ce corpus que nous avons identifié. Ces cinq idées seraient les valeurs fondamentales de la justice sociale pour les membres des COGES. Si dans leurs énoncés définitifs, les paysans n'ont pas cherché à relier ces dénominations à des individus ou des groupes ou encore à des organisations, on peut concevoir, en étudiant de plus près les énoncés des grappes dans l'annexe 7 (http://www.theses.ulaval.ca/2005/23020/23020.html), que ces valeurs concernent toutes ces entités. Le respect de ces valeurs pour une plus grande justice sociale s'applique aussi bien aux communs des mortels (*ne pas se tromper l'un l'autre*) qu'aux responsables politiques (*que les politiciens évitent la démagogie*), qu'aux fonctionnaires publics (*que les forces de l'ordre travaillent comme il se doit*) ou encore à l'État et ses institutions (*une justice transparente et indépendante*) ou à d'autres organisations (*diriger les activités avec transparence*). Les organisations d'aide au développement ne sont pas directement nommées par rapport au respect de ces valeurs, et on ne sait pas si la problématique du détournement de l'aide évoquée par les membres des COGES leur est destinée. Cependant, si ces organisations ne sont pas identifiées, on peut aussi remarquer que dans les énoncés discutant de cette question, aucune autre entité n'est précisée non plus. Ainsi, les paysans veulent simplement affirmer que la justice sociale est associée à l'absence du détournement de l'aide (bien qu'ils n'aient pas nommé un tel concept mais plutôt des valeurs proches de l'idée ici exprimée)), quelles que soient les organisations impliquées dans sa gestion.

La seconde entité au sein de laquelle il nous paraît possible de regrouper conceptuellement les quatre autres catégories fait ressortir l'action comme concept clé de la justice sociale. Autrement dit, pour les paysans membres des comités de gestion, la justice sociale est une double notion : d'un côté les valeurs, et de l'autre, les actions. C'est par l'intermédiaire de l'intervention que l'on est en mesure, nous disent-ils, d'atteindre un certain niveau de justice sociale. Ce qui est intéressant dans les étiquettes données par les participants, est que ces actions paraissent avant tout relever de considérations collectives. Ainsi, il faut se *soutenir mutuellement* et *s'entraider mutuellement*. Puis, dans la même droite ligne, les deux catégories, relevant de l'action, les moins bien classées en ordre d'importance, sont celles que nous pouvons relier à des actions plus individuelles. Nous pouvons donc établir qu'*avoir besoin d'autrui* (c'est-à-dire un individu) ou *venir spontanément porter secours* à des individus paraît représenter le moins d'importance pour les membres des COGES dans la définition conceptuelle de la justice sociale. Si ces ordres d'importance sont à prendre en considération, il ne faut pas oublier que cette cartographie doit aussi être lue selon une vision globale, prenant en compte l'étendue des concepts pour comprendre la perspective émique de l'équité, dans cette catégorie des intéressés. En outre, il faut ajouter que la dernière catégorie par ordre d'importance a aussi été celle dont l'indice de dispersion a été le plus grand. Pour le dire autrement, c'est aussi le concept recueillant le moins de consensus au sein des participants quant à la place des énoncés dans ce dernier. L'énoncé, et cela ne nous étonnera guère compte tenu de ce que nous avons dit plus haut, obtenant le score parfait de désaccord (1.00) à propos de sa place dans une catégorie ou une autre, est celui visant l'*aide aux plus nécessiteux*. Il est en quelque sorte apparu comme un intrus pour les participants, dans cet exercice sur la justice sociale, ne sachant s'il relève de valeur ou d'action ou tout simplement... de la justice sociale.

Somme toute, deux grands domaines conceptuels paraissent se dégager de l'analyse. D'un côté les participants mettent l'accent sur l'importance des valeurs, qui, souvent, sont très liées à une entreprise collective. De l'autre côté, ou plutôt de chaque côté de la figure, il est question d'action et de processus de changement dans le but d'atteindre un certain niveau de justice sociale.

7.3 Les responsables

L'étude des documents de politiques publiques fait ressortir deux grandes tendances générales de la perspective émique du concept d'équité chez les responsables. En effet, nous partons du principe que la conception de l'équité transcende les politiques publiques lors de leur formulation. Les responsables participent, en quelque sorte, à la construction de la vision que l'État a de l'équité lorsqu'ils précisent le contenu des politiques publiques.

La première tendance est celle d'une équité dont l'objectif est d'améliorer le sort des plus pauvres. Le groupe des plus pauvres, ou des plus démunis, est entendu ici dans son acception la plus large possible, autrement dit, près la moitié de la population si l'on retient les données de pauvreté de l'enquête de 2003 (46,4%). Cette vision de l'équité émane notamment des discussions liant le gouvernement burkinabé et la Banque mondiale à l'occasion du développement du Cadre stratégique de lutte contre la pauvreté (Ministère de l'économie et des finances, 2000; Ministère de l'économie et du développement, 2003). Il s'agit d' « *assurer la disponibilité des médicaments essentiels sur l'ensemble du territoire à des prix abordables* » (p. 3), d'utiliser la croissance économique pour effectuer une « *redistribution conséquente en faveur des secteurs sociaux* » (p. 9). Dans le document initial du CSLP le chapitre consacré à la protection des « *populations les plus démunies* » présente cinq mesures particulières, dont une seule pourrait éventuellement, pensons-nous, toucher directement les indigents, soit la gratuité de la prise en charge de la tuberculose, de la dracunculose et de la lèpre[123] (Ministère de l'économie et des finances, 2000), mais il s'agit cependant d'un ciblage universel. C'est donc un grand ensemble qui est visé et non pas un sous-groupe en particulier. L'utilisation du mot équité vise donc, au mieux, une très grande proportion de la population, au pire, un effet discursif puisque nous pouvons constater, par exemple, que dans un chapitre du rapport de la mise en œuvre du Cadre stratégique de lutte contre la pauvreté consacré à la « *qualité et* [à l'] *équité du système de santé* » (Ministère de l'économie et du développement, 2003, p.29) strictement rien n'est dit sur l'équité. Le mot paraît donc être utilisé dans un but d'emballage idéologique et rien ne montre que des efforts particuliers seront consentis pour plus d'équité dans le système de santé. Ce que l'on recherche est l'atteinte d'un objectif d'accroissement global « *de l'utilisation des services de santé [...] en 2003 [...] de 0,3 contact par habitant* » (p. 29), mais pas d'une

---

[123] Déjà prévue dans la Zatu n° An VIII /0084 /FP/Pres/ SAN-ASF/MF/CAPRO du 31 mai 1991.

utilisation équitable (c.-à-d. selon les besoins) ou d'un financement des services équitables (c.-à-d. selon les capacités à payer). Même si la gratuité est envisagée pour certains soins de santé (ou l'accès à l'école pour certaines filles), elle vise « *à rendre les soins accessibles à toutes les couches sociales* » (p. 29). Puis, lorsqu'il s'agit de soutenir (gratuité des consultations) certains sous-groupes en particulier, les femmes ou les enfants, c'est l'ensemble du sous-groupe qui est concerné et non pas les plus démunis d'entre eux. Le dilemme classique du choix des bénéficiaires d'une politique publique entre une couverture universelle et une sélection ciblée est résolu par les responsables burkinabé en ciblant une très large proportion de la population. Ajoutons à cela, et nous l'avons déjà dit, combien ces décisions ne sont que virtuelles, leur application n'étant ni factuelle ni suivie, mais ce n'est pas l'objet de cette section.

La seconde tendance dans la définition de l'équité selon les responsables, s'éloignant de celle largement influencée par le concept de pauvreté véhiculé par la Banque mondiale, est plus portée à prendre en considération les besoins des plus démunis, des indigents. Nous pourrions dire, après avoir étudié les documents politiques, que cette vision est essentiellement celle qui est véhiculée dans les politiques de santé. Nous avons vu qu'à plusieurs reprises et d'une manière très récurrente, le concept d'équité est appelé à la barre des valeurs qui sous-tendent la définition des politiques de santé. En écho direct, nous semble-t-il, à l'idéologie transmise depuis Alma Ata, l'équité est la plupart du temps associée à la notion de justice sociale et de solidarité. Cela a été précisé ces dernières années dans de nombreux écrits (ministère de la Santé, 1996c; PNUD, 1997; Ouedraogo, 1999). Que ce soit dans la formulation de l'initiative de Bamako ou dans celle de la plus récente politique de santé (PNDS), la préoccupation pour l'accès aux soins des plus démunis est certaine (ministère de la Santé, 1992, , 2001). Pour ce qui est du financement, le gouvernement insiste, en 1996, sur le fait que la population doit « *contribuer aux dépenses de santé selon des mécanismes justes et équitables* » (ministère de la Santé, 1996c, p.3). À de multiples occasions, les responsables écrivent qu'ils se préoccupent de cette problématique. L'accès et le financement équitable des services de santé sont des soucis maintes fois relevés dans les documents de politiques publiques. Encore une fois, il ne s'agit pas ici de vérifier si, dans la pratique, cette préoccupation est prise en compte, mais nous tentons plutôt de dégager la conception de la notion d'équité pour les responsables. Ainsi, il nous apparaît assez clairement que les indigents et les plus démunis sont un public cible précis des politiques de santé. Les responsables tissent donc un lien très étroit entre l'équité et ces sous-groupes de la population générale. De multiples décisions administratives ont été prises en ce sens, ce qui ne veut pas dire qu'elles aient été appliquées. Cela va des directives (Raabo) de 1991 pour les indigents jusqu'à l'axe d'intervention en leur faveur dans le PNDS 2001-2010 en passant par la description des actions à implanter dans la mise en place de l'IB dès sa formulation en 1992.

Il subsiste cependant certaines confusions conceptuelles, preuve en est, d'une part, de la difficulté d'user toujours d'une même vision d'un concept aussi délicat que celui de l'équité, et d'autre part, de l'absence de consensus social à ce propos. Nous reviendrons sur ce point dans la discussion.

7.4 Les particuliers

L'utilisation des groupes de discussion permet, d'une part, de comprendre la façon dont les particuliers perçoivent les inégalités sociales et de santé, et d'autre part, de mettre au jour la ou les théories de la justice sociale qu'ils mobilisent dans le contexte de leur société rurale. Il eut été délicat d'apporter la discussion de groupe autour d'un terme aussi complexe que celui de l'équité ou de la justice sociale. Nous avons donc préféré rendre opérationnels ces concepts par l'intermédiaire d'interrogations liées à une problématique plus concrète : les inégalités. En effet, nous avons déjà argumenté dans la recherche qu'une société où il existe des écarts de santé ou d'accès aux soins entre des sous-groupes de la population est une société injuste. Inégalité, justice sociale et équité forment donc une triade conceptuelle. Cependant, la compréhension des inégalités est plus tangible que celles de l'équité ou de la justice sociale. Aussi, les participants à nos groupes de discussion ont été invités à expliciter comment ils vivaient et percevaient les inégalités sociales, socio-économiques et d'accès aux soins et de santé. Subsiste-t-il des écarts entre certaines catégories sociales ? Trouvent-ils l'existence de ces écarts juste ? Quelles solutions, s'il en existe, envisagent-ils pour endiguer ces disparités ? L'utilisation de proverbes, déjà cités plus haut, permet d'imager les réflexions et de les rendre compréhensibles dans le contexte local. Pour comprendre quel type de justice sociale est habituellement mise en action dans ces hameaux ruraux, les personnes ont été mises devant le cas d'une aide matérielle à partager au sein du village. Quel mode de partage sera employé ? Comment les systèmes de solidarité traditionnels fonctionnent-il ? À la fin de la discussion, une fois toutes ces réflexions effectuées à l'aide de cas tangibles, il a été possible de poser la question plus conceptuelle à propos de leur conception de la notion de justice sociale.

De l'analyse des données empiriques issues de ces groupes de discussion ressortent quatre thèmes liés aux inégalités dans leur ensemble.

Figure 24 : Quatre thèmes émiques concernant les inégalités sociales

[Diagramme : "Les inégalités sociales" au centre, avec quatre branches vers : Leurs justifications, Leurs types, Leurs conséquences, Leurs réductions]

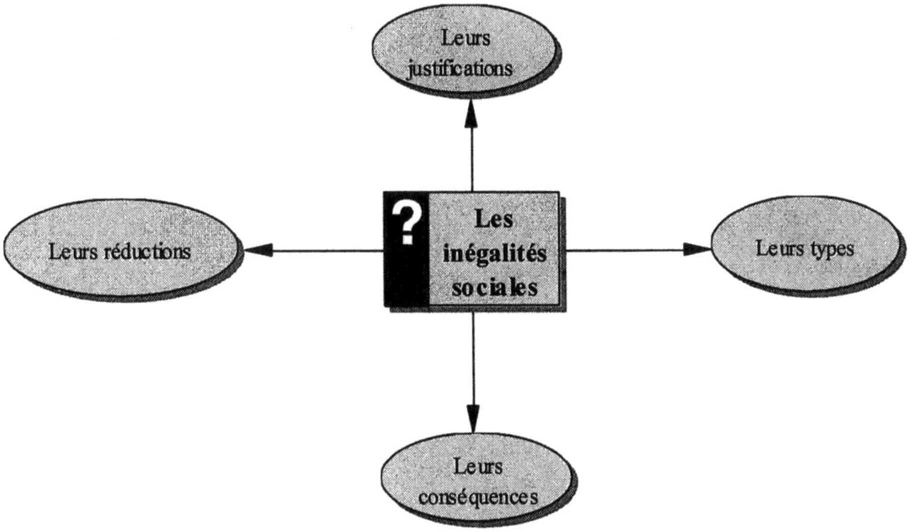

Source : auteur

Les participants justifient tout d'abord l'existence des inégalités dans la société. Dans ce thème, ils décrivent pourquoi de telles inégalités existent et subsistent. Puis ils décrivent, dans le deuxième thème, les différents types d'inégalité qu'ils rencontrent dans leur vie quotidienne. Il est donc question d'inégalités liées à l'habitat, au genre, à la réception de l'aide, à l'accès à l'école, à l'alimentation, aux ressources financières ou encore aux soins. Ensuite, ils discutent des conséquences multiples que peuvent engendrer ces inégalités dans le troisième thème. Elles peuvent empêcher la résolution de problèmes, réduire les capacités à thésauriser, engendrer la domination des riches sur les plus pauvres, réduire l'accès aux soins ou encore avoir des incidences sur l'état de santé des individus, de l'apparition de maladies à la précipitation de l'arrivée de la mort en passant par la prévalence de difficultés de santé mentale. Enfin, le dernier thème révèle la manière dont les participants envisagent, ou n'envisagent pas, la réduction des inégalités constatées.

Pour chacun de ces quatre thèmes, un certain nombre de détails ont émergé en produisant plusieurs catégories et sous-catégories. L'ensemble de l'arborescence thématique est présenté en annexe 8 de la recherche sur internet (http://www.theses.ulaval.ca/2005/23020/23020.html). Relevons simplement ici, pour la compréhension de la suite de l'exposé, que les habitants des villages concernés élaborent facilement sur l'existence d'inégalités de santé, socio-économiques, de genre ou encore d'accès aux soins et nous en avons parlé un peu plus en détail dans la section consacrée aux types d'inégalités. Les illustrations pour ces propos ne manquent pas. Ainsi, nous présentons essentiellement les résultats du premier et du dernier thème de la figure précédente.

7.4.1 L'origine des inégalités

Comprendre comment les villageois-es justifient la présence des inégalités entre les sous-groupes de la population est un bon indicateur de leur appréhension du phénomène. En effet, depuis l'explication rousseauiste de l'origine naturelle de l'inégalité entre les hommes, il est salutaire de s'interroger sur les fondements des disparités sociales. Les catégories émiques sont élaborées dans la figure suivante et nous les passons en revue dans le sens des aiguilles d'une montre en débutant par la notion de divinité.

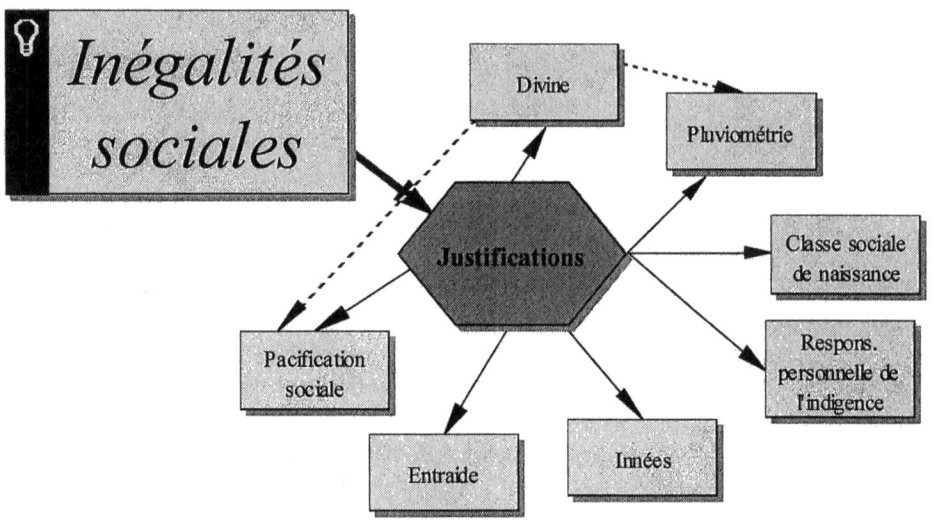

Figure 25 : Catégories émiques justifiant la présence des inégalités sociales

Source : auteur

La présence divine (*Wende*, Dieu (Savonnet-Guyot, 1986)) est permanente et rappelée pour expliquer l'origine des inégalités. Tel que nous l'écrivions plus tôt, l'existence d'inégalités n'est pas contestée par les participants, et leur création est « *une œuvre de Dieu* » (FG4, femme). Assurément, c'est Dieu qui a décidé de faire en sorte que les uns et les autres soient différents. L'usage du mot « différent » revient à plusieurs reprises comme pour expliquer que l'égalité n'est pas envisageable, « *les gens ne peuvent pas être les mêmes, Dieu a fait les choses différemment* » (FG1, homme), mais nous y reviendrons plus loin, comme pour ce qui est du caractère contraignant, semble-t-il, de ces différences. Les différences évoquées sont de plusieurs natures. Elles peuvent, par exemple, être socio-économiques ou tout simplement corporelles (des grands et des petits). Ces disparités, « *c'est juste aux yeux de Dieu* (rires)*, mais ce n'est pas juste pour nous* » (FG1, homme). Ainsi, certains se plaignent de cette volonté divine et trouvent cela bien injuste. Mais ce n'est pas le cas pour tous et quelques-uns pensent, au contraire, que cet état de fait est juste car « *il faut que l'on se mélange* » (FG 4) nous dit une femme. Cette création d'êtres différents ne procède pas d'un méchant désir car « *Dieu aime tout ce qu'il a créé* » (FG2, femme), mais comme nous l'avons dit, la différence paraît consubstantielle à la vie sociale. Cet assentiment favorise clairement le *statu quo* tel que nous l'explicite cet homme :

> De nos jours les riches ce qu'ils font avec leur fortune, tu ne peux que les regarder, tu ne peux pas avoir ce qu'ils ont. Donc que chacun de nous reste à sa place et conserve ce qu'il possède. Si tu te suffis avec ce que tu as. Ce que le riche a, c'est Dieu qui le lui a donné. Comme Dieu ne t'a pas donné à toi, tu dois toi aussi te débrouiller avec ce que tu as. Ainsi ce qu'il mange ne te dérangera pas, et ce que tu possèdes aussi ne te dérangera pas. C'est ainsi (FG1)

Dans un pays où plus de 80% de la population subsiste par l'intermédiaire de l'agriculture, il n'est pas surprenant que l'importance de la pluviométrie soit notée par les participants. Sans la pluie, les cultures ne peuvent produire le nécessaire pour alimenter la maisonnée, créant ainsi des inégalités de revenus et alimentaires. Certains évoquent même le fait que la situation s'est empirée depuis ces dernières années. Toujours est-il que « *s'il pleuvait assez bien, il aurait de quoi être riche* » (FG1, homme).

Une personne a évoqué, en trouvant cela « normal » l'origine sociale comme facteur explicatif des inégalités, notamment socio-économiques

> Quand tu viens au monde et que dans ton entourage il n'y a personne sur qui se baser pour prospérer, tu ne peux pas seulement te baser sur l'agriculture et vouloir prospérer à partir de là. Il faut que tu gagnes quelqu'un qui puisse t'épauler un peu pour te permettre d'avancer. Si tu n'as personne pour t'aider, même si tu veux prospérer, tu ne peux pas avancer (FG1, homme).

Nous discuterons plus loin des possibilités de s'en sortir, mais on voit bien ici que le réseau social, et pas seulement Dieu, est un des moyens proposés.

Une autre personne de ce même groupe incombe aux indigents eux-mêmes l'origine de leur dénuement. Elle va même jusqu'à parler de comportements paresseux de la part de ces derniers[124], non sans nous faire penser à cette version stigmatisante de la pauvreté qu'ont certains observateurs du monde. En écho à ces propos, deux autres hommes de ce groupe attribuent une responsabilité personnelle aux individus pour expliquer leur richesse ou même leur indigence : « *Peut-être*

---

[124] Ce qui a déjà été noté dans cette région (Drabo, Bitibaly et al., 1997).

que les indigents n'ont pas cherché comme l'ont fait les riches. C'est pourquoi ils sont restés indigents » (FG1, homme).

Le caractère inné, pour reprendre un terme entendu lors de ces groupes de discussion, des inégalités est évoqué. Autrement dit, ces différences, quelles qu'elles soient, ont toujours existé « *nous sommes nés trouvé ce fait* » (FG1, homme).

Le corollaire de la création de différences entre les êtres humains, d'inspiration largement divine avons-nous dit, est qu'une forme d'entraide peut être mobilisée pour que les plus riches soutiennent les plus pauvres. L'entraide n'est évidemment pas systématique, nous le verrons, mais « *Il faut qu'un soit riche et l'autre indigent et que le riche vienne en aide à l'indigent. S'il se trouve que tu es indigent de même que ton prochain, ça ne pourrait aller* » (FG4, femme).

Enfin, beaucoup des propos tenus lors de ces discussions abordent l'importance cruciale de l'existence des inégalités pour le maintien d'un certain niveau de paix sociale, « *pour la bonne marche du monde* » (FG4, femme). Sans la présence de catégories sociales différentes, point de stabilité et de pacification sociale. « *Si tout le monde est riche, il n'y aura pas de respect* » (FG 2, femme). Les conséquences d'une trop grande égalité peuvent être dramatiques et aller jusqu'à la destruction du monde (FG1, homme). Rebondissant sur le fameux proverbe Mossi, une femme nous explique clairement le fonctionnement de ce processus :

> Deux grosses marmites ne se couvrent pas l'une l'autre c'est comme deux grandes personnes qui ne peuvent se suivre. Deux riches ne peuvent se suivre, il faut que l'un d'eux se fasse petit... un doit être une petite marmite et l'autre une grosse marmite. Là ils peuvent se suivre. Si tous les deux vous êtes de grosses marmites qui sont dans la même cour, personne ne se préoccupera de l'autre. Il n'y a pas de respect entre les deux. Mais si un est indigent et l'autre riche, chaque matin tu lui diras un bonjour respectueux avant de vaquer à tes occupations. Et les deux se respecteront dans la cour. Mais si tous les deux vous êtes des riches, il y en a qui ne se préoccuperont pas de la santé de personne à leur réveil. C'est parce que tous les deux vous êtes de grosses marmites que vous ne vous considérez pas. Si toi tu es une grosse marmite et l'autre une petite marmite, il y aura du respect entre vous. Mais tout le monde ne peut pas être de grosses marmites à la fois. Non!...(rires)... (FG 2)

De nombreux verbes d'action sont employés pour qualifier cette situation particulière, source, finalement, de liens sociaux forts :

Figure 26 : Verbes employés pour qualifier l'importance de la pacification sociale

- Se préoccuper
- Se considérer
- Se respecter
- S'entendre
- Se suivre
- S'asseoir ensemble
- Se pardonner
- S'accorder du temps

Source : auteur

Ainsi, pour que ces verbes d'action se mettent en branle, il faut impérativement que des différences subsistent entre les membres de la société au risque de la détruire, à tout le moins, de créer des conflits sociaux. En outre, certains, et pas uniquement les hommes, justifient ainsi la direction communautaire par un unique chef. Nous n'irons pas jusqu'à en inférer le peu de désir de voir l'avènement de la démocratie directe, mais nous relevons l'importance, pour eux, tant d'une direction unique, que de l'existence d'une hiérarchie sociale forte : « *C'est parce que nous ne sommes pas les mêmes qu'on arrive à choisir parmi nous des chefs... Si tout le monde est pareil on ne peut se suivre* » (FG 4, femme).

Après ces considérations générales, relatons quels liens les participants établissent entre certains éléments leur ayant permis de discourir sur l'origine des inégalités.

À la suite de ce que nous venons d'exposer, il faut noter combien les inégalités, dans leur origine de pacification sociale mais aussi de création d'entraide, peuvent aussi être l'aboutissement d'un processus renforçant la domination sociale des plus riches. Bien sûr, cela permet aux plus pauvres d'obtenir, éventuellement, quelques moyens de subsistance « *Avec un indigent, il peut y avoir du respect parce que si tu respectes un riche tu peux avoir à manger avec lui* » (FG1, homme). Mais être différent ne semble pas suffire puisque cela favorise le fait que les indigents soit contraints d'être sous la coupe des plus riches car le « respect » paraît bien être créateur de liens négatifs et asymétriques (Lemieux, 2000) associés à une domination certaine, tant dans les mots de cet homme que dans ceux de ces deux femmes « *c'est pourquoi l'indigent respectera toujours le riche. Et tous les deux se respecteront mutuellement. Mais si tu es riche et chacun peut résoudre de lui-même son problème, tu n'as de respect pour personne. C'est comme ça.* » (FG2); « *il faut que l'un deux se rabaisse pour qu'ils s'entendent* » (FG4). Autrement dit, « *l'indigent finit toujours par subir ce qu'il ne veut pas* » (FG3, homme). Non seulement l'indigence et donc l'obligation certaine de quémander provoque cette domination mais en plus, elle peut donner naissance à un véritable sentiment de honte qui, à son tour, « *augmente davantage ton indigence* » (FG3, homme). Pire, dans un autre groupe, une femme a regretté l'animosité que pouvait engendrer les inégalités, allant même, c'est ce qu'elle regrette, jusqu'à vouloir la mort de son voisin plus riche.

Ajoutons le lien direct qu'ils font, ce qui est intéressant, entre la pluie et les inégalités, bien qu'un intermédiaire demeure présent : « *Dans l'agriculture aussi, si la pluviométrie est bonne, il y en a qui réussiront et il y en a aussi qui ne réussiront pas. C'est ainsi que les gens deviennent différents* » (FG3, homme). Ainsi, même s'il pleut, et donc si l'ensemble de la communauté en profite, la main invisible de Dieu aura la possibilité d'agir et de créer les différences.

Dieu est également convoqué lorsqu'il s'agit de justifier cette hiérarchie sociale visant singulièrement la stabilité de la collectivité. En effet, si ce dernier a créé des différences particulières entre les individus, c'est aussi, en paraphrasant un participant, pour que « *le monde marche* ».

7.4.2 Qu'est-ce que la justice sociale ?

À la fin de l'entrevue de groupe, une fois l'ensemble des concepts et des idées abordés, nous avons pensé possible de poser une question plus précise mais néanmoins plus conceptuellement délicate : qu'est-ce que la justice sociale ? Les participants avaient en effet eu l'occasion de réfléchir aux éléments de réponses à cette question à l'aide des interrogations premières plus spécifiques et concrètes que cette dernière.

En dehors d'un retour par certaines personnes sur la problématique du don préalablement évoquée lors de l'entrevue, deux grands thèmes ont été discutés pour envisager la notion de justice sociale : l'organisation sociale et le système de santé.

Évoquer la notion de justice sociale au sein de l'organisation sociale signifie, pour les participants, un respect mutuel, la mobilisation d'une entraide communautaire, l'absence de hiérarchie sociale et de pratiques malhonnêtes :

- *ça veut dire que tout être humain doit avoir pitié de son prochain* (FG1, homme)
- *c'est que personne n'est supérieur à l'autre* (FG2, femme)
- *même si tu mènes difficilement ta vie, tu dois savoir que ta vie est identique à celle de ton prochain. Donc si tu vois ton prochain, respecte-le parce que c'est un être humain comme toi* (FG3, homme)
- *les gens parlent le même langage. Si vous êtes ensemble, vous devez vous aimer et ne pas vous piétiner mutuellement. Personne ne doit manquer du respect à l'autre, vous devez parler le même langage* (FG4, femme)

Nous n'entrons pas ici dans les détails liés à ce sujet puisque nous en avons largement parlé dans les sections précédentes. Ce qu'il faut retenir est que ces propos envisagent la justice sociale sous l'angle de la stabilité de l'organisation sociale. Il faut avant tout faire en sorte que puisse régner la paix et qu'aucun conflit ne vienne l'entacher.

Le point le plus important de l'étude des réponses, nous semble-t-il, concerne la justice sociale et le système de santé. En effet, on semble nous dire que la justice sociale ne peut être présente qu'en lien avec le système de santé ; pour le reste, les êtres humains demeurent différents et il apparaît impossible d'intervenir pour changer la situation. La citation suivante, déjà reproduite, traduit parfaitement cet état d'esprit :

> Nous tous qui sommes assis ici, si nous devons nous mettre debout, nous trouverons que nous n'avons pas la même taille, nous n'avons pas la même corpulence, nous ne sommes pas habillés d'habits de même valeur. Donc on ne peut faire en sorte que tous soient les mêmes. Dans le domaine de la santé on peut parler de justice sociale car si un tel a accès aux soins, moi aussi je dois avoir accès aux soins. Mais dans les autres domaines pour qu'il y ait une justice sociale, vous allez m'excuser mais ce n'est pas possible (FG3, homme)

Une femme appuie cette idée en nous disant qu'« *il n'y a que dans le domaine des soins qu'on peut parler de justice* » (FG2, femme) et un homme dira « « *Que personne n'ait plus d'accès aux soins que l'autre* » (FG3, homme). Il s'agit donc d'une vision plutôt égalitariste de l'équité puisque tout le monde doit avoir accès aux soins. Dans le domaine du financement, en revanche, certaines personnes conceptualisent une approche plus rawlsienne, mais d'une manière moins franche : « *en ce qui concerne le centre de santé, si les riches doivent payer pour que nous les indigents, puissions accéder aux soins, ça c'est une bonne chose* » (FG1, homme). Les riches doivent donc participer au financement des soins pour les plus pauvres, disent ces derniers. Cela se manifeste souvent, comme l'illustre quelques femmes, par la présentation d'une ordonnance à la suite d'une visite au centre de santé dans l'espoir que des ressources financières soient données pour acheter les médicaments. Ainsi l'équité, dans sa définition de discrimination positive, n'est-elle appréhendée qu'au regard du financement du système de santé et non de l'accès aux soins ou d'autres déterminants de la santé.

8 Les acteurs et le courant des solutions

Après avoir présenté les données empiriques concernant les acteurs et le courant des problèmes, le chapitre huit est entièrement consacré aux solutions proposées pour les endiguer. On discutera de la formulation des pistes de solution pour contrecarrer les inégalités sociales et celles liées à l'accès aux soins. Puis, on verra dans quelle mesure s'établissent certaines discussions à propos des solutions pour contrer l'exclusion des soins. Enfin, on terminera ce chapitre en relatant la manière dont les acteurs évaluent ces solutions.

8.1 La formulation des pistes de solution

Dans cette section, les points de vue des différentes catégories d'acteurs au regard des pistes de solution sont rapportés. Commençons par préciser les solutions proposées pour réduire les inégalités sociales.

8.1.1 La réduction des inégalités pour les particuliers

Comme nous l'avons déjà évoqué, nous croyons important de disposer de l'ensemble des schèmes de pensée des participants concernant la manière dont ils envisagent la réduction des inégalités pour mieux appréhender la notion de justice sociale dans la société locale.

Il faut tout d'abord avancer qu'un certain nombre de personnes pensent que la réduction des inégalités n'est pas dans le domaine du possible, « *qu'on maintienne le statu quo !* » (FG4, femme). Quatre raisons principales sont alléguées pour expliquer cette impossible intervention.

8.1.1.1 De l'impossible réduction des inégalités

La première concerne le fait que l'institution des inégalités provenant d'une « autorité supérieure », il est inconcevable d'aller à son encontre. Ceci est essentiellement valable, aux dires des participants, pour les inégalités liées au système de santé (financement), les autres types n'étant pas énoncés à ce sujet. Cette autorité porte le nom de « *responsables* » ou encore « *gouvernement* ». Ce qui transparaît assez clairement est le comportement de respect total des décisions prises, même si elles peuvent produire des inégalités d'accès aux soins. « *ce que le blanc* [l'administration] *a institué, le Mossi ne peut le contourner* » (FG2, femme). Le sentiment d'être sous l'emprise d'une institution quelconque est bien présent, même si dans la citation suivante on peut s'interroger sur la signification du terme gouvernement : « *Le gouvernement ! c'est pas lui qui gère les populations comme il veut ? Les gens aussi le regardent, c'est ce qu'il dit de faire que les gens respecteront. Que ce soit bon ou dur, c'est obligé de le faire* » (FG3, homme). L'absence de réaction, ou à tout le moins de désir d'aller se confronter aux autres, vise pour certains, tel que nous l'avons déjà abordé, à s'assurer de la permanence de la paix sociale contemporaine.

La deuxième raison émanant des discours montre un certain fatalisme chez les participants. Évidemment, cette fatalité est bien souvent proche des notions de destin et de Dieu et de son rôle dans la production/réduction des inégalités. C'est ainsi que l'on nous dit :

> L'indigence ne tue pas, si ton destin est d'avoir une longue vie, même si tu es indigent, tu resteras à souffrir sans pour autant mourir. Il y en a aussi qui sont riches mais qui ont une courte vie par destin. Et bien qu'il mange bien, il mourra et laissera toute sa fortune. Il y en a aussi qui sont indigents, qui souffrent et qui veulent mourir parce qu'ils se demandent : « à quoi sert ma vie, pourquoi Dieu ne me tue pas ? Je n'ai pas à manger, je n'ai rien à porter, je souffre et je ne meurs pas ? » C'est que tu as une longue vie. Si ton destin est d'avoir une courte vie, même si tu es riche, si ton jour arrive tu ne peux que mourir. C'est comme ça (FG4, femme)

Le troisième prétexte à l'inaction est plus téléologique, dans le sens où il est effectivement farfelu de vouloir réduire les écarts entre les personnes puisqu'au bout du compte, on pense qu'il n'est pas envisageable que les citoyens soient tous égaux. L'expression la plus redondante est « *nous ne pouvons être les mêmes* » et les gens de parler de l'impossible fait que tous les habitants du village soient riches ou de la différence « naturelle » de taille ou de poids. L'exemple de la longueur inégale des cinq doigts de la main est employé pour imager ces propos. En revanche, il est bon de relever que selon les dires d'une personne, il est impossible d'agir sur les inégalités « naturelles » mais tout à fait envisageable de réduire les disparités face au système de santé (voir citation pages 319, FG3, homme).

La dernière raison discutée par les participants a trait à la capacité d'expression de ceux qui souffrent le plus des inégalités. Les plus pauvres ne disposent pas des moyens de se faire entendre pour faire basculer la situation en leur faveur « *Mais même si tu es indigent, tu ne peux pas te mettre à crier du fait que tu es indigent* » (FG1, homme). La condition d'indigent exclut la capacité de revendiquer un changement. En outre, la relation sociale entre celui qui donne et celui qui reçoit est biaisée au détriment du second puisque ce dernier, nous disent quelques femmes, ne peut réagir ni se confronter à d'éventuels sarcasmes provenant du premier. « *Parce que de nos jours, même si tu es indigent, si on se moque de toi, n'écoute pas. Pourvu qu'il puisse résoudre ton problème* » (FG2, femme). La relation est on ne peut plus asymétrique.

Excepté cette discussion sur l'invraisemblance de la diminution des écarts entre les sous-groupes de la population, un certain nombre d'arguments sont explicités par les participants pour nous laisser croire que cette réduction demeure concevable. Du discours, émanent plusieurs stratégies de réduction des inégalités qui sont en phase très étroite avec la nature des disparités dont il est question. Ainsi, les actions possibles sont-elles différentes selon qu'il s'agisse des inégalités sociales, dans lesquelles nous incluons celles de santé, ou des inégalités liées au système de soins.

8.1.1.2 Réduire les inégalités sociales

Déterminants matériels

C'est par l'intermédiaire d'un certain nombre de déterminants matériels que l'on pourra changer les conditions de vie, notamment des plus pauvres. Le travail, la richesse, l'argent ou encore l'aide extérieure sauront tempérer les disparités sociales.

Dans une société rurale et aride, le travail est non seulement valorisé mais indispensable pour rendre les terres fertiles et donner le minimum vital pour les villageois. Ce moyen est compris comme l'une des possibilités de s'en sortir : « *pour moi, dans notre village, nous ne sommes pas très nantis, mais nous nous battons* » (FG1, homme). Usant une nouvelle fois d'un proverbe local, cette femme nous explique cette volonté d'améliorer les conditions sociales par le travail : « *Les Mossi disent : « quand on n'est pas riche, on cherche à le devenir, on ne rentre pas pleurer dans sa maison* » (FG4, femme). Pour les paysans, il s'agit de travailler intensément dans les champs, mais face à une construction graduelle de l'appareil gouvernemental et de son lot de fonctionnaires, dont les avantages sont perçus comme immenses par rapport au reste de la population, les participants pointent aussi du doigt cette solution pour s'en sortir. Devenir membre de la fonction publique est un moyen de sortir de la pauvreté : « *Il ne pleut pas, et tout ce que tu fais comme travail ne te rapporte rien, peut-être qu'en cherchant un travail de bureau, ça irait mieux* » (FG4, femme)[125].

La richesse et l'argent contribueront également à réduire les inégalités et faire en sorte que le pauvre devienne un peu plus riche car, éventuellement, « *c'est l'argent qui fait la différence* » (FG1, homme). Sans utiliser le discours des institutions

---

[125] Lors de notre présence sur le terrain, nous avons assisté à ce que nous pourrions appeler « l'économie des concours » où des milliers de jeunes gens se préparent (y compris physiquement, ce qui se voit facilement lorsque de nombreuses personnes apparaissent sur les routes pour courir) pour les différents concours de la fonction publique. Là aussi, l'ampleur de la corruption et de la malhonnêteté est bien souvent présente. Nous avons notamment assisté à l'annulation totale de tous les concours fin 2003 pour des raisons évidentes de fraude. En réponse à cela, l'État décida de ne pas décentraliser les nouveaux concours, décision très inéquitable pour les pauvres ruraux et message — s'il en est — du peu de confiance de l'État central envers la périphérie.

internationales, contrairement aux agents de santé lors de la cartographie conceptuelle, il s'agit essentiellement d'agir pour lutter contre la pauvreté.

Rien d'étonnant, pour des ruraux vivant du produit de leur terre, de mettre en avant l'importance de l'environnement rural et notamment de l'abondance de l'eau pour irriger les cultures locales : « *nous qui parlons ici, nous sommes des agriculteurs. Nous ne pouvons pas avoir la fortune tant qu'il ne pleut pas suffisamment et tant qu'il n'y aura pas abondance de nourriture. Parce que la fortune de l'agriculteur vient de ses produits agricoles. Mais s'il ne pleut pas, tu ne peux avoir la nourriture et tu ne peux non plus avoir la fortune* » (FG3, homme).

Lorsque les ressources pour endiguer la pauvreté ne peuvent provenir de la communauté locale ou des familles, on se tourne vers l'extérieur pour trouver de l'aide. Ce soutien externe, même s'il ne semble pas, de l'aveu des participants, très présent, ne provient pas uniquement de la coopération internationale. Les paysans comptent aussi sur leurs ressortissants installés au-delà du village[126], voire dans un autre pays. « *on ne voit pas par quels moyens. Car nous n'avons pas un habitant assez puissant travaillant à l'étranger et pouvant nous aider. Il n'y a personne qui peut nous aider. En dehors des blancs...* » (FG1, homme). Mais tout le monde ne reçoit pas de l'aide et certains semblent avancer que plus on est riche et plus on reçoit de l'aide, à l'instar des écrits sur la solidarité malienne (Vuarin, 1993, , 1994) ou nigérienne (Raynault, 1990) où argent rime avec entregent et misère avec isolement social.

Déterminants sociaux

Les participants ont préconisé la possibilité de mobiliser des facteurs que l'on pourrait qualifier de sociaux pour agir en faveur de la justice sociale.

Fréquenter un établissement scolaire est, nous dit-on, une bonne stratégie pour vivre mieux par la suite, notamment parce que cela ouvre la porte à des emplois plus stables et certainement mieux rémunérés.

---

[126] Lors de nos nombreux séjours chez des amis Burkinabé à Ouagadougou, nous avons ressenti à plusieurs reprises cette « pression » des villageois sur leurs ressortissants vivant maintenant dans la capitale. Les protagonistes doivent toujours juger des avantages et des inconvénients à participer aux réunions de l'association des ressortissants de leur village, telles qu'il en existe des centaines. De nombreux romans africains traitent de ce dilemme et celui qui ne se comporte pas dans la norme (accueillante) sociale est affublé du terme « il vit comme un blanc », par. ex. (Diome, 2003). Nous avons aussi assisté à une visite au village d'un homme vivant dans la capitale depuis des années, qui donnait lieu à la « distribution obligatoire » de sommes d'argent aux parents et voisins, qui, en retour, donnent des céréales, des œufs ou un poulet. Toute une préparation est nécessaire à ce rituel, notamment lorsqu'il s'agit de trouver de la petite monnaie, indisponible dans les villages, afin de distribuer des petites sommes plutôt que des gros billets.

La famille très proche, autrement dit les enfants et plus rarement les neveux, seront une source certaine pour améliorer le sort des plus pauvres. Tout l'espoir est mis dans la descendance et sa capacité à s'enrichir pour en faire profiter sa famille. Mais comme cette citation l'atteste, cette aide filiale n'est apparemment pas systématique.

> Pour nous il faut que nos enfants travaillent maintenant pour nous, parce que nous avons cherché la fortune et nous ne l'avons pas eue. Il faut donc maintenant que quelqu'un nous en donne puisque nos forces sont en train de diminuer. Tu n'as plus assez de force, tu ne peux que bénir les enfants pour qu'ils soient riches et que un d'eux ait pitié de toi et qu'il t'en donne (FG4, femme)

Plus largement que cela, maintenant, un certain niveau de solidarité au sein même de la communauté peut être mis en branle. Mais cette solidarité dispose de trois formes particulières. Elle est variable, passive ou active, et enfin elle est calculée.

D'abord, la variabilité de la solidarité se constate à l'aune de plusieurs éléments. Le donateur peut être de différents ordres, par exemple les enfants, les neveux, les « blancs » ou encore les riches. Revenant à ce que nous avons déjà relevé : « *Oui ! A mon avis, il doit exister des riches et des indigents, mais les riches doivent être plus nombreux que les indigents afin qu'ils puissent s'entraider* » (FG1, homme). Les inégalités sont donc justifiées par la solidarité qu'elles peuvent engendrer. Justement, lorsque les participants qualifient les conséquences des inégalités, ils nous expliquent que l'une de celles qui font qu'une personne est affublée du qualificatif de riche est qu'elle est en mesure de donner aux autres et de les soutenir. En outre, la personne en mesure de donner au sein de la communauté ne le fait pas tout le temps, même si elle peut plus facilement le faire pour ses parents que pour les autres, il arrive aussi qu'elle refuse « *chacun reste dans sa maison avec sa fortune* » (FG4, femme) ou même qu'elle se cache : « *Il y en a aussi qui sont riches et qui ne veulent même pas que tu saches là où ils mangent pour te donner quoi que ce soit. C'est ce que je pense* » (FG1, homme). L'une des raisons à cela doit certainement être trouvée dans le fait, nous disent beaucoup de participants, que la masse des pauvres est largement plus importante que celle des riches. Ainsi, il est difficile aux quelques « nantis » solidaires de subvenir aux besoins de tous au risque de devenir, à leur tour, pauvres « *un seul doigt ne peut ramasser la farine* » (FG4, femme). Un certain sentiment de solitude planétaire pèse dans ce monde où tous semblent touchés par la pauvreté, même si quelques riches souhaitent devenir encore plus riches :

> Mais si c'était comme ça, il y a beaucoup de riches dans le monde. Mais ils n'ont pas accepté de réunir de l'argent pour qu'on puisse venir en aide partout ! Est-ce que le gouvernement acceptera de donner la banque pour qu'on soigne les populations ?

> Même le chef se fatigue avant de trouver sa nourriture. Il n'acceptera pas de prendre sa caisse pour soigner les malades! (FG3, homme)

La solidarité se manifeste par un don en argent, en céréales pour composer un repas ou encore par la fourniture d'un travail, notamment champêtre, en échange de quoi de la nourriture sera remise. Cette aide peut être occasionnée par un soutien lors d'un événement particulier, comme un baptême ou un mariage. Dans cette région rurale, il apparaît plus facile de donner de la nourriture que de l'argent. Ne pas partager la nourriture serait très choquant dans cette société puisque cet exemple est plusieurs fois repris.

Quant au bénéficiaire, il arrive, se plaignent quelques personnes, que ce ne soit pas véritablement les plus nécessiteux qui reçoivent de l'aide, les riches auraient aussi leur part.

De surcroît, il apparaît que la solidarité a évolué dans le temps, ce n'est plus ce que c'était, nous dit par exemple cette femme : « *Avant les gens acceptaient de prêter de l'argent mais de nos jours si tu veux emprunter de l'argent, tu n'en verras pas* » (FG2, femme). L'une d'elles nous dit même que cette évolution historique justifie l'importance actuelle d'implanter des programmes de sensibilisation à la solidarité[127].

Enfin, cette solidarité ne peut se manifester qu'en fonction de la capacité des uns et des autres à mobiliser des ressources pour y subvenir. Nous avons notamment déjà dit que les plus riches ne peuvent « *venir au secours de tout le monde* » (FG3, homme). Ainsi, lorsque cela est possible des actions solidaires peuvent être mises en branle, mais « *ils t'aident à la hauteur de leurs moyens* » (FG1, homme).

Ensuite, l'un des thèmes émergeant à propos de la nature de la solidarité intracommunautaire concerne la nature du lien entre le donateur et le bénéficiaire. Autrement dit, la forme de la demande ou de l'offre du bien varie selon que les protagonistes, ou pour reprendre le vocabulaire des réseaux sociaux, les contacts[128], soient actifs ou passifs. Toutes les formes existent dans la société locale, tel que le représentent les quatre citations du tableau suivant.

---

[127] Au moment où l'entrevue a été effectuée, le mois de la solidarité (novembre), première et controversée initiative gouvernementale, n'était pas encore organisé (DGSN, 2003). Nous en reparlerons plus bas.
[128] Voir par exemple (Lemieux, 2000).

Tableau 45 : Comportement actif et/ou passif du donateur et du receveur

	Actif	Passif
Donateur	« *Les indigents ne leur demandent pas. C'est le riche qui se dit : dans la famille d'untel, ils sont indigents. Comme je suis mieux que lui, je vais aller lui donner quelque chose pour qu'il subvienne aux besoins de sa famille. Ce ne sont pas les indigents qui viennent demander* » (FG1, homme)	« *De nos jours, chacun attend dans son coin que tu viennes lui demander. Il ne vient pas à l'idée des gens d'aller aider telle personne parce qu'elle est indigente* » (FG2, femme)
Receveur	« *Il y en a qui se disent : « je vais partir chez un tel dans l'espoir d'avoir ne serait-ce que l'argent d'une tine » Si tu y vas, il t'en donne. Il y en a aussi qui selon leur volonté te donnent directement une tine de mil.* » (FG4, femme)	« *Si tu es assis de nos jours dans la misère et que quelqu'un en a la capacité, il vient te donner quelque chose de lui-même. C'est ça le don, ce n'est pas toi qui est parti lui demander. Si tu vas lui demander et qu'il te dise qu'il n'en a pas ? Cela augmente davantage ton indigence. S'il vient te donner de lui-même, tu sais qu'il a pensé à toi.* » (FG3, homme)

Source : auteur

Il est intéressant de relever dans la citation suivante, non seulement le nécessaire rôle actif du receveur mais aussi la perception du gouvernement par une des femmes interrogées à propos de l'aide : « *C'est le monde qui est ainsi. En dehors du gouvernement qui donne sans qu'on leur demande, nous les Mossi nous ne donnons pas comme ça. Si tu leur demandes, ils te donnent* » (FG2, femme).

Enfin, l'aide prodiguée envers les membres de la communauté n'est pas toujours exempte d'arrière-pensée, elle peut aussi être calculée. Où pour reprendre des mots bien connus dans ce domaine, le don peut faire appel au contre-don[129]. Ce calcul peut s'effectuer lors d'un prêt « *Et quand tu dois aller emprunter chez quelqu'un de riche, il se dit : comme il est indigent, quand est ce qu'il te remboursera ?* » (FG2, femme), dont le refus peut avoir des conséquences tragiques. Il peut aussi remettre en cause le bien-fondé de la requête : « *Il y en a qui volent au secours des autres, il y en a aussi qui pensent que ceux qui viennent leur demander de l'aide en ont et veulent les tester. C'est ce qui fait que nous les Mossi, notre affaire est compliquée* » (FG2, femme). Il a même été évoqué la peur de voir le récepteur d'une aide quelconque devenir, à force d'être bénéficiaire, plus « nanti » que le donateur.

La notion d'honnêteté a été discutée à plusieurs reprises par les villageois, et ce, dans trois domaines particuliers. Premièrement, la nature des relations sociales doit être de l'ordre de l'honnêteté pour que les inégalités sociales s'estompent, « *pour moi, tout le monde est pareil, le riche comme l'indigent, tout le monde est pareil,*

---

[129] Voir par exemple (Godbout et Caillé, 2000).

c'est l'honnêteté » (FG2, femme). Deuxièmement, et en lien très étroit avec les inégalités liées au système de soins que nous abordons bientôt, la transparence dans la gestion des fonds des centres de santé issus du paiement des soins apparaît essentiel. Le terme d'escroquerie ou celui plus commun de « bouffer » traduisent bien ce que les paysans pensent de certains agents de santé. Ils semblent par exemple prêts à accroître, pour ceux disposant des ressources nécessaires, leur contribution au financement du système de santé pour améliorer l'accès aux soins des indigents, mais à l'unique condition que le personnel de santé soit plus honnête. Enfin troisièmement, c'est l'ensemble des malversations liées à la distribution de l'aide qui inquiète les participants. Ils paraissent avoir vécu de nombreuses expériences négatives dans cette gestion et ce détournement de l'aide. Cependant, ils ne semblent pas, d'une manière idéaliste, s'en attribuer la moindre responsabilité « *On parle mais on ne respecte pas ce qu'on dit. Si vous voulez aider les gens, aidez-les. Ne détournez pas pour dire après que vous aidez les populations. Vous prenez l'aide, vous la bouffez et vous dites que....* » (FG3, homme). En outre, ce n'est pas uniquement le détournement de l'aide qui semble les agacer, mais c'est aussi le processus et la manière dont certains agissent, tel que nous le dit très bien cette personne d'un certain âge :

> Tu viens parler d'aide aux gens, en roulant dans de grosses voitures ou sur de grosses motos alors que lui il est assis et ne peut même pas trouver son repas quotidien et on parle d'aide. L'aide vient d'où ? Ça veut dire que c'est notre bien à tous, ils ont utilisé pour s'acheter de grosses voitures et motos. Si ce n'est pas au nom de tout le monde, ils n'auraient ces biens. Donc ils n'aident pas. Ils donnent l'aide et les gens les utilisent pour s'acheter de grosses villas. Ils nous abandonnent ainsi à notre misère. Et la misère d'autrui ne peut finir tant qu'il n'est pas aidé (FG3, homme)

La conversation suivante est unique dans le corpus de nos données empiriques, mais elle nous paraît suffisamment importante pour indiquer que la notion de démocratie est aussi employée pour évoquer celle de justice sociale, qui signifie :

> *Paysan* : [...] que tous doivent vivre au même niveau, personne ne doit être injuste envers l'autre. Quel que soit alpha, on doit mener la même vie comme en démocratie. Voilà!
> *Interviewer* : que signifie démocratie en mooré ?
> *Paysan* : Toi aussi tu le sais ; c'est quand tu peux arriver à avoir et à faire ce que tu veux. C'est la même chose pour tous (FG1, homme)

Le terme de démocratie est ici édicté de façon délibérée mais surtout pour évoquer, apparemment, la notion de liberté.

Déterminants divins

Comme pour réfléchir l'origine divine des inégalités, les participants pensent que leur réduction reste entre les mains du Bienfaiteur, de Wende, Dieu. Cette intervention divine peut être directe ou par l'intermédiaire de déterminants sociaux ou matériels que nous avons déjà élaborés.

Lorsqu'il agit directement, Wende décide de la possible réduction des inégalités. Autrement dit, malgré tous les efforts entrepris, si ce dernier n'a pas pris la décision d'améliorer le sort des plus pauvres, rien n'y changera, ni le travail intense, ni les connaissances interpersonnelles. « *Tu peux abattre de grands travaux et ne pas être riche, et une autre personne travaille moins que toi mais a de quoi lui être utile. C'est un don de Dieu, c'est le destin* » (FG2, femme). Cela est évidemment acceptable tant pour sortir les plus pauvres de la misère que de maintenir les plus riches dans l'opulence. Et c'est aussi valable pour la durée de la vie puisque Dieu a le loisir de la raccourcir ou de l'allonger « *Si Dieu te donnes longue vie, tu vivras et dans le cas contraire aussi tu meurs…(rires)* » (FG4, femme). On ne peut obliger Dieu à intervenir en faveur des indigents, il faut être patient, voire fataliste, et la prière est l'un des recours essentiels. Ainsi,

> Nous luttons aussi et nous sommes toujours sur cette lutte. Mais si dans la lutte nous ne gagnons rien, il n'y a pas de bouc émissaire à chercher. Le bouc émissaire qu'on peut trouver c'est Dieu. C'est Dieu qui ne t'a pas donné. Tu ne peux pas non plus contraindre Dieu à t'en donner et tu ne peux contraindre personne. C'est Dieu qui donne. Et si Dieu ne te donne pas aussi tu ne peux rien avoir. Sans quoi les travaux, nous les effectuons. Mais nos difficultés dépassent nos peines. C'est ce que je pense (FG1, homme).

Outre cette intervention directe, miraculeuse pourrions-nous dire, Dieu est en mesure d'agir par des facteurs intermédiaires. Il peut donner du travail aux pauvres ou faire en sorte qu'il soit plus rémunérateur. Il peut faire en sorte que la pluie soit plus abondante pour que les récoltes soient plus nourricières pour les agriculteurs ou que les maladies ne terrassent pas les ovinés des éleveurs. Il aura aussi l'occasion de pourvoir directement en richesses les plus pauvres. Enfin, puisque c'est lui qui donne la vie, il est à même d'agir par l'intermédiaire d'un enfant « *il faut enlever de ta tête que tu deviendras riche, à moins que ce ne soit une aide de Dieu qui passera par ton enfant ou ton neveu* » (FG1, homme). Donc, si l'adulte ne peut au cours de sa vie active devenir riche ou simplement sortir de la misère, il est encore possible, à l'aide de Dieu nous dit-on, qu'un de ses enfants bénéficie d'un meilleur sort dont il saura, dans ce contexte social d'entraide familial, en faire profiter ses proches parents.

8.1.1.3 Réduire les inégalités liées au système de soins

Les propos tenus lors de nos discussions de groupes, lorsque l'on évoquait les problèmes d'équité (d'accès et de financement) liés au système de santé, montrent que plusieurs solutions sont clairement envisagées. Comme il est de coutume dans le domaine de la santé publique, les paysans distinguent nettement, eux aussi, les inégalités d'accessibilité géographique et financière. Ils savent bien que ces inégalités peuvent avoir des conséquences tragiques : « *si tu n'as pas de soins, ta vie est courte. Pas que les choses ne sont pas les mêmes, ce sont les soins qui diffèrent. C'est pourquoi c'est bon d'être riche* » (FG4, femme).

Concernant l'accessibilité géographique, cela n'a été évoqué qu'une seule fois, c'est-à-dire uniquement dans le village où aucun centre de santé public n'est présent : « *L'aide que nous voulons, nous n'avons pas de quoi aller payer la consultation au centre de santé. Ce que nous voulons, c'est de bénéficier d'un centre de santé au niveau du village ici. Là si nous ou nos enfants sommes malades* » (FG2, femme). Si l'obligation de payer les soins de santé paraît intériorisée par cette dame, celle de débourser pour ce que l'on nomme habituellement les frais indirects est plus délicate, voire impossible dans son cas. La proximité d'un centre de santé favoriserait donc l'accès aux soins, à tout le moins d'un point de vue géographique, dans un premier temps.

Dans un second temps, c'est de l'accessibilité financière dont il est question dans les discours de nos interlocuteurs car « *si nous fréquentons les centres de santé, ce n'est pas parce que nous sommes riches, mais c'est parce que nous sommes obligés de venir y chercher la santé* » (FG1, homme).

Premièrement, la gratuité est proposée et cela tant en ce qui a trait aux consultations curatives qu'en ce qui concerne les médicaments. Il y a cependant certaines nuances dans cette requête. Certains souhaitent que ceci puisse bénéficier aux plus pauvres : « *qu'on nous aide dans le domaine de la gratuité du fait de notre indigence* » (FG2, femme). Et si cette option est prise, en référence à la section précédente, cela doit se faire « *au nom de Dieu* » ou par « *pitié* ». Tandis que d'autres aimeraient que l'on revienne à la situation antérieure à l'IB : « *Selon moi, je veux qu'on dise à tous de ne pas payer. Le riche comme l'indigent, que personne ne paye. Que le gouvernement prenne tout en charge !* » (FG1, homme). Il n'est évidemment pas question des carences organisationnelles d'approvisionnement en médicaments durant l'époque pré-IB. Cette réclamation de la gratuité pour tous plutôt que pour les seuls indigents incapables de payer est triplement justifiée par les acteurs. D'abord, comme nous l'avons déjà dit, il semble exister une obligation d'un traitement égal pour tous les membres de la société. Ensuite, c'est sous le prétexte (souvent employé par tous les acteurs rencontrés, ici comme ailleurs) de la difficulté opérationnelle de sélectionner les indigents bénéficiaires d'une éventuelle exemption que se réfugient les tenants de la gratuité pour tous. Enfin, puisque tout le monde est pauvre et miséreux, tous doivent recevoir une telle subvention. Au sein de cette discussion, il est important aussi de relever que l'on ne ressent absolument pas l'appropriation communautaire des possibles décisions relatives aux exemptions : « *ce que nous voulons nous voulons la gratuité, mais comme c'est leur loi à eux* » (FG4, femme). À aucun moment, il n'a été envisagé que les résolutions soient une émanation de débats au sein de la communauté, bien au contraire. Soit l'organisateur des groupes de discussion est chargé d'un message à transmettre au gouvernement à ce propos, soit il est dit d'une manière plus vague que cela demeure de la responsabilité de ce dernier : « *Et diminuez le prix des médicaments. C'est le gouvernement qui a créé tous ces problèmes. Mais il faut qu'il les résolve* » (FG3, homme).

Deuxièmement, il est proposé de rendre le paiement des soins équitable, autrement dit que le montant prenne en considération certaines caractéristiques sociales, au nombre de trois dans ce cas. Le montant doit être modulé de telle sorte que, proposent-ils, les plus défavorisés ne paient pas « *si les riches doivent payer pour que nous les indigents puissions accéder aux soins, ça c'est une bonne chose* » (FG1, homme). Ainsi, c'est une vision dichotomique de la société qui est proposée entre les riches et les pauvres, les citadins et les ruraux ou enfin les fonctionnaires et les paysans. Les premiers peuvent être en mesure de payer plus que le montant actuellement demandé, alors que les seconds doivent se voir offrir la gratuité des soins. Les riches disposent en effet des moyens financiers, les citadins et les fonctionnaires également, puisque qu'ils ont accès à de multiples services dans les villes, commercent intensément ou disposent d'une sécurité de revenu non négligeable. Cela étant, la solution n'est pas sans faire émettre quelques réserves à certaines personnes car il est fort possible que « *le riche dira qu'il n'est pas riche* » (FG2, femme).

Troisièmement, la réduction des inégalités d'accès aux soins pourrait être réglée par la manière dont on utilise les ressources issues du paiement direct lors de l'utilisation des services. Mis à part le fait qu'il est admissible d'employer ces sommes pour améliorer le fonctionnement du centre de santé (par. ex. propreté, gardiennage) ou le niveau de rémunération des agents de santé, il est discuté de leur usage pour rendre l'accès aux soins plus facile pour les indigents « *Ah ! En tout cas, c'est bien d'entretenir le centre de santé. Mais au sujet des indigents, qu'on en utilise pour les aider aussi* » (FG2, femme). Précisons tout de suite que tout le monde n'est pas d'accord sur le fait que les infirmiers puissent disposer de telles sommes supplémentaires. Certains préconisent même de ne pas donner de *per diem* aux agents dans le but de transférer l'argent aux indigents. En lien avec un thème précédemment discuté, l'honnêteté de la gestion des deniers issus du paiement des soins influence certainement, selon quelques personnes, le désir de laisser des revenus supplémentaires aux agents. Tandis que pour d'autres, l'obligation face à un fait accompli sur lequel on ne peut revenir ou encore la peur de ne plus avoir de soignants dans le village, font qu'ils acceptent plus facilement :

> Si le mois est avancé et qu'ils savent que faire, ils utilisent les *perdiems* qu'on leur donne et ça fait leur joie. Mais si on les laisse avec leur salaire uniquement, ils se décourageront. C'est comme obligatoire, c'est bien (FG4, femme).

> Si on leur refuse ces *perdiems*, ils ne s'intégreront pas aux problèmes du village. S'ils ne doivent compter que sur leur salaire, si le mois est avancé, ils connaîtront un jour des problèmes et ne seront pas à l'écoute des populations (FG4, femme).

Le quatrième et dernier moyen, selon les participants, de réduire les inégalités d'accès aux soins en matière de financement consiste, plus modestement que la gratuité, en la réduction des prix, essentiellement des médicaments. Cette solution facilitera même, nous dit-on, le paiement de la consultation puisque le fardeau financier de l'achat des remèdes sera moins lourd à porter.

* * *

En résumé, il est possible de produire le tableau suivant des stratégies, si elles existent, visant la réduction des inégalités sociales et celles concernant le système de santé.

Tableau 46 : Résumé des propos des participants aux groupes de discussion concernant la réduction des inégalités

La réduction des inégalités est …		
…impossible… …car…	…possible… …pour les inégalités sociales en…	…pour les inégalités liées au système de soins en…
<ul><li>Il faut respecter ce qu'ont organisé les autorités</li><li>C'est ainsi et on ne peut rien y faire</li><li>Les indigents ne peuvent réclamer</li><li>On ne peut pas tous être les mêmes</li></ul>	*DETERMINANTS MATERIELS*<ul><li>Travaillant</li><li>Ayant de l'argent</li><li>Luttant contre la pauvreté</li><li>Devenant fonctionnaire</li><li>Ayant plus de pluie</li><li>Obtenant de l'aide extérieure</li></ul>	*ACCESSIBILITE GEOGRAPHIQUE*<ul><li>Disposant d'un centre de santé dans le village</li></ul>
	DETERMINANTS SOCIAUX<ul><li>Allant à l'école</li><li>Bénéficiant de l'aide d'un enfant</li><li>Bénéficiant d'une certaine forme de solidarité</li><li>Étant honnête</li><li>Vivant dans une société démocratique</li></ul>	*ACCESSIBILITE FINANCIERE*<ul><li>Organisant la gratuité des services et des médicaments</li><li>Réduisant les prix des médicaments</li><li>Utilisant les revenus issus du paiement direct pour les indigents</li><li>En modulant les tarifs en fonction des ressources des personnes</li></ul>
	DETERMINANTS DIVINS<ul><li>Ayant la grâce de Dieu</li></ul>	

Source : auteur

8.1.1.4 De quelques relations thématiques

En plus de celles que nous avons déjà consignées tout au long des sections précédentes, d'autres relations thématiques doivent être exposées.

Deux relations ont été verbalement construites par les participants aux groupes de discussion lorsqu'ils évoquaient l'intervention divine. D'une part, lorsque la solidarité se manifeste, celui qui décide de donner est surnommé « *homme de Dieu* ». S'il donne, et le mot est très souvent dans la bouche des individus, c'est parce qu'il a « *pitié* » et pas parce qu'il veut faire preuve d'une solidarité sans référence religieuse. C'est comme si cela était impossible. D'autre part, et exactement selon le même sens cognitif, l'organisation de la gratuité des soins pour les indigents doit se réaliser « *au nom de Dieu* ». C'est comme si l'aide pour les plus pauvres devait se concentrer dans une sphère de responsabilité personnelle et religieuse et non dans une référence de solidarité collective.

D'autres relations thématiques ont émergé du corpus de données. Par exemple, la relation étroite qu'entretiennent l'éducation et le développement économique est posée : « *il y en a qui ont commencé depuis l'enfance, il y en a qui ont fréquenté et sont devenus des fonctionnaires, il y en a aussi qui ont profité de la fortune de leurs parents* » (FG4, femme). Il est possible de grimper l'échelle sociale parce que l'on est né dans un certain milieu, mais il est aussi évident qu'aller à l'école permet d'accroître ses chances de trouver un emploi rémunérateur, voire permanent, comme celui de fonctionnaire : « *Ceux-là qui ont eu les moyens de pousser loin leurs études ont pu bénéficier de l'aide du gouvernement* » (FG1, homme). Plus largement, l'école serait un moyen de sortir de la pauvreté nous dit à demi-mot une femme : « *Des fois c'est l'ignorance qui nous crée des problèmes* » (FG3, femme). Mais l'école est aussi une source éventuelle de liens interpersonnels avec des correspondants hypothétiques à l'étranger : « *Parce que nos parents nous ont mis à l'école pour que nous puissions correspondre avec les blancs pour avoir de l'aide. Mais malheureusement...* » (FG1, homme). En effet, combien de fois n'avons-nous pas entendu lors de nos séjours africains des requêtes personnelles pour organiser un échange de correspondances qui certes, peut être une belle solution d'amitié entre les peuples, mais qui n'est pas toujours, tel que la citation le montre bien, dénué de toute arrière-pensée.

8.1.2 Les propositions des acteurs pour améliorer l'accès aux soins des indigents

Lors des entrevues, les acteurs ont tenté de réfléchir, spontanément ou à la suite de nos questions, aux solutions possibles pour réduire l'exclusion permanente des soins de santé. Après avoir précisé quelques préalables obligatoires avant l'organisation de telles solutions, ils ont fait des propositions, bonnes ou mauvaises. Nous jugeons une proposition bonne lorsqu'elle est en mesure de fournir à l'indigent, exclu permanent, un accès aux soins de santé. Autrement dit, il faut qu'aucune solution ne préconise un paiement des soins pour cette personne puisqu'elle ne dispose d'aucune ressource à consacrer à la santé à tout moment dans l'année. Une mauvaise proposition sera donc classée comme telle si les indigents doivent payer à un moment ou à un autre. Nous nous appuyons donc sur la notion, déjà présentée au début de la recherche, d'exclusion permanente *versus* temporaire des soins de santé (de La Roque, 1996; Criel, 1998).

8.1.2.1 Des préalables aux solutions

Selon les acteurs participant à notre recherche, deux préalables sont nécessaires à l'organisation d'une solution pour limiter l'exclusion des soins : i) se mobiliser pour trouver une solution, ii) préciser le public cible.

Un médecin et un gérant de DMEG affirment qu'il faut absolument tout mettre en œuvre pour qu'une solution soit trouvée à l'exclusion (EF7, EF14). Le premier propose que le ministère de la Santé diligente des « enquêtes » et le second pense qu'il serait plus judicieux d'organiser une coalition d'acteurs, des techniciens aux politiques en passant par les membres de la communauté, pour qu'une solution soit apportée à l'intention des indigents. Une troisième personne, président d'un COGES, appuie ces propos et insiste sur l'importance pour la communauté, et en particulier pour les indigents eux-mêmes, de réclamer un dénouement (EF 12). Il faut donc se mobiliser.

Nous avons présenté dans le chapitre précédent la difficulté, pour nombre d'acteurs, de préciser qui pourrait être bénéficiaire de mesures d'exemptions. Comment définir l'indigent, voilà l'un des éléments cruciaux, selon la grande majorité des personnes interrogées. Le porisme étant, bien entendu, l'obligation préalable à toute solution pour réduire l'exclusion des soins de santé, la spécification des critères d'identification des indigents (EF10). Cela étant dit, et malgré la gymnastique verbale dont nous avons parlé plus haut, cette tâche ne paraît pas insurmontable à plusieurs personnes. Une seule d'entre elle (EF2), responsable au MS à Ouagadougou, a commencé par proposer une solution bien jacobine. C'est l'État qui doit fournir ces critères pour que les communautés, ensuite, procurent une liste des personnes répondant à ceux-ci. Cependant, ce fût une réaction quelque peu spontanée de ce fonctionnaire de longue date, qui, plus tard dans l'entrevue, viendra rejoindre l'opinion générale qui se dégage de nos entretiens. Du président d'un COGES (EF12) aux médecins responsables (EF1, EF2, EF4) en passant par les infirmiers (EF5, EF9), tous sont bien d'accord sur le fait que la communauté villageoise est parfaitement en mesure de discerner les indigents en leur sein. Il ne semble faire aucun doute là-dessus, essentiellement à la campagne, mais aussi, ce qui est souvent plus contesté, en ville et dans les quartiers, nous dit ce membre de COGES « *bon cette population on se connaît tellement* » (EF12). Un infirmier a même voulu élaborer toute une stratégie pour que cela soit effectif, en partant de ce qu'il a tenté, le seul du district à notre connaissance, de mettre au point dans son Centre de santé et promotion sociale. Il propose, d'abord, la nécessité de former un comité spécial pour cette tâche de reconnaissance. Il pourrait être formé d'une personne par village de l'aire de santé du CSPS. Il faudrait que les membres soient distincts de ceux du COGES car ces derniers sont déjà fort occupés. Puis, « *on instaure des critères de choix aux indigents, qui seront connus par tout le monde et acceptés par tous... Bon, disons la grande majorité* » (EF5). Ensuite, chaque membre du comité est chargé, dans son village, d'effectuer un recensement de l'ensemble de la population répondant aux critères. Puis, il soumettra sa liste à ses collègues du comité et, ensemble, ils arrêteront la liste définitive. Enfin, une discussion devra s'instaurer avec le COGES et les agents de santé du CSPS pour voir dans quelle mesure il est envisageable de subvenir aux besoins de ces personnes. Ainsi, que cela soit par la communauté dans son ensemble ou par un comité en particulier, des solutions non utopiques sont proposées par les acteurs pour cibler la population devant jouir de l'exemption du paiement des soins.

8.1.2.2 Les bonnes solutions

Les solutions qui nous paraissent en phase avec la prise en charge des indigents, ce qui ne veut pas dire que nous posons un jugement de viabilité sur ces dernières, se répartissent autour de trois grandes catégories : le système de santé et son financement, le ministère de l'Action sociale, le contexte socio-économique. Mais c'est au sein de la première de ces catégories que semble se porter la préférence de nos interlocuteurs, tant la très grande majorité des discours ont été centrés sur ce regroupement de solutions.

8.1.2.2.1 Le système de santé et son financement

Comme pour attester et confirmer que l'aspect financier de l'accessibilité aux soins est le problème majeur, c'est dans cette direction uniquement que nous entraînent les acteurs de la mise en œuvre de l'IB. Des quatre fonctions essentielles d'un système de santé (Murray et Frenck, 2000), seule la problématique du financement a été évoquée.

En paraphrasant le ministre de la santé burkinabé, il faut relever que la gratuité est toujours payée par quelqu'un. Dit en d'autres mots, s'il est indispensable de fournir les soins gratuits pour les indigents si l'on souhaite résorber l'exclusion des services, il est impératif qu'une manne financière vienne résorber cette perte de revenus du COGES. Les acteurs ont en effet intériorisé le concept d'autonomie financière et de « recouvrement des coûts ». Il est possible, comme le propose un agent (EF10), d'organiser les modalités de paiement en fonction des capacités à payer ; mais comme les indigents n'ont rien, cela sera gratuit pour eux. Ce mode de fonctionnement ne paraît pas irréaliste pour cette indigente qui dit :

> Je me dis qu'on peut nous aider avec des médicaments et de l'argent dans les formations sanitaires. Si quelqu'un vient dans l'urgence, avant qu'il ne puisse acheter les médicaments, on peut y puiser pour soigner la personne. S'il se trouve que la personne a les moyens, elle rembourse les médicaments qui serviront à soigner les personnes indigentes qui viendraient après (EF21)

Deux particuliers (EF18, EF21), une indigente et un non utilisateur des services de santé, comme pour nous prévenir des dysfonctionnements du système de santé, soulignent cependant l'importance d'informer la population de cette mise en œuvre de la gratuité. Ils ont notamment peur de l'absence de respect de cette directive ou de la méconnaissance de cette dernière pour celles et ceux qui ne se rendent jamais aux CSPS, car ils savent qu'ils ne peuvent pas payer. Ainsi, si les acteurs proposent — et c'est pour cela que nous avons classé ces réflexions dans la catégorie des bonnes solutions — de rendre les soins gratuits pour les plus pauvres, ils ne préconisent pas les mêmes solutions pour le remboursement. Il est possible d'inférer des discours des participants à la recherche que trois types de financement sont proposés pour assurer la gratuité pour les plus démunis.

Le premier type est compris sous la forme d'un don. Le don pourra être en nature, c'est-à-dire une subvention fournie soit par une ONG, tel que cela a été testé ailleurs au pays (EF16), soit par l'État lui même, propose un directeur central (EF2). Mais il est aussi imaginé un don en nature, comme le fait d'ores et déjà l'État, pour la santé familiale ou maternelle (EF10), ou comme l'exercent certaines associations de villages européens dans le cadre de jumelage (EF13). Cette proposition est également en phase, devons-nous ajouter, avec le sentiment maintes fois rencontré du « donnant-donnant ». Autrement dit, nous avons très souvent constaté que les acteurs du système de santé étaient prêts à concevoir de donner des médicaments gratuitement aux indigents mais uniquement dans la mesure où ces produits leur aient été aussi fournis gracieusement. L'idéologie libérale et le fonctionnement du marché économique est bien ancré, d'autant plus que nous avons vu que lors des formations, il n'a jamais été question d'expliquer aux responsables communautaires ou aux infirmiers que l'argent provenant de la vente des MEG pouvait servir à cet effet.

Justement, la deuxième solution préconisée par les acteurs est plus communautaire et ne requiert pas d'action extérieure. L'idée est simplement d'utiliser les revenus issus du paiement des soins par les utilisateurs des services pour allouer un certain pourcentage à l'exemption du paiement pour les indigents. Un président de COGES (EF12) nous avoue l'avoir déjà fait, certes uniquement à deux reprises, mais la solution a été employée. Cela paraît possible puisqu'un superviseur de l'ONG (EF15) anticipe même l'organisation comptable de cette proposition en évoquant le suivi des exemptés à l'aide d'un cahier spécifiquement créé à cet effet. Quant au pourcentage dévolu à cela, il faut évidemment qu'il se calcule en fonction des résultats financiers du CSPS (EF9), bien que le responsable de l'ONG avance le chiffre de 4% de gratuité et un médecin du niveau central de 10%. Personne d'autre que ces deux experts ayant baigné longtemps dans la planification sanitaire ne se hasarde à lancer un chiffre ou un nombre. Il faut néanmoins préciser que deux infirmiers émettent des réserves à cette solution. Selon le premier, l'État ne montre pas l'exemple à ce propos car, malgré les marges bénéficiaires qui se dégageraient de la vente de certaines denrées (carnets de santé[130], cartes de vaccination), il n'alloue pas de subvention pour la prise en charge des indigents. Pour le second, certainement préoccupé par la réduction mathématique des sommes allouées au fonctionnement du centre puisque orientées vers les indigents, les marges bénéficiaires actuelles devraient être augmentées pour assumer cette nouvelle charge (EF6).

La troisième solution concerne la mise en commun des fonds et le partage des risques, entre les membres de la communauté, sous la forme d'une mutuelle de santé. Le terme technique n'est pas toujours employé par les personnes interrogées, un infirmier propose celui de « *mini caisse sociale* » (EF5). Cela étant écrit, il faut bien souligner que cette solution n'est proposée que par des experts au fait de cette méthode de pré-paiement des soins de santé. Aucun particulier n'a pointé du doigt cette hypothèse puisque, si l'engouement ouest-africain pour les mutuelles de santé ne tarit pas depuis quelques années, ce n'est pas encore une réalité quotidienne pour les habitants de cette région du pays. Mais puisque ce sont des spécialistes, qu'ils soient responsables, intéressés ou encore agents, ils sont parfaitement au courant de l'impossibilité pour les indigents de participer à une mutuelle car ils ne sont pas en mesure de payer l'adhésion. Il faut donc essayer de faire en sorte que les acteurs locaux concernés et préoccupés par cette exclusion des soins se mettent d'accord pour que le calcul de la cotisation prenne en compte les capacités à payer des adhérents et que les indigents soient donc membres de la mutuelle sans débourser un franc :

> Alors la question serait de voir, entre le comité de gestion, la mutuelle et le CSPS, comment est-ce qu'on peut justement intégrer la prise en charge de ces gens dans la gestion de ce système mutualiste. Donc les gens de la mutuelle acceptent....donc cette idée, qu'on pourrait être à travers la mutuelle, être solidaire de certaines personnes qui …on est tous d'accord, qui ne peuvent pas adhérer, qui ne sont pas membres, et …pour que en cas de difficultés on puisse les prendre en charge (EF1).

---

[130] Ce qui ne nous a pas empêché de constater que dans un CSPS, faute de dotation de l'État semble-t-il, des agents achètent des cahiers d'écoliers au marché, les découpent en deux, puis les vendent aux femmes pour devenir des carnets de CPN. Or, rappelons le, le ministère a décidé que les consultations CPN sont gratuites, ainsi que les carnets de santé. La note de service mentionne carnet de santé et non carnet CPN, la confusion règne et permet à ces agents de vendre ces cahiers et d'effectuer des bénéfices substantiels sur le dos des femmes, selon nos calculs de l'ordre de 280% (VS 6).

Une discussion de fond et un consensus entre les différentes parties prenantes de l'organisation et du financement des soins de santé sont donc indispensables à organiser pour que les mutuelles intègrent, en leur sein, les indigents.

8.1.2.2.2 Le ministère de l'Action sociale

L'Action Sociale, nomination commune du ministère du même nom, est convoquée pour s'occuper directement des indigents et de leur accès aux soins. Nous avons déjà noté cet appel lorsque l'on a posé la question concernant la notion de justice sociale lors des cartographies conceptuelles. Les agents demandaient à ce que le ministère joue son rôle (n°48). Il s'agirait que le ministère dispose des ressources nécessaires à l'identification des indigents et au remboursement des soins reçus gratuitement dans les centres de santé. Cependant, rien de très surprenant dans le fait qu'une seule personne discute de cette solution, et c'est un agent de santé évoluant en ville (EF6). En effet, si cette tâche est officiellement dévolue à ce ministère, on sait parfaitement que, dans les campagnes, personne n'est au courant de cela et que, dans les villes, très peu de particuliers savent que ce service permet l'obtention d'une carte d'indigence, offrant ainsi la possibilité d'éventuels services gratuits.

8.1.2.2.3 Les conditions socio-économiques

Un peu dans le même esprit que les personnes affirmant ou rapportant l'idée que les indigents ne seraient pas démunis, puisque la famille au sens large du terme les prendrait en charge (EF2, EF16), un agent et un particulier nous expliquent que la solution est à trouver dans la solidarité familiale et communautaire (EF9, EF20). Pour eux, cette entraide peut et doit être mobilisée lorsque nécessaire : « *Si quelqu'un crie douleur et que ses proches se rassemblent rapidement, en cotisant, ils peuvent l'aider* » (EF20). C'est donc l'aspect social qui est mis en avant par ces acteurs. Nous aurions pu classer cette solution comme utopique car, ici comme ailleurs, l'argent rime souvent avec l'entregent, mais dans un contexte rural où, de toute évidence, tous les membres de la communauté se connaissent, il apparaît raisonnable de croire que cette mobilisation sociale soit envisageable.

Après cette solution sociale, c'est une solution économique qui est proposée par un particulier. L'idée est aussi simple que celle de faire en sorte de créer des emplois pour accroître les revenus des habitants de la région et leur permettre ainsi, *in fine*, de payer les soins de santé (EF20). Plutôt que d'intervenir sur l'offre, il s'agit d'agir d'intervenir au niveau de la demande, en la rendant notamment solvable.

8.1.2.3 Les mauvaises solutions

Venons-en maintenant aux solutions préconisées par les protagonistes mais que nous avons jugées impertinentes, donc classées dans la section des mauvaises solutions. Prenons par exemple la solution proposée d'organiser un système de prêts où les indigents pourraient immédiatement consulter puis venir ensuite rembourser. Le lecteur aura compris l'impertinence de cette solution, telle que la corrobore cet homme qui n'utilise pas les services de santé : « *Sinon un indigent peut-il emprunter de l'argent pour se soigner ? Où va-t-il en trouver pour rembourser ? Nous on ne le fait pas. Tu vas t'asseoir dans ton, coin, et faire bouillir des feuilles d'arbres...* » (EF18).

La totalité des solutions inadéquates fournies par les acteurs concerne les modalités de paiement des soins. Pour les uns, il faut tout simplement tenter de baisser les prix (EF10), tandis que pour les autres ils doivent varier en fonction de la distance entre le CSPS et la demeure du patient (EF16). Or, la baisse des prix sera utile pour tous, mais pas pour les plus pauvres. Si la réduction des coûts indirects est une solution intéressante, elle ne sera elle aussi bénéfique que pour l'ensemble des gens et non pas pour les indigents. La question du prêt vient d'être évoquée, n'y revenons pas. Deux autres modalités ont été suggérées, elles concernent la manière de collecter l'argent. Beaucoup d'agents de santé, essentiellement au niveau local, pensent que les mutuelles de santé seraient une solution à l'exclusion permanente des services de santé : « *Et j'ai même pensé que c'est dans ce cadre-là* [les mutuelles] *qu'on pouvait quand même qu'on pouvait prendre en charge tous ces petits problèmes-là, de... de personnes indigentes, parce que individuellement ça allait être difficile* » (EF6). L'importance d'un système solidaire est mis en avant mais cet infirmier ne dit pas comment il résoudra le problème du paiement des cotisations par les indigents, ce qui dénote, pour lui et les autres, d'une certaine méconnaissance des résultats de la mise en œuvre des mutuelles au Burkina. Ils ont beaucoup entendu parler de ce mécanisme, mais n'en connaissent pas encore les détails. Enfin, un médecin bien au courant des techniques de financement des services avance que l'organisation d'un paiement à l'épisode au lieu de la modalité actuelle à l'acte serait une solution (EF7). S'il est au courant de l'existence de cette solution, il ne semble pas comprendre que l'indigent, même pour un épisode de maladie, ne pourra pas payer. L'idée émise par ce médecin vise peut-être plutôt une réduction du prix global, par l'organisation d'un tel mode de paiement, à l'intention de tous ou des pauvres mais certainement pas des plus démunis.

8.1.3 Les propositions des experts lors des formations des agents et des intéressés

Étudions maintenant les propositions de solutions fournies par les experts aux agents de santé et aux responsables communautaires pour atteindre l'équité d'accès aux soins. En effet, selon Kingdon (1995) et ses données empiriques américaines, c'est dans la communauté des spécialistes que les propositions de solutions sont débattues, analysées et sélectionnées. Nous utilisons le terme d'« experts » car les propositions de solutions ont été étudiées essentiellement au regard des formations organisées à l'intention des acteurs et elles n'émanent pas d'une catégorie en particulier, puisque des intéressées (ONG) et des agents (de santé) participent souvent ensemble à l'élaboration des contenus.

8.1.3.1 La formation des infirmiers

Dans l'annexe 11 (http://www.theses.ulaval.ca/2005/23020/23020.html), nous avons décrit le contexte de la formation initiale et continue des ICP ainsi que la place accordée à l'exclusion des soins de santé comme une situation jugée, ou non, problématique. Lorsque l'on se penche maintenant sur les solutions proposées pour réduire l'exclusion des soins, ou plutôt pour favoriser l'accès aux soins, on note les éléments suivants.

Lors des cours de formation initiale à l'ENSP, le professeur insiste, selon ses notes de cours, sur le rôle primordial des agents de santé dans l'information des populations sur le contenu et les objectifs de l'IB ainsi que sur le rôle des communautés dans la gestion des FS. Les élèves apprennent qu'ils doivent intégrer la population à toutes les étapes de la planification. Plus loin dans la formation, l'enseignant fait allusion à ce qu'il nomme « *le cadre et les mécanismes de prise en charge des problèmes spécifiques* ». Il écrit dans ses notes de cours que « *certains aspects restent encore en suspend notamment celui de l'équité* ». On peut donc raisonnablement penser que les étudiants sont mis au courant de cette difficulté, qu'ils doivent s'en préoccuper — dans la limite de l'impact de quelques minutes accordées à cette question au sein d'un module de 15 heures pour un enseignement total annuel de 1.200 heures, soit 1,2% — mais aucune solution réelle n'est proposée dans le cadre de leur formation. En outre, il nous faut ajouter que la problématique de l'utilisation de l'argent issu de la vente des MEG ou de la tarification n'est pas traitée durant cette formation.

Au cours d'une des formations continues, nous avons vu que les formateurs évoquaient de temps à autre l'exclusion des soins pour les indigents. Le médecin responsable de cette formation en 2003 évoqua même quelques solutions. Il mentionne aux participants que la tarification des actes doit prendre en compte la capacité à payer des populations et notamment celle des plus démunies. Rappelons au lecteur que le ministère de la Santé a supprimé en mars 2003 la possibilité pour les CSPS de décider du niveau de la tarification puisqu'il a imposé, au nom de la lutte contre la pauvreté dit-il dans son message, un tarif fixe pour l'ensemble du pays. Cela étant dit, le discours prononcé par le médecin n'est pas imprégné d'une volonté de changement social, la prise en compte des plus pauvres ne paraît pas véritablement motiver les formateurs. Ils abordent la question car elle est à l'ordre du jour, mais la citation suivante tirée de l'élocution du MCD montre bien qu'elle n'est pas une priorité :

> Une tarification n'est pas figée, si une personne ne peut pas payer on peut consulter gratuitement, la prise en charge des indigents, la solidarité doit s'exécuter ... (rire)... les gens discutent, si on fait ça [exemptions] les gens vont dire qu'ils ont pas les moyens. (...) si on allait dire que la tarification est fonction de la capacité à payer on aurait fait gratuit. (...) mais on a pas de pétrole (Ob 1).

Cette sentence à l'intention des infirmiers est source d'une triple information. D'abord, on voit bien que le MCD ne prend pas au sérieux le fait que les communautés aidées des COGES et des ICP puissent se préoccuper des indigents dans les centres de santé. Ensuite, il nous rappelle, comme nous l'avons bien souvent remarqué, la peur que peut engendrer l'organisation de mécanisme d'exemptions pour les indigents. Enfin, on constate combien l'idéologie de l'efficacité du paiement des soins comme source de pérennité des centres de santé est « intériorisée », car avec du pétrole, autrement dit dans un pays riche, on pourrait se passer de demander aux populations de payer. Mais ne soyons pas trop sévère à l'égard de ce médecin car, plus tard, et nous le verrons plus bas, il osera proposer une solution innovante aux ICP pour le financement des services. « *pourquoi pas demander à toutes les familles de cotiser aux frais des formations sanitaires chaque mois ?* » (Ob 1). Malheureusement, l'idée du système de partage des risques, prometteur en ce moment, est trop nouvelle ou son explication trop succincte car elle entraînera une jubilation collective. Tous les infirmiers éclatent de rire comme pour démontrer la faible pertinence de tels propos.

Ce rire reviendra à plusieurs reprises, notamment lorsqu'il sera question d'argent, de la personne qui est chargée de conserver l'argent ou des fameuses ristournes pour les agents de santé. Malgré les propositions (≠ obligations) enchâssées dans quelques textes officiels, personne ne paraît connaître le pourcentage à redistribuer aux agents. Dans le contexte de cette recherche, nous pensons qu'il faut interpréter ces rires comme l'expression d'un sentiment d'acceptation tacite d'une situation « illégale » et quelquefois pragmatique. Autrement dit, les ICP savent, par exemple, qu'ils ne doivent pas être les trésoriers des COGES et ils rient de cette précision des formateurs, suivant le plan du guide fourni par l'ONG, car ils connaissent cette proscription, mais sont aussi au courant de pratiques allant à son encontre. Nous avons remarqué ce type de réaction (rires) à plusieurs reprises dans différentes situations.

Quant à l'utilisation des bénéfices issus de la vente des MEG et des consultations, il n'est pas question des indigents. Lors de la troisième journée de formation, le médecin expatrié de l'ONG tentera d'amorcer la discussion en plénière sur « *le rôle social d'un CSPS* » (Ob 3) et la prise en charge des plus démunis, mais il ne sera pas suivi par le MCD et la discussion s'orientera plutôt sur l'obligation de l'État d'organiser cette protection des indigents. Les bénéfices doivent être prioritairement employés pour le renouvellement des stocks et les frais de fonctionnement, comme le clame l'ONG, même si les formateurs ne maîtrisent pas vraiment le montant des pourcentages accordés. De surcroît, totalement à l'encontre des directives nationales (gratuité des consultations CPN de mars 2003) mais en phase avec les pratiques quotidiennes, le MCD répond à la requête d'un ICP s'interrogeant sur la manière de trouver des sommes supplémentaires pour financer certaines activités, en préconisant, par exemple, de faire payer les pesées des enfants ou celles des femmes enceintes (Ob 3).

Ainsi, on peut sagement conclure qu'aucune solution particulière pour la réduction de l'inégalité d'accès aux soins n'a été mise en avant lors des formations destinées aux infirmiers, tel que l'atteste cette infirmier de brousse « *dans la formation il y a une partie où l'on parle des indigents mais ce n'est pas bien défini, on ne sait pas bien les exécuter, à quel moment il faut les donner, à quel coût il faut le faire, on a du mal à l'exécuter* » (EI37).

8.1.3.2 La formation des membres de l'ECD

Voyons maintenant, d'abord pour les membres non médecins de l'ECD, si quelques pistes de solution ont été exprimées dans le module sept consacré à la planification et notamment à l'élaboration du plan de développement sanitaire de district, autrement nommé aujourd'hui plan d'actions du district. Dans le processus de planification, on explique aux lecteurs qu'il faut d'abord effectuer une analyse de la situation sanitaire. Il faut collecter des données de différents types dont des données démographiques qui concernent « *la dimension et la densité de la population; [...] les populations cibles (mères, enfants, indigents...)* » (p. 13, module 7, nous soulignons). Puis, pour aider les stagiaires à comprendre comment il est possible de classer les problèmes repérés, quelques exemples sont donnés : « *inaccessibilité géographique et/ou financière des formations sanitaires* » (p. 14, module 7). Un peu plus loin dans le document, est exposée la façon dont il faut concevoir les stratégies pour résoudre les problèmes relevés comme prioritaires. Mais il faut aussi vérifier en quoi ces stratégies ont une chance d'aboutir dans le contexte local. Il faut donc comprendre les contraintes sociales et, notamment, « *chercher à savoir si la stratégie favorise l'équité* » (p. 25, module 7). Enfin, dans la dernière partie de l'ouvrage consacrée à l'évaluation, les auteurs discutent de l'évaluation des résultats et dressent une liste des différentes composantes qu'il faut analyser. L'efficacité et l'efficience sont par exemple définies à l'aide de questions qu'il faut se poser. Quant à l'équité, la question proposée est la suivante : « *les différents groupes de population dans les divers secteurs géographiques ont-ils bénéficié des services de santé offerts selon leurs besoins ?* » (p. 41, module 7).

Qu'en est-il maintenant pour les médecins ? Pour atteindre l'équité, l'un des quatre objectifs des opérations de recouvrement des coûts, dit-on aux MCD lors de leur formation, quelques pistes sont données :

- prendre en compte la capacité et la volonté à payer des populations;
- instaurer une forme de péréquation entre les services essentiels et non essentiels;
- organiser des mécanismes locaux de prise en charge des indigents (p. 38, module 14).

Mais cela demeure encore très théorique et aucune directive technique n'est donnée aux MCD pour qu'ils soient en mesure d'appliquer rapidement ces solutions proposées. Le problème est « *très peu* » (EF16) évoqué nous dit un formateur des MCD et on leur laisse le soin, esseulés, de trouver des solutions locales.

Dans la détermination des problèmes prioritaires, le module 15 (planification sanitaire) permet aux auteurs de noter que cela peut être « *dicté par des considérations d'ordre politique, social, économique et sanitaire* » (p. 27). Les autres éléments relevés plus haut concernant le module 7 destiné à la formation des membres non médecins de l'ECD sont présents dans le module 15 pour les médecins. En ce qui concerne les activités à mettre en œuvre, on apprend aux médecins qu'il faut « *réserver les ressources surtout à des activités pour lesquelles la probabilité est la meilleure d'arriver à un résultat* » (p. 22, module 2, souligné par les auteurs du document). Dans la même veine, les rédacteurs[131] du document ajoutent « *il faudra donc utiliser les ressources disponibles de la façon la plus efficiente possible et optimaliser* [sic] *les efforts que la population peut consentir* » (p. 67, module 2, souligné par les auteurs du document).

8.1.4 La formation des responsables communautaires et des gérants de DMEG

Contrairement à l'accès aux soins pour les indigents, problème pour lequel quasiment tous les acteurs nous précisent que les solutions sont délicates à trouver, la prise en charge de la motivation (comprendre rémunération) des membres des COGES[132] semble inspirer les rédacteurs de la CADSS des manuels de formation (CADSS, 2000c). En effet, les formateurs proposent quatre solutions. L'une d'entre elles est de permettre à ces derniers de bénéficier des actes gratuits, mais pas des médicaments, dans la mesure où cette décision émane de la population, précisent

---

[131] Il s'agit en fait de la plupart des formateurs, spécialistes locaux de santé publique, beaucoup disposant d'une formation en santé publique à l'étranger. A l'exception d'une personne, ce sont tous des médecins.

[132] Quatre solutions sont aussi proposées pour la « motivation » des agents à charge du COGES (p. 40).

les auteurs du manuel de formation. Dans le même ordre d'idées, la section réservée à la gestion financière et notamment aux dépenses, dresse une liste non exhaustive des « *rubriques courantes de dépenses* » (p. 32) dans laquelle figure les primes de motivation mais absolument pas la prise en charge des indigents. Plus loin, on explique que les fonds générés par la vente des MEG peuvent être employés pour le renouvellement du stock de MEG, pour les frais de fonctionnement du dépôt (salaire, carburant, etc.) et les frais bancaires, mais rien n'est dit pour la subvention des exemptions. Les exemples du tome II du document ne sont pas plus explicites. Et pourtant, il est écrit que « *l'utilisation* [du bénéfice] *se fera selon l'esprit de l'Initiative de Bamako* » (CADSS, 2000c). Les solutions proposées pour la motivation des membres du COGES dans le guide national d'élaboration des règlements intérieurs sont plus précises dans ce document puisque l'on a proposé aux COGES de fixer dans leur règlement intérieur certains plafonds de prise en charge. Par exemple, pas plus de 10 000 FCFA par an de gratuité pour la tarification des actes. C'est aussi dans ce document que l'on évoque la possibilité de donner une prime aux agents de santé, ce que ces derniers appellent « la ristourne ». La prime est fixée à « *20% de la tarification des actes* [...] *au personnel de santé chaque trimestre* » (CADSS, 2000b, p. 26). Mais toujours rien n'est dit aux responsables communautaires ni aux gérants pour rendre opérationnelle la prise en charge des indigents. Cette analyse documentaire est confirmée par un intéressé ayant longtemps participé à de telles formations (EF16). Un médecin formateur nous dira bien que, d'une manière informelle, il explique aux membres des COGES et aux infirmiers qu'ils peuvent décider de ne pas demander le paiement de la consultation à ceux qui ne le peuvent (EF7), ce qui, selon certains ICP, est de toutes les manières chose plus ou moins courante. Un infirmier se souviendra même que cela a été proposé lors d'une formation (EF8).

* * *

C'est pourquoi, il faut bien conclure que lors des formations, et pas exclusivement celles destinées aux infirmiers, aucune piste de solution n'est véritablement développée. Si certains se souviennent que le problème a été quelque peu discuté, on ne peut pas dire que les réponses fournies, contrairement à d'autres domaines tels que les ristournes aux agents et les primes aux membres des COGES, ont été claires, tel qu'en témoigne cette citation d'un infirmier :

Interviewé : Oui ! Formation sur l'IB ici on a parlé des indigents ! on a dit oui ! il faut prévoir un mécanisme de prise en charge des indigents, ça y est dans le cours... le truc... l'IB. La formation je... quand je prends mon cours, je revois ça !
Interviewer : Et qu'est-ce qu'on disait alors ? De quoi on parlait, qu'est-ce qu'on expliquait ?
Interviewé : Non ! On nous a parlé de l'initiative de Bamako, et... les... les grands axes, et puis les prescriptions rationnelles, qu'est-ce qu'une prescription rationnelle...
Interviewer : Et sur les indigents ?

> Interviewé : Sur les indigents, je crois qu'on disait qu'il faut.... on doit... *[silence]* je ne sais pas mais, je vois qu'à quelque part en tout cas, y a prise en charge des indigents, seulement je ne trouve pas exactement ce qui a été dit, mais on a dû dire quand même quelque chose. Si je vois quand même, je revois qu'on a parlé de ça, mais... (EF6)

Malgré les grands discours prometteurs sur la place de l'équité dans l'IB et les politiques de santé en général, on ne peut donc pas dire que des solutions concrètes ont été proposées aux acteurs locaux faisant face à une telle problématique. Pire, on comprend, à travers la citation prochaine, combien l'organisation de solutions pour contrer l'exclusion permanente des services de santé ne relève que d'initiatives locales, de volontés individuelles et non d'un désir profond du gouvernement d'instaurer un changement social. Un observateur averti, présent à des postes clefs lors de la formulation de l'IB puis à son démarrage, témoigne parfaitement de cela :

> Quand on quitte ce niveau [déclarations politiques], et qu'on descend plus bas, je dois dire que la notion de l'équité apparaît très peu dans la conception des différents documents. Je prendrai un exemple : quand on a travaillé sur l'initiative de Bamako, les références c'était quoi ? C'était sur...y a le statut des comités de gestion que vous avez certainement vu, et qui... qui n'aborde pas ces questions-là de façon très précise. Quand on aborde la question de l'indigence par exemple, on la renvoie aux communautés, systématiquement. On dit bon ! les communautés y aura un règlement intérieur qui va définir, mais bon ! on ne sait pas toujours très apprécier si le règlement intérieur existait, et cette question des indigents, comment ça été perçu dedans et tous les gens qui étaient dedans, comment ça a été réglé, ça j'avoue que dans la pratique, donc dans l'opérationnel, c'est quelque chose qui est toujours assez marginalisé et relève beaucoup plus... à mon avis hein de l'initiative locale, de l'intérêt que certains acteurs portent sur ça. Beaucoup plus que des directives nationales qui disent ça c'est un aspect important (EF1)

Un collègue de cette personne, encore en fonction au niveau central à l'époque de la collecte de données confirme l'absence de « *directives claires* » de la part des hauts responsables concernant la prise en charge des indigents « *il n'y avait pas d'accompagnement dans ce sens, si bien que c'était laissé à l'initiative de tous, et surtout au niveau communautaire* » (EF2). *In fine*, le responsable de l'ECD qui doit formuler des conseils aux agents en périphérie, se retrouve ainsi désarmé. Il n'a jamais reçu de consignes particulières à ce propos, ni dans sa formation de MCD – confirme un des formateurs (EF16) – ni lorsqu'il étudie les documents qu'il a reçus. Ainsi, il se retrouve face à une inconnue, la solution pour les indigents (EF7). Et pourtant, un président de COGES clame que cela doit être de la responsabilité de l'État. C'est lui, dit-il, qui est venu apporter cette organisation communautaire gérant les médicaments de l'IB, c'est donc à lui de dire quelles sont les solutions pour les indigents, ce qui n'est pas sans nous questionner sur l'appropriation de la politique publique. Or, lors des formations, et on retrouve la réflexion déjà soulevée entre les pauvres ou les indigents, « *Il n'a pas nous dire de faire gratuit. Il n'a pas nous dit d'aider le plus pauvre. Il a dit... ils ont dit il faut aider tout le monde. Parce que, quelque chose de 200 francs c'est devenu 100 francs ou 75* » (EF13).

8.2 Les discussions à propos des solutions à l'exclusion des soins

En dehors des moments de formation, moments propices pour faire passer des messages importants, discuter des priorités nationales ou fournir des solutions techniques, a-t-on discuté des moyens pour endiguer l'exclusion permanente des soins ? D'une manière générale, il faut bien reconnaître que la tendance est à l'absence de discussion pour trouver des solutions à l'exclusion des soins. On verra que, ponctuellement, certaines personnes ont tenté d'organiser de tels moments, mais elles sont restées isolées, ont réglé des problèmes individuels dans les CSPS et n'ont pas été suivies. Pour des raisons heuristiques, découpons cette analyse en fonction des trois paliers de décisions : le ministère, le district, les CSPS.

8.2.1 Le ministère de la Santé et la recherche de solutions

Au niveau central, nous avons déjà relevé à plusieurs reprises la volonté discursive des acteurs de développer des recherches opérationnelles pour être en mesure de trouver des solutions à l'exclusion des soins. Cela est souvent rappelé dans les documents de politiques publiques depuis plus de 10 ans. Cependant, deux institutions ont, à un moment donné, fait défaut à cette priorité. La première est la Cellule d'appui à la décentralisation des services de santé qui, fort curieusement puisqu'elle avait un rôle important à jouer dans la mise en place de l'IB, notera dans son plan d'action 1995-1999 qu'elle devra déterminer des thèmes prioritaires de recherche. Or, rappelons-nous que dès 1992, il est écrit dans le document de formulation de l'IB que de telles recherches opérationnelles pour les indigents doivent être mises en œuvre. La seconde est la coopération française qui, par l'intermédiaire de plusieurs consultants, dont un ayant travaillé longtemps avec l'ONG semble-t-il, fait le point en 1995 sur l'accessibilité géographique et financière des MEG au Burkina. Bien que les consultants précisent que l'IB vise à « *assurer une équité et la solidarité en matière de santé dont les destinataires prioritaires sont les femmes et les enfants d'une part, et d'autre part, les indigents* » (Chorliet, Pietra et al., 1995, p.20), dans leur sept thèmes de recherche recommandés, point de travaux à l'intention de l'accès aux soins des indigents.

Cela étant dit, il ne semble pas que l'on ait dépassé les simples bonnes intentions, certes maintes fois édictées, mais jamais mise en œuvre, tel que l'avoue ce témoin privilégié du ministère de la Santé :

Je dois dire que...à ma connaissance non ! Parce que moi je suis resté à la cellule IB avant de passer à la CADSS, ensuite à la direction générale, j'ai pas vraiment de façon active participé ou eu connaissance à des travaux allant dans le sens de... de recherche opérationnelles sur la question des indigents et... et donc sur la question d'équité (EF1)

L'ONG qui implante le projet dans le district, et qui depuis longtemps s'est aussi investi au plan national dans les réflexions de politiques de santé, a également mis en avant cette importance de développer des travaux sur la question. Dans une lettre officielle de février 1996, elle propose même au ministère au moment de la Table Ronde sur les secteurs sociaux « *nous pourrions peut-être envisager un cadre de concertation pour se pencher sur ce problème...* ». En juin 1996, un compte rendu de la réunion des partenaires santé pour cette Table Ronde affirme que « *la gestion de la prise en charge des indigents sera approfondie dans ce thème* [secteur pharmaceutique] ». En 1999, l'ONG enfoncera le clou en disant, à l'occasion de la revue de l'IB au Burkina, qu' « *aucune disposition pratique n'a été prise* ».

L'un des plus hauts responsables de la santé au pays nous avouera avoir tenté (EF4), en vain, de faire effectuer une recherche évaluative sur l'impact de l'IB d'un point de vue de l'utilisation des services de santé. Il n'aurait pas été en mesure de trouver les fonds nécessaires pour cela.

8.2.2 Le district et le projet de l'ONG

Si on se focalise maintenant sur les différentes phases du projet de l'ONG dans le district concerné, on comprend que la recherche de solutions à l'exclusion des soins n'a à peu près jamais été discutée. La faute n'en incombe évidemment pas uniquement aux membres de cette ONG.

Lors de la formulation du projet, à tout le moins au moment où il a fallu de nouveau discuter des objectifs et des activités puisque près de trois ans séparaient l'évaluation des besoins du démarrage du projet, les responsables de la santé au niveau central n'ont absolument pas abordé la question de l'exclusion des soins, nous dit le responsable de l'ONG (EF11). Le médecin chef du district qui, lui, a parlé avec ce responsable lorsqu'il a fallu enclencher le démarrage de l'intervention de l'ONG nous dit :

Oui ! on a discuté... on a vu les propositions d'objectifs, on a discuté ensemble, on a négocié, on a inclus d'autres objectifs, mais dans ces objectifs, il n'y a aucun cas problème d'équité, et de... d'indigents qui se pose. L'objectif majeur de l'ONG, c'est vraiment le rapprochement en tout cas, la mise à la disposition des populations de médicaments qui soient beaucoup plus proches (EF7)

Ainsi, ni le MCD ni le responsable du projet n'a senti nécessaire de s'atteler à la tâche de la prise en charge les indigents, ni d'en parler. L'ONG, comme nous le verrons plus bas, vise en priorité les critères d'efficacité de son projet ; ceux d'équité passent au second plan. Il y a eu quelques discussions sur le sujet, nous dit malgré tout le responsable, mais c'était la première année, ensuite :

> Finalement on...je me rends compte qu'on passe assez rapidement à côté du sujet parce que... parce que... je te dis que la priorité... [rires] c'est vraiment le plus grand nombre déjà, et que...voilà quoi ! Donc le problème des indigents, ça passera après quoi ; quand tout fonctionnera bien, quand le service sera à peu près de qualité, là, en ce moment là, on verra où on peut intégrer ça quoi (EF11).

Lors de l'implantation du projet, un des superviseurs locaux de l'ONG précise bien qu'aucune réflexion n'a été organisée entre les membres du projet sur la problématique : « *de façon expresse comme ça, le staff de l'ONG discuter exclusivement des indigents, je ne pense pas qu'on l'ait déjà fait* » (EF15). Un de ses collègues expatriés nous dira « *Je ne pose pas la question pour comment trouver la solution à la prise en charge des indigents, si ce n'est en suscitant la réflexion autour de cela* » (EI29). Tout comme sa remarque déjà notée lors d'une formation sur le rôle social des ICP, il ne semble pas avoir été entendu. Pour aller dans le sens du constat des priorités de l'ONG et de l'absence de recherche de solutions pour les indigents, relatons la plainte formulée par un agent de santé. Alors que l'ONG disposait de fonds qu'elle voulait dédier à des études particulières dans la région, elle a décidé, seule apparemment, d'effectuer une évaluation de la viabilité financière des CSPS. Une somme importante a donc été consacrée à l'analyse de la capacité financière des CSPS alors que, d'après notre informateur, un MCD de la région cherchait des ressources, qu'il n'a jamais trouvées, pour réfléchir à la faisabilité de la mise en place des mutuelles de santé (EF10). Certes, cela ne pouvait qu'éventuellement résoudre l'exclusion temporaire, mais ce n'était déjà pas si mal. Une étudiante européenne en santé publique est également venue réaliser son stage de fin d'étude au sein de l'ONG. Son travail, dont la méthodologie est discutable, a consisté à tenter de comprendre pourquoi les populations locales utilisent si peu les services de santé (Thiery, 2002). Or, la compréhension de ces déterminants est relativement évidente maintenant, les écrits scientifiques sont abondants, donc cette étude n'était certainement pas très pertinente tandis que, concernant l'organisation des mesures d'exemptions pour les indigents, nous ne disposons quasiment d'aucune connaissance.

Quant à la phase de l'évaluation du projet, nous avons d'ores et déjà relaté la place que comportait l'équité dans cette démarche. Cette phase non plus n'a pas fourni l'occasion de réfléchir aux solutions à mettre en œuvre. Notons que l'une des rares questions des participants à la restitution de l'évaluation, a été posée sur le jugement mitigé, porté par les évaluateurs concernant l'accessibilité financière. Ce participant, un gestionnaire de district, ne comprenait pas pourquoi une telle note avait été donnée. Pour tenter d'amorcer une réflexion, et de susciter une prise de conscience, nous lui avons répondu par une question, en lui demandant combien de CSPS dans son district avaient organisé des mécanismes de prise en charge des indigents. Aucun répondit-il, mais personne ne profita de l'occasion pour engager le débat et amorcer une recherche de solution.

8.2.3 Dans les CSPS et lors des supervisions

Enfin, dans les CSPS, nous distinguerons les réactions spontanées des acteurs et les visites régulières effectuées par l'ECD et l'ONG.

De l'avis de plusieurs infirmiers ou membres de COGES, « *la question n'a jamais été discutée franchement dans un groupe comme ça* » (EF5). Il s'agit toujours d'initiatives personnelles, d'un infirmier face à un indigent dans un CSPS ou un membre d'un COGES accosté par une personne demandant de l'aide. On va chercher à résoudre les problèmes au cas par cas, mais on n'en profitera pas pour effectuer une « *concertation* » (EF6, EF5) des acteurs dans le but de résorber le problème. Et lorsque aucune personne ne se manifeste pour exposer une difficulté d'accès aux soins, il n'y a aucune raison que l'on se tracasse à trouver une solution, tel que le dit ce président d'un COGES :

> Des solutions moi je pense que il doit... si toutefois cela heu ! ... on arrêtait en commun accord c'est-à-dire que, on ait une initiative là-dessus, il faut que le problème soit posé et que on en discute là-dessus ; certes, on ne peut pas ne pas trouver de solutions (EF12)

À plusieurs reprises, lors des calculs effectués par les membres de l'ONG au moment des contrôles, et notamment par l'expatrié, le montant des crédits octroyés par les gérants de DMEG est vérifié. Permettre à une personne d'obtenir les médicaments immédiatement mais de venir en rembourser le prix plus tard, est une des solutions à l'exclusion temporaire des soins. Or, comme par exemple lors de contrôle dans un CSPS, le total de 85 000 F CFA annoncé par la gérante fait pousser un cri de stupeur à l'expatrié, imitant ainsi une expression de surprise habituellement employée par les habitants de cette région. « *vraiment faut pas faire trop, c'est beaucoup* » dit-il ensuite. « *je comprends pourquoi le dépôt est vide* » (V 11) enchaîne son collaborateur. Bien qu'à cette occasion l'expatrié précise qu'il est possible de fournir des MEG à crédit mais qu'il ne faut pas trop en abuser, une certaine forme de culpabilité est inculquée par ce type de remarque, qui n'a absolument pas été isolée tant l'expatrié l'a prononcée quasiment à chaque visite dans un DMEG. Dans un autre DMEG, le gérant répondant par la négative à la question de l'expatrié sur l'existence de prêts, ce dernier lui rétorque avec emphase « *c'est bien* » (V 2). Cela étant dit, certaines dépenses que nous pourrions qualifier de somptuaires ne sont pas, quant à elles, remises en cause. Nous avons vu en effet, ce même jour dans ce même CSPS le paiement des dépenses suivantes : vœux MCD/ONG pour 17 500 F le 31/01, boisson pour l'équipe de supervision ONG de 5 000 F, présentation condoléance au MCD de 9 500 F le 03/06/03[133]. Le MCD, quant à lui lors des supervisions, va très souvent éplucher les comptes et vérifier comment ces fonds communautaires sont employés. Cependant, et la plupart du temps, les dépenses liées aux agents de santé, y compris pour lui, ne sont pas discutées, seuls les frais pour la présence des membres des COGES ou les déplacements sont inspectés (VS 5). L'un des messages qui est bien souvent distribué aux COGES est la priorité de l'utilisation des fonds générés par la vente des MEG et la tarification. Jamais, dans ces priorités, la recherche de l'amélioration de l'accessibilité financière n'est mise en exergue (VS 7).

Lors d'une supervision en l'absence du MCD, un agent de santé propose l'organisation de « *journées de gratuité* », où, pendant trois ou quatre jours, toutes les consultations et prescriptions seraient gratuites. (VS 3). Solution peu équitable, nous en conviendrons, et surtout, expliquée en langue française lors de l'entrevue avec les membres des COGES qui ne maîtrisaient que la langue vernaculaire, le Moore. Dans le même esprit, le responsable de l'ONG nous dit avoir introduit dans le canevas des contrôles le relevé du nombre de consultations gratuites (EF11). Pour lui, la gratuité est possible pour les indigents dans le cadre de l'IB mais dans une limite de 4% des actes. Il faut d'abord noter qu'à aucune reprise durant les sept mois de notre présence sur le terrain, nous n'avons entendu parler de cette information. À aucun moment, pas plus lors des contrôles accomplis par ses collègues que lors des supervisions de l'ECD n'avons-nous perçu une discussion sur ce sujet. Ensuite, nous n'avons pas non plus retrouvé trace, dans les documents mis à notre disposition, d'un tel précepte. En fait ce chiffre a été suggéré, nous dit plus tard le responsable de l'ONG, dans un document de 1993 rédigé par le Direction Provinciale du Houet, lieu où l'IB a démarré au Burkina Faso. Ce conseil pour la mise en place de l'IB a donc été oublié par les responsables de sa mise en œuvre, de même que par l'ONG puisque cette dernière n'a pas jugé utile de le mentionner dans les documents de formation alors qu'elle était, en 1993, l'une des partenaires de la mise en œuvre de l'IB dans cette région du pays.

Une solution pour améliorer l'équité d'accès aux soins, dont nous avons déjà parlé, est celle de la directive nationale visant à réduire de 10% les prix de trois molécules pour les enfants de 0-5 ans, au-delà des problèmes d'application ou de pertinence (l'ibuprofène n'étant pas conseillé pour les enfants[134]). Alors que tout le monde est au courant de cette directive, qu'elle est quasiment tout le temps affichée

---

[133] Il ne s'agit évidemment que d'un exemple, nous aurions pu en produire des dizaines de la sorte.
[134] Remarque du responsable de l'ONG.

dans les CSPS (surtout parce qu'elle a été produite en même temps que la précision des prix des consultations et qu'elle est relativement équitable, personne, lors des contrôles avec l'ONG, ne s'inquiète de son respect. Au début d'une supervision de trois agents de santé de l'ECD où il est question de vérifier si les recommandations de la dernière supervision ont été suivies dans un centre de santé, on vérifie que la directive est bien affichée sur le mur, tel que le MCD l'avait demandé. En effet, c'est le cas. Cependant, personne ne s'inquiètera de son application, personne n'ira demander à un patient s'il a payé le prix officiel et surtout, personne ne se focalisera sur le respect des 10%, directive centrale notée sur la même feuille. Mais, plus tard dans la journée d'une visite (VS6), un des agents de la supervision pose la question de l'application alors que quelques minutes avant, à la suite d'une de nos questions, on nous avait répondu que toutes les directives ministérielles étaient respectées. Or, la réponse de l'ICP du CSPS démontre que ce n'est pas le cas ; mais personne ne poursuivra la discussion entamée (VS6). Après plusieurs visites, et suffisamment d'informations collectées pour poser un jugement à ce propos, nous avons attiré, de temps à autre, l'attention sur cette question pour des raisons éthiques évidentes. Contraint par l'occasion, mais probablement aussi par le souvenir de la dernière supervision où le MCD avait demandé l'application de cette directive (certainement plus centrée sur le respect des prix des consultations), le représentant de l'ECD dit « *sur le papier c'est une obligation* », puis il ajoute sur le ton de la plaisanterie (manière locale de dire les choses fermement) « *on va sanctionner* » (V 3). Cela étant dit, après cette visite et l'accent que nous avions mis sur le respect de cette directive, il n'en parlera plus lors des huit contrôles subséquents auxquels nous participerons…

* * *

Ainsi, pour résumer ce constat aux trois paliers, il n'y aurait rien d'étonnant à ce que la recherche de solution pour les indigents perdure dans les documents officiels de politiques publiques :

> Je pense que pour le moment on n'a pas encore trouvé… c'est à dire que les gens mettent [dans les documents] toujours les mécanismes et la prise en charge des indigents… il n'y a pas une grande réflexion à proprement parler sur comment prendre en charge ces indigents-là (EF16)

8.3 L'évaluation des solutions

Face aux différentes solutions, qui ne sont pas nombreuses, faut-il clairement annoncer d'emblée au vu des données empiriques préalables, quels sont les jugements que portent les acteurs sociaux de l'arène de notre recherche sur ces dernières ?

8.3.1 Faisabilité technique

En ce qui concerne l'exclusion des soins de santé pour les indigents, cinq dimensions principales des solutions ont été évaluées d'un point de vue de leur faisabilité par nos interlocuteurs. Nous avons également été en mesure d'en déduire les effets induits, ce que nous pouvons résumer dans le tableau suivant :

Tableau 47 : L'évaluation de la faisabilité des solutions selon les acteurs

La solution est ...	Ce qui induit...
Inexistante	L'orientation des actions
Inconnue	Le besoin de formation
Difficile à trouver	La recherche de la facilité
Difficile à mettre en œuvre	Le besoin d'accompagnement
Conditionnée par des ressources	Des choix de priorités

Source : auteur

D'abord, quelques personnes ont soulevé le fait qu'il n'existait pas de solution technique aujourd'hui pour organiser la prise en charge des indigents. Pour illustrer ces propos, on prend l'exemple, qui nous a déjà servi, de la différence entre les mutuelles de santé, solution possible pour contrer l'exclusion temporaire, et les exemptions pour les indigents, solution théorique pour l'exclusion permanente.

> Donc, les réflexions se sont menées là où on connaissait déjà plus ou moins les solutions à long terme. Mais là où il n'y a pas de solution, personne ne s'est aventuré pour voir comment il faut plus ou moins faire la réflexion pour trouver les solutions à ce problème. Et je pense que c'est une insuffisance du système actuel (EF16).

Cette carence de solution va donc orienter définitivement les actions entreprises puisque, nous dit un agent du ministère « *souvent dans les plans aussi il faut écrire les problèmes auxquels tu peux t'attaquer* » (EF10), ce qui est en phase avec nos observations du processus de planification sanitaire et l'étude des documents remis aux ECD. Si des consignes sont données pour planifier le budget concernant les ristournes aux agents de santé, rien ne semble dit pour les indigents, affirme cette sage-femme, responsable par intérim d'un centre de santé : « *ça [ristournes] ne n'est pas nous qui le disons, on doit prélever le tiers de nos recettes, [...] pour les indigents, les textes ne précisent pas, il n'y a pas d'arrêté, quelque chose, je n'ai jamais vu* » (V 10). Les politiciens et les planificateurs, quant à eux, nous dit un député au cœur des affaires politiques depuis de nombreuses années, ne prendront pas le risque d'annoncer une intervention en faveur des indigents s'ils ne sont pas en mesure de connaître la manière dont ils vont s'y prendre. Le choix des actions sera ainsi accompli en fonction « *de ce qu'on vit, en fonction des problèmes qu'on vit, en fonction des possibilités qu'on a* » (EF3).

D'autres sans affirmer qu'il n'existe pas de solution, s'interrogent. Ils se demandent, comme ce médecin du niveau central (EF2), si des modèles ont déjà été mis en œuvre en Afrique. Outre ces modalités, un ancien planificateur central est préoccupé des compétences techniques dont disposent les ECD pour organiser de telles solutions pour les indigents (EF1). À plusieurs reprises, il se questionne sur la « *maîtrise* » des responsables locaux, qui ne disposeraient pas de suffisamment de connaissances pour s'aventurer dans une telle entreprise, pour reprendre le mot précédemment noté. Un autre exemple est fourni par un médecin à propos des différentes modalités de paiement. Alors que, selon lui, le paiement à l'épisode pourrait être une partie de la solution, ce que nous avons déjà réfuté, il pense qu'elle n'est jamais organisée car les MCD ne maîtrisent pas les calculs économiques nécessaires à cette tâche (EF16). Bref, « *s'il n'y a pas de connaissances, on ne peut pas faire* » nous dit ce président de COGES. Or, selon un médecin, on a même pas cherché à développer des données probantes dans le contexte burkinabé à ce sujet. Personne n'a « *tenté* » (EF16) d'expériences. La mise sur pied de formations spécifiques et la diffusion des connaissances pour prendre en charge les indigents deviennent donc des mesures à prendre pour que les acteurs puissent tenter des expériences.

La complexité du problème n'est pas occultée par tous, ce qui complique donc sa résolution. Il est difficile de trouver une solution car le problème est « *compliqué* » (EF1) et « *difficile* » (EF7). Ainsi, sous prétexte de complexité, on choisit la solution de facilité (EF4) et on se concentre sur des éléments moins délicats ou plus techniques :

> Vous, vous savez que c'est trop compliqué l'histoire des indigents, nous, on ne peut pas perdre le temps sur ça ! ce qu'on... nous on peut réfléchir sur les pools d'urgence, on peut définir l'itinéraire du malade, on peut définir des kits, on peut réfléchir sur des questions techniques par rapport aux urgences, motivation du personnel, ça c'est clair pour nous. Mais les histoires des indigents-là... (EF1)

Il s'agit là d'une des pistes d'explication, selon le responsable de l'ONG (EF11), à l'absence d'application de la mesure de réduction de 10% des prix pour certaines molécules pour les enfants. Les calculs deviennent trop compliqués, difficilement réalisables sur le terrain. Il nous avoue avoir même interpellé le responsable santé de la Banque mondiale à Ouagadougou à ce propos, mais ce dernier lui a rétorqué que c'était trop tard, que cette décision était acquise.

Le fameux concept d'*implementation gap* auquel nous avons déjà fait allusion dans la première partie de la recherche est de nouveau évoqué ici, mais cette fois-ci par les acteurs eux-mêmes. Ils sont préoccupés par la difficulté de passer de la théorie à la pratique (EF10). Aussi, ne suffit-il pas d'écrire dans les documents comment organiser la prise en charge des indigents, encore faut-il que cela soit réalisable concrètement, sur le terrain. La volonté des acteurs pourrait être mise en cause

(EF11). Il faut qu'un accompagnement, un suivi et des évaluations soient engagés pour favoriser l'application des solutions préconisées. Il faut en parler, nous dit cet agent de santé, mais il ajoute qu'il faut « *faire en sorte que ça soit une réalité sur le terrain* » (EF9)[135].

La question des ressources, notamment financières, a été citée par plusieurs acteurs comme limitant la faisabilité de telles mesures de prise en charge des indigents. Un député de la région insiste sur la nécessite d'allouer des ressources supplémentaires à cet effet (EF3). Des infirmiers, quant à eux (EF5, EF8), nous disent que les COGES ne disposent pas des moyens financiers pour subvenir à ces nouvelles dépenses. Pour l'un d'entre eux, cela aurait aussi un impact sur le rôle que joue l'équipe cadre du district dans la mise en évidence de ce problème « *je me dis que, en fait, eux-mêmes ils ont peur de toucher du doigt le problème ; vu...la capacité de...de...budgétisation du district et même de certaines formations sanitaires* » (EF5). Outre l'aspect financier, une personne a relevé les carences en ressources matérielles de l'ECD pour effectuer son travail de suivi dans l'ensemble du district. Nous avons vu que ce district est l'un des plus grands du pays, disposant de très nombreux CSPS éparpillés sur le territoire alors que l'ECD ne dispose que d'un seul véhicule (EF10). La capacité de soutenir les ICP et COGES dans leurs réflexions s'en trouve donc réduite. Face à cette carence, le choix des priorités d'intervention est réalisé en fonction de la disponibilité des ressources.

8.3.2 Adéquation avec les valeurs

La définition du problème et l'évaluation des solutions pour y remédier ne sont pas purement cantonnées dans une sphère technique, nous disent les politologues depuis bien longtemps (Rochefort et Cobb, 1993). Il faut en effet s'assurer de l'acceptabilité sociale des solutions envisagées. Proposer des réponses qui iraient à l'encontre des valeurs de la société ne serait que peine perdue. Bien des éléments présentés plus haut nous ont d'ores et déjà donné quelques éléments de réponse à cette question. Par exemple, le fait que certaines personnes estiment qu'il n'est pas envisageable d'intervenir pour réduire les écarts entre les sous-groupes de la population est riche d'enseignement.

Ainsi, nous sommes nous d'abord interrogé sur l'adéquation aux valeurs sociales de la réduction des inégalités à l'aide d'une situation concrète. Réduire les inégalités entre les êtres peut s'effectuer par un processus de redistribution de la richesse ou, dans le cas des pays du Sud, par l'aide extérieure. Pour comprendre quel type de justice (distributive) sociale est le plus présent dans la société locale, nous avons mis les participants devant un cas concret. Que feraient-il si l'on venait

---

[135] Un directeur central a commencé à réfléchir à l'expérimentation et a même partagé avec nous son document dont le contenu reste encore à préciser, cependant, comme beaucoup de ces confrères, quelques mois après notre discussion, nous apprenons qu'il a quitté la fonction publique pour œuvrer dans une organisation internationale.

leur apporter 30 sacs de céréales à partager dans le village où une disette venait de sévir ?

La tendance générale des réponses à cette question pratique montre que, spontanément, le partage se fait selon un processus de stricte égalité. Autrement dit : une personne = une part; ou plus globalement dans certain cas : un quartier = une part[136]. Il est hors de question, nous disent les villageois dans leur ensemble, de favoriser telle ou telle personne sous le prétexte qu'elle aurait plus de besoins qu'une autre. L'expression suivante qualifie parfaitement ce mode de fonctionnement comme étant la (seule) manière envisageable d'effectuer un partage différent :

> L'équité, c'est par exemple... le partage... quand on parle de don, c'est un partage. Si par exemple on donne 30 sacs au nom de tout le village, et toi qui es au devant de la chose tu fais le partage en excluant telle personne parce qu'elle est nantie, non ! Comme le don est venu au nom de tout le village, selon moi je ferai le partage à tous. Toi le riche qui a pris ta part, s'il se trouve que tu as eu pitié des indigents et leur concède ta part, ça ne dépend que de toi. Moi qui suis au devant de la distribution, s'il plait à Dieu, cela ne viendra pas de moi que l'on fasse un partage qui ne soit équitable. Le partage non équitable c'est le partage qui se fait en excluant telle personne sous prétexte qu'elle est nantie. Est-ce elle-même qui dit qu'elle est nantie ? Si elle ne le dit pas d'elle-même nous ne le dirons pas. Non ! Je partage à tout le monde. Oui ! Je partage tout équitablement (FG1, homme)

Cette répartition à l'intention de tous est clairement énoncée et les différentes catégories sociales devant aussi être bénéficiaires sont nommées par les participants : riches et pauvres, nantis et indigents, hommes et femmes, jeunes contre vieux. Une femme, d'une manière surprenante, mais peut être révélatrice de l'évolution sociale actuelle, note que « *on partage avec tout le monde, même avec les vieilles femmes* » (FG4, femme). Ainsi, tous les habitants du village, quels que soient leurs besoins doivent profiter de l'aide apportée.

Plusieurs raisons sont invoquées pour justifier cette modalité de partage égalitaire. La plus importante est liée à l'évitement du conflit communautaire, dans le « *but de pas se créer des ennuis à l'avenir* » (FG4, femme). Personne ne doit prendre le risque de créer des tensions internes à partir d'une distribution de l'aide qui ne prendrait pas en compte l'ensemble des membres de la société. En effet, celui ou celle qui n'en aura pas bénéficié pourra un jour se plaindre, il ou elle « *voudra faire de la discussion sur ce point* » (FG1, homme) ou encore décidera de ne pas participer à des travaux communautaires sous prétexte de l'exclusion passée.

---

[136] Chez les Mossi, le sentiment identitaire est plus souvent au niveau des quartiers que du village (Laurent, 1995).

Évidemment, certains trouvent que cette organisation est injuste mais ne veulent pas prendre le risque d'une rupture sociale[137] :

> Si on a peur de ce qui pourrait advenir, on fera un partage équitable. Sinon ce n'est pas ce qui est juste. Comme les indigents sont des démunis, par exemple tu dors pendant plusieurs jours à jeun, pendant que le riche lui continue de manger, tu ne peux pas tenir compte de lui dans le partage. C'est lui qui devait t'en donner. Si on a peur de lui, on lui en donnera mais ce n'est pas ce qui est juste de faire (FG1, homme).

La pacification sociale, déjà notée plus haut, contribue donc à ce partage égalitaire. L'autre raison mise en avant, elle aussi déjà remarquée, correspond à l'appréhension de la différence ou plutôt de l'absence de différence de traitement[138]. Autrement dit, la distribution de l'aide doit être égale pour tous puisque les individus sont tous les mêmes. « *une vie est une vie* » (FG1, homme) ou encore « *personne n'est supérieur à l'autre* » (FG2, femme). Le corollaire à cette approche est la volonté de ne pas exclure certains membres de la communauté. Partager en mettant de côté les riches, par exemple, revient à les exclure de la société, ce qui est hors de question. Enfin, un ultime raisonnement proposé pour expliquer ce type de partage concerne la coutume. Cela s'est toujours fait ainsi, pourquoi changer ? « *Nous avons trouvé ce système depuis nos ancêtres, et nos pères aussi l'ont adopté jusqu'à nous* » (FG3, homme), nous dit cet homme âgé.

Après la manière de partager et ses déterminants, le troisième thème à relever est lié au double processus de rupture de la tradition égalitaire. En effet, ce processus peut être de deux ordres, telle une pièce à deux faces, soit interne à la société soit externe.

Au sein de la communauté profitant de l'aide, il est possible que la distribution ne soit pas la même pour tous, mais à une seule condition : c'est le bénéficiaire qui décidera de sa pertinence. Une personne d'un certain niveau d'aisance matérielle pourra, d'elle-même, refuser la part qui socialement lui revient, mais c'est une décision personnelle et non collective : « *Parce que le riche dira que lui aussi est dans le village et que* « *le partage ne doit être fait sans moi, vous me dites et si je veux, je vous dis de partager sans moi* » (FG4, femme). Cette décision de redistribuer sera, pour certains, comprise comme un acte pieu, un acte de pitié. Une femme s'inquiète et croit qu'il est fort concevable qu'une personne riche ne prenne pas cette décision et demeure empreinte d'égoïsme. La plupart de temps, le partage

---

[137] Mais une femme s'inquiète de la capacité des êtres humains à une telle probité « *Que Dieu fasse que nous nous entendions. S'il s'agit de partage, que Dieu fasse que nous partagions de façon égalitaire* » (FG4, femme)
[138] Il est ici question, rappelons-le au lecteur, non pas de l'origine des inégalités mais de la distribution de ressources entre les individus.

est réalisé par le chef du village ou du quartier et les personnes interrogées semblent convaincues de l'importance de transiter par un tel intermédiaire.

Maintenant, la seconde face de la pièce redistributive est sous la responsabilité du donateur. C'est de son propre chef qu'il devra décider puis informer les instances communautaires que la distribution doit être équitable, plus en faveur des indigents par exemple. C'est donc le processus d'étiquetage, ou de ciblage pour reprendre un terme de politique publique, de l'aide qui doit être à l'initiative du bienfaiteur et non des bénéficiaires. « *Si le don a été fait sans être spécifié, le partage doit être équitable. Mais si le don a été fait au nom des indigents, en ce moment, le partage peut être fait entre les indigents uniquement* » (FG2, femme). L'équité du partage dans les mots de cette dame, nous l'aurons compris, signifie plutôt son égalité. Ce que nous comprenons aussi du discours des personnes interrogées est que l'on doit respecter, non seulement ce que le donateur a précisé, mais aussi la paix sociale. Le fait que l'aide ait été donnée « *au nom du village* » (FG4, femme) ou « *au nom des indigents* » (FG2, femme) implique le respect de ces requêtes. Ce que les participants ne nous disent pas, en revanche, c'est la difficulté (sociale) de réaliser le partage au profit des seuls indigents ou encore d'engendrer de possibles « détournements ».

8.3.3 Anticipation de contraintes futures

Pour qu'une solution passe le cap des bonnes intentions et soit véritablement promue, il faut que les contraintes qu'elle implique soient inférieures à ses avantages. Aussi, lorsque l'on étudie nos données empiriques concernant l'anticipation des contraintes futures à la prise en charge des indigents, il se dégage une impression de cataclysme de la part des acteurs. Les centres de santé vont être submergés par les indigents, les habitants de la région vont tenter de tricher pour disposer d'un accès gratuit ou encore les COGES vont déposer le bilan et être en faillite. Cette triple vision nous paraît bien illustrée par ces propos d'un infirmier :

> Et donc les indigents eux à leur niveau bon…on se dit que…heu ! …ça risque de…étant donné que tout le monde est pauvre, si on se permet de prendre en charge deux ou trois personnes, on risque d'<u>avoir sur nous toute la société</u>, qui va se retourner maintenant pour <u>nous absorber</u>. Hein ! Parce que l'équipe cadre du district ou bien les ressources c'est peut-être une fois trimestre…heu ! …la prise en charge des choses…c'est peut être une fois aussi par trimestre [ristournes aux agents], mais les indigents nous en avons chaque jour. Donc c'est un poids pour nous si on commence à les prendre en charge le poids va devenir tellement lourd si bien que économiquement…je dis bien économiquement hein ! Seulement <u>nous risquons disparaître</u>. Voilà pourquoi ils ne veulent pas vraiment s'immiscer dans ce problème-là…des indigents. [...] Moi-même je t'ai dit que aucun…aucun aussi n'a discuté de fond en large de ce problème. Donc les gens ont peur de toucher du doigt ce problème de peur que tout ça devienne un poids ….un poids social. Et donc on fait tout pour écarter ce problème, pour ne pas être victime de qu'on a créé. C'est souvent quoi (EF5, nous soulignons).

La peur d'être envahi par les requêtes d'exemption émerge clairement des énoncés des membres de toutes les catégories d'acteurs. Des particuliers aux intéressés, on est inquiet de l'impact de l'information transmise au sujet de la mise en place de la gratuité des soins pour les indigents. Face à une population très pauvre par rapport à d'autres contrées et dont près de la moitié est considérée en dessous du seuil de pauvreté, on redoute l'invasion, la venue d'une « *panoplie de personnes* » (EF10). Le lecteur aura compris que la notion même d'indigent est consubstantielle à cette problématique. Puisque certains pensent que tout le monde est indigent, il est logique qu'ils s'inquiètent de cette soudaine apparition d'une horde de quémandeurs. On va donc tenter de résoudre, comme nous l'avons déjà compris, des cas individuels, trouver des solutions au cas par cas car « *si on formalise ça on ne peut pas s'en sortir* » (EF1).

Le contrecoup de cette perception est le manque de confiance envers la population. De nombreuses personnes seraient prêtes à abuser du système mis en place. Les riches et les plus nantis tentant de se faire passer pour des indigents (EF13, EF14) ou encore, ceux en mesure de payer certains actes et pas d'autres essaieraient d'obtenir une exonération totale (EF1). L'image d'une brèche qui s'ouvre dans laquelle vont s'engouffrer de multiples resquilleurs est utilisée par un directeur du ministère (EF2). D'autres, comme la fameuse technique de la boule de neige en recherche qualitative, diront que les membres de la famille ou les amis d'une personne exemptée du paiement chercheront, à leur tour, à bénéficier d'une telle gratuité de soins (EF12). Cette perception n'est pas que théorique car les gens de terrain, au niveau local, s'inquiètent aussi de cette dérive possible.

Enfin, le troisième côté de ce triangle infernal est économique et relevé uniquement par des acteurs de la périphérie du système de santé. Ils sont inquiets des incidences des exemptions sur la santé financière des CSPS. Comme nous l'avions constaté en 2000 dans un autre district, les responsables communautaires, mais aussi quelques infirmiers (EF5, EF8), se posent des questions existentielles (EF12), ils ont peur de voir le DMEG « *tomber* » (EF13). La faillite guette les CSPS qui voudraient bien implanter une solution à l'exclusion des soins pour les indigents. On comprendra aussi que ces tourments naissent en partie de l'ampleur du sous-groupe des indigents et de la précision du nombre de bénéficiaires de cette aide (EF9).

* * *

Somme toute, aux dires des acteurs interrogés, la faisabilité technique des solutions en faveur des indigents est loin d'être évidente, tout comme leur adéquation avec les valeurs sociales. De surcroît, les contraintes qu'entraînerait l'équité d'accès paraissent très rédhibitoires.

9 Les acteurs et le courant des orientations

Au chapitre deux, nous avons avancé que la mise en œuvre d'une politique publique s'explique en grande partie par la rencontre du courant des problèmes avec celui des solutions. Néanmoins, nous avons aussi précisé que, d'une part, la présence du courant des orientations n'était pas si anodine que cela, et que, d'autre part, son existence pouvait être une occasion de reformuler la politique de santé. Pour le dire différemment et ancrer cet énoncé théorique dans le contexte de notre recherche – telle qu'une de nos hypothèses l'explicite – les acteurs sociaux constatant la mise à l'écart de l'équité dans la mise en œuvre de l'IB peuvent, en agissant au sein du courant des orientations, tout mettre en œuvre pour que l'IB soit reformulée dans le but de retrouver, par exemple, l'objectif du point n°7 et l'accès aux soins des indigents. Ainsi, l'étude des éléments empiriques liés au courant des orientations est un passage obligé à la compréhension du processus d'implantation de l'IB. Cette étude est réalisée au moyen de quatre thèmes que sont i) les tendances internationale et nationale, ii) les groupes de pression (soit la presse indépendante et les ONG), iii) le gouvernement (les fonctionnaires et les politiques publiques), iv) les institutions (institutions financières internationales, ONG mettant en œuvre le projet).

9.1 Les tendances internationale et nationale

Il nous paraît inutile d'aller très loin dans la description de la tendance internationale à propos de la privatisation des services de santé et de leur financement. La première partie de la recherche nous semble l'avoir démontré et d'autres auteurs l'ont également brillamment signalé. Le penchant mondial vers la privatisation, que nous avons étudié en Afghanistan par exemple (Ridde, 2005), a été fort bien analysé pour l'Afrique dans son ensemble par Meredeth Turshen (1999). La manière dont les réformes du financement de la santé ont été accaparées par une *transnational managerial class* qui, en vase clos, a décidé des options à promouvoir a été parfaitement illustrée par Lee et Goodman (2002). Ces élites, « faiseuses » de politiques publiques en matière de financement des services de santé, ont ainsi assurément orienté la manière dont les responsables nationaux et locaux appréhendent les solutions de financement[139]. L'un des superviseurs de l'ECD dira durant une visite en brousse, « *la santé n'est gratuite dans aucun endroit dans le monde* » (VS 6). Il est donc assez évident que la tendance nationale est influencée, dans le cas de ces politiques où les bailleurs de fonds et les ONG disposent d'un rôle indéniable, par cette orientation internationale tentaculaire que l'on voit s'implanter aux quatre coins du monde. Les individus qui ont participé à nos entrevues perçoivent aussi ce cheminement vers un désengagement de l'État et

---

[139] « L'idéologie » s'est même déplacée dans les sphères de l'aide humanitaire d'urgence où certains bailleurs de fonds tel que ECHO (aide d'urgence de l'UE) s'interroge sur la manière de financer les services de santé dans les contextes d'urgence (Poletti et Sondrop, 2004).

une participation accrue des citoyens au financement de la santé dans le but de « recouvrer les coûts ». Un ancien agent de santé villageois se souvient que déjà, avant même que l'IB ne soit formulée, au cours de la mise en œuvre de l'opération « un village-un PSP » démarrée en 1985, il avait reçu la consigne de vendre les médicaments essentiels qu'on lui avait remis au départ (nivaquine 10 F CFA, paracétamol 5 F CFA, ORS 10 F CFA, fer pour les femmes enceintes 5 F CFA) (EI 48). Cette logique de « recouvrement des coûts » était déjà présente puisqu'il devait ensuite s'approvisionner dans une pharmacie périphérique.

« Et au fur et à mesure dans le temps, on s'est rendu compte qu'il fallait se prendre en charge parce que l'État n'allait pas honorer cela [le paiement des médicaments] » (EF15) nous dit un membre de l'ONG en réfléchissant à son expérience d'intervention de quelques années dans la région. Lors d'une formation à l'utilisation des MEG qui dure quatre jours, le MCD, présentant le rôle de la CAMEG dit aux participants *« à la longue peut-être que cela va être privé »* (Ob 3). Il dira aussi à qui veut l'entendre, lors d'une supervision, que l'État burkinabé envisage actuellement de demander aux COGES de restituer une partie de leurs bénéfices au Trésor Public puisqu'il a besoin d'argent et est au courant des sommes thésaurisées à l'échelle du pays (VS 1). Lors d'une autre discussion, certains avanceront même le fait qu'il est possible que les gérants des DMEG deviennent des régisseurs du Trésor Public (VS 3). La conversation que nous rapportons maintenant appuie cette compréhension du retrait de l'État, mais aussi l'orientation internationale qui est appréhendée au niveau local puisque c'est un infirmier en région rurale qui nous dit que :

> Sur l'initiative de Bamako, bon ! Consciencieusement on voit que c'est notre seule issue quoi ! Ouais ! c'est notre seule issue, et c'est par là qu'on peut réussir. On n'a pas le choix. Que ça chauffe ou pas il faut qu'on y arrive ! Scientifiquement c'est valable et socialement aussi c'est acceptable. Il faut voir le problème social là même. Et ce qu'on a dit, responsabiliser vraiment la population, c'est vraiment idéal parce que l'État ne peut pas. Et quand on ne peut pas aussi il faut dire je ne peux pas. Donc le Burkina est vaste, on ne peut pas dire je peux faire ici et ne pas pouvoir faire ici. Comme c'est un truc national ou peut-être international, et avec les différents essais, nous sommes au stade de début, mais on voit que ça va. Ça va. Il y a certains CSPS, qui malgré tout, même si c'est un début, arrivent en tout cas à supporter en tout cas beaucoup beaucoup beaucoup de choses (EF8).

Pour leur article, des journalistes indépendants, discutant de la reconfiguration des hôpitaux publics usent d'un titre pour le moins révélateur : « *Sociétés d'État. Le bâton de la rentabilité râpe la carotte de l'autonomie* » (Kallo, 2003). Ils y discutent de la volonté de l'État de se retirer de certains établissements, notamment hospitaliers (voir dessin) en insistant pour que les gérants accroissent les recettes propres : « *d'où l'exhortation qui a été faite à ceux qui ne ratissent pas encore large à fouiller, à bêcher et à ne laisser nulle place où des facturations ne passent et repassent, afin qu'au bout de l'effort le ratio de l'autofinancement fasse un bond qualitatif »* (p. 7).

Un médecin, impliqué dans les premiers tests de l'IB au pays, a même récemment incité un étudiant gestionnaire à effectuer une étude centrée sur la possibilité des CSPS d'un district à prendre en charge, non pas uniquement les frais de fonctionnement, mais également les salaires des fonctionnaires (Compaoré, 2003). L'idée même d'y penser, comme certaines expériences maliennes, montre combien la volonté de l'État de se désengager est ancrée dans les esprits.

Si les pratiques de paiement des soins ont beaucoup évolué depuis une vingtaine d'années, on se rend bien compte, en naviguant dans l'arène de notre recherche, que l'obligation de payer lorsque l'on utilise les services de santé est bien ancrée *« dans l'esprit des gens »* (EF9), il faut *« rentabiliser »* (EF7) nous dit ce médecin. Le personnel administratif des hôpitaux a *« toujours une préoccupation de recouvrement »* (Bicaba, Ouedraogo et al., 2003, p.79). Une enquête a révélé que 40% du personnel des CHR n'était pas favorable au principe même de l'accessibilité gratuite aux soins d'urgence, même si un système était mis en place pour tenter de faire payer les malades, pour ceux qui le peuvent, ensuite. Une indigente se remémore que pour les problèmes de santé bénins elle recevait quelques médicaments gratuitement, à l'école lorsqu'elle était petite ou au dispensaire plus tard (EF21). Mais maintenant, *« c'est que les gens maintenant ont acquis... enfin vraiment sont informés du fait que le recouvrement des coûts, ils savent qu'il y a un coût, tout ça a un coût, voilà ! »* (EF11). Et pour ne pas qu'ils oublient cette prescription, le dicton *« Pour la santé soyons prêt à payer le prix »* a été imprimé et affiché sur le mur de ce CSPS (V 1). Il n'est donc plus question d'organiser la gratuité de quelque service de soins que ce soit et le fait que le paiement des soins et des médicaments sert à effectuer localement certaines dépenses a favorisé une culture du « donnant-donnant ». À de très nombreuses reprises, nous avons entendu rétorquer à nos propositions de donner des médicaments gratuitement à des indigents, le fait que les remèdes avaient été achetés et qu'il était donc hors de question de les donner. Un président de COGES l'explique parfaitement :

> On paye ou bien on donne gratuit ! Vous ne savez pas que c'est difficile, il faut payer, il faut donner gratuit ; où est-ce qu'on va ? S'il faut payer et il faut donner gratuit ; tout en sachant que ce n'est pas le ministère qui donne l'argent, c'est difficile ! Pour ma part en tout cas c'est difficile. S'il faut enlever l'argent de notre caisse, aller payer, venir donner cadeau, de cadeaux en cadeaux, je ne sais pas si il ne faut pas fermer ! (rires) (EF12)

Autrement dit, beaucoup croient qu'il est indispensable que les produits à fournir gratuitement aux indigents soient issus d'une dotation spéciale du MS. La tendance, et la réaction spontanée à nos questions à ce sujet, n'est donc pas de réfléchir à l'utilisation des fonds communautaires en ce sens, mais de convoquer l'État central pour ce faire. Deux éléments de discussion doivent ici être apportés pour éclairer cette orientation générale.

<u>Dotation de l'État</u>

Le premier est que l'État a déjà envoyé, et continue de le faire, des dotations de produits spécifiques qu'il demande de donner gratuitement. Cependant, ces denrées ne sont pas destinées aux indigents mais à des sous-groupes de la population très large, fidèle à la définition des groupes vulnérables dont nous avons déjà parlé. Par exemple, lors des Journées nationales de micronutriments (JNM) en 2002, on a distribué de large quantité de fer destiné aux femmes enceintes. Plus tard, en 2003 la Direction de la santé et de la famille (DSF) a distribué des cartons de chloroquine ou de paracétamol que les ICP ou les agents communautaires (SBC) doivent donner. Une triple réflexion doit être apportée ici. *Primo*, ces distributions gratuites sont la plupart du temps incitées et payées par des bailleurs de fonds et/ou des programmes verticaux, les fonds ne provenant donc pas du budget de l'État (JNM et OMS, DSF et PPTE/Banque mondiale). *Secundo*, personne n'a encore vérifié, à notre connaissance, si les produits octroyés ont bien été donnés. Nos observations dans quelques CSPS ruraux nous laissent croire que certains continuent à faire payer ces denrées. *Tertio*, cette pratique de donation n'est pas sans aller à l'encontre, d'abord de cette tendance relatée du paiement des soins et ensuite de l'état d'esprit des usagers. Certains n'hésitent pas à dire que donner des médicaments, alors que l'on insiste depuis des années pour que les populations paient les soins, va à l'encontre de la politique que l'on tente d'implanter car « *l'IB a une deuxième clef, c'est le recouvrement des coûts, et qui dit recouvrement des coûts dit absence de gratuité* » (EF2). La réponse du ministre de la santé concernant l'accès gratuit aux ARV, demandé par un réseau national (RAME), élaborée plus haut est aussi intéressante pour comprendre l'état d'esprit des dirigeants vis-à-vis de la gratuité. Pour nous en convaincre, nous avons étudié les trois derniers « *discours sur la situation de la nation* » que prononce traditionnellement le premier ministre devant l'Assemblée nationale chaque année en mars/avril (Yonli, 2004)[140]. Ce qui émane de ces propos tenus devant les parlementaires en 2002, 2003 et 2004 est, en écho au mode de fonctionnement de l'ONG que nous allons voir dans les prochaines lignes, une volonté certaine du gouvernement d'améliorer la couverture géographique du système de santé et de faire en sorte que les médicaments soient le plus près possible des populations. D'une manière générale, l'exercice auquel se prête le chef du gouvernement, et qui est finalement l'émanation politique à partir de laquelle les interventions techniques des services de santé de l'État reposent, est orienté vers des résultats d'activités (construction,

---

[140] Dans un article paru à la suite du discours prononcé en 2003, un journaliste de l'Indépendant (n°499, p. 5) s'étonne de l'absence de discussion du premier ministre concernant l'accès aux ARV pour les séropositifs.

formation, vaccination) et non vers des changements notables pour la santé des populations. Les chiffres mis en avant correspondent à des extrants (*outputs*) et jamais à des effets (*outcomes*). Quant aux médicaments, ils doivent être géographiquement accessibles ; mais pour ce qui est de la capacité financière des burkinabé, le premier ministre ne l'évoque que très peu. Et lorsqu'il en parle, il s'agit de faire en sorte de réduire les prix dans leur globalité, pour qu'ils soient plus accessibles à tous et non pas à certains sous-groupes de la population[141]. Cela est vrai en 2003 pour les médicaments essentiels ou en 2004 pour les ARV :

> Dans un souci d'accroître l'accessibilité financière aux médicaments essentiels de qualité, la CAMEG a révisé à la baisse les prix de ces médicaments de 30% en moyenne (p. 32, 2003)
>
> En ce qui concerne l'accès aux soins, les efforts constants [...] ont permis d'obtenir une baisse considérable du prix des antirétroviraux [...] grâce à ces acquis, nous ambitionnons actuellement de rabattre les coûts de traitement des malades du sida à 8 000 F CFA par personne et par mois (p. 40, 2004)

La problématique de la gratuité n'est discutée dans les trois discours que lorsqu'il s'agit de la vaccination contre la méningite, mais le premier ministre ne dira mot sur les malheureux problèmes rencontrés au niveau local à ce propos et qui ont donné lieu à une recherche sur la question (ministère de la Santé, 2003b).

Nous discutons de la presse indépendante plus bas ; ici, nous voulons juste relater un très récent article de la presse officielle, qui traduit, pensons-nous, les idées circulant dans l'appareil d'État. En octobre 2004, les responsables de la CAMEG organisent une grande tournée nationale pour présenter le marché du médicament et promouvoir la centrale d'achat et les médicaments essentiels. Le journaliste évoque parfaitement la tendance nationale. On croit que la réduction des prix et l'utilisation des MEG a permis aux médicaments de devenir « très abordables » pour la majorité de la population. Strictement rien n'est dit dans cet article sur la difficulté de certains ménages burkinabé de trouver les moyens de payer. Si ce problème est occulté, il risque de l'être encore longtemps puisque l'auteur de l'article termine en attirant l'attention des lecteurs sur un autre problème, certes important mais présenté comme le prochain combat à mener alors que celui de l'accessibilité financière n'a pas été résolu.

---

[141] Si le premier ministre affirme tous les ans que le gouvernement accorde une priorité à la santé de la population, il ne dit jamais rien sur les inégalités de santé et affirme donc s'intéresser à « *l'amélioration de l'état de santé [des] populations* » (p. 37, 2004) mais pas à la réduction des écarts entre les sous-groupes.

> En une dizaine d'années d'existence, la CAMEG peut s'enorgueillir d'avoir réussi à rendre les MEG disponibles sur les plans géographique et financier pour la plus grande majorité de la population. Il lui faut aujourd'hui se jeter dans la bataille pour gagner le pari de la visibilité dans le contrôle de la qualité (Sidwaya, 19/10/2004).

L'exemple de l'organisation de l'initiative Roll-Back Malaria de l'OMS qui, dans un premier temps est venue distribuer gratuitement des moustiquaires imprégnées à destination de certains sous-groupes (femmes enceintes et/ou accouchant dans les maternités) alors que l'année suivante le Programme national de lutte contre le paludisme a envoyé les mêmes moustiquaires mais en demandant qu'un système de recouvrement des coûts soit mis en œuvre, est de la même veine (EF7, EI18). Les usagers, quant à eux, paraissent penser que tout ce qui est gratuit est mauvais et il faut bien, ici, souligner que cette constatation, dans le cadre de cette recherche, n'a été mise au jour que par des agents de santé (EF7) ou des intéressés (EF11). Des généralisations ont été émises : « *en Afrique on dit que tout ce qui s'acquiert facilement n'a pas de valeur* » (EF5), « *quand c'est gratuit, les gens ne connaissent pas la valeur* » (VS 2). Les particuliers, quant à eux, n'ont pas discuté cette problématique. Pour appuyer cette mentalité liée à la gratuité, le responsable de l'ONG prend l'exemple de la mise en place gratuite de test rapide pour le VIH organisé par des associations de femmes burkinabé. Selon lui, et après en avoir parlé avec ces militantes, il semble que la faible utilisation de ces tests au démarrage du programme s'explique par la gratuité accordée puisque tous les tests pouvaient être effectués sans rien débourser. Une fois institué un paiement de 500 F CFA, dit-il, l'utilisation s'est multipliée par trois ou quatre (EF11).

<u>Rôle des bailleurs de fonds</u>

Le second élément à apporter à propos de l'utilisation des fonds communautaires pour donner des remèdes gratuits, concerne le rôle des bailleurs de fonds et des superviseurs lors de leurs visites aux CSPS. Un infirmier, qui nous disait déjà que « *l'État s'est désengagé* » (EF5) ajoute qu'en outre, dans ce contexte de recherche des moyens financiers pour faire fonctionner le centre de santé, les superviseurs, ce dont nous avons déjà largement discuté, vont « *voir d'abord la viabilité des fonds* » (EF5), mais « *affaire de pauvre là, non!* » (EF13) avoue un président de COGES. Le médecin chef du district, nous annonce que cette tendance nationale à se focaliser sur le paiement des soins et la génération de ressources pour faire fonctionner les CSPS au détriment de l'accès aux soins pour les indigents, se perçoit aussi lorsque l'on participe aux réunions en présence des bailleurs fonds et des responsables. La citation suivante, volontairement longue puisque fort illustrative, nous paraît parfaitement faire valoir « *les idées qui sont dans l'esprit du temps* » (Lemieux, 2001, p.18)

Vous le sentez même que lors des rencontres avec les bailleurs de fonds ou bien le niveau national, lorsqu'on discute d'un fonctionnement ou bien la réparation de telle ou telle chose, ils insistent là-dessus. Lorsqu'un infirmier par exemple dit que ah ! il n'a pas pu faire telle ou telle activité parce que sa moto était en panne, on lui demande, mais vous avez un comité de gestion, pourquoi le comité n'a pas réparé ? Donc ça veut dire implicitement que bon ! le comité peut enlever de l'argent pour faire cette réparation ! Voilà. Au départ les gens ne le faisaient pas. Vous voyez, mais lors des rencontres ou bien lors des réunions, vous voyez maintenant chaque trimestre et tout, les carburants, ou bien bon ! les ressources que le ministère envoie pour les activités, et lorsqu'il y a un blocage ou bien on n'a pas atteint telle ou telle activité, les gens se posent la question. Lorsque vous leur dites bon ! y a pas eu d'argent ou bien y a pas suffisamment, on n'a pas pu faire telle ou telle activité, on vous dit non, pourquoi le comité de gestion n'a pas...voilà...réparé la moto de l'infirmier, pourquoi le comité de gestion n'a pas donné l'argent pour payer le gaz, ils peuvent le faire. Donc quand on dit des choses comme ça et qu'on redit ça aux gens, les gens se disent bon ! comme ça été dit on peut le faire...on se plaint pourquoi ils n'ont pas fait, bon ! ils peuvent le faire. Mais personne ne parle d'enlever de l'argent pour les indigents. Lorsque vous dites est-ce qu'il y a des indigents... y a eu des malades qui viennent ils ne peuvent pas payer ils repartent, personne ne va dire mais pourquoi le comité de gestion n'a pas donné les médicaments gratuitement. Vous voyez, donc c'est ça (EF7).

9.2   Les groupes de pression

Avant de procéder à une discussion du rôle de la presse indépendante et des ONG en ce qui à trait à l'équité dans les politiques de santé au Faso, il nous paraît utile de dresser un rapide tableau de la grande faiblesse de l'organisation de la société civile dans ce pays. Il ne s'agit pas de dire qu'il n'existe pas d'ONG ou d'association de village au Burkina, bien au contraire puisque ce pays est réputé pour cette vigueur associative, mais il faut pointer du doigt l'absence de coordination et d'organisation de ces regroupements de personnes. Dans un rapport d'évaluation du processus d'élaboration du CSLP, nous trouvons une belle analyse des difficultés inhérentes à la participation du public à cet exercice (DANIDA, 2002). Il faut d'abord préciser que lors des législatives de 1997, 101 sièges sur 111 de l'assemblée nationale étaient occupés par le même parti politique au pouvoir (CDP, 91% des sièges avec 68% des voix), ce qui donne une certaine indication du processus démocratique. Les partis d'opposition sont encore faibles, souvent déchirés, et agissent de manière quelque fois peu constructive (politique de la chaise vide). Lors de l'élection présidentielle du 15 novembre 1998, le président Compaoré a été réélu dès le premier tour au cours d'un scrutin boycotté par une partie de l'opposition malgré la mise en place d'une Commission électorale nationale indépendante. Les élections municipales du 24 septembre 2000 ont enregistré un taux de participation de 68,4% pour départager 5 145 candidats issus de 25 formations politiques. La victoire du parti au pouvoir a été écrasante puisqu'il a remporté 43 des 49 communes que compte le pays. Cependant, certains partis de l'opposition avaient choisi de boycotter ce scrutin. Ainsi, si le Burkina dispose malgré tout d'une certaine histoire démocratique, on ne peut pas dire que la manière dont les institutions fonctionnent ces dernières années favorise l'alternance politique et l'émergence d'une société civile revendicatrice. Cette situation politique est reconnue et a donné lieu à des recommandations de réformes du système électoral (IDEA, 1999). Il faut en revanche noter combien le pouvoir syndical est fort et pluriel depuis bien longtemps. Nous l'avons déjà souligné notamment en ce qui concerne le syndicat des agents de santé. Les organisations estudiantines aussi sont bien en place et leur revendication impliquent quelquefois des grèves fort virulentes comme la fermeture de l'université en 2000. Cela étant dit et, pour revenir à l'élaboration du Cadre stratégique de lutte contre la pauvreté qui vise donc à améliorer le sort des pauvres, les évaluateurs ont constaté qu' « *aucun réseau, alliance ou organisation n'a réussi à établir une certaine représentativité et contribuer de manière constructive et analytique aux grands axes du CSLP* » et d'ajouter « *il règne également un certain esprit d'attentisme au niveau de la société civile* » (p. 26). Le collectif des ONG (SPONG) n'a semble-t-il pas non plus été plus réactif, manquant ainsi une occasion de participer au débat pour la lutte contre la pauvreté. Ainsi, l'un des problèmes de ces multiples organisations est qu'elles sont vues par le pouvoir comme des formes d'opposition et que les échanges et débats constructifs ne peuvent avoir lieu.

9.2.1 La presse indépendante

Avant de présenter l'analyse du contenu d'un journal indépendant, il nous faut préciser que l'État contrôle un quotidien, un hebdomadaire et un mensuel édités par les Éditions Sidwaya, ainsi qu'une station de télévision nationale et une station de radiodiffusion nationale avec des chaînes locales et régionales. La presse écrite privée comprend officiellement trois quotidiens (L'Observateur-Paalga, Le Pays, Le Journal du Soir), sept hebdomadaires (par. ex. L'Indépendant, Le Journal du Jeudi), dix mensuels et trois trimestriels. Cependant, compte tenu des problèmes techniques, financiers et professionnels de ces médias privés, il faut bien reconnaître qu'ils font face à de sérieux risques vis-à-vis du pouvoir politique et économique dans le pays. Malgré l'existence de quelques journaux non liés au pouvoir, les journalistes ne sont pas si libres que cela de traiter des sujets politiques délicats, et ceci a été illustré notamment lors de la fameuse affaire de l'assassinat du journaliste Norbert Zongo en 1998. Fin octobre 2003, l'actuel directeur de publication de L'Indépendant, fondé par Zongo, a été victime d'une tentative d'assassinat. Ajoutons enfin qu'au deuxième classement mondial de la liberté de la presse réalisé par l'ONG Reporters-sans-frontières, le Burkina Faso est classé 76ème sur 166 pays[142].

Cela étant dit, pour le propos de la recherche, il ne s'agit pas d'analyser la liberté de la presse, bien qu'il faille prendre en compte ce contexte particulier, mais plutôt

---

[142] Voir http://www.rsf.org/IMG/pdf/Classement_mondial.pdf (consulté le 27/08/04).

de disposer de données nous permettant de comprendre quels sont les points de vue que les journalistes émettent concernant l'équité et la santé. La problématique de l'équité d'accès aux soins est-elle traitée ? Comment la lutte contre la pauvreté est-elle présentée ? Est-on préoccupé par la vie de certains sous-groupes de la population ? Pour effectuer cette analyse, nous avons choisi de nous concentrer sur le journal d'opposition le plus connu et celui qui a été le plus au devant de la scène : L'indépendant. Il s'agit en effet du journal fondé par Norbert Zongo, journaliste dont l'assassinat a été un élément déclencheur de multiples heurts entre l'opposition, la société civile et le pouvoir en place. Si un journal au Faso doit être préoccupé par la justice sociale et notamment par les problèmes de corruption ou encore l'iniquité du système de santé, c'est bien celui-ci. Il nous servira donc d'exemple paradigmatique.

Nous avons donc étudié l'ensemble des numéros parus dans ce journal au cours des années 2002 et 2003, soit un total de 105 numéros comportant 982 articles. Le tableau suivant présente le nombre et le pourcentage d'articles traitant de quelques thèmes particuliers, notamment ceux en lien direct avec le sujet de la recherche.

Tableau 48 : Nombre et pourcentage d'articles traitant de divers sujets

	SYSTÈME DE SANTÉ	CORRUPTION / DETOURNEMENT DE FONDS*	ETHIQUE	PAUVRETE	SANTÉ EN GÉNÉRAL
Nb d'articles	8	34	9	12	9
Pourcentage	0,8%	3,5%	0,9%	1,2%	0,9%
Nb de numéros	8	27	8	11	9
Pourcentage	7,6%	25,7%	7,6%	10,5%	8,6%

* les articles traitant de l'affaire de l'assassinat du journaliste Norbert Zongo n'ont pas été comptabilisés.

Sources : L'Indépendant, 2002 et 2003

D'un point de vue strictement quantitatif, il faut bien reconnaître que les problèmes spécifiques au système de santé burkinabé n'attirent pas réellement l'attention des journalistes de L'Indépendant. Moins de 1% de l'ensemble des articles traitent d'un tel sujet et moins de 8% des numéros disposent d'un article sur la question.

Maintenant, lorsque l'on passe en revue le détail de ces articles, on constate que quasiment tous, sauf un, abordent un élément proche de la problématique de l'équité. Il est souvent noté des difficultés liées à l'accès financier ou géographique au système de soins, aux consultations ou aux médicaments. La pratique de la médecine privée à but lucratif par des fonctionnaires d'État (gynécologue ou médecins militaires) a été dénoncée en janvier 2002 et août 2003. On déplore largement le fait que le ministère de la Santé ne régule aucunement de telles pratiques. On accuse même ce ministère en expliquant que « *certains chefs de services, propriétaires de structures privées, ruinent le service public et le délabrent sciemment au profit du privé* » (n°434, p. 10). Les difficultés d'accès financier aux ARV sont également quelquefois mises en avant. L'article relatant la naissance du réseau RAME dont nous avons déjà parlé montre, cependant, et comme nous l'avons déjà noté, une certaine hésitation de la part des responsables de cette ONG. Leur positionnement quant à l'accès aux médicaments n'est pas encore évident à comprendre : « *l'accès de la majorité* » ou « *l'accès de tous* » ou encore « *que les malades aient les médicaments à faibles coûts si possible gratuitement* » (n°514, p. 9). L'incapacité du journaliste à clarifier cette position, de même que l'absence de jugement critique de ce dernier à ce sujet, montre bien l'embarras local de concevoir des actions en faveur de certains sous-groupes de la population qui pourraient être constitués par celles et ceux qui sont exclus en permanence des services de santé. Les enjeux liés à la vaccination contre la méningite ont aussi, à plusieurs reprises, attiré l'attention des journalistes, bien que les scandales de ventes de produits initialement gratuits n'aient pas été mis en avant avec vigueur. Le journaliste d'un article du n°449 cite des syndicalistes de la santé qui affirment que malgré les décisions du ministère visant à rendre gratuit la vaccination et la prise en charge des malades de la méningite, excepté le chloramphénicol, tout le reste des denrées nécessaires (sérums, aiguilles, etc.) est vendu aux patients. Ainsi, dit le journaliste « *la mesure n'a aujourd'hui qu'une portée très limitée* », et de déplorer plus loin « *l'insuffisance des dépenses de santé publique aggravées par des politiques qui favorisent une mauvaise allocation budgétaire, un gaspillage des ressources et une gestion médiocre* » qui implique donc que « *les dépenses de santé prises en charge par les patients […] dépassent celles des gouvernements* » (p. 8). Mais, si l'article de cette journaliste vilipende les pratiques actuelles, l'absence de respect de la gratuité et la gabegie gouvernementale, rien n'est véritablement dit sur l'accès aux soins pour les plus pauvres. On s'inquiète de l'accès aux soins pour la majorité de la population mais pas spécifiquement pour les indigents.

Après l'étude des articles traitant du système de santé, il nous a paru intéressant de vérifier, dans ceux discutant de la pauvreté, si les pauvres étaient vus comme un ensemble homogène ou bien si certains sous-groupes pouvaient attirer l'attention des journalistes. Dans un seul (long) article, le mot indigent apparaît. Il s'agit d'un long historique effectué, non pas par un journaliste, mais par un enseignant, qui dresse une histoire du Faso depuis l'indépendance et analyse le rôle des responsables politiques dans le maintien de la pauvreté. Il utilisera le mot indigent pour dénoncer le fait qu'à la fin des années 1990, le parti au pouvoir (CDP) a supprimé les bourses d'études du secondaire, « *même aux filles!* [... alors qu'] *elles* [les bourses] *permettaient au moins aux enfants des indigents de pouvoir aller à l'école* » (n°526, p. 10). S'il n'est pas question de santé mais d'éducation, il est au moins question des indigents. Il ajoutera cependant plus loin dans sa phrase que « *dans les formations sanitaires à l'échelle du pays, des médecins et agents de santé cupides et pervers se sont mués par la corruption politique du parti au pouvoir en véritables monstres à piller le peuple malade* » (p. 10). Pour le reste, les autres journalistes discuteront un peu des écarts entre les femmes et les hommes ou entre les ruraux et les citadins, mais une fois de plus, il ne semble pas exister de strates de pauvreté, la masse des pauvres étant entendue comme une entité. La volonté réelle des responsables de l'État d'endiguer la pauvreté est mise à mal à plusieurs reprises. On s'étonne notamment — et pour avoir été présent au Burkina au moment où cette affaire est apparue et il nous faut préciser que cela avait fait grand bruit — des largesses financières du gouvernement à l'intention des députés et des dirigeants des institutions publiques (l'affaire des 15 et 1 millions[143]). Un article use du titre de « *quinze millions pour mieux partager la misère des autres* » (n°521, p. 11). Les articles centrés sur la lutte à la pauvreté sont souvent aussi en lien étroit avec la problématique des détournements de fonds et de la corruption. On s'étonne à plusieures reprises de l'ampleur des salaires ou des primes alloués aux responsables politiques alors que près de la moitié de la population vit sous le seuil de pauvreté. Le dessin suivant atteste de ces interrogations et ceux donnés en annexe le complètent.

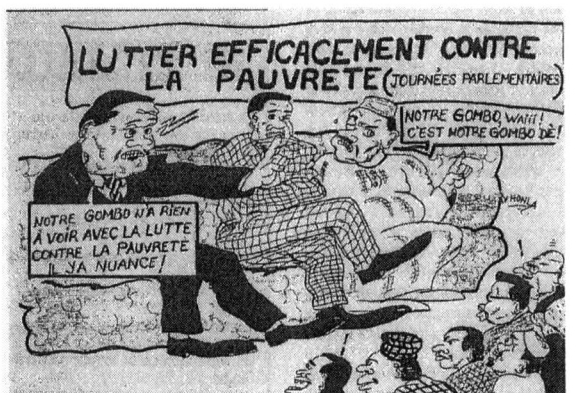

Source : L'Indépendant

---

[143] Prime de 1 million de fin de session parlementaire (primes de vacances) à tous les députés, prêts de 15 millions sans intérêt aux ministres et présidents d'institutions pour l'achat de véhicules personnels.

9.2.2 Les ONG et l'IB

Dans la présentation consacrée à la mise en œuvre de l'IB, nous avons vu que les ONG ont été partie prenante du processus au départ à travers un comité inter ONG-IB. Il semble même, mais nous n'avons pas trouvé beaucoup de documents détaillés sur la question, que quelques groupes de travail aient été constitués à propos de certaines thématiques touchant la mise en œuvre de la politique. Trois rencontres sont ainsi organisées entre octobre 1993 et octobre 1994 et le seul document trouvé, témoignant peut être du peu d'empressement des ONG à y participer, est le compte rendu de la première réunion de 1993 sur la participation communautaire (DEP, 1993). Lors de cette réunion, malgré le fait que le président du comité national de l'IB ait formulé le souhait que des réflexions s'organisent sur « *l'indigence dans le cadre du paiement des soins* » (p. 3), nous n'avons trouvé, dans le compte rendu des deux journées de travail, aucune information à ce sujet. Cette même année de lancement de l'IB, une ONG instaure une réunion sur les ONG et l'IB au Faso. Dans son allocution consacrée à la présentation de la politique, ce responsable d'ONG fera fi de l'équité et des indigents, en notant simplement que les trois préoccupations les plus importantes pour lui à propos de l'IB sont la participation communautaire, la décentralisation et le circuit d'approvisionnement des MEG (Sorgho, 1993).

Il est fort possible que les autres ONG du pays aient aussi mis l'accent de temps à autre sur l'équité et l'accès aux soins des indigents. N'ayant trouvé qu'un seul compte rendu de ces réunions nous ne pouvons faire une analyse juste et rigoureuse du rôle des ONG. Cela étant dit, le fait de ne pas avoir trouvé ces documents, dans les archives de l'ONG ni dans celles de la DEP, témoigne peut-être du peu d'importance accordée à ces réunions par le ministère de la Santé. De surcroît, la recherche effectuée dans ce district et celle réalisée trois ans plus tôt dans un autre district en la présence d'une autre ONG internationale (Ridde et Girard, 2004) nous laisse à penser que ces organisations n'ont pas véritablement concentré leurs efforts pour résoudre le problème de l'exclusion des soins pour les plus pauvres. Ils ont, certes, et il ne s'agit aucunement de le nier, amélioré l'accès aux soins pour la majorité, ce qui est déjà beaucoup, mais ils ont oublié le problème spécifique des indigents.

Dans le chapitre spécifiquement dédié aux crises à l'échelle microscopique, nous avons déjà parlé du rôle d'une ONG locale dans la mise à l'index de la politique de recouvrement des coûts que met en place le gouvernement concernant les médicaments antirétroviraux. Cette situation présentée, non seulement nous informe de l'idéologie dominante chez les responsables gouvernementaux quant à la participation financière des usagers du système de santé, mais montre aussi que des organisations locales peuvent se mobiliser sur un thème particulier et ainsi interpeller le gouvernement. Cependant, force est de constater que cette mobilisation a été, cette fois-ci, dirigée vers l'accès aux ARV gratuits pour tous (les ressources ne permettant de prendre en charge que 3 570 malades), ce qui est évidemment fort louable, mais rien n'a encore été effectué pour l'accès aux soins des indigents. Dans la même veine, nous verrons également plus bas qu'un réseau national de lutte anti-corruption a vu le jour en 1997 pour faire face aux trop nombreuses pratiques de détournements que vivent les burkinabé. Ces deux exemples montrent bien que, si la mobilisation de la société civile n'est pas si facile que cela dans le contexte social du pays, elle n'est pas impossible et certains acteurs ont réussi à montrer du doigt certaines pratiques peu civiques ou allant à l'encontre des droits humains.

9.3 Le gouvernement

Pour discuter des orientations du gouvernement, il faut, d'une part, et tel que Kingdon (1995) le recommande, s'interroger sur les multiples changements de l'équipe gouvernementale, et, d'autre part, étudier la place de l'équité dans les politiques publiques.

9.3.1 Le changement d'équipe gouvernementale et la politisation de l'administration

Un médecin burkinabé travaillant aujourd'hui pour une agence onusienne propose une double explication à l'absence de préoccupation pour les plus pauvres (EF16). D'abord, poursuivant les discussions précédentes, il nous dit qu'il n'est pas toujours facile pour les acteurs du système de santé de comprendre la tendance nationale, eu égard au système de santé, tant certaines contradictions subsistent entre, par exemple, l'orientation de l'IB et les récentes décisions de gratuité de certains services incités par la Banque mondiale. Ensuite, si les ONG ne cherchent pas trop à forcer les réflexions sur l'équité, c'est aussi parce que « *les décisions sont plus ou moins en fonction de l'intervenant qui change du jour au lendemain* » (EF16). Un autre médecin, oeuvrant au niveau central, évoque le fait que si le contenu des formations initiales des COGES (vers 1994) semblait insister sur l'importance de ne pas se focaliser sur les aspects financiers, ceux qui sont actuellement chargés de ces formations ne sont plus les mêmes, « *ils ont moins d'informations sur la genèse des choses* » (EF2), perdant ainsi, devons-nous comprendre, le rôle de l'IB pour l'équité d'accès aux soins.

La politisation de l'administration publique a été pointée du doigt à plusieurs reprises au Faso, notamment récemment par le Comité national d'éthique. Les fonctionnaires doivent donc bien souvent œuvrer en fonction de considérations partisanes sinon ils sont « *écartés* » (EF4) et les ministres intègrent dans leur prise de décisions que dans « *deux ou trois ans, [ils] ne ser[ont] pas là* » (EF4). Ainsi, les fonctionnaires de santé publique, qui ont eu des responsabilités centrales dans la mise en œuvre de l'IB, pour de multiples raisons dont celle concernant la politique, se retrouvent à changer rapidement de poste. De la création de la cellule IB à celle de la CADSS, les cadres nationaux responsables du suivi de la mise en œuvre de l'IB ont très souvent changé.

Quant aux responsables de la santé en périphérie, dans les régions et les districts, nous n'avons pas effectué d'analyse détaillée sur ce sujet, mais une étude de la GTZ en 1997 a montré que les directeurs régionaux ne consacrent que 10% de leur temps à l'appui aux ECD (contre 55% dans la capitale) et les MCD de 10 districts de l'ouest du pays sont absents 135 jours par an de leur aire de santé (Bodart, Servais et al., 2001).

9.3.2 L'équité et la formulation des politiques publiques burkinabé

Avant d'exposer la place de l'équité dans les politiques sanitaires au Burkina Faso, étudions tout d'abord la place de cette valeur dans les politiques publiques d'ampleur nationales.

9.3.2.1 Les politiques publiques

Quoi de plus essentiel pour une nation et un État que de se doter d'une constitution. Le Burkina Faso ne déroge pas à cette règle et dispose d'une constitution, adoptée en juin 1991 pour la IVème république. Ce document important précise très clairement dans son article 18 que la santé est un « *droit fondamental de l'être humain* » (ministère des Finances et du Budget, 2003, p. 30). Dans une version publiée en avril 2002 l'article 26 avance que « *le droit à la santé est reconnu* » (Gouvernement du Burkina Faso, 2002). Tous les rapports liés aux récentes politiques de santé rappellent l'existence de ce droit constitutionnel (Ministère de la santé, 2000a, 2000b, , 2001; UNDP, 2003). Dans le document de base ayant servi à la table ronde des bailleurs de fonds du secteur de la santé, pour mieux préciser cet engagement envers ce droit fondamental, le ministère des Finances et du Budget (2003) rappelle les très nombreuses conventions internationales ou textes internationaux auxquels le pays a souscrit. Certains de ces documents ont notamment une valeur contraignante, nous pensons par exemple à la convention internationale des droits de l'enfant.

Outre une constitution, les États se dotent aussi de devises. Au Faso, de l'indépendance à la révolution de 1983, la devise était : *Unité-Travail-Justice*. Puis, l'esprit révolutionnaire n'a pas uniquement décidé de changer le nom de pays, mais il a aussi changé cette devise avec : *La patrie ou la mort, nous vaincrons*. Curieusement, il a fallu attendre 2000 pour que ce mot d'ordre évolue, le terme de justice et d'unité demeurant, dans la nouvelle devise nationale : *Unité-Progrès-Justice*.

Le Burkina Faso a été intégré, en 1997, dans les pays faisant partie de l'initiative pour les pays pauvres très endettés (PPTE). À cette occasion, le gouvernement a du s'atteler à la tâche de rédiger, en 2000, un cadre stratégique de lutte contre la pauvreté (CSLP) afin de pouvoir bénéficier d'une réduction de sa dette de la part des institutions financières internationales. De nombreuses difficultés ont émané de l'utilisation des fonds PPTE. Sur les 54,29 milliards de F CFA au cours de la période 2000-2002, 11,89 ont été consacrés au ministère de la Santé (Ministère de l'économie et du développement, 2003). L'analyse de ce cadre stratégique révèle que le gouvernement souhaite « *une croissance plus ambitieuse fondée sur l'équité* » (Ministère de l'économie et des finances, 2000, p. 10). La politique économique du gouvernement, de l'aveu même de ce dernier, est explicitement dirigée, du moins dans ce document d'énoncé politique, « *pour les couches les plus larges de la population* » (p. 11) et « *l'équité doit être un objectif essentiel* » (p. 11). Les auteurs du rapport nous rappellent la nature du contenu exprimé dans une lettre d'intention[144] de politique de développement humain durable publiée en 1995 par le gouvernement : « *le renouveau de la politique économique et sociale est guidé par les principes suivants : […], ii) la promotion de l'équité et l'égalité des chances entre les différentes couches sociales et les sexes, […]* »(p. 32). Dans ce document, la présence d'inégalités sociales de santé ou d'inégalités d'accès aux services sociaux de base n'est pas occultée. Les quatre axes sur lesquels repose cette politique nationale de lutte contre la pauvreté sont les suivants :

1. Accélérer la croissance et la fonder sur l'équité
2. Garantir l'accès des pauvres aux services sociaux de base
3. Élargir les opportunités en matière d'emploi et d'activités génératrices de revenus pour les pauvres
4. Promouvoir la bonne gouvernance

Trois ans après, le gouvernement fait le point sur la mise en œuvre du CSLP. Dans la présentation de ses objectifs initiaux, il rappelle que, dans le domaine de la santé, il souhaite « *[…] assurer la disponibilité des médicaments essentiels sur l'ensemble du territoire à des prix abordables* » (Ministère de l'économie et du développement, 2003, p.3). C'est donc l'accessibilité au plus grand nombre qui préoccupe les responsables de ce pays. Les auteurs d'un rapport du PNUD (2000) garantissent la même volonté « *les valeurs culturelles […] ont la vie dure surtout en l'absence d'une véritable orientation, d'un idéal de développement équitable, affiché et mis en œuvre en faveur du plus grand nombre* » (p. 142).

En 2003, le gouvernement a publié un énoncé politique précisant les priorités qu'il entendait se donner dans les prochaines années pour, c'est le titre du document, « *moderniser la société et vaincre la pauvreté*» (Gouvernement du Burkina Faso,

---

[144] Cette lettre serait le « cadre conceptuel » du CSLP au Burkina (DANIDA, 2002).

2003). Le gouvernement insiste de nouveau sur le fait que la santé est un droit fondamental et ajoute qu'il *« travaille aussi à protéger les populations les plus démunies par des politiques visant à rendre abordables les soins essentiels »* (Gouvernement du Burkina Faso, 2003, p. 65).

Nous avons, dans le chapitre deux, présenté en détail le contexte des politiques de santé, néanmoins sans faire d'analyse particulière au regard de la place de l'équité. Cette étude est l'objet de la prochaine section.

9.3.2.2 Les politiques de santé et leurs instruments

Drabo (2002) analysant les objectifs de l'IB au Faso précise que l'un des six objectifs à atteindre est celui de *« tester le système de tarification qui tienne compte des capacités à payer des populations, particulièrement des plus démunies »* (p. 18). Il reprend en cela le document phare de 1992 de l'IB au Burkina (ministère de la Santé, 1992). Dans ce document ayant servi à jeter les bases du démarrage de la politique sanitaire, une page entière est consacrée à la prise en compte de l'équité et à la délicate question des indigents. L'année d'après, le président du comité national de l'IB au Faso affirme, lors d'un discours à l'intention des ONG :

> Le financement communautaire doit contribuer à assurer à la fois le fonctionnement et la qualité des services de santé, l'équité, la pérennité, la sécurité (des fonds), ainsi que l'harmonie avec la politique de réforme globale du financement du secteur Santé [...] des questions sont à résoudre : de vos réflexions, des réponses pourront nous être apportées sur certaines questions brûlantes dont : l'indigence dans le cadre du paiement des soins... (DEP, 1993, p.3)

Lors de la rencontre nationale avec les partenaires de l'IB organisée en 1994 dans le but d'endiguer les effets de la dévaluation du Franc CFA, les agents du MS rappellent aux participants, dans un document préparatoire, que deux des principes directeurs de l'IB sont l'équité et la solidarité *« en direction des groupes les plus démunis (indigents) »* (ministère de la Santé, 1994, p.2). L'auteur du document présente sept principes qui sont plus ou moins proches des fameux huit principes originaux de l'IB, celui lié au financement des services de santé ayant été apparemment oublié. On apprend également dans ce rapport qu'une étude sur l'accès équitable des soins de santé dans le cadre de l'IB serait en cours de formulation (en 1994), mais nous n'avons pas été en mesure de la retrouver. Anticipant les difficultés liées à l'accélération de l'IB à la suite de la dévaluation du Franc CFA, le MS s'interroge sur l'opérationnalisation possible des mécanismes d'exemption des indigents (p. 11). De plus, six mois avant la formulation et l'adoption de la politique pharmaceutique de juillet 1996 dont nous avons déjà parlé dans la partie contextuelle, le MS est également conscient, au cours de cette table ronde de 1996, du défi précédemment relevé de l'atteinte de l'efficacité tout en préservant l'équité :

> Un compromis doit être trouvé entre un prix de vente suffisamment bas pour que les soins restent accessibles mais suffisamment haut pour amener, si possible, des bénéfices à réinvestir dans les activités de santé. Il faut donc une politique appropriée de recouvrement des coûts et de participation de la population à la réflexion et aux décisions concernant les tarifs (ministère de la Santé, 1996d, p.18).

La participation des citoyens à la prise de décisions est donc théoriquement importante pour les cadres du MS. Cependant, dans les documents fournis aux médecins lors de leur formation à la gestion des districts, il est noté que la mise en œuvre de l'IB au Burkina Faso a mis au jour plusieurs écueils (sensibilisation de la communauté, dotation des MEG, « *crainte* [des agents de santé] *d'être sous la coupe de la communauté* » (CADSS, 2001, p.31) ; mais celui de l'accès aux soins pour les plus pauvres n'est pas mentionné comme tel. Cela étant dit, et nous y reviendrons plus tard, c'est aussi au cours de cette formation qu'est largement discutée l'importance de l'équité, notamment lorsque il est question du financement des services de santé. Prendre en compte la capacité financière de la population est maintes fois rappelé, dans cette formation théorique.

À la même époque déjà, en 1994, le code de Santé Publique précisait les différents aspects concernant le respect du droit fondamental qu'est le droit à la santé (Assemblée des députés du peuple, 1994). En outre, l'article 6 de ce code affirme que « *la protection et la promotion de la santé de la population ainsi que les prestations des soins sont de la responsabilité de l'État* ».

En 1995, le décret signé par le président Compaoré édicte parfaitement la triple mission des membres des COGES, dont il faut, dans cette section, retenir la dernière (ministère de l'Administration territoriale, 1995) : assurer un fonctionnement efficace des formations sanitaires, promouvoir la pleine participation des collectivités aux activités sanitaires, assurer une accessibilité de tous aux soins de santé.

Lors de la table ronde des secteurs sociaux de 1996 (ministère de la Santé, 1996c), les valeurs d'équité et de justice sociale sont mises en avant (voir plus bas) et il est, par exemple, spécifiquement précisé que la contribution financière des populations au secteur de la santé doit être organisée « *selon des mécanismes justes et équitables* » (p. 3). Durant cette même année, le premier ministre prendra l'engagement devant les députés lors de sa déclaration de politique générale de l'organisation de la gratuité des soins d'urgence pour les indigents et les cas sociaux ainsi que la prise en charge sans pré-paiement pour les autres personnes, dès l'année suivante (Bicaba, Ouedraogo et al., 2003)[145].

En 1998, la loi hospitalière consacre la mission de puissance publique de l'État afin de permettre aux titulaires de certificat d'indigence d'avoir un accès gratuit aux soins hospitaliers. Pour la détermination de ce statut, les services sociaux doivent baser leur jugement sur une directive (Raabo) datant de 1991 (Ministère de la santé, 2000a), puisque « *la prise en charge des indigents est planifiée dans les missions de puissance publique de l'État et des collectivités locales* » (Drabo, 2002, p. 35).

Si le Burkina Faso a adopté la politique des soins de santé primaires dès 1978, cela n'empêche pas les responsables du MS de préciser de nouveau, en 2003, que l'actuelle Politique sanitaire nationale est fondée tant sur la stratégie des SSP que sur celle de l'IB (ministère des Finances et du Budget, 2003). Nous ne reviendrons pas sur la démonstration, faite dans la première partie de la recherche, du rôle primordial de l'équité dans ces deux politiques publiques de santé. Mais il nous faut nous souvenir que, dans le premier document national à propos du démarrage de l'IB, l'État s'était engagé à réaliser « *des recherches opérationnelles sur l'indigence* » (ministère de la Santé, 1994, p.26) et à prendre « *des mesures pour la prise en charge des plus démunis* » (p. 45). En 1995, lors des ateliers régionaux sur le profil des districts sanitaires, le rapport de synthèse fait état de la nécessité d' « *élaborer un canevas de prise en charge des indigents* » (CADSS, 1995a, p.5). Ce vœu pieux est rappelé aux lecteurs du rapport du développement humain durable pour le Burkina Faso en 1997 puisque l'on nous dit que « *en vue de faciliter l'accès financier aux soins de santé, le gouvernement met au point une politique de promotion d'un système de financement adéquat, grâce par exemple à [...] la solution du problème que pose le cas des indigents* ». (PNUD, 1997, p.90). Ce qui est encore une fois une activité à l'ordre du jour au sein du PNDS (2001-2010) puisque la prise en charge des indigents est un des axes d'intervention de l'objectif spécifique 6.2 consacré aux mécanismes de partage des risques dans le domaine de la santé (ministère des Finances et du Budget, 2003).

Lors des États généraux de la santé de 1999, ayant permis la formulation de la PSN, les rapporteurs précisent que les trois principes qui guident la politique de santé sont : l'équité, la participation communautaire et la collaboration intersectorielle (Ouedraogo, 1999). Ces trois principes avaient déjà été mis en

---

[145] Les résultats de cette recherche évaluative sont éloquents sur l'inefficacité des mesures en faveur des indigents. Concentrant leurs analyses sur l'exemption du paiement pour les femmes devant subir une césarienne dans trois hôpitaux régionaux du pays, les auteurs montrent que de 1997 à 2002, seulement 32 femmes ont été qualifiées d'indigentes, soit 1,6% de l'ensemble des cas de césarienne. De surcroît, 8 de ces 32 femmes ont payé le kit opératoire pour la césarienne !

avant en 1997 comme principes directeurs de la politique sanitaire du Burkina Faso par le PNUD (2003).

En 1996 lors de la table ronde des secteurs sociaux (ministère de la Santé, 1996c), puis dans tous les documents récents (Ministère de la santé, 2000b, 2000a, , 2001; ministère des Finances et du Budget, 2003; UNDP, 2003), il est constamment fait référence aux principes et aux valeurs qui sous-tendent la formulation de la politique de santé actuelle. Cela a été de nouveau mis en évidence dans une évaluation de la mise en œuvre des SSP au Burkina Faso (Drabo, 2002). Les valeurs mises en avant sont notamment l'équité, l'éthique, la solidarité et la justice sociale. Dans l'analyse préalable à la formulation de la PSN, il est ajouté que « *les inégalités sont politiquement et socialement inacceptables* » (Ministère de la santé, 2000a, p. 30), ce qui est loin d'être anodin.

Il est intéressant également de souligner combien ces mêmes documents précisent tout autant qu'il existe depuis toujours une réelle volonté politique de rendre le secteur de la santé prioritaire, dans les interventions gouvernementales.

Le cadre stratégique de lutte contre la pauvreté (CSLP) définissait en 2000 quelques-unes des mesures spécifiques que le gouvernement entendait mettre en place dans le secteur de la santé. Trois mesures essentielles étaient annoncées et permettent de voir la place laissée à l'équité : i) Améliorer les indicateurs de santé des plus pauvres; ii) limiter l'impact du paiement des soins sur les revenus des ménages démunis; iii) impliquer les ménages et les communautés les plus pauvres dans les décisions de santé.

Si la place de l'équité est importante puisque la préoccupation pour les plus pauvres est notée, le plus récent document concernant la stratégie montre également que la définition de l'équité est englobante. Autrement dit, le groupe des plus pauvres ne paraît aucunement spécifique. Par exemple, pour atteindre la mesure n°1, il est préconisé d'améliorer l'accessibilité géographique de telle sorte que 90% de la population réside à moins de 5km d'un CSPS (Banque mondiale, 2003). Il ressort de l'étude du CSLP que les plus pauvres, en ce qui concerne l'accès géographique, sont finalement l'ensemble des ménages ruraux et non pas certains sous-groupes en particulier. Cela étant dit, lorsqu'il s'agit d'étudier les moyens de limiter l'impact du paiement direct des soins de santé, il est une nouvelle fois clairement spécifié l'importance de mettre en place la prise en charge des indigents (p. 50). La réduction des prix, notamment liée aux services de santé reproductive et de l'enfant est aussi proposée, mais pas la gratuité. Il faut ici relever une certaine vision de l'équité car il est demandé à ce que les prix soient standardisés sur l'ensemble du pays, autrement dit, qu'ils ne prennent pas en compte les capacités à payer puisqu'ils devront être les mêmes partout, de Ouagadougou à Souna en passant par Dori.

Pour terminer avec le Cadre stratégique de lutte contre la pauvreté, il faut souligner la rencontre explicite de l'objectif de la mise en œuvre de la prise en charge des indigents qui existe entre cette politique de lutte contre la pauvreté et celle de santé publique (Plan national de développement sanitaire). En effet, cette opération est à la fois insérée dans l'objectif n°6 du PNDS (accessibilité financière) et dans la seconde mesure du CSLP (impact du paiement des soins sur les revenus des ménages démunis).

Selon le ministère de la Santé, en février 2002 une circulaire du Secrétaire Général (SG) de la Santé demande aux formations sanitaires de rendre certains services préventifs gratuits (seringues, fer, chloroquine, carnet de vaccination, consultation nourrisson 0-11 mois). Nous avons retrouvé cette circulaire (n°2002/0277/MS/SG/DAF du 05/02/02), arrivée le 08/02/02, dans les classeurs du courrier du DS de Souna et nous constatons qu'effectivement les trois premiers produits doivent être gratuits, auxquels doivent s'ajouter les carnets de santé. Ce dernier élément peut être interprété comme couvrant la vaccination et pourquoi pas la CPN. En revanche, rien n'est dit dans cette circulaire sur la gratuité de la consultation des nourrissons. Un communiqué de presse de ce même SG demande qu'à partir du 1er mars 2003 les consultations prénatales et la vaccination des enfants soient gratuites (Sidwaya, 2003).

Dans le document de présentation du PADS de juin 2002 (faisant suite au PDSN de la Banque mondiale), financé par l'ambassade Royale des Pays-Bas, il est précisé que, pour améliorer l'accessibilité financière des populations aux services de santé, il faudra, au cours des deux années que dure le projet, organiser une « *prise en charge cas par cas des indigents selon des critères établis de commun accord et approuvé par le Comité Directeur* » (Direction de la santé publique, 1973, p.10).

Le directeur de la DEP, lors d'une présentation concernant la mise en œuvre du Cadre stratégique de lutte contre la pauvreté fin 2002 précisait que la gratuité des soins préventifs et des consommables était en place dans l'ensemble du pays, seule activité, selon nous, qui peut réellement être associée à l'objectif de réduction de l'impact du paiement des soins sur les revenus des ménages démunis. En effet, les autres interventions mises en avant par la DEP ne nous semblent par concourir à la réalisation de cet objectif : rendre disponible des MEG, décentralisation budgétaire en faveur des DS, expérimentation des mutuelles.

En 2003, la direction de la santé de la famille du MS a envoyé un certain nombre de consommables et médicaments aux DS du pays, en milieu d'année (juillet) et en fin d'année (décembre), dans le but de « *contribuer à l'amélioration de la qualité des prestations de soins de santé de la reproduction* » en rendant gratuits les soins prénataux. Des seringues, du fer, des doigtiers, des fiches CPN, des boîtes d'accouchement sont, par exemple, fournis gratuitement aux DS.

La plupart de ces interventions en faveur de la gratuité des soins paraissent avoir été prises dans le cadre du programme de lutte contre la pauvreté et de l'initiative PPTE, tel que cela est souvent évoqué dans les notes envoyées par le niveau central vers les services décentralisés. Cependant, d'une part, la directrice de ce service (santé familiale) ne le rappelle pas dans ses notes internes, et, d'autre part, nous avons vu que la gratuité est préconisé uniquement pour la tuberculose, la dracunculose et la lèpre, et une réduction des prix seulement pour les services de santé maternelle et infantile (Banque mondiale, 2003).

En avril 2003, le gouvernement burkinabé présente aux bailleurs de fonds, lors d'une table ronde, l'actualisation de son Plan national de développement sanitaire (PNDS) couvrant les années 2001 à 2010 (ministère des Finances et du Budget, 2003). Ne revenons pas sur les grandes valeurs du système de santé burkinabé, une fois de plus portées à la connaissance des acteurs internationaux dans ce document de politique publique. Certains éléments sont plus éclairants lorsque l'on s'interroge sur la place de l'équité. Il est, par exemple, rappelé que le paiement direct est un obstacle à l'utilisation des services pour les pauvres (p. 17). Lorsque les responsables évoquent l'organisation du financement des services par les collectivités locales, ils notent qu'il est impératif que les stratégies soient non seulement viables mais aussi « *équitables* » (p. 18). Il est en effet essentiel pour le gouvernement de souligner cette nécessité car il fait le même constat que nous : « *Cette initiative* [l'IB] *n'ayant pas été accompagnée de mesures adéquates pour la prise en charge des indigents ni de système de partage des risques, s'est souvent traduite par une réduction de l'accessibilité financière* » (p. 19). L'inquiétude est donc clairement présente… au moins dans ce texte.

Le Plan national de développement sanitaire est articulé autour de huit objectifs intermédiaires desquels découlent 22 objectifs plus spécifiques. L'objectif intermédiaire n°6, qui vise l'amélioration de l'accessibilité financière des populations aux services de santé, est parfaitement orienté vers l'objectif d'équité. Il est d'abord question de réduire les coûts des services de santé ainsi que des médicaments. On veut notamment, sans pour autant que cela soit très précis « *maintenir les coûts dans des limites acceptables dans toutes les formations sanitaires* » (activité n° 16, p. 66). Ensuite, l'un des deux objectifs spécifiques favorise la prise en compte de l'exclusion temporaire (système de partage des risques) mais également de l'exclusion permanente (prise en charge des indigents) (p. 67).

9.3.2.3 Le point de vue des acteurs sur la place de l'équité dans les politiques publiques

Il nous semble avoir bien mis en avant le fait que l'équité originelle de la stratégie des SSP puis de l'IB, demeure d'actualité (discursive) au Burkina Faso et a été maintes fois rappelée dans les textes des politiques publiques qui ont suivi les déclarations officielles faites à Alma-Ata puis Bamako. Nombre de personnes interviewées attestent aussi de cette volonté mise en avant dans les débats et documents officiels (EF1, EF10, EF7). Mais que pensent les acteurs interrogés lors de notre recherche, du désir profond de justice sociale de leur pays ?

Pour un médecin ayant été l'une des personnes les plus impliquées dans l'organisation de l'IB au niveau central, il perçoit une réelle dichotomie entre la place qu'octroient les politiciens à l'équité lors des déclarations politiques, d'une part, et la manière dont cela se traduit dans les directives opérationnelles, d'autre part. La notion d'équité n'apparaît, selon lui, que très peu[146], ce que confirme un président de COGES « *y a pas ça aussi dans l'idée de gouvernement* » (EF13). L'une des explications que fournit le médecin est la suivante :

> Je ne suis pas sûr que le politique en l'écrivant, lui donne un poids suffisant pour que les acteurs sur le terrain soient suffisamment conscientisés et comprennent ça comme des directives et comme une préoccupation nationale (EF1)

Il poursuit son analyse en affirmant que l'utilisation des mots est essentiellement faite à des fins discursives, parce que cela est dans l'air du temps :

> C'est un vocabulaire qui fait partie d'un ensemble de choses...il faut parler de l'équité, il faut parler de la santé pour tous, il faut parler des indigents parce que on sait que y a des indigents, mais les acteurs de terrain sont à mon avis, sont assez conscients que le politique n'en fait pas véritable une préoccupation (EF1).

Mais pourquoi faut-il parler d'équité ? La réponse, qui nous paraît complètement plausible tant l'analyse, par exemple, de l'organisation de la gratuité des actes préventifs à l'occasion du cadre stratégique de lutte contre la pauvreté le montre bien, nous est fournie par un des plus hauts responsables de la santé au Faso :

> Les organisations internationales font des pressions sur les États, envoient des techniciens etc. etc., et donc amènent les États à écrire des choses dans lesquelles ils ne voient pas grand chose. On voit, mais on ne comprend pas tout à fait. Et de toute façon, moi je suis là ministre, dans deux ou trois ans je ne serai plus là. Bon !..mais l'UNICEF, l'OMS, la Banque mondiale disent...bon écoutez on va mettre puisque on dit que dans d'autres pays on a mis et ça marche. Mais bon ! L'initiative de Bamako a été lancée en 1987. Ça n'a démarré ici qu'en 93. On a pu convaincre les agents de santé que : écoutez, ça là, ça vous rapporte de l'argent, rapidement pour faire fonctionner le service. Mais l'utilisation de l'argent, comment les comités de

---

[146] Un agent de santé nous dit le contraire (EF10) en affirmant que le fait que la prise en charge des indigents ait été apposée comme une activité du récent PNDS et que certaines dotations aient été effectuées, sont la preuve de l'importance que la sphère politique accorde à l'équité. Les données empiriques présentées plus haut à propos du processus de planification paraissent, cependant, contredire cette assertion.

gestion doivent rendre compte de tout ça ? Comment l'initiative de Bamako doit contribuer à lutter contre les inégalités d'accès et d'utilisation des soins, comment ça doit favoriser la qualité des soins, la disponibilité des soins ? Personne n'a réfléchi !

Interviewer : Et pourtant dans les déclarations de politique et le documents de lancement de l'IB au Burkina, il était clairement écrit dès 1992 dans les documents : nous allons prendre des mesures pour l'accès aux soins des indigents, nous allons faire des recherches pour les indigents, mais on n'a rien fait. Alors, comment on explique le fait que...

Ecoutez, il y a plein de tuteurs... de techniciens internationaux qui parachutent, qui parlent, on organise une conférence des ministres de la santé dans tel endroit, y a une conférence des chefs d'État ou sommet des chefs de gouvernement, on vous martèle ça. Vous venez, vous écrivez et vous partez (EF4).

Les organisations internationales, qu'elles prêtent de l'argent, réduisent les dettes ou financent des projets de développement, pèsent donc dans la balance des orientations politiques sanitaires du pays. Ce que l'on comprend dans le discours de ce responsable est que si l'équité a été mise quelque fois en avant, ce n'est pas toujours en parfaite connaissance de cause pour les dirigeants politiques. Ils n'appréhendent pas complètement les incidences de telles décisions et, nous l'avons vu, ne se dotent pas non plus des moyens de matérialiser ces directives politiques en plan d'actions concrets. La citation ajoute aussi de l'eau au moulin de l'interprétation de l'IB comme une opération financière qui donnera les moyens, comme nous en avons déjà parlé, de prendre en charge certaines dépenses locales pour le fonctionnement des centres de santé.

Ensuite, un médecin fournit une autre explication, plus opérationnelle. S'il constate qu'en effet il subsiste une volonté politique de résorber les problèmes d'accès aux soins pour les indigents dans un but d'équité, il croît que les difficultés se situent dans la sphère de la mise en œuvre (EF7). Les stratégies organisées pour résoudre le problème ne sont peut être pas les meilleures. Comme le dit un de ses collègues au niveau périphérique *« je pense qu'il y a cette volonté, mais il faut que cette volonté soit beaucoup plus pragmatique quoi ! A travers les actes que les uns et les autres posent »* (EF9). Le même problème concernant la transposition opérationnelle d'une directive nationale favorisant l'accès aux services d'urgence pour les indigents, a été récemment constaté. La batterie d'informations qu'il était indispensable de diffuser auprès des acteurs périphériques pour l'application de la mesure n'a pas été déployée. Le désir politique explicité lors d'un discours à l'assemblée nationale mi-1996, n'a pas été suivi de précisions d'ordre technique pour faciliter sa mise en œuvre (Bicaba, Ouedraogo et al., 2003).

9.4 Les institutions

Le rôle des institutions n'a pas été clairement relevé comme important par Kingdon (1995) mais à la suite de cet auteur, d'autres ont voulu attirer l'attention sur cet élément particulier (Zahariadis, 1999). Dans le contexte de la recherche, il nous est apparu essentiel d'en tenir compte. Cependant, cette terminologie (les institutions) n'est pas employée dans son acception habituelle en sciences politiques (régime politique, système électoral, etc.), mais plutôt au sens employé dans le contexte de cette recherche, soit les organisations internationales (tel que le FMI) et celles dites non gouvernementales (ONG).

9.4.1 Les institutions financières internationales

Les institutions financières internationales que sont la Banque mondiale et le Fonds monétaire international, disposent d'une place particulière dans le courant des orientations au Burkina Faso, comme ailleurs dans les pays du Sud (et du Nord). Dans la section précédente, nous avons déjà bien étudié la place que prenait l'équité dans la formulation de ces nouvelles politiques d'allègement de la dette et d'assistance financière que sont les cadres stratégiques de lutte contre la pauvreté (CSLP). Nous avons essentiellement mis en avant le fait que ces politiques sont destinées à l'ensemble des pauvres, ce qui correspond donc à près de la moitié des burkinabé et non pas à certains sous-groupes de la population, plus déshérités. L'écriture du CSLP conditionne, rappelons-le, l'octroi de subsides et la réduction du poids de la dette gouvernementale envers les institutions financières internationales. Au Burkina, les dirigeants politiques ont opté, dans le processus d'élaboration du CSLP pour une formule rapide, limitant les consultations[147] et favorisant peu la participation de la société civile. Selon les évaluateurs de ce processus « *le gouvernement [...] a l'impression que la Banque mondiale préfèrerait vivement le même mode d'opération rapide afin de ne pas faillir à ses exigences internes* » (DANIDA, 2002, p.15).

De l'aveu des évaluateurs du processus d'élaboration du premier CSLP, le FMI n'a joué qu'un rôle très limité alors que la BM a eu un rôle « *plus actif et continu* » (DANIDA 2002, p. 32). La citation issue du rapport est on ne peut plus claire :

> En tant que partenaire principal de la Banque, l'Administration semble beaucoup apprécier l'aide technique reçue durant tout le processus : le traitement des résultats de la 2ème enquête prioritaire (qui s'est déroulée en partie à Washington), l'information donnée pour orienter le processus de formulation, le financement d'un des ateliers régionaux, l'intervention (vers la fin de la phase de formulation) pour

---

[147] Parallèlement au sommet du G8 tenu à Evian (France) en 2003, un sommet des pauvres a été organisé au Mali. L'une des conclusions de cette réunion est l'absence de consultation des populations pour l'élaboration des CSLP (voir L'indépendant, n°551, p. 8).

assurer l'endossement du document CSLP à Washington, la participation continue dans les réunions et la disponibilité pour la consultation (DANIDA 2002, p. 32).

La Banque mondiale est donc un entrepreneur politique important dont la place dans le courant des orientations n'est pas à remettre en cause. L'institution influence très largement les orientations politiques dans le domaine de la santé. Lorsqu'au début des années 1990, les autorités sanitaires décident du découpage du territoire en 53 districts (à la suite de la conférence de Harare), elles se rendent compte un peu plus tard qu'il serait certainement plus pertinent de créer quelques districts supplémentaires. Or, un accord ayant été signé avec la Banque mondiale sur la base de 53 entités, il n'a pas été possible de revoir ce schéma, croit un de nos informateurs clefs (EF16). Un consultant burkinabé, ancien haut responsable de l'administration sanitaire, n'a jamais réussi à mettre la main sur les documents originaux justifiant le choix du découpage de la carte sanitaire (EF1).

Maintenant, une illustration probante du rôle de la BM dans les politiques de santé et notamment vers plus d'équité, est à trouver dans la décision du gouvernement de rendre gratuits certains actes préventifs ou de réduire les prix d'autres. Nous l'avons déjà noté plus haut, plusieurs directives ont été prises pour aller dans ce sens de la part du Ministère, telles que la gratuité des seringues, du fer, de la chloroquine et des carnets de santé en 2002 ou de la réduction de 10% du prix de vente de certains remèdes en 2003. Ainsi, la BM a-t-elle incité le gouvernement à favoriser l'accès des pauvres aux soins mais, encore une fois, des pauvres en général ou bien de certains groupes dit vulnérables (femmes enceintes), mais pas des plus pauvres. Mais ce que nous voulons souligner ici est la perception claire de certains acteurs, essentiellement des agents de santé ou des responsables, du rôle de la BM. Nous semblons déceler une influence à deux étages. En premier lieu, la Banque mondiale exerce une « *pression* » (EF16) à l'encontre des responsables du gouvernement pour que des actes soient posés en faveur de l'accès des pauvres aux soins. En second lieu, le gouvernement, nous dit par exemple un responsable du niveau central, répercute cette « *pression* » (EF2) sur les agents de santé pour que ce désir se concrétise par une injonction visant à, dans ce cas, donner un accès gratuit à certains soins de santé. Il y a donc un mouvement centripète de Washington à Ouagadougou, mais qui semble s'arrêter là, sans aller plus proche des acteurs de première ligne. Il y a comme une césure qui se termine dans un rapport où l'on se gargarise de décisions prises en faveur des pauvres.

Nous ne reviendrons pas, cependant, sur la quasi-absence de l'application de telles mesures, malgré le satisfecit général apparaissant dans le rapport de septembre 2003 de la mise en œuvre du CSLP. Ce que nous percevons de l'utilité de telles décisions nous laisse croire que l'objectif principal est qu'elles soient prises, qu'elles figurent dans les rapports. Le reste importe peu, notamment leur faisabilité sur le terrain, leur acceptation par les acteurs ou encore leur impact sur l'équité d'accès aux soins. Le gouvernement n'a pas trop le choix, il accepte ces incitations, sous prétexte que « *l'UNICEF, l'OMS, la Banque mondiale disent...bon écoutez on va mettre puisque on dit que dans d'autres pays on a mis et ça marche* » (EF4). Le SG signe les injonctions, une parmi tant d'autres au risque de ne pas attirer l'attention des agents sur l'importance de telles mesures (« *celui là il écrit trop* »[148]), et ensuite on ne s'y intéresse plus. L'histoire vécue par le responsable de l'ONG dans ses discussions avec les gens de la BM est éclairante :

> Interviewer: à ton avis pourquoi ils ont mis en place ces directives-là [réduction de 10% des prix], pourquoi le SG a...
> Interviewé : Parce que c'était un des critères de conditionnalité de la Banque mondiale.
> Interviewer : Conditionnalité de quoi ?
> Interviewé : De financement, euh !...de financement du PNDS [programme national de développement sanitaire].
> Interviewer : PNDS ? Ils ont explicité ? Ça été clairement...
> Interviewé : Oui ! J'étais à une réunion avec les gars de la Banque mondiale, qui représentent la Banque mondiale, je lui ai dit clairement en face, je lui ai dit...Là il n'y avait pas les gens du ministère hein ! Je dis, écoute, ça c'est des mesures dont il était fier d'annoncer ces mesures là. Je dis je suis désolé, je viens d'un CSPS de la brousse mais là-bas, c'est inapplicable votre mesure là
> Interviewer : Qu'est-ce qu'il a dit ?
> Interviewé : Il a dit qu'on allait se voir après quand on discutait.
> Interviewer : Est-ce que vous vous êtes vus ?
> Interviewé : Si on s'est vu, on s'est vu mais...
> Interviewer : Est-ce que lui il a parlé de cette question là ?
> Interviewé : On a parlé de ça oui ! On a parlé de ça mais lui il a trouvé que c'est quelque chose qui était déjà acquis, et il ne pouvait rien faire quoi! (EF11).

9.4.2 L'ONG et la place de l'équité dans l'intervention

Après avoir compris la place de l'équité dans les politiques publiques burkinabé dans une section précédente, étudions si cette juste préoccupation est intégrée dans l'intervention de l'ONG.

Disons-le tout de suite, l'objectif des projets de l'ONG au Burkina Faso en général et à Souna en particulier, ne vise en aucun cas des sous-groupes de la population. Il s'agit de faire en sorte d'améliorer, *globalement*, l'accès aux médicaments génériques essentiels, tant d'un point de vue géographique que financier, bien que l'accent soit particulièrement mis sur l'aspect géographique. Cette vision actuelle de la mise en œuvre de l'IB par l'ONG n'est pas nouvelle. Nous appuyons cette assertion sur trois exemples plus anciens, en particulier.

i) Un logisticien expatrié de l'ONG, travaillant en 1995 pour un projet similaire dans l'Ouest du pays, écrira dans son mémoire de fin d'étude : « *le but final de l'IB*

---
[148] Propos tenu par un agent de santé, le 15/09/03 alors que nous regardions ensemble une nouvelle note de service du SG apposée au tableau vert de la DRS.

est donc de créer un dépôt de MEG dans toutes les formations sanitaires du pays afin que les MEG deviennent accessibles géographiquement » (p. 28). Rien ne sera dit sur l'utilisation des fonds pour améliorer l'accès aux soins, notamment sur les indigents (Pitois, 1995). Ajoutons, pour appuyer les pratiques déjà notées lors des supervisions, que l'une des très rares phrases écrites par cet étudiant en majuscule est « IL EST STRICTEMENT INTERDIT D'ACCORDER UN CREDIT ». Plus loin il dira : « *deux méthodes d'approches différentes sont utilisées : une méthode participative, qui laisse les populations initier leur projet, une méthode plus « dirigiste », qui suggère aux populations un projet, avant de le mettre en œuvre avec leur concours. BAC applique cette méthode* » (p. 81).

ii) Le deuxième exemple provient d'un rapport, coécrit par des membres de l'ONG et une Coopération bilatérale faisant le point sur la contribution à la mise en œuvre de l'IB. On y découvre que les autres projets de l'ONG dans l'Ouest disposaient des mêmes objectifs. Rien n'est dit dans ce rapport sur la problématique de l'équité ou des indigents. On évoque l'impact possible de l'augmentation du prix des MEG sur l'utilisation des services de santé, mais sans que cela ne soit bien précis (Chastanier et Soulama, 1995).

iii) La dernière donnée empirique à ce propos est issue d'une entrevue avec un médecin du niveau central ayant collaboré quelques années plus tôt avec cette même ONG dans une autre région. Son discours est assez clair : « [l'ONG] *ce sont les médicaments et effectivement leur préoccupation c'est surtout la bonne gestion. On a travaillé ensemble à Torbek et je sais que bon !...Surtout c'est la bonne gestion, mais les aspects...aspects équité, bon ! ils se préoccupent plus du médicament que des autres aspects quoi !* » (EF2)

Un équilibre financier est en outre recherché dans les formations sanitaires par l'intermédiaire de la vente de ces MEG : « *la stratégie consiste à appuyer techniquement et financièrement les districts sanitaires dans toutes les activités visant à améliorer la disponibilité du médicament essentiel et la qualité des services avec le souci d'atteindre un équilibre financier au sein de chacune des formations sanitaires* » (BAC, 2003b, p. 4). La participation de la communauté[149] vise, à terme, « *une autonomie en matière de santé* » (BAC, 1998, p. 7). Cette préoccupation a notamment donné lieu au financement d'une étude, spécifiquement sur la question, à la fin du projet (BAC, 2003b). Il est par exemple évoqué dans

---

[149] La « sensibilisation » de la communauté, phase préalable à sa participation dans l'implantation de l'IB, est prévue par les responsables du projet durant une période « *de un à deux mois sur les quarante et un sites* » du projet... ce qui paraît bien court pour une réelle appropriation de la part des villageois. Il est intéressant également d'appréhender la compréhension de la société locale à travers cette citation tirée de la proposition de projet de 1998 : « *le niveau d'instruction des membres des comités de gestion, l'inexpérience dans le domaine de la gestion est parfois un handicap à leur <u>apprentissage de l'autonomie</u>* » (p. 36, nous soulignons). Dans le même registre, le MCD explique aux infirmiers lors d'une formation « *comme c'est la communauté, les gens ils comprennent tout de travers* » (Ob 1).

cette étude, la définition d'un Centre de santé et promotion sociale financièrement viable dans la mesure où il est capable de financer ses coûts de fonctionnement et « *par la même occasion des bénéfices substantiels* » (p. 8), mais absolument rien n'est dit sur l'utilisation potentielle subséquente de ces bénéfices. Dans le document initial du projet, les rédacteurs précisaient que les recettes devaient d'abord servir à l'achat des MEG puis aux frais divers comme par exemple le carburant, la papeterie ou encore l'entretien du CSPS. Dans les recommandations émises par le responsable de l'ONG et ses deux consultants à la suite de cette évaluation de 2003, si certains efforts sont préconisés pour réduire les coûts des médicaments ou pour une meilleure représentation féminine dans les COGES, rien n'est dit sur la capacité financière des populations et encore moins sur les indigents. De surcroît, une recommandation est proposée afin de rendre gratuites les consultations pour les membres dynamiques des COGES, mais personne n'envisage que cela soit aussi le cas pour ceux et celles qui ne disposent pas de capacité financière. Une enquête menée par une étudiante européenne en santé publique visant à comprendre l'utilisation réduite des CSPS de la région, aboutit au même type de recommandations : rien ne concernant les indigents et l'accès financier (Thiery, 2002). Ainsi, malgré le fait que l'ONG s'inscrit, dit-elle dans ses documents, dans la mise en œuvre de l'IB, l'utilisation des sommes récoltées pour l'amélioration de l'accès aux soins des plus pauvres, des indigents, (composante n°7 de l'IB[150]) n'est absolument jamais évoquée. Un agent de santé soumet une hypothèse à cette focalisation sur la pérennité des activités selon laquelle l'ONG « *a misé de l'argent* » et « *c'est de bonne guerre* » de chercher que ce « *que tu as misé puisse être durable* » (EF10)

Les interventions se concentrent uniquement sur l'importance de rendre disponibles les médicaments pour l'ensemble de la population qui, il faut rappeler ce progrès, n'y avait pas (géographiquement et financièrement) accès auparavant. Le responsable de l'ONG ne manque pas de l'affirmer « *ça n'existait pas avant* » (EF11). Pour atteindre un tel niveau de résultat, géographique dirons-nous, cela demande de tels « *efforts que finalement tu laisses tomber le côté indigent* » (EF11). Autrement dit, et ce verbatim relate parfaitement le discours de ce responsable et également de son collègue burkinabé (EF15) « *je te dis que la priorité (rires) c'est vraiment le plus grand nombre déjà, et que … voilà quoi, donc le problème des indigents, ça passera après* » (EF11). Pour paraphraser un poète chanteur, il faut laisser le temps au temps ; pour que l'on se préoccupe de la solution pour les indigents, avant tout, faisons en sorte que la majorité des habitants de la région puissent avoir un accès géographique, qu'ils n'avaient pas avant, aux médicaments essentiels.

---

[150] À une seule reprise, à notre connaissance, ce sujet est évoqué dans un document de l'ONG mais il s'agit d'un travail réalisé par une étudiante française à l'occasion de son mémoire de DESS (Thiery, 2002). Cependant, cette notion d'accès aux soins pour les indigents ne retiendra pas son attention puisqu'elle associe essentiellement l'IB au « recouvrement des coûts » et cette préoccupation ne semble pas avoir retenu l'attention des responsables du projet par la suite.

D'autres exemples peuvent illustrer cette volonté d'être efficace avant d'être équitable, tel que déjà vu à propos de l'évaluation du projet.

L'une des solutions pour réduire le coût des traitements pour les patients, pour l'ensemble des patients avons-nous compris, est d'améliorer la qualité des prescriptions. Autrement dit, plus le traitement sera approprié à la maladie et moins de molécules diverses seront prescrites abusivement et plus l'accessibilité financière sera accrue. De nombreuses actions, dont l'efficacité n'a pas été prouvée, ont donc été mises en œuvre dans ce but : formation, supervision, etc. Toute une batterie de méthodes et d'indicateurs, pas toujours très rigoureux, ont notamment permis de suivre l'évolution de la rationalisation des prescriptions. Cependant, lorsque nous avons voulu, par exemple, connaître le taux d'ordonnances non desservies, qui est un bon indicateur de la difficulté de certains patients à honorer la facture[151], aucune donnée n'était immédiatement disponible. Certaines informations avaient à ce propos été collectées, mais jamais colligées et encore moins analysées. L'accessibilité financière aux médicaments était dès l'origine du projet et donc dans la formulation de l'intervention, comprise sous l'angle de la réduction des prix des ordonnances pour les patients à travers l'utilisation des MEG. Voici la définition opérationnelle de l'ONG : « *accessibilité financière du médicament : promotion de médicaments essentiels génériques et respect strict des prix nationaux* » (BAC, 1998, p. 6).

Dans son analyse des difficultés d'implantation de l'IB à travers la mise en œuvre de ses autres projets dans le pays, l'ONG note dans sa proposition de projet pour Souna en 1998 que la fréquentation des CSPS reste très faible, notamment parce que la qualité des services ne s'est pas suffisamment améliorée ou encore à cause du roulement important du personnel de santé (p. 36). Mais à aucun moment la problématique de la capacité financière des populations n'est abordée pas plus que celle des plus pauvres. Et l'on comprend mieux cette vision lorsque l'on constate que dans le chapitre « viabilité socioculturelle », dont l'écriture est rendue obligatoire par les bailleurs de fonds, l'ONG précise que « *la mise en place d'un système de recouvrement des coûts est très bien acceptée par la population* » (p. 41), et même demandée, ajoute l'ONG dans la proposition envoyée à l'Union Européenne pour obtenir le financement du projet devant prendre la suite (BAC, 2003a).

Ainsi, la place de l'équité qui se dégage de l'étude de l'intervention est que cette dernière est absente. Les habitants des villages sont compris comme un tout, et les sous-groupes de la population ne sont pas pris en compte. Ce qu'il faut, c'est rendre le MEG accessible, d'abord géographiquement (donc pour tous) puis financièrement (pour la majorité), mais l'accès aux soins pour les plus pauvres

---

[151] Ce n'est pas parce que l'ICP a prescrit des médicaments que le malade ira les acheter au DMEG car, faute d'argent, il rentrera chez lui avec l'ordonnance, en espérant revenir plus tard.

n'est absolument pas une préoccupation des acteurs non gouvernementaux. Une preuve supplémentaire ? Tant dans le document initial du projet (2001-2003) que dans la proposition de sa suite (2004-2006), hormis dans la présentation du contexte du pays, le mot pauvre n'est jamais employé par les rédacteurs. Quant au mot indigent, lui, il est totalement absent des deux documents. La préoccupation pour les indigents pourra éventuellement devenir une priorité subséquente au projet, plus tard. Or, d'une part, aucune suite n'a été prévue au projet à ce sujet, et, d'autre part, la nouvelle intervention ayant démarré en 2004 dans la même région sanitaire mais en appui à un nouveau district, suit la même logique, l'efficacité d'abord. Cette approche particulière, selon le MCD, ne serait pas propre à cette ONG « *Non, ça n'a pas commencé avec l'ONG hein !, même les autres ONG tout ça...c'est pratiquement la même chose hein!* » (EF7).

10 Les acteurs, les logiques mises en œuvre et le contrôle des ressources

Alors que nous venons de traiter dans les précédents chapitres du rôle des acteurs au sein des trois courants des politiques publiques, nous devons maintenant nous pencher sur les interactions entre ces acteurs, sur la notion de pouvoir qui en découle et donc sur le contrôle de certaines ressources. En effet, nous avons affirmé qu'une politique publique est définie comme une tentative de régulation des problèmes publics par des acteurs qui veulent contrôler des décisions concernant leurs propres ressources (Lemieux, 2001). Il faut rappeler au lecteur que fidèle à notre cadre d'analyse et notamment à l'approche de la socioanthoropologie du développement, nous devons nous interroger sur la manière dont les différentes catégories de ressources ont été des atouts ou une source d'enjeux dont la résultante a été l'apparition d'un certain nombre de logiques. Dans d'autres travaux en Afrique de l'Ouest, les socioanthropologues ont d'ores et déjà relevé un certain nombre de logiques d'acteurs et l'objet de ce dixième chapitre de la recherche est une tentative d'amélioration de l'état des connaissances à ce propos. Nous partions en effet de l'hypothèse que l'exercice du pouvoir, qui se matérialise par la volonté de contrôler certaines (7) ressources (sous la forme d'atouts ou d'enjeux), engendre l'émergence de stratégies particulières (autrement nommées logiques) par les acteurs sociaux de l'arène de recherche au cours de la mise en œuvre de la politique. Dans le contexte de cette recherche, il nous semble avoir mis au jour 10 logiques particulières (figure 27).

Figure 27 : Les ressources comme atouts et sources d'enjeux dans l'émergence de logiques

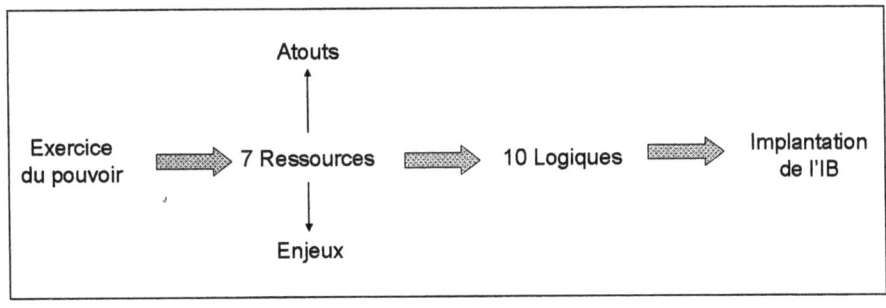

Source : auteur

C'est à partir d'une fine observation d'une myriade d'interactions entre les acteurs sociaux concernés par la mise en œuvre de l'IB dans le district étudié, que nous avons été en mesure de repérer la récurrence de certaines logiques, concept défini préalablement, au sein de l'arène de notre recherche. Évidemment, les logiques préalablement décrites dans la littérature anthropologique ont été prises en compte et ont été des points de départ. Cependant, c'est essentiellement à l'aide de nos observations empiriques que nous avons pu découvrir la présence de dix logiques différentes (tableau 49).

Tableau 49 : Les dix logiques repérées

Accaparement	Neutra/domination
Discours	Clientélisme
Opacité	Connivence
Évitement	Suspicion
Substitution	Mépris du service public

Source : auteur

Différents types d'interactions ont servi de source d'information pour le repérage de ces dix logiques : visites de supervision de l'ECD dans les CSPS, visites de contrôle des DMEG par un membre de l'ECD et deux membres de l'ONG, réunions de travail des membres de l'ONG et des agents de santé à tous les niveaux de la pyramide sanitaire, séances de formation de différentes catégories de personnes, entrevues formelles et informelles avec certains acteurs, groupes de discussion avec la population, etc. À cela, il convient d'ajouter l'ensemble des rencontres et situations très informelles, qui n'ont évidemment pas manqué durant les sept mois de notre présence sur le terrain, des repas aux voyages en véhicule, pour ne citer que ces deux exemples.

L'ordre choisi pour la présentation de ces résultats suit un même plan pour les dix logiques. D'abord, une fois la logique nommée, elle est définie le plus précisément possible. Ensuite, nous proposons un portrait synthétique des manifestations empiriques de la logique en question. Lorsque cela est pertinent, nous notons les liens qui peuvent surgir entre une logique et une autre, tant il est clair que la mobilisation d'une stratégie est parfois consubstantielle à celle d'une ou de plusieurs autres. Puis, pour appuyer ces précisions, nous explicitons à l'aide d'un tableau quelques exemples illustrant la manière dont la logique se déroule concrètement. Enfin, dans un dernier paragraphe commun à l'ensemble des logiques en cours, nous nous interrogeons sur les ressources en jeu, telles que notre cadre d'analyse le requiert.

10.1 L'accaparement

La logique d'accaparement est comprise comme une stratégie visant à acquérir certaines ressources pour satisfaire des intérêts personnels ou corporatifs. Les ressources en jeu sont quasiment exclusivement des ressources financières. Néanmoins, ce qui nous restreint de qualifier cette logique d'accaparement *financier*, est que nos données empiriques ont « pointé du doigt » une stratégie d'accaparement d'un poste pour, *in fine*, acquérir des deniers supplémentaires. Autrement dit, ce que les acteurs recherchent par la mobilisation de cette logique est une mainmise sur l'argent, que ce soit d'une manière directe ou par l'intermédiaire d'un positionnement stratégique en occupant un poste favorable à une telle entreprise.

Le fait d'être membre d'un comité de gestion villageois est un parfait moyen d'avoir accès à ces ressources monétaires : « *il y a des gens qui se battent pour être dans le COGES, il faut bouffer* (EI 43) ». Il en est de même lorsque l'on est agent de santé et que l'on préconise et organise la gratuité des soins pour de tels fonctionnaires. Pour le reste, l'emprise directe sur l'argent s'effectue d'une manière, soit illégale (détournement : « *Quelqu'un est venu un jour de Ouagadougou parce qu'on lui avait dit que les bâtiments qu'on avait construits étaient terminés, mais on n'en a pas* (FG3) » ; ventes de produits normalement gratuits « *je rappelle que la vaccination est gratuite* (Ob 16) »), soit profitant opportunément d'une situation légale ou réglementaire suffisamment floue pour qu'une telle stratégie soit envisageable. La manière d'utiliser les fonds générés par la vente des MEG et la tarification des actes n'a jamais été formellement précisée, favorisant ainsi l'usage inapproprié de cette manne. La kyrielle de séances de formation donnant lieu au paiement de *per diem* et la présence régulière de quasiment toujours les mêmes acteurs (médicaux), provoquant ainsi la mise à l'écart systématique de certains autres (administratifs), ont fait que l'on tente maintenant presque toujours d'imposer aux organisateurs/bailleurs de ces formations un poste d'administrateur de formation pour mieux « partager le magot ». Lors d'une réunion, nous avons constaté le fait que les participants reçoivent l'équivalent de deux jours de *per diem* alors qu'elle ne dure qu'une journée, et un troisième *per diem* journalier est donné pour écouter une présentation d'une heure produite par les responsables d'une direction centrale (Ob 37).

10.2 La neutra/domination

Cette logique est en fait double, mais, compte tenu des données dont nous disposons et de l'imbrication des éléments empiriques, nous n'avons pas jugé utile de la séparer en deux. Pour la qualifier, nous sommes donc contraint d'user d'un néologisme illustrant le fait que cette stratégie consiste à employer sa fonction sociale ou administrative pour *neutraliser* ou *dominer* les autres. L'objectif de la mobilisation d'une telle logique par un acteur est donc d'exercer un certain pouvoir sur d'autres acteurs sociaux en vue de les dominer ou de réduire leurs capacités d'agir. En général, l'un ne va pas sans l'autre puisque, par exemple, lorsque l'on domine l'autre en ne lui donnant pas d'information ou en la lui donnant d'une manière incompréhensible (cas de la formation), c'est aussi une manière de neutraliser sa capacité d'agir.

L'étude des données empiriques paraît soutenir l'hypothèse que, dans une situation de hiérarchie sociale ou administrative entre les acteurs, la stratégie de la domination est adoptée. Cette constatation n'a évidemment rien d'extraordinaire puisque ce type de situation se rencontre très couramment, ici comme ailleurs. Cependant, dans la situation de notre recherche, les éléments existants montrent qu'aucune autre option que celle de la logique de domination ne semble avoir été déployée lorsque l'on est en présence d'une telle relation pyramidale. Nous n'avons jamais rencontré de logique correspondant à une confrontation directe. Il y a certes des débats et par moment même l'instauration de blocages, mais ceci n'est jamais scénarisé selon une démarche directe, où les acteurs auraient à interagir instantanément. On usera plutôt d'une stratégie d'évitement ; nous reviendrons sur ce sujet plus loin. Cette relation dominatrice existe entre les gens du Nord et du Sud, entre les développeurs et les développés mais aussi entre les habitants du Burkina, dans la mesure où un gradient social définit le rapport entre ces acteurs locaux. Cette relation sociale est bien souvent aussi la résultante d'une relation administrative (médecin/infirmier, burkinabè/expatrié), tel que les exemples suivant l'explicitent. Des employés burkinabè de l'ONG, en conflit avec un expatrié, n'ont d'autre choix que d'attendre le départ de celui-ci pour espérer être mieux considérés dans l'organisation. Lors d'une réunion, le médecin du district, présumant des connaissances médicales des infirmiers, ne « s'abaisse » pas à leur fournir une explication pédagogique sur un élément que ces derniers ne maîtrisent apparemment pas. Dans un village, un membre de l'ECD en visite de supervision réagit de la même manière avec un infirmier chef de poste (ICP) et, telle une boule de neige sociale, un ICP tout autant avec un villageois responsable communautaire ou encore un malade. La langue française est parfois utilisée au cœur de cette logique. Par exemple, on demande à des membres de COGES qui sont des paysans issus des villages, de se présenter en français lors d'une réunion alors qu'ils ne semblent pas comprendre. Puis, lorsque vient leur tour de parler, ils ne savent pas pourquoi ils doivent prendre la parole et interrogent le seul collègue qui semble avoir compris la requête. Dans la même veine linguistique, plus tard, une agente de santé demande la traduction de la langue locale en français car elle n'a pas compris (Ob 32). Sur un autre registre de domination, les soignants n'acceptent pas les reproches ou les questions que posent des soignés. Lors d'une visite, alors qu'un père paraît se plaindre du traitement apporté à son enfant dans un dispensaire, l'infirmière dit « *nous ne sommes pas allés les chercher [...] ce n'est pas lui qui va me dire ce que je dois faire* » (V 10). Aussi, tout porte donc à croire que les relations humaines sociales, évoluant dans un contexte de forte stratification sociale, s'organisent de telle sorte que la domination des uns sur les autres perdure et que la contestation ne soit ni envisageable ni envisagée.

Cependant, à partir du moment où le lien n'est plus unilatéral mais conjoint, ce n'est plus une stratégie de domination qui l'emporte mais bien, dans certains cas, une volonté de neutralisation qui, bien souvent, est associé à un but utilitariste. Par exemple, un médecin donne un *per diem* de 5.000 F CFA à un agent pour sa participation à une réunion, alors que, d'une part, ce dernier est arrivé très en retard, et, d'autre part, le médecin n'est pas obligé de le donner (Ob 37). Dans un autre cas, une relation de pouvoir s'instaure entre un expatrié de l'ONG et un burkinabé à travers la distribution de *per diem*. Puisqu'ils n'ont aucune relation hiérarchique, ils vont user de cette ressource financière pour se neutraliser, animés par la volonté de poursuivre la collaboration indispensable à la mise en œuvre du projet qui ne peut s'arrêter et au maintien de l'accès aux incitatifs financiers. C'est le cas, par exemple, lorsque l'ONG « court », pour reprendre les mots entendus, après un agent (Ob 42), pour lui remettre le *per diem* qu'il a refusé afin d'être en mesure de continuer à travailler avec lui, sa participation étant indispensable à la réussite, du moins à la réalisation, des activités relatives au projet. De même, le médecin expatrié, qui se trouve être le seul à disposer du même capital social que le médecin du district, n'est pas vu d'un bon œil et perçu par ses collègues médecins des autres districts de la région comme un élément perturbateur (EI29, EF 11). À l'inverse, les expatriés pharmaciens qui n'ont pas d'*alter ego* professionnel dans le district de santé ne font absolument pas face aux mêmes difficultés relationnelles.

10.3 Le discours

La troisième logique observée est celle de la construction d'un discours. Les émetteurs de ce discours s'organisent pour développer une argumentation, essentiellement destinée aux étrangers, ayant le but de fournir des informations qui ne sont qu'une façade de la situation locale.

Cette manière de discourir provient essentiellement des agents de santé et des membres de la communauté. Les récepteurs de ces discours de façade sont les bailleurs de fonds ou les intervenants de l'aide internationale ainsi que les enquêteurs qui viennent essayer de comprendre la société locale en interrogeant les personnes concernées. Ainsi, user d'un discours lénifiant n'est pas l'apanage des seuls développés à l'intention des développeurs, comme on aurait tendance à le croire. Ces derniers, des agents de santé par exemple, emploient également une telle stratégie. Maintenant, lorsque l'on étudie les informations existantes dans une perspective téléologique, il nous semble avoir décelé trois finalités principales au déploiement d'une telle stratégie.

La première finalité consiste à faire croire que la société locale est une société juste, se préoccupant des plus pauvres. On cherche notamment à nous expliquer que plusieurs actions ont été mises en branle pour améliorer l'accès aux soins des indigents, qu'un processus de planification allant dans ce sens est en marche : « *on dit aux districts d'inclure ce volet dans leur plan d'action [...] non ils ne l'oublient pas, ils le font* » (EF 10). On va, par exemple, dissimuler à l'étranger qui s'interroge sur le prix des accouchements dans l'objectif de comprendre le niveau d'accessibilité financière le fait que le montant donné (500 F) ne prend pas en compte l'ensemble des dépenses nécessaires à un tel acte médical (5.000 F, V 10). On va affirmer que les directives centrales pour plus d'équité sont respectées alors qu'elles ne le sont pas. La seconde finalité concerne la volonté de présenter une société stable, sans conflit, égalitaire et animée par un profond désir de paix sociale. On va ainsi, par exemple, s'ingénier à occulter l'existence de certains conflits dans un document officiel de planification quinquennale, qui est destiné à circuler largement : « *le mauvais climat social dont vous avez parlé, est-ce que c'est encore le cas ? Est-ce que c'est bien de mettre cela dans un document officiel qui va traîner* » (Ob 38). Enfin, dans un contexte évident de rareté de ressources, il faut user d'un discours qui sera en mesure, non seulement d'attirer l'attention sur la misère du monde et les besoins locaux, mais aussi de limiter la mise au jour de problèmes insurmontables par l'attribution d'une aide financière, sous la forme d'un projet de coopération internationale par exemple. L'un des premiers réflexes des paysans est de dire qu'ils sont tous pauvres — un ancien responsable au siège de l'ONG nous disait également que les indigents n'existent pas dans cette région du pays — et qu'ils ont besoin d'aide : « *tout le monde est pauvre, nous n'avons rien, nous sommes tous indigents* » (FG1).

10.4 Le clientélisme

La rencontre de la logique du clientélisme ne s'explique pas uniquement à travers la volonté des acteurs de développer des pratiques de corruption, par exemple. Ici, cette stratégie est plutôt comprise au sens large du terme, c'est-à-dire simplement l'usage et l'entretien de ses relations personnelles à des fins diverses. En outre, notre présence sur le terrain nous a permis d'entendre les acteurs raconter que l'utilisation d'une telle logique pouvait avoir été efficace, mais que cela n'a pas toujours été le cas.

Lorsque l'on s'attarde sur les réussites, autrement dit les stratégies de clientélisme qui ont porté leurs fruits, on découvre que certaines pratiques ont été bénéfiques à certains individus, mais au détriment de la collectivité, tandis que d'autres ont été collectivement utiles. Le premier cas, bien connu, se constate notamment lorsqu'un particulier use de ses connaissances (d'agents de santé) pour avoir accès aux soins ou à certains médicaments normalement gratuits : « *quand tu as ton parent au centre de santé, ils t'aident beaucoup* » (FG1). Quand un homme politique, ancien ministre de surcroît, emploie ses relations pour disposer d'un financement permettant de construire un dispensaire dans son village d'origine alors que cela n'est pas prévu dans la carte sanitaire, c'est encore le cas. Les conséquences (ou les causes ?) de cette implantation peu rationnelle (d'un point de vue de santé publique) ajoutées aux « *querelles intestines interethniques* » (VS 6) provoquent l'absence de consultations et un dispensaire vide lors de nos visites. En revanche, la pratique du clientélisme au profit de la collectivité est à noter dans l'utilisation des fonds issus des Journées nationales de vaccinations (JNV) pour entretenir les relations avec les agents de santé communautaires (ASC) qui ne disposent que de cette occasion pour obtenir quelques subsides. Certes, il s'agit de bénéfices pécuniaires personnels, mais puisque ces ASC sont censés fournir quelques services de base aux populations locales (dont l'efficacité reste à démontrer), on peut avancer que cette pratique clientéliste sert la collectivité, du moins à moyen terme. Un autre exemple collectivement favorable est à trouver dans la technique employée par un responsable d'hôpital, qui profite de ses relations politiques pour qu'un agent du ministère de l'Action social soit nommé et ouvre un service social destiné à favoriser l'accès aux soins des indigents.

À deux reprises, nous avons été témoin d'une tentative d'application de cette logique, sans que, pour autant, la personne l'employant ait atteint son but. Par exemple, nous avons observé une tentative échouée de la part d'une personne apparemment nantie pour obtenir un certificat de décès (donnant droit à une pension de l'État pour la famille du défunt) auprès d'une agente de santé, qui n'avait pas vu le corps (V 10) Ainsi, la pratique de la logique de clientélisme n'est pas toujours couronnée de succès (impossibilité d'obtenir une affectation après avoir intercédé auprès du secrétaire général... donc on va voir le ministre (EI 46)), même si la prévalence des réussites semble indéniablement importante.

10.5 L'opacité

La logique de l'opacité rencontrée dans le district se définit comme la volonté délibérée de certains acteurs de cacher des informations à d'autres protagonistes.
Le processus par lequel cette occultation s'opère est double, mais aboutit à la même conséquence : la tenue à l'écart de certains acteurs sociaux. Soit l'information n'est tout simplement pas fournie aux personnes concernées, comme, par exemple, l'information sur la manière dont les fonds générés par le recouvrement des coûts sont utilisés (« *tu ne sais pas ce qu'ils font avec tout cet argent* » (FG2)), ou encore, lors de la présentation des conclusions des procédures de contrôles des MEG en l'absence des membres du comité de gestion formé par les habitants du village ; soit c'est l'accès même aux informations que l'on rend impossible, en gardant, par exemple, tous les rapports dans une seule armoire dont une seule personne a la clef (Ob 43) ou encore en enfermant les registres de la consultation médicale dans le bureau et en emportant la clef lorsque l'on quitte les lieux : « *je vais voir s'il a laissé cela sur sa table, dans le cas contraire, cela sera difficile* » (EI46).

10.6 La connivence

La stratégie de la connivence est très proche de celle du clientélisme, mais elle s'en différencie doublement. D'une part, elle se déploie uniquement, dans le cas de ce district, au sein de la catégorie des agents de santé, quelle que soit leur position dans l'échelle hiérarchique du système de santé ; d'autre part, en forçant un peu le trait, elle se rapproche de pratiques mafieuses ou, plus joliment dit, de cliques ou encore d'ententes tacites. Cette logique se définit par le fait que les agents de santé se couvrent les uns les autres ; en dépit de certaines malversations ou pratiques peu éthiques, ils décident de ne pas dénoncer leurs collègues, ou ne veulent tout simplement pas prendre de risque par peur d'être exclus du réseau et, *in fine,* de ne plus bénéficier des largesses de ce dernier.
Les superviseurs du district découvrent des pratiques frauduleuses (double facture, dépenses somptuaires) de la part de leur collègue étant en fonction dans un dispensaire, mais ne disent rien (VS1). D'autres superviseurs ne prendront pas une position très ferme sur la qualité des soins prodigués aux patients, surtout « *si tu viens à midi et que le major* [l'infirmier] *a faim* » (Ob 1). En effet, dans un contexte de rareté de ressources et d'occasions de disposer de revenus supplémentaires par l'intermédiaire de *per diem* ou d'utilisation abusive de certaines sommes, il s'agit de ne pas s'exclure du système. La feuille de présence des superviseurs lors d'une visite d'un dispensaire reculé, donnant lieu à des *per diem* relatifs à un projet national, est signée par l'infirmier responsable du

dispensaire supervisé, qui confirme ainsi la présence de toutes les personnes dont le nom a été inscrit sur le formulaire, alors même qu'une partie est absente (VS 3). Certes, de temps à autre, la hiérarchie sanitaire s'étonne de ces pratiques, dit quelques mots pour préciser leur rôle néfaste mais, revenant à la logique du discours, ces étonnements sont essentiellement virtuels et perçus comme tels par les acteurs du système. Lors d'une réunion, le responsable expliquera à tous les infirmiers du district que : « *l'an passé, il y a eu des problèmes de répartition des ressources* [...] *il faut faire attention, d'autant qu'avec le cas de PFA* [enfant suspecté de polio], *on est dans le collimateur de l'OMS,* [...] *donc ne soyez pas trop gourmand* » (Ob 16). Il arrive aussi déjà que ces responsables constatent de telles malversations, mais ils ne disent rien et éludent le problème, et ensuite, ce qui va tout de même beaucoup plus loin, formulent quelques conseils pour que cela ne soit pas trop visible. C'est notamment ce qui se passe, d'une part, lorsque l'on n'interdit pas les médicaments de spécialités dans le dépôt de MEG mais plutôt que l'on conseille de les cacher : « *si vous voulez vous mettez cela ailleurs, mais pas dans le dépôt* » (VS 2), et, d'autre part, lorsqu'un superviseur explique aux infirmiers la manière de camoufler dans les comptes la distribution de jetons de présence donnés aux membres des COGES « *il y a lieu de changer d'intitulé* [dans la comptabilité...], *notez* « *repas communautaires* » (VS 7). Contrairement au détournement collectif des *per diem* qui ne trouve aucune justification autre que l'enrichissement personnel, ces deux derniers exemples sont l'illustration de la difficulté des agents à respecter certaines règles alors que tous les besoins ne sont pas couverts, comme, par exemple, avec ces spécialités qui ont certainement été données gratuitement par une association du Nord et qui peuvent servir à soigner gratuitement certains malades... ou arrondir les fins de mois d'agents de santé peu scrupuleux.

10.7 L'évitement

Nous avons qualifié cette stratégie de logique d'évitement dans la mesure où elle fait référence à des comportements humains cherchant à tout prix à éviter la survenue d'un conflit direct entre les acteurs sociaux.
Trois buts principaux sont visés par la mise en œuvre d'une telle logique. D'abord, comme nous l'avons vu à plusieurs reprises, il semble bien que les acteurs recherchent l'instauration et la pérennité de la paix sociale. Il ne faut pas créer de troubles, ce qui implique certaines fois de passer sous silence, et c'est le prix à payer pour que le calme règne, des malversations constatées ou des erreurs commises. Ensuite, éviter les conflits est aussi un moyen d'avancer dans la mise en œuvre du projet, par exemple. Ne pas s'attarder sur certains problèmes permet de poursuivre les travaux et d'aller de l'avant, ce qui a pour effet pervers de laisser en suspens des difficultés. Enfin, le dernier objectif de telles pratiques est de se protéger contre d'éventuelles poursuites, judiciaires notamment. Puisque l'on n'a pas réglé ou cherché à régler les problèmes de l'accessibilité financière des indigents, on demande au patient, contraint de quitter le centre de santé sans avoir obtenu les traitements faute de moyens financiers, de signer une décharge pour que

l'agent de santé soit protégé. On évite ainsi de trouver une solution à ce problème et, d'une pierre deux coups, on se protége contre une hypothétique plainte du malade ; hypothétique, car le contexte local ne se prête évidemment pas à de tels procès. Cette pratique pourrait traduire l'influence nord-américaine (et maintenant européenne) à la « judiciarisation » du secteur de la santé.

Pour atteindre ces objectifs à l'aide de la logique d'évitement, il nous semble avoir décelé la mise en route de deux processus particuliers. Le premier est la recherche du transfert de la responsabilité selon une chaîne, une cascade, allant des bailleurs de fonds, à l'ONG, aux agents de santé et aux particuliers. Les agents font signer une décharge aux patients. Pour justifier leur pointillisme dans les contrôles, les membres de l'ONG renvoient la balle dans le camp des bailleurs de fonds en affirmant qu'ils font ces travaux à leur demande : « *nous, on regarde les registres pour nos statistiques, on a besoin de cela, ce n'est pas prévu dans le contrôle, c'est les bailleurs de fonds* » (V 3). Ainsi, personne ne souhaite prendre de responsabilité, ce qui est évidemment le meilleur moyen d'éviter des conflits mais aussi les pratiques de reddition de comptes. Cela peut notamment s'expliquer par le fait que « *la responsabilité, on sait d'où cela vient, mais personne ne vient prendre la décision* » (Ob 3). La deuxième manière de faire est de garder le silence, d'éviter la critique et finalement de tenter de faire plaisir à tout le monde en même temps. La plupart du temps lors des réunions, les acteurs ne font pas usage d'un jugement critique de ce qui se dit ou de ce qui est écrit. Lors d'un atelier de validation d'un projet d'établissement, de nombreuses remarques sont émises pour retirer ou reformuler des phrases qui démontrent des problèmes internes « *ils ne veulent pas se poignarder* », nous dira notre voisin de table (Ob 41), « *le seul problème c'est qu'ils n'extériorisent pas leurs problèmes* » (VS 3), entendra-t-on ailleurs. Pour éviter les conflits avec les responsables d'une formation sanitaire et pour « *se partager le gâteau* », le médecin chef décide de demander que deux personnes, alors qu'il n'était prévu qu'une seule, de ce dispensaire fasse des vaccinations (Ob 44). Une autre fois, il essayera d'organiser un vote, car il n'arrive pas à imposer son leadership à propos de la manière de marquer les maisons après le passage des vaccinateurs. Mais les résultats ne seront pas satisfaisants, et il organisera un second vote. De nouveau, les résultats ne contentent personne, et il décide finalement de laisser libre court aux initiatives personnelles pour le marquage, sans qu'une décision commune ne soit prise (Ob 44). Les membres de l'ONG « achètent » le silence des agents de santé en leur donnant des *per diem* pour que ces derniers ne troublent pas la fin du projet et la présentation de son évaluation. Le responsable de l'ONG décide ainsi d'accorder un haut (et inhabituel) taux de *per diem* pour les participants à la restitution des résultats pour « *avoir la paix* » (Ob 45), tout comme nous aurons compris que l'« *on ne va pas dire au MCD que ce n'est pas bien, sinon il va tout bloquer et on ne pourra pas avancer* » (Ob 46).

10.8 La suspicion

La mise en œuvre de cette logique se rencontre dans des processus relationnels qui peuvent se définir comme la suspicion, *a priori*, de mauvais comportements ou d'incapacité de l'Autre. Le corollaire évident à cette stratégie est le manque de confiance qui règne entre les acteurs sociaux concernés par ces relations interpersonnelles. Cela ne veut évidemment pas dire que dans l'arène de notre recherche, personne ne fait confiance à personne, mais nous avons, malgré tout, rencontré un certain nombre de situations, récurrentes et cohérentes, proches de cette logique. Ce qu'il faut d'emblée noter est que, contrairement à ce que nous pourrions penser, cette situation n'est absolument pas propre aux relations qu'entretiennent les expatriés (du Nord) avec les Burkinabé (du Sud). De nombreuses situations ont montré que la présence de cette logique ne s'est pas cantonnée à ces liens particuliers. Les rapports existant entre les paysans membres d'un COGES et le reste du village, de même que ceux entre les membres de l'ONG et le personnel de santé ou encore ceux entre certains agents de santé eux-mêmes sont également, dans nos constats empiriques, parfois empreints d'une logique de suspicion.

On ne s'étonnera pas de constater que l'objet central de cette suspicion est l'argent. Certains vont penser que d'autres ne sont intéressés que par l'argent ou, tout simplement, qu'ils organisent des malversations, ou qu'ils détournent allégrement des fonds. Ce sentiment émane du discours des acteurs relevant tant de l'ONG que des services de santé, il n'est l'attribut ni des premiers ni des derniers. Un expatrié dira : « *si on vous prévient* [pour les contrôles financiers], *vous avez le temps de trafiquer les chiffres* » (V 10), tandis qu'un agent de santé précisait : « *nous on est pressé que l'ONG s'arrête, c'est la gendarmerie* [...] *on est pas des voleurs* » (V 3). Á propos des questions financières, les agents reprochent à l'ONG qu'« *ils ne sont pas si pauvres que cela pour nous donner des copies* » (Ob 32) et qu'« *ils disent qu'ils ont de l'argent mais ils ne déboursent rien* » (Ob 34). La conséquence de tout cela est que l'on a évidemment peur de voir de nombreuses sommes d'argent disparaître dans la nature ou dans les poches des autres. L'effet peut aussi être désastreux pour l'accès aux soins. Préoccupés par la politique du recouvrement des coûts et l'obligation de faire payer les patientes, des agents décident, suspectant certaines femmes bénéficiaires de crédits — octroyés le jour où elles n'étaient pas en mesure de payer — , de conserver leur carnet de santé en guise de garantie (V2). Ce type de pratique ne favorise, évidemment, ni l'utilisation des services ni la confiance entre les usagers et les soignants. De plus, un autre point intéressant doit être ajouté, dans le contexte du présent chapitre. L'amoncellement d'argent que provoquent la mise en œuvre de l'IB et le paiement des médicaments fait naître, au cœur de cette logique de suspicion, la peur des membres des COGES d'utiliser cet argent : « *il y a la peur de dépenser, peur que l'on va dire qu'ils ont bouffé* » (EI19). Nos données ne nous permettent pas d'inférer sur le fait qu'ils auraient eu l'idée de l'employer pour améliorer l'accès aux soins des indigents, ce dont nous doutons cependant. Mais cet élément est éclairant car il montre que, dans certains contextes sociaux (locaux ?), le fait même de dépenser de l'argent provenant de la communauté est une gageure qui demeure, en partie, socialement contingente.

Mais la suspicion ne concerne pas que des questions monétaires. Alors qu'un formateur burkinabé demande à un expatrié de l'ONG la possibilité, en début de journée de formation, de distribuer le programme aux participants, ce dernier s'étonne : « *pourquoi ils veulent cela ? C'est pour voir à quelle heure ça finit* » (Ob 32). Les savoirs ou les connaissances des interlocuteurs sont également remis en cause. On présume et suspecte l'Autre d'être incapable de poursuivre les activités implantées dans le cadre du projet (ONG/agents de santé : « *c'est parce que l'on s'appelle ONG que l'on fait cette feuille, et je sais que tu ne le feras pas après* » (V 9)). On croit que les calculs comptables ne sont pas justes (agents de santé/ONG) ou encore que les paysans ne comprennent rien à rien et sont incapables de gérer un centre de santé (ONG et/ou agents de santé/communauté : « *comme c'est la communauté, les gens ils comprennent tout de travers* » (Ob 1)). Il arrive même quelquefois que ces *a priori* sous-jacents soient explicitement prononcés par certains acteurs face à d'autres, mais souvent dans une langue que l'Autre n'est pas censé (croit-on) comprendre, le français « *on ne va pas parler avec lui, il comprend rien* » (V 11). Dans ce cas, les relations de pouvoir unilatéral entre ces différents protagonistes sont évidemment présentes en permanence et peuvent, même parfois, déboucher sur un sentiment de condescendance voire de quasi-humiliation. Bourdieu aurait certainement qualifié ces comportements de violence symbolique.

10.9 La substitution

L'avant-dernière logique découverte dans le district sanitaire est celle de la substitution, c'est-à-dire un processus de travail entrepris par des acteurs pour accomplir certaines tâches au lieu d'autres personnes.

Ce type de stratégie des acteurs a été rencontré aux deux paliers du système de santé de district, soit dans la relation entre l'ECD et l'ONG et dans celle entre les ICP et les membres des COGES. Dans le premier cas, et à plusieurs reprises, ce dont ne se cache pas le responsable de l'ONG, ses collègues effectuent des tâches ou répondent à des questions à la place des membres de l'ECD. Ils se substituent, en quelque sorte, à l'autorité nationale lorsqu'ils fournissent quelques conseils à la place des responsables nationaux concernant le système de santé. Ce comportement n'est pas limité aux seuls membres expatriés de l'ONG, les collaborateurs nationaux (fonctionnaires de l'État) font de même parfois, traduisant l'internalisation de certains comportements. Par exemple, un membre (non habituel) de l'ECD effectuant un contrôle financier avec l'ONG note, sur le cahier du dispensaire pour clore le travail, « *inventaire ONG* », alors que, dans pareil cas, cette information est habituellement notée par la personne de l'ECD responsable et plus encline à s'approprier le processus « *inventaire ONG/ECD* » (V 8). Dans le second cas, ce sont certains infirmiers responsables du centre de santé qui agissent ou répondent à la place des membres du COGES. Évidemment, statutairement, ils sont membres de droit des COGES, en tant que secrétaire général, mais ils n'en sont ni le trésorier ni le président. Ainsi, quand ils répondent à la place du président ou qu'ils font des écritures comptables en remplaçant le trésorier, ils se comportent selon une logique de substitution.

Le déploiement d'une telle stratégie est très certainement la résultante d'une relation de pouvoir unilatérale entre les deux types d'acteurs aux deux niveaux du système de santé. Il faut ajouter, contrairement à ce que prétendent certains agents, que cette pratique est connue et comprise des parties prenantes et qu'un processus d'accord tacite influence sa persistance. Deux raisons principales paraissent expliquer la présence d'une telle approbation, essentiellement inexprimée par les bénéficiaires de la substitution. La première est la recherche, encore une fois, de la tranquillité, de la paix sociale et de l'absence de conflit (évitement). Remettre explicitement en cause un tel procédé provoquerait des débats et des désaccords que les acteurs ne souhaitent pas voir émerger. La seconde raison est plus pragmatique et s'explique par le fait que les personnes qui subissent la substitution et celles qui la réalisent peuvent y trouver un intérêt particulier. Les membres de l'ECD peuvent ainsi découvrir bien commode que leurs travaux soient effectués par d'autres, l'ouvrage étant fait. Pour ce qui est des membres de l'ONG, ils s'assurent ainsi de l'avancement de leur projet et de leur capacité à rendre des comptes aux bailleurs de fonds ou aux responsables de l'ONG ou du ministère de la Santé. Quant aux infirmiers, outre que cela peut leur permettre, pour les moins honnêtes, d'accaparer quelques ressources (accaparement), ils veillent à maintenir leur pouvoir sur les communautés (domination) et à montrer à leur hiérarchie administrative que leur centre de santé fonctionne bien.

10.10 Le mépris du service public

Cette logique mise en œuvre correspond à l'absence de considération pour les biens publics et le service public. Elle s'est traduite concrètement par deux types de manifestations. D'un côté, certains agents de santé usent du système public à des fins privées, lorsqu'ils font des consultations privées au sein d'un centre de santé public, par exemple, « *d'autres services empochent 50.000 F CFA pour la cataracte, ils empochent* » (EI113) ou lorsque qu'un gérant de dépôt de MEG fait payer les pansements auxquels il procède (Ob 1). D'un autre côté, nous avons rencontré d'autres agents qui ne vont pas se préoccuper d'un bien quelconque au seul motif qu'il est de nature publique : « *la fonction publique, c'est chacun pour soi et Dieu pour tous* » (VS 1). On laissera périmer des médicaments donnés par l'État (« *quand c'est pour l'État !* » (VS 4)) ou par des ONG à ce dernier. La péremption très prochaine de produits gynécologiques fournis par une ONG n'inquiète pas un infirmer, « *comme cela c'est des dotations, c'est pas grave* » (VS 1).

Deux raisons peuvent expliquer un tel comportement. La première est évidemment liée au fait que la « machine » étatique n'est pas toujours capable de répondre aux demandes et besoins de ces agents. Aussi, ils ne souhaitent pas la considérer et vont même parfois jusqu'à vouloir en abuser. La seconde raison est économique, notamment dans le cas des médicaments, car le cas rencontré concerne des dotations gratuites. Or, fidèle au courant international et national du recouvrement des coûts et de l'importance de disposer d'une source de revenus locale, il n'est pas pertinent de donner des médicaments aux patients, comportement qui est d'autant plus aisé que les produits proviennent directement de l'État.

10.11 Les ressources et l'émergence de logiques

À partir de l'étude attentive des manifestations empiriques des dix logiques énoncées précédemment, nous avons tenté de comprendre sur quelles ressources portait majoritairement l'exercice du pouvoir, adaptant ainsi une proposition méthodologique de Lemieux (2001). Pour cela, chacune de ces illustrations concrètes a été analysée dans le but de préciser quelles étaient les ressources concernées. Précisons immédiatement que cet exercice n'a aucune valeur statistique visant à généraliser les résultats à une population particulière. L'utilisation de la quantification des ressources en jeu n'a d'autre but que celui de pointer le regard de l'analyste vers des éléments récurrents ou exceptionnels. Il est d'autant plus important de relever ce point que certaines logiques disposent d'un plus grand nombre de manifestations empiriques que d'autres, sans qu'aucun choix statistique n'ait sous-tendu cette mise en relief. C'est à la suite d'un processus inductif que ces expressions empiriques ont émergé. Cette réflexion peut donc, dans un premier temps, s'effectuer d'une manière générale, et dans un second temps, d'une manière particulière pour chacune des dix logiques. Le tableau de la page suivante précise le nombre de fois où chacune des sept ressources a été un atout ou un enjeu, à l'occasion du déploiement des dix logiques rencontrées. Pour que le lecteur prenne en compte les considérations méthodologiques énoncées dans les lignes précédentes, nous avons également noté le nombre de situations locales qui ont servi de base à l'élaboration de cette numération. Un tableau détaillé est fourni.

Tableau 50 : Catégories de ressources et émergences de logiques

	Nombre de situations	Normes	Postes	Commandes	Liens	Supports	Effectifs	Informations
Accaparement	8	0	6	0	1	8	0	3
Neutra/Domination	10	3	7	4	6	2	0	4
Discours	6	3	1	0	0	3	0	6
Clientélisme	8	0	1	4	8	5	3	0
Opacité	4	0	3	0	1	1	0	4
Connivence	6	0	5	1	4	5	0	0
Évitement	9	1	3	3	8	1	0	7
Suspicion	12	3	2	2	8	8	0	2
Substitution	3	0	3	0	3	0	0	3
Mépris du service public	4	4	3	0	0	4	0	0
Total général	**70**	**14**	**34**	**14**	**39**	**37**	**3**	**29**

Source : auteur

D'une manière globale, lorsque l'on regarde les ressources qui ont été les plus en jeu lors des manifestations que nous avons relevées, trois d'entre elles se dégagent : les liens, les supports et les postes.

Que les ressources relatives aux liens viennent en première position n'a rien de très étonnant puisque la majeure partie des situations que nous avons observées et qui forment notre matériau de base concerne des interactions entre plusieurs acteurs sociaux (focaliser notre regard sur ces événements était une de nos stratégies de recherche privilégiée). Les ressources relationnelles sont donc au centre de nos observations. Il est donc tout à fait normal qu'elles paraissent au premier plan. Cela est d'autant plus vrai qu'il s'agit la plupart du temps d'une rencontre entre des acteurs issus d'horizons ou positions sociales différentes. C'est ce que nous souhaitions étudier prioritairement. La manière dont cette variété de catégories d'acteurs interagit, tout en arrivant à conserver et à maintenir des liens sociaux pour des buts qui peuvent parfois être différents, explique pourquoi la ressource relationnelle prend cette importance dans nos données. Que cette ressource apparaisse au premier plan s'explique également par certaines logiques rencontrées (clientélisme ou évitement) qui font essentiellement appel aux liens relationnels. Dans le tableau précédent, ces ressources obtiennent le plus grand nombre de points (39). Dans un contexte de rareté de ressources où l'un des apports essentiels d'un projet de développement est constitué par les sommes nouvellement apportées et, comme nous l'avons largement expliqué puisque l'IB et la vente des MEG est source d'une nouvelle manne financière importante localement, il n'est pas surprenant de voir que l'argent arrive en tête des enjeux (37). Evidemment, la catégorie des supports ne concerne, du moins théoriquement, pas uniquement les ressources financières, mais dans le cas étudié ici, il faut bien admettre que c'est ce qui se passe. Les supports non monétaires n'ont été convoqués que de très rares fois. La lutte pour disposer du pouvoir sur l'argent est donc fort pesante au sein de la logique de l'accaparement et de la suspicion. Enfin, les postes forment la troisième ressource essentielle dans notre situation (34). Les postes sont des enjeux dans toutes les logiques rencontrées, ils ne sont pas toujours prépondérants et sont même quelquefois des atouts intermédiaires et instrumentaux pour exercer un contrôle sur une autre ressource, notamment monétaire. Ces ressources statutaires sont aussi un bon moyen, pour quelques-uns, d'exercer la logique de neutralisation ou de domination sur quelques autres.

Les ressources humaines ne sont que très peu présentes dans le contexte local de cette recherche (3). Il y a certes eu trois manifestations particulières à ce sujet, mais puisque nous nous sommes essentiellement attardé aux interactions entre les acteurs locaux qui ne disposent d'aucun pouvoir sur les effectifs, ces derniers n'ont pas été une source importante d'enjeux. Cette ressource n'a été perçue que dans une seule logique, celle du clientélisme, comme pour attester que l'enjeu de la gestion des ressources humaines dans ce contexte ne repose apparemment pas uniquement sur des valeurs de compétence professionnelle ou de besoins locaux.

Maintenant, lorsque l'on concentre notre attention sur chacune des logiques rencontrées, la précision des ressources en jeu apporte une certaine pertinence quant aux choix effectués dans l'élaboration et la qualification des stratégies. Par exemple, on remarque que la logique d'accaparement a été la résultante de la recherche du contrôle sur deux ressources principales : les postes et les supports. Ainsi, on comprend que l'on tente de s'accaparer majoritairement de l'argent et, en regardant de plus près les données empiriques, que cela peut s'effectuer grâce à une position stratégique que permettent certains postes. La logique de neutra/domination s'exerce par le contrôle sur les postes et les liens, ces deux ressources étant intimement liées pour que cela soit mis en œuvre. La stratégie du discours est l'effet d'une volonté certaine de mainmise sur les ressources informationnelles. Cacher certaines données ou en inventer d'autres à l'intention de personnes particulières est ce qui se déroule lorsque l'on déploie la logique du discours. La ressource qui apparaît la plus mobilisée pour engendrer la logique du clientélisme concerne, nous l'aurions prévu, les relations individuelles. Les liens qu'entretiennent les différents acteurs sociaux, ou qu'ils souhaitent entretenir, forment le cœur de cette tactique. Quant à la manœuvre de l'opacité, il s'agit bien d'une façon d'occulter certaines informations par l'entremise, bien souvent, de ressources statutaires.

En ce qui concerne la connivence, on remarque qu'il ne se dégage pas de ressource parmi les autres. Cela s'explique par le fait que la mise en œuvre de cette stratégie ne peut apparemment s'effectuer que dans la mesure où trois ressources sont concomitamment en jeu : les postes, les liens et les supports. Autrement dit, le désir de contrôler certaines ressources, tel que l'argent (enjeu), est envisageable lorsque l'on peut mobiliser ses relations et sa position statutaire (atout). La méthode de l'évitement fait entrer en ligne de compte, prioritairement, les ressources relationnelles et informationnelles. La ressource principale concerne les liens que tissent les acteurs ou le souhait, en taisant quelques informations, de les renforcer ou tout simplement de les consolider. Lorsque l'on s'attarde à la logique de la suspicion, on remarque facilement que l'enjeu principal que l'on veut s'approprier est le support, essentiellement d'ordre financier. La nature des relations que les personnes mobilisent, forme ou non un atout pour la mise en œuvre de cette stratégie de suspicion. Si les ressources relationnelles étaient fondées sur la confiance mutuelle, il est fort possible qu'une telle logique n'existerait pas. La stratégie de substitution ne fait émerger le contrôle d'aucune ressource en particulier mais on trouve plutôt trois éléments qui sont présents en même temps : les informations, les liens et les postes. Cela se comprend par le fait que la substitution ne peut s'effectuer que si des relations existent entre des acteurs, la nature de ces relations étant évidemment en jeu, et si les ressources statutaires des uns et des autres sont l'objet de luttes particulières. La détention ou la rétention de l'information est également le sujet (enjeu) de cette substitution. Enfin, en posant le regard analytique sur la stratégie du mépris du service public, on constate que les normes sociales et la valeur que l'on accorde aux biens publics, disposent d'une place particulière et prééminente. Car c'est l'absence de considération pour cette valeur qui provoque cette manière d'agir dont l'objet principal est les ressources, cette (rare) fois-ci non exclusivement pécuniaire.

À la suite de cette étude globale et spécifique aux dix logiques rencontrées sur le terrain de la recherche, il est possible de résumer les relations de pouvoir, comprises comme la volonté d'un acteur de contrôler certaines ressources selon ses propres préférences au détriment d'autres acteurs, et leurs résultantes que sont les logiques et stratégies. Dans le tableau et la figure suivants, pour simplifier l'analyse et favoriser la visibilité, nous ne retenons que les ressources principalement en jeu, comme nous venons de le faire dans les lignes précédentes. Nous proposons également dans ce tableau de préciser si les ressources en jeu forment des atouts ou des enjeux, reprenant ainsi la dichotomie de Crozier et Friedberg (1977) également employée par Lemieux (2001). Cette distinction méthodologique constitue, selon ce dernier auteur (p. 187-9), une voie qu'il faut tester pour vérifier la pertinence de l'approche qu'il propose.

Tableau 51 : Ressources principales, enjeux (E) et/ou atouts (A), et émergence de logiques

Ressources \ Logiques	Normes	Postes	Comm.	Liens	Supports	Effectifs	Inform.
Accaparement		A			E		
Neutra/Domination		A		E			
Discours							E
Clientélisme				E			
Opacité		A					E
Connivence		A		A	E		
Évitement				E			A
Suspicion				E	E		
Substitution		A		E			A
Mépris du service public	E				E		
Nombre d'atouts		5		1			2
Nombre d'enjeux	1			5	4		2

Source : auteur

Ce tableau permet de montrer que les postes sont exclusivement des ressources d'atouts alors que les supports, ressources financières par excellence, sont des enjeux de pouvoir, comme le montre visuellement la figure ci-dessus. Comme nous l'avons déjà dit, les liens sont des enjeux importants, ce qui s'explique par le fait que nos observations se situaient majoritairement dans un contexte relationnel. Les commandes et les effectifs sont des ressources absentes du tableau, montrant ainsi qu'elles ne sont pas l'objet principal de l'exercice du pouvoir dans le contexte des logiques. Le nombre de ressources principales à titre d'atouts est quasiment deux fois moins grand que celui à titre d'enjeux, traduisant certainement le fait que les relations (liens, n=5) et l'argent (supports, n=4) sont des enjeux prépondérants au déploiement des logiques constatées.

11 Discussion

Dans les prochaines sections, nous effectuons une réflexion approfondie sur l'ensemble des résultats précédemment présentés au lecteur avant d'étudier la validité des cinq hypothèses de recherche qui ont initialement été émises. Avant de démarrer cette réflexion, nous discutons des limites de l'étude dans la première section de ce chapitre.

Il faut se rappeler que nous avons dit que la mise en œuvre de la politique de l'IB résulte de la présence de trois courants (problèmes, solutions, orientations), dont deux d'entre eux (problèmes, solutions) se rejoignent spécifiquement durant ce sous-processus (le troisième courant étant dans les parages), cette rencontre apparaissant à un moment opportun (fenêtre d'*opportunité*). Le premier élément crucial pour que ce couplage ait lieu est donc l'ouverture d'une occasion qui fait que ces deux courants se rencontrent. Or, nous verrons dans la deuxième partie de la discussion que malgré la présence potentielle de ces chances (prévues ou non), celles-ci n'ont pas été saisies (pour les politiques de santé) ou alors l'ont été d'une manière peu porteuse de changement (pour la politique de lutte contre la pauvreté). Nous tentons de fournir quelques pistes d'explication à ces occasions manquées dans la deuxième section de cette discussion.

Cependant, cette jonction des courants ne s'organise pas surnaturellement, par l'opération du Saint-Esprit, il faut qu'un ou plusieurs entrepreneurs politiques désirent et décident de s'atteler à cette tâche. Il faut qu'ils usent de leurs temps, de leur énergie et de leurs ressources pour que la rencontre des courants soit possible et que, *in fine*, la mise en œuvre de la composante équité de l'IB, puisque c'est ce critère que nous étudions particulièrement, devienne une réalité. Nous mettons notamment au jour, dans la troisième partie de la discussion, l'absence de ces personnes particulières dans la mise en place de l'IB et des politiques publiques de santé. En revanche, deux exemples — proposés dans la sixième partie de la discussion consacrée à la pertinence théorique de l'approche de Kingdon (1995) et de Lemieux (2001) — montrent que l'existence de tels entrepreneurs partisans de l'équité n'est pas une lubie théorique dans le contexte social local. Deux entrepreneurs ont en effet réussi, dans un hôpital de la région où s'est déroulée l'étude (mais qui ne faisait pas partie de notre recherche), à joindre les deux courants avec une préoccupation importante pour concrétiser l'équité. Malheureusement, cette situation demeure un épiphénomène.

Le troisième élément essentiel à prendre en compte, au regard des données empiriques des chapitres précédents, concerne la nature du problème relatif à l'équité d'accès aux soins. Nous discutons largement de ce sujet en tentant de montrer que la situation des indigents ne présente pas toutes les caractéristiques nécessaires pour qu'elle soit comprise comme un problème. Elle reste cantonnée à l'état de situation. De nombreux éléments viennent soutenir cette réflexion, des caractéristiques du problème à la perspective émique du concept de justice sociale, en passant par la manière dont la planification sanitaire s'opère dans cette région du monde.

Dans une perspective heuristique, il apparaît important de disposer de quelques données comparatives, eu égard à la prise en compte de la dimension « équité » de l'IB dans d'autres districts de la région. À l'aide de données empiriques issues d'un processus évaluatif réalisé dans deux autres districts de la région sanitaire, nous discutons dans la quatrième section de la place de l'équité dans l'implantation d'un projet, par la même ONG que celle étudiée, visant à mettre en œuvre l'IB. On montre notamment que la préoccupation pour les indigents, malgré le fait que l'on a affaire à une autre équipe cadre de district, n'est pas plus présente dans ces deux districts que dans celui où s'est déroulée la recherche.

Enfin, les deux dernières sections du chapitre consacré à la discussion sont de nature méthodologique et théorique. La première concerne les hypothèses de recherche. Nous formulons une tentative de réponse pour chacune d'entre elles. Dans la dernière section de cette partie de la recherche, après quelques mots sur les limites de notre étude, nous discutons de la validité du prolongement de la théorie des courants en essayant de réfléchir à la justesse des propositions de Lemieux (2001) et de Kingdon (1995) dans le contexte particulier de cette recherche en Afrique de l'Ouest.

11.1 Les limites de l'étude

Notre discussion sur les limites de l'étude porte, après une considération d'ordre épistémologique, sur la production et l'analyse des données qualitatives dans ce contexte particulier, puis sur les éléments d'ordre quantitatif à l'occasion de l'utilisation de la technique de la cartographie conceptuelle.

Nous n'avons ni le talent ni la place dans cette recherche d'argumenter en détail l'importance que revêtent les mots et le contexte social pour comprendre le phénomène que nous avons étudié. Nous n'entrerons pas non plus dans le débat paradigmatique et laissons plutôt parler Pierre Bourdieu :

> Le rêve positiviste d'une parfaite innocence épistémologique masque en effet que la différence n'est pas entre la science qui opère une construction et celle qui ne le fait pas, mais entre celle qui le fait sans le savoir et celle qui, le sachant, s'efforce de connaître et de maîtriser aussi complètement que possible ses actes, inévitables, de construction et les effets qu'ils produisent tout aussi inévitablement (Bourdieu, 1993, p.1392).

C'est donc dans la seconde perspective décrite par Bourdieu, assurément constructiviste, que nous avons situé l'ensemble de notre recherche doctorale.

Empruntant une partie de ses méthodes à l'anthropologie du développement, nous avons dû imparablement faire face à certaines difficultés mettant en péril la portée de nos résultats, « *l'enquête de terrain a évidemment ses propres biais* » (Olivier de Sardan, 1995b, p. 101). Et ces biais que sont, par exemple, les risques de surinterprétation, « d'enclicage », de monopole des sources, de représentativité ou encore de subjectivité du chercheur (Olivier de Sardan, 1995b; Laperrière, 1997b) ont perpétuellement été en toile de fond lors de la collecte et de l'analyse des données. Nous ne prétendons absolument pas avoir « contrôlé » ces biais, comme des statisticiens contrôlent des variables, mais nous les avons pris en compte, tel que le conseillent Bourdieu (1993) et bien d'autres (Olivier de Sardan, 1995b; Copans et Singly, 1998).

Pour limiter ces quelques risques et notamment ceux liés à notre statut d'observateur étranger, nous avons prolongé notre séjour sur le terrain pendant sept mois. Cette relativement longue période pour une thèse de santé communautaire a permis de réduire « *les perturbations induites par* [notre] *présence* » (Olivier de Sardan, 1995b, p.77) et d'accroître notre connaissance préalable des réalités, moyen essentiel pour faire en sorte que « *la recherche* [puisse] *faire surgir les réalités qu'elle entend enregistrer* » (Bourdieu, 1993, p.1410). Ajoutons qu'il s'agissait de notre seconde étude dans ce pays puisque nous y avons effectué notre enquête de maîtrise en santé communautaire. Le district sanitaire choisi comme arène de cette recherche l'était selon son caractère heuristique, tel un cas critique (Yin, 1994; Patton, 2002). Nous avons largement justifié ce choix. Ce qu'il faut ici affirmer est que si ce cas n'est pas matériellement représentatif de la population des districts de santé du pays, il représente néanmoins l'archétype recherché : la rencontre des acteurs sociaux dans la mise en œuvre d'un projet visant à implanter l'IB. Il est donc représentatif d'une situation particulière et de son caractère transférable diraient Guba et Lincoln, est discutée subséquemment. En outre, les résultats de cette recherche ont été partagés et discutés à plusieurs reprises. D'abord, lors de deux conférences scientifiques dont l'une a bénéficié de la présence lors de notre présentation d'un membre de l'Association burkinabé de santé publique. Ensuite, 14 mois après notre départ du terrain, deux ateliers ont été réalisés au Burkina Faso devant une trentaine de personnes concernées par la problématique étudiée. Leurs remarques et questions ont été utiles pour valider nos interprétations de chercheur.

Cette longue présence sur le terrain a été propice au choix des personnes que nous avons jugées les plus aptes à nous fournir de l'information par des entrevues individuelles. Ces membres des quatre groupes stratégiques ont été minutieusement choisis, sans précipitation, puisque nous nous sommes donné le temps de les sélectionner. Leur discours n'a évidemment aucune prétention à la représentativité de ceux de l'ensemble des membres de ces groupes, tel que nous l'avons déjà dit dans la section méthodologique de la présente recherche. Nous devons cependant regretter de n'avoir pas été en mesure de donner la parole aux responsables du secteur de la santé de la Banque mondiale et de l'UNICEF à Ouagadougou. Ces deux membres expatriés d'organisations internationales auraient assurément apporté un éclairage particulier. Pour pallier cette carence, nous avons étudié en profondeur la documentation issue de ces deux institutions ainsi que réalisé une entrevue d'un cadre national de l'une d'entre elles.

Quelques entrevues, tous les groupes de discussion et un exercice de cartographie ont été réalisés en langue locale par d'autres personnes que l'étudiant-chercheur. Nous savons que de telles situations peuvent être néfastes à la qualité des données empiriques puisque « *le couple à trois (chercheur-interprète-informateur) ne transforme pas la situation ethnologique en vaudeville mais en une source possible de compromis, de cachotteries, ou évidemment de quiproquos* » (Copans et Singly, 1998, p.67). Plusieurs stratégies ont été déployées pour éviter quelque peu, sans les éliminer tout à fait, ces obstacles et réduire les limites de notre étude de ce point de vue. Nous avons tout d'abord travaillé avec un sociologue burkinabé pour la réalisation de ces entrevues individuelles ou collectives. L'ensemble de la problématique étudiée a été largement présentée et discutée. Une littérature minimale mais essentielle lui a été fournie pour favoriser sa compréhension du contexte de la recherche. Lors des entrevues, il a utilisé des guides que nous avons préalablement construits et conjointement validés eu égard à la traduction de certains termes délicats. Nous avons, sur le terrain, lu en détail l'ensemble des *verbatim* traduits par ce sociologue et demandé des éclaircissements lorsque cela était nécessaire à notre compréhension. Enfin, il faut dire que pour certaines notions complexes et délicates, comme par exemple la notion de justice sociale employée lors des cartographies conceptuelles, un soin particulier a été accordé à leur traduction par l'intermédiaire d'un consensus trouvé entre plusieurs traducteurs et le chercheur.

De quelques limites concernant la cartographie conceptuelle

Il faut maintenant préciser que l'exploitation des données issues des cartographies conceptuelles ne doit en aucun cas nous permettre de généraliser les résultats à l'ensemble des habitants de la région de Souna et encore moins à ceux du pays dans son ensemble. Rappelons, par exemple, que les participants ne sont que des hommes. Il était évidemment hors de notre portée de chercher une saturation de l'information, quelle soit de nature théorique (sur le concept de justice sociale) ou empirique (sur l'ampleur des données) (Pires, 1997). L'objectif principal de cette collecte de données et des analyses subséquentes est de nous fournir une indication des perspectives émiques du concept de justice sociale, et uniquement cela. Il ne s'agit pas d'une recherche centrée uniquement sur la justice sociale mais d'une étude sur la mise en œuvre des politiques de santé au sein desquelles les valeurs sociales occupent une place, certes prépondérante, mais pas exclusive. La complexité de l'objet étudié (l'équité et la mise en œuvre des politiques de santé) nécessite pour son analyse une approche plus large. La compréhension des valeurs n'est qu'un des neuf éléments précieux pour rendre intelligible le fait que la situation d'exclusion de l'accès aux soins des indigents n'a pas été perçue comme un problème public, suivant ainsi les propositions théoriques de Rochefort et Cobb (1994). Aussi, notre analyse modeste de la notion de justice sociale s'inscrit dans cet impératif théorique plus vaste et dépend des ressources dévolues à une recherche doctorale. Ensuite, pour des raisons pragmatiques déjà évoquées, nous n'avons pas été en mesure d'impliquer plus de neuf personnes à la production des données. Or, il semble que d'un point de vue statistique l'idéal, pour accroître la stabilité des informations énoncées, est de réaliser l'exercice, avec au moins une vingtaine de personnes[152]. L'un des moyens de vérifier la puissance de nos analyses quantitatives lors de l'usage de l'échelonnage multidimensionnel réside dans l'emploi d'une statistique nommée *stress value*. Cette statistique s'interprète ainsi : plus cette valeur est petite plus la qualité de l'assemblage (*goodness of fit*) entre la carte des points produite par l'analyse statistique et la matrice des données originales issues des regroupements individuels est bonne (Trochim, 1993; Trochim, Milstein et al., 2003). Une étude sur la fiabilité de la cartographie conceptuelle a montré qu'en moyenne (n=33 cartographies) la « stress value » était de 0,285 avec un intervalle allant de 0,155 à 0,352 (Trochim, 1993). Comparons ces « normes » (*benchmarks*) avec les statistiques des deux exercices burkinabé :

Tableau 52 : Comparaison des *stress value* des deux exercices de cartographie conceptuelle avec des « standards »

Projets	Stress Value
« normes » sur 33 projets	0,285; [0,155-0,352]
Agents (n= 9 personnes)	0,3117
Particuliers (n=6 personnes[153])	0,3684

Sources : auteur et Trochin 1993

Notons dans un premier temps que la qualité de l'assemblage dans les deux exercices est en deçà de la moyenne puisque les *stress value* sont situées au dessus de cette dernière. Ceci n'est évidemment pas surprenant compte tenu du nombre de participants à nos deux cas. On remarque dans un second temps que, malgré tout, les deux exercices ont produit une *stress value* qui n'est pas aussi dénuée de sens que cela. Autrement dit, la qualité des données, malgré le peu de participants, est située soit dans l'intervalle standard soit très proche de celui-ci. Il faut d'autant plus relativiser cette comparaison que le sujet traité dans notre recherche est certainement l'un des plus conceptuels jamais discutés avec cette technique et loin d'expériences « *with much more stable phenomena* » (Trochim, 1993, p. 10).

---

[152] Communication personnelle de Liesette Brunson, chercheur à l'UQAM, ayant obtenu l'information lors d'une séance de formation avec les concepteurs de l'outil Concept Mapping®.
[153] Sept personnes ont participé à l'exercice mais, pour des raisons déjà données, nous n'avons pas utilisé les regroupements d'un des participants.

Il faut maintenant dire quelques mots sur les limites méthodologiques soulevées par l'utilisation d'une technique de collecte de données qui repose sur des énoncés produits en réponse à une seule question posée aux participants. Cette problématique de méthode se pose habituellement plus aux experts des méthodes quantitatives[154] usant de questionnaires standardisés — « *if one question works, why ask several ?* » s'interroge Anne Bowling (2005) — qu'à ceux empruntant une démarche socio-anthropologique qui suppose l'analyse de données essentiellement qualitatives. Or, contrairement à la plupart des techniques qualitatives employées pour rendre compte du point de vue des acteurs, la présente technique cartographique ne permet aucune marge de manœuvre à l'égard de l'interrogation. Cela n'est pas habituel pour les utilisateurs d'une telle approche car le plus souvent, les chercheurs ont une certaine liberté et beaucoup de souplesse lors de leurs interactions avec les participants. Par conséquent, le choix de la question, unique et définitive[155], est stratégique. Concernant la traduction, pour les infirmiers, il n'y a pas eu de problème puisque la question a été posée en français. Mais pour les responsables de COGES, il en a été tout autrement. Il s'est trouvé que la traduction de la question relative à la justice sociale posée aux paysans par les quatre experts locaux convoquait la manière dont les êtres humains interagissent entre eux : « *ne pas piétiner les autres* ». Bien que cette traduction ait indubitablement orienté les discours vers les relations sociales, nous pensons que, dans le contexte de cette recherche, cette phrase apparaît comme triplement pertinente pour les raisons suivantes.

1/ Cette traduction a été comprise, dans le contexte où elle a été conçue et au moment où elle a été produite, comme étant l'expression la plus proche de la notion de justice sociale selon ces experts locaux s'efforçant de transposer une idée exprimée en langue française en une phrase compréhensible en Moore. Aussi, nous n'avons pas de raison particulière de penser que la phrase proposée par ces quatre personnes est moins (im)parfaite que d'autres tentatives de traduction. Cependant, oser cette traduction était assurément un pari et signifiait une aventure semée d'embûches. Comme pour Fassin (2005) analysant les constructions de l'intolérable dans les sociétés dites traditionnelles où le mot « intolérable » n'existe pas, nous avons sans aucun doute pris « un risque épistémologique particulier » car « l'abstraction de la notion utilisée et son importation depuis un univers étranger impliquent une part d'interprétation importante » (p. 22). Sur ces sources d'erreurs d'interprétations par le chercheur, il faut dire qu'elles sont relativement réduites dans la technique de cartographie par le fait que les participants jouent un rôle certain dans l'analyse des données, notamment lorsqu'ils nomment les grappes constituées à la suite des traitements statistiques. C'est un des avantages de cette

---

[154] La cartographie nécessite également des analyses quantitatives sophistiquées. De nombreuses discussions ont actuellement cours sur les enjeux méthodologiques liés à ces analyses mais nous croyons qu'elles dépassent largement l'intérêt des lecteurs du présent document. Avec quelques collègues d'Europe et du Canada, nous préparons un numéro spécial d'une revue sur la question.
[155] Limite évoquée par d'autres ayant employé la technique (Wheeler, Anderson et al., 2005)

technique qui offre la possibilité aux acteurs eux-mêmes d'utiliser le vocabulaire qui leur convient (Trochim, 1989b; Burke, O'Campo et al., 2005). Evidemment, les mots employés ne sont pas neutres, et il convient d'en prendre compte. Ils sont enchâssés dans des structures sociales et dénotent des schèmes de pensées et des processus d'internalisation dirait Long (1992). Á propos de la traduction, d'autres avant nous ont tenté de traduire en Moore la notion de justice sociale et, faute d'expression satisfaisante, ils ont décidé de surseoir à la traduction et de contourner le problème en ayant recours à des questionnements opérationnels (Nikièma, Haddad et al., 2004), tels que nous l'avons fait dans les groupes de discussion avec les particuliers (Ridde 2005b). Gageons que cette prise de risque sera éventuellement utile à d'autres chercheurs pour fournir une meilleure traduction, s'il en est besoin.

2/ Les paysans ont été mis au courant, lors du démarrage de l'exercice de cartographie, de cette difficulté de traduction par les quatre traducteurs. Les participants connaissaient donc la question posée en français au groupe des infirmiers et ils la saisissaient car s'ils ne sont pas alphabétisés dans cette langue, ils l'a comprennent suffisamment pour avoir perçu cette gageure. Mais il fallait la leur poser en Moore pour faciliter le débat et les échanges.

3/ Nous croyons qu'il est possible, à partir de discours produits sur la nature des relations sociales, d'inférer sur ce que la justice sociale représente pour les participants. En effet, pour Sen (2000b), « les normes et les notions liées à la justice déterminent les comportements » (p.272), les comportements humains sont donc liés à la justice. La manière dont nous interagissons les uns avec les autres, dont les uns piétinent les autres, ou dont, par exemple, nous considérons les sous-groupes de la population ne témoigne-t-elle pas de notre conception de la justice sociale ? Le fait que personne ne semble vouloir favoriser certains sous-groupes au détriment d'autres (selon le principe du holisme mis en évidence par Louis Dumont (1985)) donne une certaine indication, détaillerons-nous dans le paragraphe suivant, de la conception de la justice sociale. Rawls (1993) propose qu'une société juste est celle où les membres choisiront d'ignorer leur propre situation afin d'accroître le plus possible le bien-être des déshérités. Le philosophe considère également que la société est « un système équitable de coopération sociale » (Rawls, 2004, p.22), cette pensée étant parallèle à celle de Hume qui expliquait qu'une société juste doit « protéger chacun contre les imperfections de tous, en se servant de ce qui, en chacun, tend à la coopération » (Munoz-Dardé, 2000, p.9). Peter et Evans (2001) affirment aussi que « social inequalities in health may be seen as a sensitive barometer of the fairness of the underlying social order » (p.29). Ces trois arguments (la considération pour certains sous-groupes, la coopération sociale, l'ordre social) ne paraissent pas si loin de la traduction de la justice sociale comme étant la volonté de « ne pas piétiner les autres », ainsi compris comme un type de « social arrangements » (Peter et Evans, 2001, p.31). Les relations sociales ne forment évidemment pas la seule caractéristique de la justice sociale, mais selon le contexte de cette étude et l'obligation que nous avions, pour l'usage de la technique de cartographie de trouver une traduction dans la langue pratiquée par les participants, il s'agissait du choix le plus pertinent, au sens de responsiveness. Il faut cependant convenir que, telle que posée en Moore, la question pouvait induire la réflexion des participants plus vers la justice procédurale (répartition des moyens) que distributive (répartition des fins). Cela pourrait, par exemple, être une piste d'explication à l'absence de considération pour l'état de santé dans les énoncés produits par les paysans pour qualifier la justice sociale, absence tempérée néanmoins par le fait que les infirmiers n'en n'ont pas non plus parlé (voir plus haut).

11.2 Les fenêtres d'*opportunité*

Tout comme la politique de santé de l'IB, nous avons vu plus haut que certaines de ses dimensions, notamment celles qui concernent l'équité d'accès aux soins, sont également présentes dans d'autres politiques publiques. Ceci est notamment le cas de certaines politiques intersectorielles telles que celles de la lutte contre la pauvreté (CSLP). Ainsi, la question des fenêtres d'*opportunité* doit-elle être traitée au regard de ces deux types de politiques. Dans un premier temps, les fenêtres d'*opportunité* apparues dans le champ des politiques de santé n'ont pas été saisies. Cette situation est d'autant plus curieuse que les acteurs ont eu la chance de voir apparaître de multiples circonstances de prendre à bras le corps le problème de l'accès aux soins pour les indigents. Dans un second temps, nous verrons qu'une fenêtre très récente, l'élaboration et l'implantation du CSLP, a été employée[156] pour tenter d'améliorer l'accès aux soins de certains sous-groupes de la population. Malheureusement, cela n'a pas été effectué selon un processus propice à la mise en œuvre des directives visant plus d'équité. Nous tenterons d'expliquer pourquoi de telles mesures ont été prises mais pas respectées.

On aura donc compris dans cet exorde qu'il n'est pas question de l'absence d'instants propices à la résolution du problème de l'équité. Ce que l'on cherche plutôt à comprendre c'est pourquoi, comme le montre la figure suivante, i) des occasions n'ont pas été utilisées dans le domaine des politiques de santé et ii) celles qui ont été saisies dans le champ de la lutte à la pauvreté l'ont été à mauvais escient.

---

[156] Il est vrai qu'« employer une fenêtre » ou « saisir une fenêtre » ne sont pas véritablement des tournures de phrase que les membres de l'Académie Française accepteraient facilement. Le lecteur nous pardonnera de l'emploi de cette terminologie qui emprunte des concepts aux théoriciens de l'étude des politiques publiques nord-américains anglophones. L'utilisation du terme « fenêtre » nous paraît cependant très utile pour rendre compte du phénomène et il sera parfois remplacé par « opportunité », « moment », « instant », etc.

Figure 28 : Les fenêtres d'*opportunité* à l'avènement de l'équité

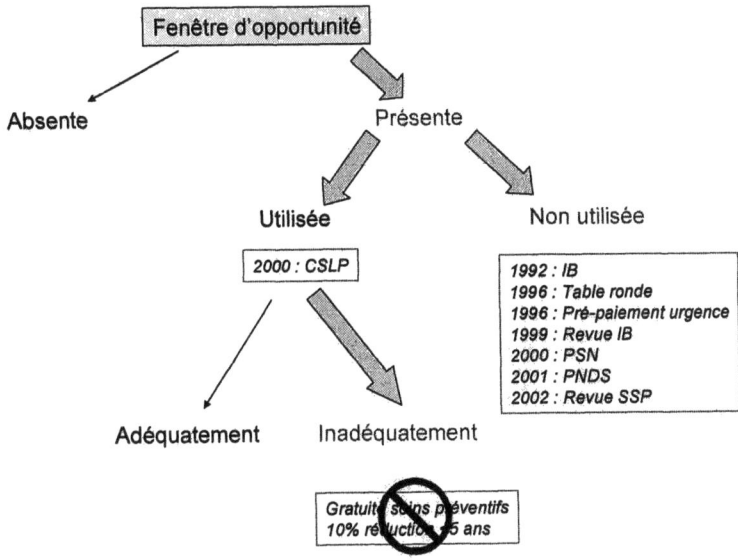

Source : auteur

11.2.1 Politiques de santé et occasions non saisies

Expliquons ce qui s'est déroulé concernant les politiques de santé.

11.2.1.1 De multiples occasions

Lorsque l'on examine les différents sous-processus de l'émergence, de la formulation ou de la mise en place des politiques de santé en général ou de l'IB en particulier, on remarque que l'importance de l'équité d'accès aux soins a été relevée à de multiples occasions. Les documents étudiés corroborent le point de vue des acteurs, notamment du niveau central, selon lequel l'accès des indigents aux soins a été noté comme un problème lors de quasiment toutes les *opportunités* qui se présentaient. Les différents ateliers qui ont réuni, certes, pas toujours toutes les parties prenantes (l'absence de la société civile est évidente) mais du moins une bonne partie d'entre elles, ont été mis à profit pour affirmer l'importance de trouver une solution pour les indigents. Nous ne voulons pas dire que des moyens de résoudre l'exclusion ont été cherchés, nous avons bien vu que tel n'était pas le cas. Il s'agit simplement de noter que les moments favorables à d'utiles réflexions, soit les fenêtres d'*opportunité* pour reprendre un vocabulaire de politiques publiques, ont existé. Qui plus est ces instants ont, même si ce n'était pas de façon exclusive, servi à discuter à chaque fois spécifiquement des indigents. Nous avons vu que cela a été le cas, en 1993 lors de la rédaction du fameux document rose de l'IB, en 1995 lors des ateliers régionaux sur le profil des districts sanitaires, en 1996 lors des tables rondes sur les services sociaux, en 2000 lors de la rédaction de la politique sanitaire nationale et enfin en 2001 quand il s'agissait de définir le programme national de développement sanitaire (PNDS). Les États généraux de la santé, qui ont précédé la formulation des deux dernières politiques de santé, ont été utiles pour rappeler que l'équité est une des valeurs phares du système de santé burkinabé. Les occasions n'ont pas non plus manqué lors dans le contexte législatif, comme lorsqu'il a fallu rédiger puis adopter le Code de santé publique ou la loi hospitalière qui ont prévu tous les deux des références directes à la prise en charge des indigents. Les événements politiques (comme le discours de politique générale) ont aussi été employés, notamment par la présidence, pour discourir sur ces idéaux d'équité et les justes principes de la société du Faso.

Au sein du système de santé, certains événements ont aussi été utiles pour attirer l'attention des cadres du ministère sur les conséquences tragiques que pouvaient avoir les inégalités d'accès aux soins, comme lors de l'épidémie de méningite (ministère de la Santé, 2003b). Ces mêmes cadres ont aussi eu le loisir de se pencher sur de telles questions au moins à deux reprises. La première fois correspondait à la restitution des résultats d'un projet de recherche à propos de l'impact des changements macroéconomiques sur l'accès aux soins. Les chercheurs ont insisté, devant leurs collègues, en 2001, sur les inégalités d'accès aux soins et l'importance d'agir au bénéfice des indigents (ABSP, 2001). Deux ans plus tard, ils revenaient à la charge, lors de l'évaluation des actions visant à améliorer l'accès aux urgences chirurgicales. Mais, comme en 1996, lors d'un atelier réunissant ces responsables et visant à permettre de réfléchir sur l'implantation de la prise en charge sans pré-paiement des urgences (à la suite d'une décision du premier ministre) « *on peut retenir que la dimension liée à la prise en charge gratuite des indigents et des cas sociaux n'a pas connu un développement permettant de disposer d'éléments pouvant faciliter la mise en œuvre* » (Bicaba, Ouedraogo et al., 2003, p.21) ; une nouvelle occasion manquée.

11.2.1.2 Pourquoi ces occasions propices à l'équité ont été ratées

Cela étant dit, si les *opportunités* n'ont pas manqué, il faut bien reconnaître qu'elles n'ont pas été saisies pour aller au-delà du discours et de la précision du problème. Autrement dit, nous croyons que ces fenêtres sont apparues, mais qu'elles sont restées cantonnées dans le courant des problèmes, et que cela n'a pas provoqué le couplage avec le courant des solutions. Kingdon (2001) disait récemment qu'il y a beaucoup d'inertie dans le processus des politiques publiques mais que « *the process is fluid enough that there are many opportunities to advocate change* » (p. 337). Nous avons en effet mis en évidence la perpétuation de la mise en avant, d'une part, de l'existence du problème de l'équité d'accès aux soins, et d'autre part, de l'importance d'organiser des mesures d'exemption pour les indigents. Cela est vrai tant en ce qui concerne les moments prévus (la rédaction de la PSN) qu'en ce qui a trait à ceux qui ne l'étaient pas (l'accélération de l'IB). Trois raisons essentielles paraissent expliquer ce manquement. La première est liée au processus d'implantation de l'IB en particulier et des autres politiques de santé en général. La deuxième explication concerne la manière dont les acteurs ont interprété, d'une manière sélective, ces politiques publiques. La troisième raison a trait à la perception par les acteurs de la présence ou non de ces moments opportuns pour l'action.

<u>Un processus d'implantation des politiques de santé inapproprié au changement</u>

Quatre mots clefs, empruntés largement au matériel empirique, semblent qualifier la façon dont l'IB a été mise en œuvre au Burkina Faso : parachutage, précipitation, accélération et politique. Ces quatre caractéristiques du processus peuvent, en grande partie, expliquer pourquoi, notamment au niveau central (*big windows*[157]), les différents moments charnières des politiques de santé n'ont pas été l'occasion de réfléchir et de proposer des solutions à l'exclusion des indigents. L'explication relative au niveau local (*little windows*) est l'objet de la section suivante concernant la sélection des messages.

Le processus d'implantation de l'IB n'a absolument pas été sous-tendu par une perspective enracinée dans le quotidien de la population locale. L'initiative est venue de l'extérieur du pays, bien que certaines expériences de recouvrement des coûts semblaient déjà exister. On n'a pas été en mesure d'adapter la politique aux besoins locaux. Les calculs des médicaments nécessaires au démarrage des dépôts ont, par exemple, été effectués à l'aide de données issues d'autres pays de la région, travaux exécutés grâce à l'animation de l'UNICEF. Des projets pilotes ont été mis en œuvre dans quelques districts, mais ils ont été largement organisés dans le cadre de projets de coopération internationale, notamment américaine (USAID) (Sow, 1994). Ce qui s'est passé, au milieu des années 1990, dans le Tadjikistan lointain, sous la direction de cette même coopération, est exactement de même nature, tant dans la mise en œuvre que dans les résultats (Keshavjee, 2004). La mise en œuvre de l'IB a, qui plus est, été perturbée par son processus d'accélération tous azimuts. L'événement de la dévaluation du F CFA (imposé par la France sans accord africain (Dozon, 2003)), qui a été tragique pour les populations locales, a eu des conséquences néfastes sur l'organisation de l'IB. Il a fallu, pour des raisons essentiellement politiques, liées à la volonté des dirigeants (soutenus par la Banque mondiale) de maintenir la stabilité sociale qui aurait pu s'effriter à la suite de ces changements monétaires, distribuer à tout bout de champ des médicaments dans les CSPS. Personne n'était préparé à cela. Quelques formations préalables des acteurs de santé publique et des communautés à la gestion des médicaments ont été effectuées mais cela n'a semble t-il pas toujours été fait (Ouedraogo et Fofana, 1997). Nous avons noté que ces distributions de médicaments n'ont absolument pas été suivies par les responsables sanitaires et

---

[157] Voir (Exworthy et Powell, 2004) pour la référence à ce concept.

encore moins évaluées. On le comprend, puisqu'elles devaient leur existence à des considérations politiques et non techniques. Or, l'afflux de tonnes de médicaments aurait pu être une chance exceptionnelle pour organiser un système de prise en charge des indigents puisque les moyens, cette fois-ci, ne manquaient pas. Ce pouvait être un moment idéal pour réfléchir, collectivement, à la manière dont on allait profiter de ces ressources pour instaurer un système en faveur des plus pauvres. Mais personne n'a pu ou voulu mettre à profit cette occasion. Chaque district et chaque centre de santé disposaient de la liberté d'agir comme bon lui semblait, avec les dérives, préjudiciables à tous et donc aux indigents, que nous avons pu constater dans l'arène de notre recherche. L'amélioration de l'accessibilité des services de santé pour les indigents n'était donc prioritaire nulle part, pour aucun acteur.

Pour résumer l'importance que nous conférons au processus de mise en œuvre dans le fait que l'équité n'a pas été prise en compte, nous croyons utile d'appliquer à l'IB ce qui a récemment été énoncé dans l'étude du transfert des politiques publiques telles que le programme international de lutte contre la tuberculose (DOTS) et l'approche syndromique. Selon les auteurs de cette étude, ces politiques internationales et ces manières de faire des organisations internationales concernant le transfert de politiques vers les pays du Sud s'opèrent selon un même processus « *diffuse, iterative and « looped »* » composé de trois sous-processus : « *bottom-up, standardization, top-down* » (Walt, Lush et al., 2004). Nous discuterons ci-dessous du rôle des entrepreneurs dans ces boucles (*loop*), mais avant, regardons dans le tableau suivant, comment ces étapes se sont déroulées dans les cas international et national de l'IB.

Tableau 53 : Processus de transfert des politiques publiques et de l'IB

Sous-processus	Caractéristiques	Cas international de l'IB	Cas national de l'IB
Du bas vers le haut	Des connaissances et des expériences sont produites	Des expériences pilotes démarrent au Bénin et en Guinée	Des projets pilotes sont implantés par l'USAID et la BM à Tenkodogo et dans six provinces pilotes
Standardisation et formulation	Des coalitions attirent l'attention sur le sujet, des ressources sont mobilisées, des meilleures pratiques sont formulées	L'UNICEF et accessoirement l'OMS mobilisent des ressources importantes, formulent la politique à Bamako en 1987	Un atelier est organisé à Bobo-Dioulasso en 1992 et le document rose est écrit
Du haut vers le bas	Des pratiques sont diffusées (marketing) et implantées localement	L'IB est lancée au Burkina en 1993	L'IB démarre au Burkina en 1993 et la cellule IB est créée

Source : Walt, Lush et al. (2004)

L'objectif de ce tableau est, dans un premier temps, de montrer qu'il semble bien que les organisations internationales usent souvent d'un même procédé pour faire en sorte que leurs idées soient appliquées dans les pays du Sud. Pour l'IB, comme pour le DOTS, tout a commencé par des expériences locales qui ont produit des « bonnes pratiques ». Celles-ci sont ensuite standardisées et adoptées internationalement pour finalement être conseillées et implantées localement partout. Évidemment, ce procédé de standardisation international ne favorise absolument pas les adaptations aux contextes et aux particularités locales. Contrairement au programme DOTS, au cours duquel certains conflits semblent avoir émergé lors de la troisième phase, l'adoption puis la mise en œuvre de l'IB ne paraissent pas avoir fait l'objet de critiques particulières, notamment concernant l'équité, si ce n'est au sein de certaines sphères universitaires (voir première partie) qui n'ont pas véritablement pu manifester leurs reproches au-delà de ce périmètre. Lee et Goodman (2002) apportent une explication à l'absence de controverses au plan international :

> In the area of Health Care Financing, a global elite has come to dominate policy discussions through their control of financial resources and, perhaps more importantly, control of the terms of debate through expert knowledge, support of research, and occupation of key nodes in the global policy network (p. 103)

Au plan national, nous constatons aussi que ce triple processus suit le même procédé. Dans un second temps, le tableau précédent est utile car il dirige notre regard sur le processus même d'implantation, du haut vers le bas. Comme nous l'avons déjà dit, il nous paraît très probable que cette façon jacobine d'agir a influencé le fait que personne n'a véritablement pu attirer l'attention sur l'équité et l'accès aux soins des indigents. Lorsque vous recevez des directives centrales pour mettre en œuvre une politique publique, vous n'avez pas d'autres choix que de le faire, ceci est d'autant plus vrai que le rôle de la société civile et des communautés est minimal dans ce processus, tel que nous l'avons noté. Les contestations, ou simplement les discussions, ne sont pas possibles, pas plus envisagées par les acteurs. Les ONG, *a priori* acteurs du changement social, ne sont pas non plus intervenues en ce sens. Si ces fenêtres d'*opportunité* ont existé, la manière dont elles ont été mises à profit n'a pas été propice à des discussions de l'ordre du changement social, comme la prise en compte des plus démunis le nécessite. En outre, et nous le verrons dans les pages suivantes, ces directives centrales n'évoquent pas ou peu l'importance de la prise en charge des indigents. Et lorsque cela est abordé, c'est souvent d'une manière floue et totalement centralisée (cas de la politique de lutte contre la pauvreté). Aucune marge de manœuvre n'est laissée aux acteurs périphériques dans la résolution de ce problème. Ce constat lié au processus d'implantation des réformes sanitaires dans les pays du Sud a été globalement relevé par d'autres « *the reforms were rarely based on evidence, were top-down and were often externally imposed* » (Green et Collins, 2003, p.S70).

Les responsables politiques et sanitaires du pays ont certainement une part de responsabilité dans ces effets des politiques publiques. Mais les bailleurs de fonds internationaux ont, eux aussi, manqué de belles occasions pour trouver des solutions à l'exclusion permanente des soins. Ni la Banque mondiale, ni l'UNICEF et ni l'USAID n'ont usé de leur pouvoir d'incitation, lors de ces moments clefs, pour mettre à l'ordre du jour l'équité d'accès aux soins. À notre connaissance, aucun des nombreux projets pilotes, mis en œuvre sur le plan international ou national pour produire des connaissances utiles à la formulation puis à la mise en œuvre de l'IB, n'ont été l'occasion de développer des données probantes sur la manière de lutter contre l'exclusion permanente des indigents des soins de santé. Comme le disaient Lee et Goodman (2002), ces acteurs internationaux ont contrôlé et orienté les débats. Ce que l'on a essentiellement testé par ces projets pilotes est de l'ordre de l'efficacité et non de l'équité. Il fallait vérifier que le processus de « recouvrement des coûts » allait fonctionner, connaître la volonté et la capacité de payer des populations locales, disposer d'une liste des médicaments essentiels nécessaires aux besoins locaux, etc. Au Burkina, si personne ne s'est dit qu'il fallait profiter de ces fenêtres d'*opportunité* pour tester la façon d'implanter les mesures d'exemption pour les indigents c'est sans doute certainement parce qu'il y a eu un processus de « *building of consensus across different institutions and national settings defining the « problem » of health care financing and potential solutions* » (Lee et Goodman, 2002, p.116). Sur le plan international, il y a eu quelques réflexions à ce propos, venant essentiellement de chercheurs londoniens (Russel et Gilson, 1997), mais, encore aujourd'hui, il faut bien admettre que de telles expériences sont extrêmement rares (Stierle, Kaddar et al., 1999; Bitran et Giedion, 2002). La tendance actuelle paraît être l'incitation à la mise en œuvre des mutuelles de santé, solution provisoire pour les exclus temporaires. De multiples expériences et recherches relatives à ce thème sont actuellement financées, comme si cela était la panacée pour l'accès aux soins. Bamako a été l'hôte d'une nouvelle grand-messe en novembre 2004, spécifiquement sur ce thème. Gageons que ce sera l'occasion d'aller plus loin et d'examiner comment ces mutuelles prendront en charge les indigents, ce qui n'est pas encore le cas aujourd'hui (Preker, 2004; Waelkens et Criel, 2004).

On discutera plus loin des entrepreneurs politiques, mais notons déjà que les ONG ont presque fait la même chose que les organisations internationales. On a vu que, lors de rares occasions, certaines ONG, notamment celle qui implante le programme étudié dans cette recherche, ont souhaité attirer l'attention des dirigeants et planificateurs sanitaires du pays sur l'importance de trouver une solution à l'exclusion permanente des soins. En 1996, alors que des documents circulent dans le milieu de la santé pour préparer les tables rondes sur les secteurs sociaux, l'ONG propose, dans ses commentaires envoyés au niveau central, « *un cadre de concertation pour se pencher sur ce problème...* ». Si cette préoccupation n'a pas semblé avoir survécu aux nombreux changements de personnel dans cette ONG puisqu'elle n'est absolument plus à l'ordre du jour du présent projet, on doit préciser que les membres de l'époque ont tiré une sonnette d'alarme. Cependant, du fait de son caractère isolé et peu ancré dans les priorités locales, ces interrogations sont restées lettres mortes, et ce fameux « cadre de concertation » n'a jamais vu le jour et n'a pas non plus été rappelé ultérieurement.

<u>Une présentation et une compréhension sélectives de l'IB</u>

Au niveau local (*little windows*), maintenant, il est clair que l'une des explications à cette absence de saisie des *opportunités* offertes réside dans l'interprétation faite par les acteurs de l'IB et dans la sélection des messages évoqués lors de ces occasions. Il s'agit là des fameux principes de sélection et de détournement mis au jour par les anthropologues (Olivier de Sardan, 1995a; Jaffré, 1999a). Pour résumer, puisque personne n'entend véritablement parler d'équité lors de ces moments cruciaux (contrairement à ce qui se passe dans les *big windows*), personne ne profite de ces instants pour trouver une solution à un problème qui n'est pas mis à l'ordre du jour. De surcroît, on remarquera la disparition du point n°7 de l'IB (l'exemption) dans toutes les présentations de cette politique publique.

À l'image des grands débats universitaires concernant les SSP sélectifs[158], les infirmiers ne paraissent avoir retenu de leurs diverses formations concernant les SSP que les dimensions techniques. Ce n'est déjà pas si mal d'avoir acquis, à tout le moins intellectuellement, l'importance que les SSP confèrent à l'approche intersectorielle à l'aide d'une technologie adaptée à la situation locale[159]. On aura compris que les deux dimensions principalement liées au changement social de la stratégie d'Alma-Ata, soit l'équité et la participation communautaire, ne sont absolument pas intériorisées par les agents de santé. Cela a déjà été explicité dans un autre district du pays (Nitièma, Ridde et al., 2003). Nous avons même vu précédemment combien les communautés sont, de temps à autre, péjorativement étiquetées. L'équité des SSP est complètement occultée dans les formations. Les concepts de la « santé pour tous » et des SSP continuent donc à être détournés et interprétés dans le mauvais sens (Hong, 2004), ce qui ne semble pas une spécificité burkinabé, nous dit l'ancien vice directeur-général de l'OMS au moment de l'adoption de cette politique à Alma-Ata (Tejada de Rivero, 2003). Retenir certains éléments au détriment d'autres a aussi été constaté concernant les agents de santé dans la mise en œuvre de la directive nationale en faveur des urgences hospitalières. Les chercheurs burkinabé ont parfaitement montré que les éléments relatifs aux indigents ont été écartés de l'interprétation de la demande ministérielle pour assurer une plus grande équité de l'accès aux soins d'urgence (Bicaba, Ouedraogo et al., 2003).

---

[158] Politique que l'UNICEF paraît avoir accepté à un moment donné (Hong, 2004) et qui va à l'encontre d'Alma Ata et de l'équité (Tejada de Rivero, 2003).
[159] La technologie adaptée à la situation est une situation qu'ils vivent au quotidien, cela ne pose pas de problème, et ils n'ont malheureusement guère le choix. En revanche, on ne peut pas vraiment dire que de réelles interventions intersectorielles sont organisées dans les villages avec l'aide des CSPS.

À propos de l'IB, si les infirmiers ayant participé aux formations ont intégré le fait qu'elle est une stratégie de renforcement de la politique des SSP, ils n'ont pas été sensibles à la dimension de l'équité. Quant aux membres des COGES, il en est de même. Il faut à ce sujet rappeler les résultats d'une étude effectuée par Alexandre Poda (cité par Ouedraogo et Fofana, 1997) sur la formation des COGES située, certes dans un autre district du pays que celui où nous avons mené notre recherche, mais par la même ONG concernée par cette recherche. Poda dit : « *en fait, les enquêtés n'ont rien retenu de précis de leurs formations* » (p. 18), ce qui en dit long sur le processus pédagogique appliqué lors de ces séances destinées aux responsables communautaires. L'absence de sensibilité à l'équité peut s'expliquer par deux raisons principales. D'abord, nous avons remarqué que dans la définition de l'IB, la prise en compte des plus pauvres, et notamment des indigents, par les mesures d'exemption n'a jamais été mentionnée. Lorsque les infirmiers évoquent la notion d'accessibilité financière ou géographique, il s'agit d'un accès pour tous et non pas pour des sous-groupes de la population. Il subsiste donc une difficulté cognitive à concevoir l'existence de ces groupes. Ensuite, cette dimension oubliée s'explique aussi aisément pas le fait que les formateurs n'en n'ont tout simplement pas parlé. L'IB n'est pas associée à une volonté de s'organiser pour que les indigents puissent avoir accès aux soins de santé, et cela est vrai, quel que soit le type de formation que les infirmiers ont suivi (à l'école, avec les ONG, avec l'ECD ou la DRS). Les formateurs du niveau central du MS, membres de la Cellule d'appui à la décentralisation des services de santé, élaborent les mêmes réflexions. Ils présentent aux futurs et actuels membres des ECD du pays une IB, amputée de sa dimension relative à l'équité, qui ne comporte plus son point n°7 concernant les mesures d'exemption. Les responsables centraux ont une grande part de responsabilité à l'égard de cette focalisation sur les aspects financiers de l'IB, nous dit un ancien haut responsable (EF1). L'équité, notamment au regard du financement des services de santé, est évoquée lors des formations destinées aux médecins. Mais cela ne suffit pas, puisque ces derniers ne sont qu'une des roues du carrosse de la mise en œuvre de l'IB. En outre, les discussions ayant cours lors de leur formation sont de nature plus théorique que pratique. Cette sélection n'a rien d'étonnant car même des promoteurs de l'IB lors de son avènement reviennent aujourd'hui sur cette vision équitable et affirment que l'IB « *was not set initially at reaching the poorest groups but at restoring access to affordable quality care to the majority of the rural population* » (Knippenberg, Traore Nafo et al., 2003, p.28). Eux aussi, tel que cela se passe aussi dans d'autres contrées de la région (Gilson, Kalyalya et al., 2000), ont oublié le point n°7. C'est important de le souligner car ce sont ces mêmes personnes qui écrivent les documents, qui organisent les réunions et les conférences et que les responsables lisent ou écoutent.

Il faut ajouter à cela que les responsables de l'ONG qui financent les activités de formation et préparent également les supports de cours pour les infirmiers, les membres des COGES et les gérants des DMEG, n'effleurent pas non plus la question de l'équité et des mesures d'exemption pour les indigents. Les membres de l'ONG, qui ont développé leurs propres outils de formation pour ce projet en adaptant des travaux antérieurs effectuée par la DRS dans la région (formation de 2000), ainsi que d'autres développés par des projets précédents de l'ONG dans l'Ouest du pays, présentent l'IB comme une opération financière qui, certes, est utile pour accroître la fréquentation des formations sanitaires (voir (Ridde, Nitièma et al., 2005)), mais au profit de ceux qui sont en mesure de payer. Lorsque, à quelques reprises le problème de l'accessibilité financière est noté, l'accent est particulièrement mis sur l'accès géographique, la présence des MEG et la génération de revenus pour assurer une pérennité de cette présence et le fonctionnement du CSPS. Cette problématique particulière de l'équité n'est pas une priorité pour l'ONG dans la formation des acteurs. Elle ne l'est pas non plus lors de l'implantation du projet (par. ex. activités de supervision) ou encore au moment de l'évaluation. Si nous n'avions pas personnellement soulevé l'importance de posséder des informations sur ce sujet lors de l'évaluation finale, cette fenêtre d'*opportunité* — qu'était ce moment indiqué pour porter un jugement sur le projet — se serait, comme toutes les autres (formation, supervision, réunions, planifications), fermées à jamais sur le nez des indigents. Notre étude réalisée en 2002 dans un autre district du pays que celui ici étudié, et l'analyse de la mise en œuvre de l'IB par une autre ONG internationale, ont produit les mêmes constatations. Il en est de même pour d'autres ONG dans d'autres pays (Ridde, 2001, , 2002a; Ridde et Girard, 2004).

Cette approche sélective de l'IB ne semble pas l'apanage des personnes présentes dans ce district. Un étudiant de l'École nationale d'administration et de magistrature vient de réaliser une étude, sous la direction d'un des pionniers de la mise en œuvre de l'IB au Burkina Faso, concernant le financement des services de santé burkinabé dans les CSPS d'un district sanitaire. Malgré la pertinence comptable de son travail (il a été gestionnaire au niveau d'un district puis d'une région pendant quatre ans), on s'étonne de la vision de l'IB décrite dans son document de fin d'études. Il explique que l'IB dispose de quatre composantes : l'autofinancement des activités de SSP, la participation communautaire, la vente des MEG et la priorité à la santé de la mère et de l'enfant. Puis, et c'est ici que l'on est interpellé par cette vision de la politique de santé, l'étudiant d'expliquer l'objectif de son mémoire :

> Notre travail consistera à déterminer les coûts de fonctionnement des formations sanitaires de premier échelon et les recettes générées pour apprécier l'atteinte de l'objectif d'autofinancement des formations sanitaires de premier échelon tel que prôné par l'Initiative de Bamako (Compaoré, 2003, p. 5).

L'ensemble de son travail consiste donc à vérifier si les recettes générées par la vente des MEG et de la tarification des actes médicaux seront suffisantes pour financer *l'ensemble* des coûts de fonctionnement des formations sanitaires. Il y a donc ici, dans le contexte burkinabé et dans un autre district que celui de notre recherche, une compréhension faussée de l'IB. Le paiement des soins et des MEG ne sert plus à rendre accessibles les médicaments mais à couvrir les frais de fonctionnement, y compris (pourquoi pas!) les salaires des fonctionnaires et les investissements. Pourtant, les fonctionnaires du MS ont maintes fois relevé que l'argent collecté dans le cadre de l'IB devait d'abord servir à renouveler le stock de MEG et ensuite, éventuellement, à couvrir certaines dépenses de fonctionnement (dont les primes pour le personnel). Jamais il n'a été question d'assurer l'ensemble des dépenses inhérentes au fonctionnement des formations sanitaires (ministère de la Santé, 1996c). Tel que nous nous y attendions, cette étude a malgré tout le mérite de faire la démonstration, si cela est encore nécessaire (e.g : Knippenberg, Alihonou et al., 1997; Ridde, 2003a), de l'ineptie d'une telle proposition, ainsi que son auteur l'avançait au début de son mémoire (p. 8). Cet exemple, extrait d'un travail d'étudiant soutenu par un expert burkinabé, illustre parfaitement l'intériorisation nationale et quasi générale de cette approche sélective de l'IB. Dans son étude sur la mise en œuvre de l'IB à Dakar, Niamey et Bamako, Jaffré (1999) ne disait-il pas :

> Présentée comme « un tout », dont les diverses options seraient interdépendantes, cette politique n'engage pas moins des actions et des secteurs socio-sanitaires forts différents, tant d'un point de vue technique qu'au regard du profane. Point de surprise alors, que cette apparente cohérence du projet soit soumise à des « principes de sélection et de détournement » et désarticulée par les choix pragmatiques effectués par ses destinataires (p. 4).

La Banque mondiale (2003) paraît adopter le même type de triage. Dans son document le plus récent sur la santé et la pauvreté au Burkina Faso, elle dresse un rapide bilan de la mise en œuvre de l'IB. Pour ce faire, elle reproduit, sans les critiquer vraiment[160], des données gouvernementales. Certes, l'organisation du paiement direct est montrée du doigt comme un facteur fondamental de la réduction de l'utilisation des services. Cependant, les auteurs du document reprennent une étude régionale concernant la mobilisation des ressources dans la région de Kaya pour extrapoler à l'ensemble du pays la capacité totale de financement communautaire qui serait de 4,5 à 5 milliards de F CFA, nous dit-on. Or, d'une part, rien n'est dit sur la manière d'utiliser ces fonds (ce qui est une des caractéristiques importantes de l'IB) et, d'autre part, aucune référence n'est faite à deux études effectuées dans la même région et mettant en évidence l'impact négatif du paiement des soins (Sakho et Yonli, 1997; Ridde, 2003a). Pour savoir comment utiliser ces ressources, il faut lire un encadré du document qui précise qu'elles doivent être employées pour l'amélioration de la qualité des services, rien n'est dit sur l'accessibilité à ces derniers. De surcroît « *les techniciens de la santé et les*

---

[160] Le rapport étant écrit en collaboration étroite avec les cadres du ministère de la santé

membres des comités de gestion n'ont pas encore fait preuve de beaucoup d'imagination pour apporter des améliorations de la qualité qui répondent aux besoins des populations » (Banque mondiale, 2003, p.37). Ainsi, non seulement le jugement est sévère sur la qualité des soins, mais aussi aucune discussion ne porte sur l'affectation des fonds à l'amélioration de l'accès aux soins des indigents.

Aussi, que ce soit au niveau national (*big windows*) ou au niveau local (*little windows*), de multiples occasions se sont offertes aux acteurs pour que la rencontre des deux courants ait lieu, mais elles n'ont jamais été saisies dans le domaine des politiques de santé essentiellement pour deux raisons : le processus jacobin de la mise en place et l'approche sélective de l'IB.

<u>La perception par les acteurs de leur capacité d'agir</u>
Dans le contexte des recherches de Kingdon (1995) concernant l'émergence des politiques publiques, deux facteurs semblent favoriser l'ouverture d'une fenêtre d'*opportunité* : i) des changements dans le courant des orientations (ce que nous avons montré à l'aide de la description de l'ouverture d'une myriade de fenêtres d'*opportunité*) ii) la prise en compte par les responsables de l'apparition d'un nouveau problème[161] (sujet qui est abordé, pour des raisons heuristiques, dans la troisième section de la discussion). Ce politologue nous dit aussi que la manière dont les acteurs perçoivent ces occasions est un des déterminants essentiels de leur intention de les saisir. Autrement dit, c'est en fonction de la compréhension qu'ont les acteurs de l'existence ou de l'absence d'une *opportunité* que cette dernière sera mise à profit. Dans la ligne droite de ces considérations, nous croyons également, dans le contexte de notre recherche, que la perception des acteurs à l'égard de la présence ou de l'absence d'*opportunités* est largement influencée par le fait qu'ils jugent possible ou non d'agir à la suite de la saisie de ce *momentum*. À l'exception de quelques militants, on comprendra aisément que les acteurs percevront inutile de tenter de saisir une occasion qui s'annonce, s'ils croient fermement que même si elle apparaît et qu'ils la saisissent, il sera impossible d'agir pour des raisons structurelles et sociales. Or, dans le contexte de la présente recherche, deux éléments particuliers paraissent rendre compte de cette impression d'une incapacité d'agir dont la résultante est la perception de l'absence d'*opportunité* : l'absence de solution aux problèmes de l'équité et le dysfonctionnement du système de santé.

i) L'absence de solution explicite

Compte tenu du fait que nous nous intéressons également au sous-processus de la mise en place, il faut prolonger cette analyse de Kingdon qui repose sur l'émergence. Cela conduit à dire que des changements dans le courant des

---

[161] On pourrait s'étonner de cette proposition car elle semble signifier que c'est la rencontre de ces deux courants qui favorise l'ouverture d'une fenêtre d'*opportunité*, alors qu'en même temps Kingdon nous dit l'inverse.

solutions peuvent aussi favoriser la survenue d'une opportunité et éventuellement, tel que l'une de nos hypothèses l'explicite, conduire à une réémergence d'une politique publique équitable. Or, force est de constater que tant dans l'arène de notre recherche qu'au plan international, les solutions proposées pour rendre l'accès aux soins plus équitable dans un contexte de mise en œuvre de l'IB, ne sont pas abondantes. Pour paraphraser Kingdon (1995) à propos de la *primeval soup* des solutions, les parties prenantes de la politiques n'ont rien eu à se mettre sous la dent, la soupe n'a été ni servie ni même préparée.

Sur le plan national, il faut d'abord reconnaître que la recherche de solutions en faveur de l'équité n'a pas été entreprise. En dépit des discours politiques ou planificateurs en faveur de recherches opérationnelles et autres expériences, pour ainsi dire rien n'a été effectué au Burkina Faso. Cette absence de travaux à ce sujet explique en grande partie pourquoi la recherche de solutions est, en permanence, présente dans les documents de politiques publiques de santé et de planification opérationnelle (ministère de la Santé, 1992, , 1996c, , 2001, , 2003a) et perpétuellement rappelée dans les travaux de recherche portant sur le système de santé (Bicaba, Ouedraogo et al., 2003; Haddad, Nougtara et al., 2004a; Haddad, Nougtara et al., 2004b). Dès le début de l'IB, avons-nous déjà dit, on a cherché à connaître la volonté et la capacité à payer des ménages puis à tester le système de « recouvrement des coûts » pour vérifier si l'argent issu des utilisateurs-payeurs allait être suffisant pour financer les frais de fonctionnement des CSPS et le renouvellement des stocks de MEG (Sow, 1994; Leighton et Diop, 1995). Ensuite, des études ont été entreprises pour créer un système de monitorage au niveau des districts ou des mécanismes de partage des risques autour de l'aire de santé des CSPS (Nacoulma et Petitjean, 1993; GTZ, 2000b; Cazal-Gamelsy, Bellem et al., 2001). Cette dernière innovation est intéressante et réduira éventuellement les situations d'exclusion temporaire des soins. Toutefois on sait également que ce procédé ne réduit pas l'exclusion permanente, et, bien souvent, ces mutuelles écartent les plus pauvres et les indigents de leur prise en charge (Waelkens et Criel, 2004). Dans le district de la présente recherche, des études ont aussi été menées. Or, celles-ci se sont centrées sur les prescriptions médicamenteuses ou la viabilité financière des centres de santé (BAC, 2003b, 2003c). On a donc mis à l'écart les demandes d'études sur les mutuelles de santé, ce qu'un MCD de la région n'a pas apprécié. Aussi, il convient de préciser que cette focalisation particulière, chez les acteurs de santé publique au Burkina Faso au détriment de la recherche de solutions pour améliorer l'accès aux soins des indigents, n'est pas de l'unique responsabilité des autorités locales.

Au Faso, on remarquera d'abord que toutes les études, précédemment citées, et bien d'autres, sont effectuées en collaboration et/ou avec le financement d'ONG internationales, d'organismes internationaux et de coopérations bilatérales. Ensuite, si l'on retourne vers le reste du monde, bien rares sont les interventions et les recherches qui ont tenté de tester et de proposer des solutions viables et efficaces pour résorber les inégalités d'accès aux soins. Les promoteurs de l'IB il y a 15 ans disent aujourd'hui que « *more needs to be done, tested and experimented to better include the poor* » (Knippenberg, Traore Nafo et al., 2003, p.29). Les études, qui ont cherché à construire des données probantes quant à la mise en œuvre du fameux point n°7 de l'IB, sont quasiment inexistantes. Une étude, effectuée au milieu des années 1990 au Bénin, en Zambie et au Kenya confirmait déjà cela (Gilson, Kalyalya et al., 2000). On a certes réussi à décrire les difficultés de mise en œuvre de ces mesures d'exemption (Stierle, Kaddar et al., 1999), mais les données probantes de leur implantation sont rares, les expériences ont produit des résultats mitigés et concernent plus souvent le système de paiement au niveau national que l'IB (Russel et Gilson, 1997; Bitran et Giedion, 2002). Nous ne nous étendrons pas sur ce sujet ici (voir Ridde, 2004d), car nous voulons simplement souligner l'existence de cette tendance parallèle, soit locale et internationale, pour ce qui est de l'absence de recherche de solutions concrètes à proposer aux acteurs de terrain. Certes, nous avons constaté que ces acteurs ne se sont pas empressés pour produire de telles connaissances. Néanmoins, il faut bien admettre qu'ils n'ont pas non plus été soutenus par la communauté scientifique nationale et internationale. Aussi, il n'est pas surprenant, et c'est ainsi que nous devons l'expliquer, qu'aucune solution n'est présentée aux agents de santé ni aux responsables communautaires qui participent à des formations. Lorsque les formateurs abordent un tel sujet, ce qui est relativement rare avons-nous vu, ils ne le font qu'au plan théorique, restant dans un flou artistique peu propice au changement social et à la mise en œuvre de solutions équitables. Cette délicate mise en pratique des conseils théoriques a été notée ailleurs au Burkina (Condamine, Artigues et al., 1999).

ii) Le dysfonctionnement du système de santé

Le second élément majeur, qui explique pourquoi les acteurs ne pensent pas être en mesure d'agir et donc ne cherchent pas à s'emparer des occasions existantes, a trait à l'organisation du système de santé et notamment à son dysfonctionnement. On remarquera tout d'abord que cette caractéristique n'est pas nouvelle au Faso, puisque des chercheurs ont écrit il y a quelque temps — à l'aide de données antérieures à 1997 — que le système de santé était malade (Bodart, Servais et al., 2001). Notre recherche vient donc consolider cette analyse et se trouve en continuité avec elle, arguant que les conseils prodigués par Bodart n'ont pas été véritablement pris en compte. Beaucoup d'efforts restent encore à faire pour accroître l'utilisation des services, même s'il semble qu'un tout petit peu plus de Burkinabé consultent dernièrement (DEP, 2002a). Ce dysfonctionnement n'est pas non plus spécifique à ce pays, puisque des travaux, effectués dans cinq autres pays de la sous-région, ont abouti aux mêmes conclusions, à l'aide du même type d'analogie à savoir que la médecine était inhospitalière et les systèmes en dysfonctionnement (Jaffré, Olivier de Sardan et al., 2002). L'objet de la recherche n'étant pas le dysfonctionnement du système, nous analysons dans ce qui suit uniquement les trois plus importants déterminants, parmi d'autres, d'une grande partie de ces troubles systémiques.

<u>Une décentralisation qui se fait attendre</u>

La première tentative de décentralisation administrative a commencée en 1960 avec la création des communes et des collectivités rurales (Laurent, 1995). Au-delà des discours politiques et des incitations internationales pour accroître le processus de décentralisation, nous devons souligner que dans les faits, ce dernier est encore loin d'être effectif. Le secteur de la santé était certes en avance, par rapport aux autres secteurs publics. Il a notamment créé en 1994 la Cellule d'appui à la décentralisation des services de Santé, à la suite du lancement de l'IB. Cela étant dit, « *On parle de décentralisation, mais est-ce que cette décentralisation est effective ?* » (EF5), s'interroge un ICP.

L'exemple, ci-dessous cité, quant à la mise en œuvre de la gratuité des actes préventifs, est assez significatif de la manière dont fonctionne encore aujourd'hui le système de santé au Faso. Les instances centrales sont encore omniprésentes et omnipotentes. Comment, par exemple, comprendre la création de cet échelon supplémentaire (directions provinciales de la santé), décidé en mars 2003, dans une administration sanitaire déjà fort stratifiée ? Personne ne semble avoir compris cette décision qui n'a pas encore véritablement été appliquée. Comment interpréter le fait que le MS décide d'imposer une tarification des actes uniforme pour l'ensemble des centres de santé de la région, alors que jusque-là chaque communauté pouvait fixer ses propres tarifs ? Le prétexte donné pour plus d'égalité ne tient pas au jugement d'équité (prix en fonction de la capacité à payer) mais peut se comprendre, dans le contexte, car il fallait peut être limiter certains abus. Il aurait, en revanche, certainement été préférable de fixer des plafonds tarifaires ou alors d'appliquer les travaux fort intéressants du ministère de l'Économie et du Développement relatifs à la répartition de la pauvreté dans le pays (ministère de l'Economie et du Développement, 2004a) pour fixer des tarifs différents d'une région à l'autre. Plusieurs autres signes ont été envoyés au niveau local sur une possible re-centralisation : i) les régies d'avance des districts, ii) la requête éventuelle auprès des CSPS de fournir un pourcentage des recettes aux instances centrales. Bien que la répartition du personnel de santé d'un district puisse maintenant s'opérer plus librement par le MCD qu'auparavant, les responsables centraux ont encore la mainmise sur la gestion et le recrutement du personnel. Nous avons vu que certains agents n'hésitent toujours pas à tirer partie de leurs relations personnelles ou politiques pour obtenir un poste ou l'affectation d'un agent de santé (logique du clientélisme). Dans la région où s'est déroulée la recherche, la direction centrale de Ouagadougou est même revenue sur une décision du responsable régional de l'École nationale de santé publique (ENSP) à propos des résultats des concours des étudiants paramédicaux. Certes, on a déconcentré le recrutement des élèves de cette école, mais le fait de contredire une décision pédagogique régionale, consistant à faire redoubler la majorité des élèves faute d'un niveau de connaissances suffisant, montre bien le pouvoir que souhaite encore conserver le niveau central[162] en ce qui concerne les ressources humaines. Les notes du secrétaire général de la santé et de son directeur général sont toujours aussi attendues et abondantes ; l'organisation hiérarchique pyramidale perdure. Les agents de santé disent que « *la décentralisation-là, ça n'intéresse plus nos gens-là* [les responsables], *ils veulent tout remettre en cause* » (EF1). Dans l'imaginaire collectif, y compris dans celui des responsables communautaires, l'État est encore bien là « *il a parlé comme ça, mais y a sa main dedans et puis son pied dedans* » (EF12), et les ordres du niveau central sont encore prépondérants. Un président de COGES nous disait encore « *ce que je peux c'est d'avoir des ordres et de les exécuter* » (EF12). Aussi, selon la typologie bien connue des quatre types de décentralisation (Bossert, 1996; Lemieux, 2001), nous sommes en présence au Faso de la première étape du continuum décentralisateur, allant d'un pouvoir plus ou moins grand de l'État central (de la déconcentration à la privatisation). Ainsi, malgré le fait qu'il semble reconnu qu'un processus de décentralisation (tout en n'allant pas jusqu'à l'étape de la privatisation) dans le domaine de la santé soit porteur d'efficacité et d'efficience, sans pour autant ignorer les quelques expériences néfastes (Collins, 1996), le district de santé burkinabé est encore très dépendant du niveau central. Il dispose de plusieurs fonctions centrées sur le seul secteur de la santé, ses recettes viennent encore majoritairement du centre et c'est l'autorité centrale qui nomme le personnel. L'allocation des ressources et le choix des priorités, qui plus est, sont encore très dépendants des consignes centrales, ce que reconnaissait en 2003 un cadre du MS burkinabé. Cela n'a rien de très surprenant puisque, tel que nous avons tenté de le montrer, les enjeux de pouvoir et le contexte politique au Burkina ne favorisent guère la démarche visant à transférer fonctions, ressources et autorités du centre vers la périphérie. Les acteurs du centre ont encore un profond désir de conserver leurs prérogatives à l'égard de ceux de la périphérie et de la société civile. L'incapacité des COGES de trois pays africains a développer des innovations en faveur de l'équité s'explique, nous dit-on, par le peu de responsabilités et d'autorité « *given to local decision-makers within the BI programmes* » (Gilson, Kalyalya et al., 2001, p.56). Le Faso ne déroge donc pas à la règle.

On insistera, dans la troisième partie de cette discussion, sur la manière dont le processus de planification s'opère. Le lecteur constatera aisément que ce dernier n'est absolument pas centré sur les besoins locaux mais plutôt sur la disponibilité des ressources que le niveau central peut distribuer. L'ensemble des activités de tous les districts du pays doivent répondre à des normes et des canevas centralement décidés (ministère de la Santé, 2003a). Il est certes important de

---

[162] Dans ce cas précis, les enjeux de pouvoir entre les médecins du Ministère et les infirmiers-cadres responsables de ces écoles et des cours qui y sont donnés sont une autre partie de l'explication à cette querelle de l'an 2003 qui a causé une grève de plusieurs semaines.

disposer d'une cohérence nationale nécessaire à l'atteinte des objectifs de la politique de santé et de son PNDS (ministère de la Santé, 2001), mais il faut cependant laisser une certaine marge de manœuvre aux instances sanitaires périphériques. Plusieurs éléments sont révélateurs d'un système encore très centralisé : le processus par lequel les plans d'action de district sont développés, le fait que le DRS rappelle constamment l'importance de suivre les directives nationales, l'interdiction formelle de prévoir des activités à la marge de ces préceptes. Les coûts totaux prévus dans le PNDS pour la période 2003 à 2010 pour l'organisation des programmes spécifiques (la moitié du budget total du PNDS) sont répartis à 55% pour le niveau central, 6% pour les régions et 39% pour les districts (ministère des Finances et du Budget, 2003). Le niveau central souhaite donc conserver de nombreuses prérogatives ou alors … des moyens pour donner du travail aux professionnels de santé qui sont concentrés dans la capitale (Bodart, Servais et al., 2001). Le cas des ressources PPTE est également éloquent, sinon tragique. Ces ressources sont générées par la réduction de la dette du pays et doivent impérativement être employées pour les secteurs sociaux. Ce sont des fonds burkinabé et non internationaux, ce qui n'excuse en rien les abus constatés mais ajoute à la tragédie. Mais ce n'est pas le propos de cette partie de la recherche, et ce qu'il faut également retenir de l'utilisation de ces fonds pour l'achat de matériels médicaux est que la détermination des besoins en matériel a été effectuée d'une manière centralisée. Des milliers de tables d'accouchement et de consultation ont été localement construites (par une entreprise dirigée par un médecin burkinabé très connu). Nous avons déjà parlé de la manière dont elles ont été distribuées, et notons ici que cela ne répondait pas toujours à un besoin local[163]. La trop grande taille de certaines tables, par exemple, rendait impossible leur introduction dans les bâtiments des CSPS ou des maternités !

De surcroît, non seulement le système reste centralisé, mais les services centraux ne jouent pas véritablement leur rôle de soutien à la périphérie, d'évaluation des activités et de prises de décisions lorsque, par exemple, il faut sanctionner des malversations. La difficulté de sanctionner les pratiques de détournement et de corruption a été explicitée dans plusieurs pays ouest-africains. Celui qui veut agir doit faire face à « *de multiples « interventions » voire menaces, de la part de ses pairs ou de personnages plus haut placés* » (Blundo et Olivier de Sardan, 2001a, p.26). Assurément, il existe quelques activités de suivi et de monitorage, mais les processus évaluatifs sont quasi-inexistants. Cela n'est pas l'apanage de l'État, l'ONG agissant dans le district étudié fait de même (Ridde 2005a). Certaines décisions sont prises, mais elles sont rarement suivies et évaluées. Et lorsque c'est le cas, comme nous le verrons ci-dessous, on s'interroge sur des résultats d'activités (*outputs*) et jamais d'effets (*outcomes*). Au niveau périphérique, l'ECD ne dispose pas des moyens nécessaires à l'exercice de sa fonction de supervision.

---

[163] Plusieurs CSPS ont bénéficié, avant l'arrivée de ces tables, de construction de tables d'accouchement en béton (oui !) de la part d'un projet d'une ONG européenne.

Au moment de la collecte de données de la présente recherche, l'ECD n'avait à sa disposition qu'un seul véhicule pour suivre plus de 70 centres de santé dans l'ensemble du district.

Un désengagement de l'État et l'importance des projets

Le système reste très centralisé et il demeure aussi sous-financé, comme nous l'a dit, à de très nombreuses reprises, le seul député de notre échantillon de personnes interrogées. Le secteur de la santé n'est pas non plus une priorité de l'État. Le désengagement de l'État dans le secteur a déjà été explicité, il y a dix ans, par des participants à une recherche sur la décentralisation au Faso (Laurent, 1995) et par des médecins à l'occasion d'une autre recherche (Gobatto, 1999). Nous avons noté que la part du budget national consacrée au système de santé ne traduit pas une réelle volonté politique pour ce secteur. Selon les données de l'OMS, les dépenses gouvernementales *per capita* sont passées de 5$US en 1997 à 4$US en 2001[164]. On est évidemment très loin des recommandations minimales de la Banque mondiale (16,4$US), de la Commission macro-économique pour la santé de l'OMS (34$) ou encore de l'UNICEF (60$) (Brundtland, 2000; Feachem, 2001; Kumaranayake et Walker, 2002). L'allocation, réservée au MS dans le budget global de l'État, ne répond ni aux recommandations habituelles de l'OMS, ni à l'engagement de l'État en 1996 (ministère de la Santé, 1996d), soit un minimum de 10%. Évidemment, on pourra dire que l'État burkinabé est plus pauvre que celui de nombre de pays du Sud, et l'on aura raison dans l'absolu. En revanche, d'une manière relative, il est essentiel de noter que le gouvernement ne paraît pas accorder une priorité particulière à la santé. Aussi, selon la Loi de finance 2004, le budget national consacré à la Défense est quasiment le même que celui à la santé, soit environ un peu plus de 9% (ministère de l'Economie et du Développement, 2004b). Il reste encore de nombreux efforts à fournir pour atteindre l'objectif, annoncé par le président de la République, de 14% en 2005 pour « moderniser la société et vaincre la pauvreté » (Gouvernement du Burkina Faso, 2003). Des journalistes critiques, au-delà de la sempiternelle remémoration de l'époque révolutionnaire, n'hésitent pas à écrire « [qu'] *il faut avoir le courage de reconnaître que les autorités actuelles brillent par une démission dans le domaine de la santé* » (Somé, 2003, p.4). Le cas doublement exemplaire de la demande de participation financière des malades du sida au paiement des ARV est éloquent (5.000 F CFA par mois, si la personne est incluse dans un programme de prise en charge). Il montre, d'une part, combien l'idéologie du paiement des soins perdure dans l'esprit des responsables politiques (qui ne pourront évidemment pas devenir des entrepreneurs politiques en faveur de l'équité, voir ci-dessous), et d'autre part, que ces dirigeants croient encore que la participation financière des usagers rendra ce type de programmes

---

[164] Disposer de données fiables dans ces contextes n'est pas toujours facile. Selon nos propres calculs, le MS alloue 2.750 F CFA *per capita* en 1996 contre 3.076 F CFA en 2002, soit une légère augmentation de 11%, ce qui, de toute manière, reste en dessous de 5$US.

pérennes. Cette approche n'est pas nouvelle, y compris dans le domaine de la lutte contre le sida, puisqu'au Sénégal, il a fallu attendre plus de deux ans pour que les autorités se résolvent à donner gratuitement à certains patients des médicaments. La croyance selon laquelle l'observance thérapeutique est meilleure lorsque l'on demande aux patients de payer les médicaments était battue en brèche dans ce pays (Desclaux, 2004). Il est donc surprenant que le Faso ne prenne pas exemple sur le Sénégal et s'entête à vouloir demander aux patients de payer une partie des frais[165]. En 2004, sur 14 pays de l'Afrique francophone, six réclament encore que les malades paient un forfait mensuel pour obtenir les traitements (Boisseau, 2004).

Ce type de comportement de la part des membres de la fonction publique s'explique en partie par la dépendance qu'entretient l'État avec ses bailleurs de fonds et les opérateurs non gouvernementaux. Cependant, dépendre de ces agences extérieures pour disposer des fonds nécessaires à la mise en œuvre des activités n'est pas en soit préoccupant. Ce qui est plus inquiétant est la relation qu'engendre, entre les acteurs, une telle situation. En effet, puisque l'État agit de concert avec des partenaires, qui disposent de leurs propres ressources et parfois de leurs propres objectifs, il s'instaure en permanence entre ces deux acteurs une interaction empreinte d'enjeux de pouvoir. Le bénéficiaire n'est donc pas toujours en mesure de refuser l'aide ciblée du donateur et la cible, avons-nous vu, n'est jamais les indigents. Le découpage du pays, selon une carte sanitaire particulière, semble avoir été figé par l'imposition de la Banque mondiale. Cette même institution financière a permis l'inondation, pour reprendre des mots de nos interlocuteurs, du pays en MEG après la dévaluation du F CFA. Les conséquences néfastes de ces actions ont été discutées précédemment. Nous ne voulons pas dire que sans la présence de ces acteurs cela pourrait mieux se passer pour les indigents du pays, mais simplement affirmer que, par l'entremise d'une plus grande priorité accordée au secteur de la santé, de telles situations devraient être moins présentes et ainsi réduire la taille de ses avatars. Nous avons effectivement mis au jour des logiques fort particulières à la suite de la rencontre de ces acteurs, et nous avons la prétention de croire qu'avec l'injection de fonds nationaux supplémentaires dans ce secteur, les ressources seraient certainement moins des enjeux que des atouts. L'impact de la pratique des *per diem* explicité dans cette recherche, comme dans d'autres études au Mozambique (Pfeiffer, 2003), au Nigéria (Smith, 2003) ou au Mali (Berche, 1998) et, dans une moindre mesure, au Burkina (Nguyen, 2002), est relativement néfaste pour l'organisation du système de santé. Et il faut comprendre ici que c'est la présence de ces acteurs étrangers et le fonctionnement par projets (qu'ils soient gérés par des Burkinabé ou des expatriés) ainsi que la dépendance à l'égard de ces derniers qui induisent de telles pratiques. L'existence de courtiers en développement, concept employé ci-dessous et précisé dans un ouvrage de référence (Bierschenk, Chauveau et al., 2000), provoque les mêmes effets. S'ils

---

[165] Pour contrer l'initiative de l'OMS (3 by 5), une campagne internationale a été lancée sur le thème « Free by 5 » pour que les malades du sida soient soignés gratuitement.

existent, ce n'est pas uniquement pour des considérations personnelles, c'est aussi parce que l'aide publique au développement façonne de tels personnages. Les recherches relatives au sujet des *per diem* sont relativement peu fréquentes, et on ne sait rien sur l'économie souterraine et l'apport financier dans le système de santé de telles pratiques. C'est un sujet tabou et l'on préfère, comme l'OMS au Faso, effectuer une étude sur la manière dont il faut s'y prendre pour améliorer la motivation du personnel de santé étudié, dont le rapport reste introuvable. Et si toutes ces ressources devenaient des atouts, elles pourraient être mises à profit pour améliorer l'accès aux soins des indigents sans attendre, perpétuellement, qu'une ONG ou un service de coopération bilatérale implante un hypothétique projet à cette fin.

Les agents de santé et leurs pouvoirs

Lorsqu'il a développé son modèle d'analyse, Kingdon (1995) n'a pas trouvé que les agents étaient influents dans la mise à l'agenda des politiques publiques. Cependant, il nous prévenait aussi que « *career civil servants may have a far greater impact on those processes than on the agenda* » (p. 31). En effet, les acteurs gouvernementaux du système de santé ont également une part de responsabilité importante à l'égard de ce dysfonctionnement, comme d'autres auteurs l'on montré ailleurs en Afrique (Jaffré, 2000; Jaffré, Olivier de Sardan et al., 2002; Nyamwaya, 2003). On aura compris, dans les phrases précédentes, qu'ils n'en portent évidemment pas l'entière responsabilité. Toutefois, la manière dont les agents s'organisent et vivent au sein du système de santé paraît être de l'ordre du corporatisme. On sait que, dans l'histoire du pays, le syndicalisme occupe une place très importante et cela est vrai en ce qui concerne les agents du ministère de la Santé (SYNTSHA). La présence d'un syndicat[166] fort ou d'une corporation efficace est synonyme d'une société civile engagée. Cependant, il ne faut pas que cela se fasse au détriment de la société dans son ensemble et en fonction du seul but de renforcer les pouvoirs discrétionnaires des membres de la corporation. Au Niger, les nombreuses grèves organisées par les syndicats sans « services minimums » ont montré tout le mépris des professionnels pour les malades (Jaffré, Olivier de Sardan et al., 2002). Dans les sociétés occidentales où l'accès aux soins est quasi universel, ces défenses corporatistes peuvent (à la rigueur) encore se comprendre. En revanche, dans un pays où l'on consulte un agent de santé en moyenne trois fois tous les dix ans et où les inégalités d'accès sont criantes, on ne peut accepter que l'intérêt prioritaire de la nation est la santé des membres d'une corporation. Or, cela est le cas au Faso. Les agents jouissent encore et toujours d'un très grand pouvoir de décision et d'une aura sociale qui ne semble pas véritablement favoriser des pratiques de reddition de compte, de transparence ou de

---

[166] Au Faso, nous dit A. Desclaux (1999) trois entités existeraient : syndicat de santé animale et humaine, syndicat autonome des infirmiers et des infirmières, association burkinabé des infirmières.

réactivité du système vis-à-vis du public, pour reprendre un concept déterminant de la performance des systèmes de santé (OMS, 2000).

On ne parlera pas ici spécifiquement du pouvoir des médecins au sein du système de santé burkinabé, somme toute très relatif (Gobatto, 1999; Gobatto, 2001), comme celui des particuliers. Les moyens que leur donne l'État et les conditions d'exercice de la médecine dans le contexte ne favorisent pas forcément la construction d'une image sociale forte d'estime et d'efficacité par rapport à d'autres concurrents, tels que les infirmiers par exemple. Ce qu'il faut surtout retenir est une vision d'ensemble où tous les agents de santé, quelle que soit leur place dans la pyramide sanitaire, interagissent et agissent ensemble contre le changement social, ou plutôt pour le *statu quo* et la conservation de leur pouvoir. Il y a certes quelques exceptions très relatives[167]. Comme l'ont mis au jour certains auteurs au Faso (Gobatto, 1999) et ailleurs en Afrique (Blundo et Olivier de Sardan, 2001a). Mais il faut bien admettre que globalement l'ensemble des acteurs publics ne souhaite pas trop de changements, or la recherche de solutions pour les indigents nécessite de tels efforts ! Certains agents instaurent même des systèmes pour se décharger des conséquences mortelles d'une inégalité d'accès aux soins pour des raisons financières (voir photo 9). Le système de santé a été capturé par les agents appliquant l'IB (Paganini, 2004). Pour que ce *statu quo* perdure, il faut que tous les acteurs forment un groupe le plus homogène possible où les dissidents seront rapidement écartés, par l'intermédiaire, par exemple, d'une nomination ou d'un maintien dans un poste le plus éloigné possible. Dans les pratiques corruptives d'Afrique de l'Ouest, « *ceux qui refusent de « rendre service »* [s']*exposent à une forte réprobation* » (Blundo et Olivier de Sardan, 2001a, p.14). Au niveau des districts ou des centres de santé, Gobatto (1999) parle de micro-consensus, autrement dit les médecins et les infirmiers recherchent un équilibre individuel. Cette organisation sociale demeure à l'image de la société, c'est-à-dire qu'elle reste très hiérarchique et stratifiée. Le respect des anciens empêche, par exemple, la critique par un jeune de la qualité des soins prodigués par un plus vieux (Gobatto, 1999). L'une des spécificités est que pour rester membre du groupe, une certaine connivence doit s'instaurer entre les membres. Malgré son organisation hiérarchique, c'est un système donnant-donnant qui s'organise, on tente de se neutraliser (Jaffré, 1999a), et certains responsables centraux font aussi partie du système de collusion au plan local ou régional. Le cas relaté concernant la distribution d'un triple *per diem* lors d'une rencontre est l'illustration parfaite de ce

---

[167] Cet agent de santé qui a démarré seul un système de prise en charge de quelques indigents (3 !) et qui a été le seul, dans l'exercice de cartographie sur le concept de justice, à penser à ce sous-groupe de la population ; ou encore ce médecin qui a organisé avec un de ses amis européens une pharmacie sociale où les médicaments sont donnés gratuitement aux enfants malades (on verra plus loin que son projet ne résistera pas à la pression du système de santé). Mais ces personnages exceptionnels ne peuvent agir contre un système trop puissant, tout comme le fait que « *l'intégrité est un luxe ou une vertu, hors de portée, dans les circonstances actuelles, de la plupart des citoyens* » (Blundo et Olivier de Sardan, 2001a), p. 31.

phénomène. Des représentants de tous les paliers du ministère de la Santé sont présents à cette rencontre, de la capitale au district en passant par les régions. Qu'en tant qu'observateur étranger nous ayons pu assister à une telle pratique montre (malgré le fait d'être éventuellement perçu, après six mois de présence, comme membre de cette communauté d'intérêts) qu'elle est courante et acceptée de tous. Dénoncer cette pratique ou refuser de signer le document octroyant les fonds provenant d'un projet national géré par des Burkinabé aurait été un affront au clan, et provoqué très certainement une mise à l'écart non brutale mais insidieuse. Le fait que l'OMS ait accepté de financer une étude sur la « motivation » des agents au lieu de se pencher sur l'inégalité d'accès aux soins dans ce pays traduit peut-être le pouvoir de cette catégorie de personnel qui, il faut bien le rappeler, appartiennent à la catégorie des plus financièrement nantis du pays (ministère de l'Economie et du Développement, 2004a). Un gérant de DMEG, qui tentait de créer un système de contre-pouvoir à l'aide d'une association de gérants, a été rapidement pointé du doigt par les agents de santé et leur supérieur hiérarchique du district. Au-delà des conflits d'intérêt entre ces personnes, cet événement montre que lorsque l'on souhaite aller à l'encontre de ce groupe constitué, la tâche est ardue. Les acteurs feront tout ce qui est possible pour couper l'herbe sous le pied des contestataires. Ce gérant a été convoqué à plusieurs reprises, par le MCD, on a tenté de le dissuader de poursuivre la création de son association, on a cherché à dresser d'autres gérants de la région contre lui et il a finalement décidé de saisir l'inspection du travail pour régler son litige juridique avec son COGES. Sa démarche, qui cherche à légitimer sa situation selon laquelle il est salarié *de fait* d'un COGES depuis des années mais n'a jamais obtenu de contrat de travail et de statut, n'a pas été comprise par les agents de santé. Il a, cependant, réussi à semer le trouble, et aujourd'hui, après des années de *statu quo*, sa démarche a conduit le MCD a prévenir les autres COGES de l'importance de passer un contrat de travail avec les gérants des DMEG. Mais pour que l'on en arrive à cela, et rien n'a encore été concrétisé, il a fallu qu'un gérant décide d'utiliser son énergie, son temps et ses ressources pour attirer l'attention sur ce problème. C'est un entrepreneur politique, certes pas véritablement en faveur des indigents, mais son existence montre l'importance du pouvoir que possède la corporation des agents de santé et révèle la résistance dont il a fait l'objet.

Ce que nous cherchons à dire est que la présence d'une communauté épistémique (Lee et Goodman, 2002) de la sorte ne favorise assurément ni la transparence ni la réactivité du système de santé et encore moins la prise en compte des besoins des couches les plus vulnérables de la population dans son organisation. Dans ces conditions, des espaces et des débats démocratiques peuvent difficilement s'instaurer en présence de la société civile pour que le système de santé réponde mieux aux besoins des populations. Les entrevues, que nous avons menées, montrent parfaitement que de tels moments ou que la création d'une entité[168] spécialement dévouée à cet effet n'ont jamais eu lieu. Cela a été le cas pour l'adaptation de la carte sanitaire à l'évolution de la population. Dans les villages, les agents de santé sont d'office membres des COGES, et on a vu combien ils pouvaient, certaines fois, s'accaparer ressources et pouvoir de décision au dépend des villageois. Or, ces derniers ne semblent pas en mesure de se plaindre puisque, même s'ils décident de le faire, ce qui est rare sinon inédit, il y a fort à parier que les autres membres de la corporation ne sanctionneront pas des pratiques illicites. Les nombreux exemples que nous avons apportés dans cette recherche tendent à soutenir cette assertion. En outre, ce phénomène est connu au Faso. Il a été récemment dénoncé par le comité national d'éthique. Les rapporteurs précisent que « *depuis ces dernières années, une sorte de frénésie s'est emparée de notre pays amorçant une décadence sociale* » (Comité National d'Ethique, 2003, p.16). Dans leur jugement très sévère et sans nuance, ils ajoutent que le dévouement des individus envers la société a disparu, ceci expliquant la corruption et les autres maux de ce genre[169]. Les projets seraient, la plupart du temps mis en œuvre pour satisfaire des intérêts personnels, acheter des véhicules ou payer des *per diem*. Les auteurs du rapport font aussi directement référence au code de santé publique qui ne serait pas respecté, compte tenu de la « *dilution des responsabilités au niveau des rouages des services* » (p. 37). La déontologie professionnelle des agents de santé et le respect du serment d'Hippocrate seraient absents (et pourtant, nous l'avons vu affiché dans les locaux du DS), ceci expliquant la mauvaise qualité des soins. Les auteurs du rapport vont jusqu'à parler de « *pratiques criminelles et illicites* » ou de « *harcèlement sexuel des malades* » (p. 37). L'appareil administratif burkinabé serait pris en otage par les partis politiques, ce qui débouche sur la corruption, le clientélisme ou encore l'impunité.

Aussi, l'ensemble de ce sous-système favorise donc le dysfonctionnement du système (de santé) dans son ensemble. Non seulement les membres du sous-système ne souhaitent pas changer leurs habitudes pour trouver des solutions aux problèmes des indigents mais, aussi, ils font passer le message aux autres acteurs concernés que l'instauration d'un changement, qui n'ira pas dans le sens de leurs propres intérêts, n'aura que peu de chance de réussir. Lors de la mise en place de l'IB au Bénin, « *a virtuous cycle of policy change was founded on an alliance between a range of actors. They either shared the common vision underlying the scheme design or were persuaded of its relevance through successful implementation* » (Gilson, Kalyalya et al., 2001, p.46). En dépit de l'existence de fenêtres d'*opportunité* pour plus d'équité et d'exemptions pour les indigents, soient

---

[168] il existe bien un « point focal » au ministère de la Santé sur les mutuelles, la contractualisation ou encore les maladies infantiles (PCME) mais aucun sur les indigents ou l'équité. L'une des explications à cela est peut-être à trouver dans le fait que ces « points focaux » sont des rôles créés à la suite d'initiatives de bailleurs de fonds centrées sur des programmes verticaux dont aucun ne porte sur l'accès aux soins des indigents.
[169] Voir la note N°5 de février 2002 de l'UERD de Ouagadougou sur la santé et la corruption.

les forces en présence ne perçoivent pas véritablement qu'elles sont en mesure d'agir pour les saisir, soit au contraire elles pensent qu'elles peuvent agir mais ne souhaitent pas le faire afin de protéger leurs propres intérêts.

11.2.2 Politique de lutte contre la pauvreté et occasion saisie inadéquatement

Si l'apparition des fenêtres d'*opportunité* n'a pas été utile aux différents acteurs concernés par les politiques de santé au cours des dix dernières années, une *opportunité* apparue au niveau national, en 2000 dans le domaine de la lutte contre la pauvreté, est saisie par les responsables politiques et sanitaires pour prendre des décisions favorables à l'équité d'accès aux soins. Cependant, les données de la présente recherche montrent, d'une part, que cela a été une occasion cantonnée dans une sphère plus discursive que pratique et que, d'autre part, l'implantation de ces mesures n'a pas été évaluée par les autorités. Or, notre évaluation a mis au jour leur inefficacité. Pour le dire en d'autres mots, les acteurs centraux ont voulu profiter de cette fenêtre d'*opportunité*, mais cela a été effectué de façon inefficace. Alors que l'on prétend souvent que l'équité doit passer après l'efficacité (Flori et Tizio, 2000), cet exemple traduit aussi que, même lorsque l'on a décidé, enfin, de planifier pour atteindre l'objectif d'équité, on n'a pas été efficace.

11.2.2.1 Une occasion saisie

Nous avons dit, à plusieurs reprises, qu'au sein de cette politique de lutte contre la pauvreté, le secteur de la santé occupe une place prépondérante. Lorsqu'en 2000, le gouvernement doit la formuler pour pouvoir bénéficier des fonds PPTE et d'une réduction de ses dettes, plusieurs mesures favorables à l'équité d'accès aux soins sont adoptées. Ces mesures, dit le secrétaire général de la santé, en janvier 2002, sont conformes à «*l'esprit de l'initiative de Bamako*» (lettre du 18/01/02). Certains services (en 2002) ou médicaments (en 2003) deviennent donc gratuits ou sont subventionnés. Il semble que cette approche favorable à l'équité à l'occasion des CSLP soit relativement rare comparativement à d'autres pays du Sud participant à l'initiative PPTE. En effet, une étude de ce processus dans sept pays montre que le rôle essentiel de l'État consistant à garantir l'efficacité et le caractère équitable du système de santé est rarement abordé dans les CSLP[170] (Rowson et Verheul, 2004). Au Faso, à la suite du CSLP, des notes administratives sont envoyées, dans tous les districts du pays, pour demander que ces directives équitables soient respectées. Nous en avons largement parlé. Cela étant dit, les données présentées dévoilent très clairement que ces justes désirs n'ont pas été suivis d'effets, ce qui est fortement dommageable, car de telles mesures,

---

[170] On préfère revenir aux fonctions énoncées, dès 1993, par la Banque mondiale où l'État doit se cantonner à des fonctions de supervision et de contrôle, la fourniture des soins doit être déléguée.

notamment destinées aux femmes et aux jeunes enfants, sont aujourd'hui comptées parmi les plus efficaces (World Bank, 2003).

11.2.2.2 Quelques raisons de l'utilisation à mauvais escient des *opportunités*

Plusieurs raisons doivent être évoquées pour rendre intelligible cette situation d'apparition d'une fenêtre d'*opportunité*, de saisie de cette chance mais d'une manière peu porteuse de changement social : i) des conflits de valeur, ii) l'inadéquation des processus de prise de décision, d'implantation et d'évaluation ainsi que iii) le peu d'intérêt des acteurs principaux (soit les dirigeants).

i) Des conflits de valeur

D'abord, il convient de noter que la conception de l'équité qui sous-tend les décisions prises à l'occasion de la formulation de la politique n'est pas univoque. Évidemment, « *l'équité et la pauvreté sont des concepts polysémiques et multidimensionnels* » nous dit-on localement (Ministère de l'économie et des finances, 2000, p.16), mais les auteurs ministériels ne se hasardent pas dans la définition du premier terme et préfèrent s'étendre exclusivement sur le second. Lorsque l'on regarde maintenant de plus près le contenu de cette politique publique, il faut bien avouer que l'on ne parvient pas à appréhender la théorie de justice sociale qui est mobilisée. Il est souvent question du mot équité, mais on y a recours tantôt pour justifier une approche centrée sur les plus démunis, tantôt sur un grand ensemble de la population, parfois même sur toute la population du territoire national. On confond l'équité et l'égalité des chances, alors que l'on sait que l'emploi de ces deux vocables peut être sujet à de nombreuses interprétations. Si ces différences conceptuelles ne sont pas clairement énoncées dans un texte de politique publique, il y a fort à parier que la mise en œuvre des mesures concrètes sera compliquée, surtout lorsque celle-ci tend à aller à l'encontre du courant dominant (décrit précédemment) du recouvrement des coûts et du paiement des soins (Turshen, 1999). Cela est d'autant plus vrai que ces décisions, ayant mené aux mesures du CSLP, ont été prises à la suite d'incitations fortes de la Banque mondiale. Or nous savons que pour cette institution, la santé n'est pas un droit mais un moyen utile au développement économique (Buse et Walt, 2000; de Beyer, Preker et al., 2000). Nous discutons plus en détail de ces conflits de valeur et de la notion de justice sociale, notamment au regard de la nature du problème des inégalités d'accès aux soins, dans la troisième partie de cette discussion.

Il faut ajouter une certaine incohérence entre ces actes en faveur de l'équité et le courant des orientations générales à l'égard des politiques de santé, tant au Faso que dans le reste des pays du Sud. La section consacrée au courant des orientations a dévoilé combien l'idéologie du paiement direct, du « recouvrement des coûts » et du désengagement de l'État est maintenant parfaitement ancrée dans les schèmes de pensées des acteurs de la santé publique et des communautés. Prendre une décision, qui va à l'encontre de cette mouvance, n'est pas sans risque de heurter quelques principes et de voir ses désirs ne pas devenir des réalités, d'autant que le processus de prise de décision n'a pas non plus été pertinent et favorable à l'acception d'une telle décision à contre-courant, tel que nous le verrons ci-dessous. Alors que l'on vous dit, depuis des années, qu'il faut que vous puissiez vous auto-financer, que l'on vous explique, lors des formations, que le fait de demander aux patients de payer garantira la disponibilité permanente des médicaments... la venue d'une note administrative vous invitant à donner des soins gratuits n'est pas forcément ni regardée d'un bon œil ni tout à fait comprise, « *ça c'est pas clair !* » (EF1) et « *les gens ne savent pas où se mettre* » (EF16). Ajoutons que l'ONG mettant en œuvre l'IB ne fait rien non plus pour améliorer la lisibilité et la pertinence de ces décisions, lorsque ses membres insistent, lors des contrôles, sur l'importance de ne pas octroyer de crédits. Le cas sud-africain, où le pouvoir politique a fermement décidé de supprimer le paiement direct des consultations de première ligne, témoigne de la nécessité d'une volonté politique claire et ferme. Cela ne veut évidemment pas dire que le processus de mise en œuvre dans ce pays de l'Afrique australe est exempt de tout reproche (Walker et Gilson, 2004), mais, au moins, la direction à prendre a été parfaitement exprimée.

ii) <u>Le processus de prise de décision, d'implantation et d'évaluation</u>

Il est important de relever maintenant que si cette occasion a été mise à profit, le processus qui l'a concrétisée a été inapproprié, ce qui explique, en grande partie, pourquoi l'équité désirée d'accès aux soins n'a pas été une réalité.

Primo, la décision semble avoir été prise d'une manière unilatérale par les responsables centraux de la santé, sans rechercher le concours ni des responsables des autres paliers de gouvernement ni des communautés. Dans leur revue des documents préparatoires à l'élaboration des CSLP dans 23 pays (sans le Burkina Faso), des auteurs remarquent que si tous les pays annoncent que la participation communautaire est importante dans le processus de réduction de la pauvreté, seulement 13% d'entre eux considèrent que les pauvres seront partie prenante de la formulation ou de l'implantation de la composante santé des CSLP (Laterveer, Niessen et al., 2003). Au Ghana, ni les groupes féminins ni les parlementaires n'ont été consultés (Oxfam, 2004). Au total, il semble que dans la plupart des cas, les quatre groupes suivants ne participent pas au processus : les parlementaires, les unions commerciales, les femmes et les groupes marginalisés (pauvres, autochtones, etc.). Dans certains pays, les groupes connus pour être trop critiques à l'égard du gouvernement en place ont été écartés des réflexions inhérentes à la rédaction des CSLP (Stewart et Wang, 2003). Le Faso serait donc plus la norme que l'exception, et les commentaires d'un président de comité de gestion confirme cette analyse : « *venir causer en grande réunion là, ça ne perce pas la population ! Il faut aller dès la base, il faut que la base soit touchée* » (EF12). Un rapport de l'African Forum and Network on Debt and Development concernant le Faso (Ido,

2002; Cash et Sanchez, 2003), relève que la participation de la société civile a été tronquée. Citons les cinq constats de l'évaluateur de cette participation :

> Premièrement, la méthode ou l'approche d'organiser des ateliers régionaux par thème ne permet pas une analyse globale et cohérente du CSLP ;
> Deuxièmement, le cadre institutionnel de suivi et de comité d'organisation des ateliers ne sont pas participatifs et décentralisés ;
> Troisièmement, les conditions préalables de participation efficace aux différents ateliers régionaux que sont l'information, la sensibilisation, la formation, l'organisation, le partage de responsabilité n'ont pas été réunies pour la plupart des participants de la société civile ;
> Quatrièmement le choix des participants de la société n'a pas aussi permis la présence importante de personnes averties des questions du CSLP aux ateliers régionaux ;
> Cinquièmement, dans le schéma organisationnel, il manque le feed-back à la base du CSLP actualisé et adopté par les autorités (Ido, 2002p. 34 et 35).

On peut, à la rigueur, comprendre que ce type de *décision* quant à la gratuité ou la subvention des soins reste dans le giron des prérogatives régaliennes, bien que nos entrevues et notre étude sur le terrain aient mis en évidence que cette décision a été dictée, ce que l'on nous a facilement dit : « *c'est sous la pression de la Banque mondiale dans le cadre de la lutte contre la pauvreté, qu'on a décidé de faire les actes préventifs gratuits* » (EF16), personne n'est dupe[171]. Ce responsable sanitaire, qui participe à de multiples réunions au niveau central, a tout a fait compris cela, et les responsables ont évidemment également cherché à lui faire comprendre la double exigence d'une telle décision :

> Par exemple, dans le cadre de la lutte contre la pauvreté, vous savez qu'au niveau de la santé, y a un certain nombre d'indicateurs qui sont suivis. Voilà ! pour pouvoir vraiment améliorer ces indicateurs pour pouvoir répondre aux exigences des bailleurs de fonds […] (EF7)

Une fois cela étant dit, et fait, la façon dont la décision a été *divulguée* aux agents de santé et aux responsables communautaires de la santé traduit un certain état d'esprit. Seule une note de service a été envoyée aux agents de santé. On a ainsi respecté le fonctionnement hiérarchique de l'État mais certainement pas favorisé une réelle appropriation du changement. Car demander aux agents et membres des COGES de donner des médicaments gratuits est un acte qui va à l'encontre du courant actuel. Si l'on avait accordé une importance particulière à ces directives d'équité, il aurait été préférable, d'abord, d'associer les acteurs à la prise de

---

[171] L'objectif d'une telle entreprise pour la BM, tel qu'il a été perçu par les agents ? « *vendre son argent, c'est tout* » (EF4), nous dit un haut fonctionnaire ; un infirmier dira que c'est pour « *accumuler de l'argent sur le dos des pauvres. En fait, on utilise le pauvre pour s'enrichir* » (EF5).

décisions et, ensuite et au minimum, de les rencontrer pour leur expliquer les fondements et les principes de telles décisions, sans les noyer dans la multitude de notes que les services reçoivent quotidiennement[172]. Cette manière de procéder traduit, nous dit un interlocuteur, le fait que la décision n'est sous-tendue par aucune conviction. Elle a été prise sous pression, mot qui revient souvent pour qualifier les relations des dirigeants avec les donateurs et autres institutions financières internationales.

Secundo, les précisions à apporter aux acteurs concernant les notes étaient d'autant plus nécessaires que l'interprétation de ces dernières prêtait à confusion. Autrement dit, le contenu même de ces textes n'était pas suffisamment limpide pour que les acteurs puissent les appliquer. Il semble que ce type de difficulté se soit déjà posé au Faso, lorsque l'on a décidé la gratuité de la « prise en charge » des victimes de l'épidémie de méningite (ministère de la Santé, 2003b), sans que l'on définisse clairement de quoi était constituée la prise en charge. Le problème principal, à l'occasion des actes gratuits, était évidemment pécuniaire : qui devait payer pour ces produits gratuits ou subventionnés ? Aucune indication ne permettait aux personnes de savoir comment élucider ce problème, ainsi, personne n'a tenté de le résoudre, fidèle à la maxime : dans le doute s'abstenir. Sachant que ce type de demande allait, encore une fois, à l'encontre du courant dominant, il fallait être très précis. Alors que les CSPS disposent d'une trésorerie très importante (1 million F CFA) et que les COGES ont une certaine tendance à thésauriser, quelques acteurs, comme cela a été souvent observé ailleurs (Condamine, Artigues et al., 1999; Gilson, Kalyalya et al., 2000; Ridde et Girard, 2004), ont émis le souhait que « des mesures d'accompagnement » monétaires ou en nature viennent appuyer de telles décisions pour qu'elles soient suivies d'effets. Nous ne croyons pas que cela soit nécessaire, surtout pour les Centres de santé et promotion sociale disposant des ressources nécessaires. Il faudra simplement favoriser la participation des parties prenantes, leur expliquer clairement à quoi doit servir l'argent conservé, dans l'esprit de l'IB et montrer que les autorités accordent une importance particulière à l'équité d'accès aux soins. En revanche, pour les CSPS moins riches ou moins bien gérés, il faudra prendre de telles mesures et les accompagner d'un suivi rapproché et d'une aide à l'organisation afin de renforcer les capacités des personnes clefs. En outre, certains acteurs ont dit que la mise en œuvre technique, dans les CSPS, de la décision de subventionner à hauteur de 10% trois molécules destinées aux enfants était relativement impossible. Les difficultés de gestion et de comptabilité rendaient apparemment l'application délicate. Si cela avait été vrai, les acteurs centraux auraient pu être au courant en consultant les acteurs périphériques et auraient ainsi augmenté les chances de réussite d'une telle entreprise. Les fonctionnaires de la BM ont certainement une part de responsabilité dans cette

---

[172] Un infirmier prend une position sans ambiguïté à ce propos : « C'est pas les papiers ! je dis, quand vous avez la volonté de faire quelque chose-là, vous voulez que moi, …faire quelque chose ? Pourquoi vous avez décidé de discuter avec moi ? Vous auriez pu m'envoyer un papier ! Ou bien ? » (EF6).

implantation manquée puisqu'il semble bien que cela soit une habitude de ne pas se préoccuper des capacités locales de mise en œuvre et de tout faire pour que la mise en œuvre avance coûte que coûte (Buse et Walt, 2000).

Tertio, une fois les décisions prises, on a vu qu'elles n'ont absolument pas été suivies ni par le centre ni par la périphérie. Personne n'a tenté d'en évaluer la portée ou l'application. À de très rares exceptions près, les équipes de terrain, l'ECD ou l'ONG ne s'interrogeaient pas sur ce point et ne posaient pas de questions relatives à l'implantation des directives. Il faut même ajouter que l'une des notes les plus importantes du point de vue de l'équité (c.-à-d. gratuité des médicaments antipaludéens pour les femmes enceintes) n'était quasiment connue par personne. Elle n'avait pas réussi à franchir la barrière de l'armoire du district sanitaire et de ses archives de courriers arrivés. Nous l'avons même appris au DRS. Cependant, tous ces avatars n'ont pas empêché les responsables centraux du ministère et les dirigeants politiques de noter dans leurs rapports destinés à la Banque mondiale que des mesures en faveur de l'accès aux soins des pauvres avaient été prises. L'important, pour obtenir les fonds PPTE et la réduction de la dette, est de montrer qu'on lutte contre la pauvreté et que l'on cherche à accroître l'accès aux soins pour les pauvres, que cela soit fait ou non importe peu : « *c'est juste pour décorer les documents* » (EF15) ou « *pour charmer les bailleurs* » (EF5). Il faut seulement que les décisions soient prises pour permettre le déblocage des fonds[173]. Il s'agit là d'une des quatre raisons, selon Kingdon (1995), expliquant le fait qu'une fenêtre se referme : les participants croient avoir résolu le problème. Une certaine (logique de) connivence paraît exister entre les responsables et les bailleurs de fonds, puisque tout le monde est au courant de cette situation, mis à part les plus intéressés, les plus pauvres. Il est aussi possible d'émettre l'hypothèse selon laquelle les responsables sanitaires nationaux, influencés par leurs collègues politiques et les fonctionnaires des institutions financières internationales (IFI), ont pris de telles décisions sans aucune conviction et en n'y accordant aucun intérêt. Il n'y a donc aucune raison de vérifier leur application.

<u>Les dirigeants</u>

La politique de lutte contre la pauvreté, de sa formulation à son implantation, a constitué une occasion majeure pour mettre l'accent sur l'équité d'accès aux soins. Certaines orientations ont été prises et cela a favorisé la rencontre du courant des problèmes avec celui des solutions. Malheureusement, cette *opportunité* n'a pas été correctement exploitée et les chances de voir l'accès au système de santé plus équitable ont disparu, à tout le moins pour le moment. On pourrait s'arrêter là et dire que la raison essentielle tient au fait que la décision a été imposée par les

---

[173] Sans avoir fait de recherche particulière sur le sujet, l'autre décision équitable phare du CSLP est la gratuité scolaire pour les petites filles entrant en CP (1ère année du primaire).... décision qui selon divers interlocuteurs burkinabé, n'est quasiment pas appliquée non plus !

fonctionnaires de la Banque mondiale en échange d'une réduction de la dette. C'est seulement une partie de la réponse, croyons-nous. Certes, l'histoire des révoltes contre les diktats de l'aide internationale ne forme pas des encyclopédies, mais le Burkina dispose peut-être d'une histoire particulière où un chef révolutionnaire s'est rebellé contre ces procédés des donateurs. Sans forcément revenir à un passé légendaire qui teinte encore certains discours, il ne faudrait pas voir les dirigeants burkinabé comme de simples automates répondant aux ordres de Washington. Comme le disait Strauss (1992), les individus possèdent un « *potentiel créatif* » (p. 270) et une certaine marge de manœuvre pour refuser ou amender des propositions venues de la sphère des bailleurs de fonds. Aussi, les relations qu'entretiennent les fonctionnaires des institutions internationales avec les dirigeants nationaux et les « *domestic acolytes* » (Grindle, 2000, p.5) nous paraissent composer une autre partie de l'explication à ce phénomène de mise à l'écart d'une opportunité. Les personnes ont pris de telles décisions avec des groupes d'acteurs qui appartiennent à une communauté peu encline à se préoccuper réellement des indigents. La vision du Nord dominant le Sud n'est plus exclusivement vraie. Le monde est aussi dominé par des alliances sociales qui se forment avec des personnages vivant tant au Nord qu'au Sud (Navarro, 2004). Tout comme le cas des réformes sanitaires en matière de financement des services de santé (Lee et Goodman, 2002), une sorte d'élite politique et de communauté épistémique de lutte contre la pauvreté s'instaure, accaparant la définition des problèmes et l'élaboration des solutions. À Ouagadougou, tout le monde s'entend pour dire que « *la Banque mondiale a joué un rôle plus actif et continu dans le processus du CSLP [...et] l'administration semble beaucoup apprécier l'aide technique reçue* » (DANIDA, 2002, p.32). Et pourtant, les CSLP avaient été définis par les institutions financières internationales comme « *country driven* » et comme moyens devant répondre à des besoins localement déterminés. Cette présence de consultants internationaux, souvent imposés, n'est pas toujours du goût de tous les acteurs locaux, tel qu'une personne haut placée au MS nous l'a dit à plusieurs reprises. Mais cette dernière reconnaissait également qu'elle n'avait pas beaucoup de marge de manœuvre pour contrer les idées de ces experts et des politiciens locaux. Comme dans le cas des trois politiques sud-américaines étudiées par Merilee Grindle (2000), le rôle de la petite équipe qui définit le contenu de la politique visant à lutter contre la pauvreté est central, mais elle ajoute que :

> Design teams [are] also engage in defining the problems that need to be solved and, in their recommended solutions to these problems, prefigure the political conflicts that will surround reform initiatives when they become public. That there are winners and losers in reform initiatives is clear, but exactly who wins and who loses and how much they win or lose can be determined by the decisions of the design teams. The cases suggest, above all, that the work of the design teams is an important part of the political economy of reform (p. 31)

Dans le cas des CSLP, Stewart et Wang (2003), nous disent très clairement : « *In almost no cases did civil society participate in the drafting of the framework for initial PRSPs* [CSLP]. *Most were presented with drafts formulated by small teams of external consultants or central ministry staff* » (p. 16). Ainsi, on est en droit de penser que les bénéficiaires des futures directives de gratuité ou de subventions n'ont pas été une des préoccupations principales des rédacteurs du contenu du Cadre stratégique de lutte contre la pauvreté. Il semble bien que cela ne soit pas une spécificité burkinabé tant les rédacteurs des CSLP « *did not take an explicit pro-poor approach* » (Laterveer, Niessen et al., 2003, p.143). Ces petits comités décident seuls des problèmes prioritaires et des solutions à mettre en œuvre pour y remédier. Or, le cas sud-africain de la gratuité imposée des actes médicaux de première ligne sans la participation active des agents de santé (*street level workers*) montre parfaitement qu'un tel processus n'a pas beaucoup de probabilité de réussite (Walker et Gilson, 2004). Rendre les soins gratuits ne suffit pas en soi, bien d'autres actions doivent être accomplies en parallèle pour que cela puisse fonctionner et assurer l'accès aux soins pour les indigents (Gilson et McIntyre, 2004).

* * *

Il nous semble important de résumer dans la figure suivante la nature de notre discussion et de notre compréhension synthétique à l'égard de l'ouverture des fenêtres d'*opportunité* favorables à la rencontre des courants des politiques visant plus d'équité.

Tableau 54 : Résumé des explications concernant les fenêtres d'*opportunité* et l'équité

Opportunités non saisies		*Opportunité* saisie à mauvais escient	
Explications...	*...détaillées*	*Explications...*	*...détaillées*
Processus d'implantation	• « *top-down* » • *Monopole des ressources et idées sur l'efficacité*	Conflits de valeur	• *Définition de l'équité peu claire* • *A contre-courant des orientations*
Présentation et compréhension sélectives	• *Mise à l'écart de la composante équité* • *Disparition du point n°7*	Processus de prise de décision	• *Centralisation* • *Pas ou peu de participation* • *Impositions locales et incitations internationales*
Perception de la capacité d'agir	• *Absence de solution* • *Dysfonctionnement du système de santé*	Processus d'implantation	• *Pas de consultation* • *Pas d'explication* • *Difficultés techniques*
		Processus d'évaluation	• *Pas d'évaluation*
		Preneurs de décision	• *Communauté épistémique*

Source : auteur

11.3 Les entrepreneurs politiques

> The poor are generally disenfranchised from the political process, and strong political commitment and leadership are necessary to ensure that equity are fully addressed when user fee programs are designed. Often, political "champion" are necessary to drive the process (Newbrander et Collins, 1999, p.11)

Dans cette seconde partie de la discussion, nous tentons d'ajouter quelques éléments d'explication supplémentaires au fait que les fenêtres d'*opportunité* n'ont pas été saisies (ou mal) et que la rencontre des courants n'a pas eu lieu. Aussi, une partie de ces explications est à trouver dans l'absence d'individus désirant user de leurs ressources pour promouvoir l'équité d'accès aux soins et favoriser le couplage des courants des solutions et des problèmes dans la mise en œuvre de l'IB. En nous concentrant maintenant sur des personnes plutôt que sur un système, nous pouvons rendre intelligible la situation avec une autre lorgnette que celle que nous avons précédemment employée et qui correspond à une vision plus structurelle qu'individuelle. Car, tel que nous l'avions mis en avant dans la section méthodologique, en dépit des effets de la structure, les agents de la situation analysée ne sont pas exclusivement sous la coupe d'une organisation sociale contingente, ils possèdent une « marge de manœuvre » (Crozier et Friedberg, 1977; Strauss, 1992; Bierschenk, Chauveau et al., 2000). Les entrepreneurs, nous dit Kingdon (1995) peuvent être situés dans de nombreux endroits et dans différents courants. Ils présentent trois qualités principales. Ils sont persistants, savent négocier et sont écoutés et reconnus grâce à leur expertise, leur leadership ou leur position stratégique de décideur. Ils doivent aussi être toujours prêts à agir pour mettre leurs idées sur le devant de la scène au moment opportun.

Or, l'analyse détaillée des résultats exposés plus haut montre clairement que de tels personnages n'ont pas existé au sein de l'arène de la présente recherche lors du processus de mise en œuvre de l'IB. On verra, dans la sixième partie de la discussion, que le tableau n'est pas si noir que cela et que sur un plan très microscopique, à savoir celui d'un établissement hospitalier, de tels acteurs porteurs du changement social en faveur de l'équité peuvent exister. Cependant, dans le contexte précis de cette recherche, l'absence d'entrepreneur, mobilisé en faveur de l'équité d'accès aux soins, a été observée dans les quatre catégories de groupes stratégiques et dans les trois courants de politique. Personne n'a désiré mettre ses ressources au profit des indigents. Essayons maintenant d'en expliquer les raisons.

11.3.1 Les intéressés

En ce qui concerne le groupe des intéressés, nous avons déjà noté que les membres ou responsables des COGES ne se sont jamais préoccupés des questions relatives à l'équité d'accès aux soins. Les enjeux de pouvoir, qui sont liés aux fonctions de membres d'un COGES, forment une partie de l'équation explicative, au Faso (Ouedraogo et Fofana, 1997) comme ailleurs du reste (Olivier de Sardan, 1999; Deschamps, 2000; Fassin, 2000b; Gilson, Kalyalya et al., 2000; Ndiaye, Tal-Dia et al., 2002). Le fait d'occuper un poste de responsabilité dans la gestion d'un CSPS permet de bénéficier d'une certaine aura dans la communauté, mais également d'un bon moyen pour accéder à des ressources financières. La logique de l'accaparement mise au jour précédemment, bien que, dans le cas présent, elle ait été mobilisée majoritairement par les agents de santé, appuie cette assertion. Cela n'est pas nouveau (Olivier de Sardan, 1990; Jaffré, Olivier de Sardan et al., 2002). On s'étonnera des maigres ressources accaparées par le biais de telles stratégies, puisque les sommes officielles ne dépassent que rarement les 2 000 F CFA. Toutefois, ces sommes cumulées peuvent au bout du compte composer un revenu important pour des paysans qui vivent dans un pays sahélien soumis aux aléas climatiques, mis à part toutes les autres ressources acquises illégalement sans que nous le sachions véritablement. Tous ces revenus peuvent aussi leur être très utiles pour consolider leur entregent, « converser leur rang » (Olivier de Sardan, 1999) ou encore « *assouvir leurs besoins égoïstes* » (EF14). Les couches les plus isolées de la société sont toujours plus ou moins écartées de ces centres de décision. Cela a déjà été constaté ailleurs au Burkina (Ouedraogo et Fofana, 1997). Les indigents n'y sont évidemment jamais représentés et les femmes le sont d'une façon insignifiante (Maïga, Sissoko et al., 1995; Gilson, Kalyalya et al., 2000), comme c'est aussi le cas dans d'autres domaines de la société burkinabé (Tiendrébéogo-Kaboret, 2002). Dans les formations réunissant plusieurs dizaines de membres de COGES du district, la représentation féminine se comptait sur les doigts d'une seule main. Les sociétés rurales sont caractérisées par une interconnaissance favorable à l'établissement des comités de santé (Jaffré, Olivier de Sardan et al., 2002), mais indubitablement défavorable à l'écoute des voix dissidentes et à la prise en compte des personnes marginalisées[174]. L'exemple du Kenya tend à montrer que ces personnes sont totalement exclues et que leur voix n'est ni entendue ni sollicitée dans un processus d'organisation de l'IB (Gilson, Kalyalya et al., 2000). Au-delà du discours prononcé par les communautés à l'égard de la solidarité villageoise, certaines personnes demeurent à l'écart.

Il faut bien noter ici que si ces membres de COGES voulaient tout mettre en œuvre pour trouver une solution au problème de l'accès aux soins des indigents, il faudrait impérativement qu'ils s'entendent avec les agents de santé. La confiance qu'ils ont en ces infirmiers est bien souvent sans borne (Gobatto, 1999). L'utilisation des

---

[174] Il ne s'agit pas de dire que les femmes sont marginalisées.

sommes substantielles thésaurisées dans les comptes en banque des COGES serait évidemment un sujet de discorde et de négociation capital. Nous avons vu que les agents ont encore un pouvoir de décision considérable, lorsqu'ils ne décident pas à la place des COGES, selon la logique de la domination. Or, nous en parlons ci-dessous, les agents ne sont pas plus préoccupés par le sort des indigents que les membres des COGES. Ainsi, quand bien même un membre de COGES aurait souhaité entreprendre une réflexion à ce propos, il lui aurait fallu d'abord en convaincre l'agent et ensuite la communauté. Pour ce faire, il aurait fallu que cette personne possède des qualités de leader et d'entrepreneur qui se retrouvent rarement dans ces milieux ruraux empreints de relations sociales stratifiées. Cela ne veut pas dire que nous n'avons pas rencontré de tels personnages mais cela reste inaccoutumé[175]. Lorsque l'on est honnête et que l'on retire très peu de ressources monétaires de ses fonctions de membre de COGES, et qu'en tant qu'agriculteur, l'enjeu essentiel est la survie de sa famille, compte tenu de la productivité de la terre, on ne se risque pas à changer l'ordre social au profit des groupes marginaux. Une enquête nationale, effectuée en 2003, montre que le premier facteur désigné par les Burkinabé pour qualifier la pauvreté est la carence alimentaire, le deuxième est l'emploi, la santé ne venant qu'en troisième position (ministère de l'Economie et du Développement, 2004a). L'effort que nécessitent le changement social et le processus de redistribution est trop important, surtout lorsque l'on agit au sein d'un système de santé où la décentralisation se fait attendre, voire s'estompe (voir précédemment).

Puisque les membres des COGES ne se transforment pas en entrepreneurs politiques agissant en faveur de l'équité, on pourrait s'attendre à ce que les membres des ONG s'organisent pour pallier ces difficultés communautaires et interviennent comme acteurs du changement social. Or, tel n'est pas le cas au Faso. Nous avons constaté que tant les membres des ONG ayant participé à « l'histoire » de l'IB que ceux l'ayant mise en œuvre dans l'Ouest pendant des années puis dans l'arène de la présente recherche pendant trois ans, ne sont pas montés au créneau pour défendre les indigents et favoriser la rencontre des courants nécessaire à

---

[175] Dans un village, le président d'un COGES relativement bien organisé et intégré dans la communauté pourrait être ce cas exceptionnel. L'agent de santé du CSPS est l'un des rares à avoir tenu un discours en faveur des indigents. Il a effectué quelques maigres avancées pour leur donner accès aux soins. Cependant, seuls trois indigents ont bénéficié de telles actions. Néanmoins, elles ont été accomplies selon une démarche passive et non active. Si ce président est caractérisé par une certaine prestance et un certain charisme qui lui permettent de mobiliser la communauté en faveur du CSPS, c'est parce qu'il est le frère du chef de terre (tengsoaba) tout puissant de la région. Il n'a pas non plus trop de souci d'argent. Il touche une pension de retraité et son fils vivant en Allemagne lui envoie des fonds régulièrement. En outre, il n'a pas manqué, lors des visites de contrôles de l'ONG, de dépenser une somme importante provenant du CSPS pour nous offrir à boire et à manger à la suite des travaux. Ainsi, cet exemple empirique montre que le personnage dont il est ici question possède plus les qualités d'un courtier en développement (« double réseau de relations, côté village et côté extérieur » (Bierschenk, Chauveau et al., 2000) p. 34) que celles d'un entrepreneur favorable à l'équité.

l'avènement de l'équité[176]. Au cours de la mise en œuvre de l'IB au Faso, malgré l'occultation par certaines ONG du point n°7 de l'IB (Sorgho, 1993), quelques timides interventions en faveur de la justice sociale ont surgi, mais elles furent éphémères, très circonscrites et non coordonnées. Lors des discussions préalables à la Table ronde de 1996, il semble qu'une seule ONG et une seule coopération bilatérale aient fourni un document écrit dans lequel elles prennent position et proposent des amendements aux documents officiels. Cela ne peut évidemment pas énormément peser sur les décisions centrales, d'autant plus que les agents centraux n'invitent que très peu d'ONG à ces réunions, comme, par exemple, lors de la Revue de l'IB en 1999 (ministère de la Santé, 1999b). Mis à part l'organisation de trois réunions rassemblant plusieurs ONG, (pour lesquelles assez peu d'informations ont été conservées, et ce n'est pas faute d'avoir cherché) les ONG du Faso n'ont pas collectivement tenté d'intervenir. Cette réalité locale suit la tendance internationale puisque, à de très rares exceptions près, peu d'ONG se sont engagées dans le débat sur les réformes du financement des services de santé (Lee et Goodman, 2002). Dans l'organisation pratique du projet étudié, les membres de l'ONG n'ont pas exprimé le besoin de se pencher sur cette question, n'ont pas adapté leurs grilles de supervision pour compter le nombre d'ordonnances non desservies ou intégrer la réduction décidée par le MS de 10% de trois molécules, n'ont que très rarement vérifié si les décisions centrales relatives à l'équité étaient respectées, etc. Trois explications principales doivent être apportées à cette absence d'entrepreneur politique au sein des ONG : i) la dépendance à l'égard des bailleurs de fonds, ii) le personnel des ONG et iii) leurs relations interpersonnelles.

i) Le qualificatif « non gouvernementale » pour l'acronyme ONG est largement usurpé, car une infime partie des ONG sont réellement indépendantes des États. Dans le domaine de la santé internationale, de l'aide humanitaire ou de l'aide au développement, ce dernier type d'ONG oeuvrant à l'aide de fonds de sources principalement privées demeure l'exception. La règle est plutôt le cas de BAC organisant l'IB dans le district étudié. C'est-à-dire que, malgré son qualificatif d'ONG, la plus grande part (au moins 80%) de son budget de fonctionnement est alloué par un gouvernement ou une organisation multilatérale. Ce financement est également utile pour couvrir une partie des frais de fonctionnement du siège européen (+/- 7% du budget de l'opération locale). Aussi, l'objectif premier de l'ONG est de démontrer à ses bailleurs de fonds que le projet fonctionne bien, qu'il avance dans le bon sens et que les effets attendus sont atteints. On discutera plus bas sur la nature de ces effets et les limites des méthodes d'évaluation. Ce qu'il faut surtout souligner ici est que cette dépendance envers les donateurs rend compréhensible la focalisation des membres de l'ONG sur les problèmes que l'on pourra résoudre dans le temps imparti au projet (trois ans), dans l'espoir de voir la

---

[176] On signale, sans pour autant fournir de données précises, que deux ONG locales s'intéressent et agissent relativement à cette question dans deux hôpitaux de la capitale (Bicaba, Ouedraogo et al., 2003). Une étude de l'origine de ces initiatives ainsi que leurs impacts serait fort utile et urgente.

signature d'un nouveau contrat. En outre, alors que ce dernier n'est ni terminé ni évalué (début 2003), une proposition pour la poursuite de leur entreprise est envoyée aux donateurs. Ainsi, cette dépendance est l'une des raisons qui font que « *most participants conclude that the subject is too complex, the problems too numerous, and the array of alternatives too overwhelming* », nous dit Kingdon (1995, p. 176). On va donc s'ingénier à résoudre des problèmes solubles et non pas à s'aventurer dans les méandres de la complexité (voir plus bas) de l'application du point n°7 de l'IB (figure 2).

ii) La deuxième raison de l'absence d'entrepreneur au sein des ONG est à trouver dans l'origine et le roulement du personnel de ces organisations. Les membres des ONG locales qui participent à la mise en œuvre de l'IB sont très souvent issus du ministère de la Santé burkinabé ou de la fonction publique[177]. On pourrait multiplier les exemples. Nous ne voulons pas dire que ces employés ne possèdent pas les compétences nécessaires au suivi et à l'implantation de l'IB. Nous souhaitons simplement évoquer le fait que ces derniers, de par leur origine et le système d'interconnaissance dans lequel ils baignent, n'ont certainement pas les coudées franches pour devenir des entrepreneurs politiques et des acteurs du changement social. Travaillant pour la réalisation des projets financièrement dépendants, il est fort possible que ces personnes soient contraintes un jour ou l'autre de retourner dans la fonction publique. Et ce n'est pas une position trop critique ou à la marge de la tendance générale à l'égard du fonctionnement actuel qui favorisera un tel retour au bercail. De nombreux exemples nationaux nous ont été apportés pour illustrer le risque qu'une telle action contestataire fait prendre à celle ou celui qui l'entreprend. On pourrait s'attendre à ce que les expatriés des ONG viennent apporter un contrepoids et agissent en faveur de l'équité, puisqu'ils devraient être moins soumis à ces influences. Mais il n'en est rien, avons-nous dit. L'une des raisons à cela est le rapide et continu roulement du personnel international de ce type d'ONG. Certains disent, qu'en plus, ils ne ressentent pas toujours un grand intérêt pour le pays où ils sont envoyés (Pfeiffer, 2003). Tout comme leurs collaborateurs des services centraux du MS (voir plus bas), les expatriés de ces ONG ne restent jamais plus d'un an sur le terrain. Pendant la durée du projet, soit trois ans, pas moins de huit expatriés (pour remplir trois fonctions) ont effectué un passage plus ou moins long sur le terrain. Pendant cette durée, les chargés du projet travaillant au siège européen de cette ONG ont également très souvent changé. Seul le responsable du projet sur le terrain est resté au cours des trois années. D'après ce dernier, les changements fréquents correspondraient à une politique délibérée de l'organisation. Cependant, compte tenu des difficultés

---

[177] Le responsable d'une ONG appliquant l'IB dans un district où nous avons mené un recherche en 2000 est un ancien très haut responsable du MS (Ridde et Girard, 2004). La responsable régionale d'un programme de maternité à moindre risque (qui a fourni quelques médicaments pour l'IB dans certains CSPS) est une ancienne sage-femme du MS qui a obtenu une disponibilité pour avoir ce poste (AA, 2003b). La présidente d'une ONG nationale intervenant dans la revitalisation des Postes de Santé Primaires de la région est une députée de l'Assemblée nationale.

croissantes à recruter dans ce type d'organisation, nous croyons, sur la base de notre expérience de ce milieu depuis dix ans, que d'autres facteurs provoquent ces changements fréquents. Or, un an de séjour dans un pays, est un peu court pour, d'une part, comprendre et s'intégrer dans le contexte local, et d'autre part et surtout, pour susciter, inciter ou impulser un changement radical. Les qualités requises par le statut d'entrepreneur politique nécessitent une présence bien plus longue des expatriés dans le pays — de la persistance et de la ténacité nous dit Kingdon (1995) — et une sélection des candidats à l'aide d'autres critères que les seuls compétences techniques. Ici comme ailleurs (Ridde et Girard, 2004), les ONG paraissent se borner à une planification technique et non empreinte d'une perspective de changement social (Blum, 1981)[178]. Quant au responsable du projet, le seul qui répond à ce critère de l'ancienneté, tant sa personnalité que sa volonté clairement énoncée d'assurer l'efficacité du projet avant toute réflexion sur l'équité ne font pas de lui l'homme providentiel pour le couplage des courants. Cela est d'autant plus vrai qu'il préparait son départ du pays plusieurs mois avant la fin du projet, déplacement qui s'est finalement opéré immédiatement après l'évaluation finale de l'intervention. La date de restitution des résultats de cette évaluation a été choisie en fonction des départs en Europe des expatriées et non du contexte local (Ridde 2005a).

iii) Enfin, le dernier élément à prendre en compte pour expliquer l'absence d'entrepreneur a trait aux relations interpersonnelles qu'entretiennent les membres de l'ONG à l'intérieur, d'une part, et avec ceux de l'extérieur de leur organisation, d'autre part. Nous avons déjà évoqué ce sujet en ce qui concerne les relations entre les nationaux membres d'ONG et leurs collègues du système de santé. Ce type de relation n'est pas nouveau, tel qu'en témoigne l'émergence de *middle-class* à la suite de la présence d'ONG internationales (Zaidi, 1999; Pfeiffer, 2003). Ce

---

[178] Nous voulons dans cette note montrer la continuité subsistant dans la manière de planifier au sein de cette ONG. Pour cela, vérifions la place que prend l'équité dans le nouveau projet proposé aux bailleurs de fonds qui prend la suite de celui étudié dans cette thèse. L'objectif général est d'améliorer l'accès aux soins. Certes, dans son analyse de la situation sanitaire et des résultats des politiques de santé au Faso, l'ONG affirme que le financement des services de santé ne prend pas encore suffisamment en compte la population la plus défavorisée. Néanmoins, cette population n'est pas ciblée par la nouvelle intervention. Le choix des objectifs s'est porté sur des effets visant l'efficacité ou l'efficience mais pas l'équité : « *Les groupes cibles de l'intervention ont été choisis pour assurer le maximum d'efficience dans les actions en faveur de l'amélioration de l'accessibilité géographique et financière des populations au MEG* » (p. 21). L'inaccessibilité des MEG n'est pas comprise sous l'angle de la capacité financière de la population mais encore sous celui de l'approvisionnement : « *Le désintérêt de la population pour les formations sanitaires à cause d'un mauvais accueil mais surtout par «la crainte d'avoir à payer une ordonnance trop chère»* car *trop souvent le MEG est en rupture au niveau du dépôt* » (p. 22, nous soulignons). Aussi, malgré les déclarations épistolaires concernant le fait que le projet va concourir à l'atteindre de l'objectif du PNDS lié au système de partage des risques (au sein duquel se trouve la prise en charge des indigents), rien dans les activités proposées ne paraît le montrer. La justification de la viabilité du projet prouve combien l'utilisation de l'argent issu de la vente des MEG est *a priori* exclusivement consacrée au fonctionnement des CSPS et non à l'amélioration de l'accès aux soins des indigents. Encore une fois, c'est la majorité de la population qui est visée et non les plus nécessiteux.

nouveau groupe d'acteurs nationaux entretient avec les expatriés des relations qui parfois sont de l'ordre de l'amour et d'autres fois de la haine. Pour ce qui est des expatriés, leurs relations avec les autres sont parfois complexes et d'autres fois ahurissantes. Un médecin expatrié du projet BAC possédant une solide expérience de l'Afrique nous a dit avoir un tant soit peu abordé le sujet de l'accès aux soins des indigents avec des infirmiers. Nous l'avons aussi entendu évoquer le « rôle social » de l'ICP. Mais il ne veut pas prendre le risque d'entrer en conflit avec les agents de l'État à ce propos, car cela pourrait bloquer l'avancée du projet et réduire le travail en collaboration (stratégie d'évitement). Les membres nationaux de cette ONG, en opposition avec certains expatriés, ne souhaitent pas créer un conflit avec ces derniers et préfèrent attendre qu'ils quittent la mission pour que le problème concerné se résorbe de lui-même. Un jeune expatrié (jeune car ces ONG sont contraintes la plupart du temps de recruter des débutants compte tenu des contrats qu'elles offrent) se comporte à plusieurs reprises d'une manière très cavalière (suspicion de détournement) et prétentieuse à l'égard des paysans et membres des COGES. Nous avons largement fait état de ce comportement qui, quelquefois, n'était pas si loin de ceux de ses ancêtres colonisateurs (Van Lerberghe et de Brouwere, 2000; Dozon, 2003). Son absence d'intégration minimale dans la société locale et ses relations avec certains Burkinabé ne favorisent en aucun cas une volonté d'agir en faveur des indigents et de l'équité.

Les enjeux éthiques consubstantiels aux projets d'aide au développement se retrouvent donc au cœur de cette situation expliquant pourquoi aucun membre d'ONG n'est apparu comme un entrepreneur politique. Dans d'autres contextes, certains sont allés jusqu'à interroger le lien entre les ONG, l'aide humanitaire et la guerre (Jean, 1996; Pérouse de Montclos, 2002). Nous n'irons pas jusque là, puisque tel n'est pas le contexte. Il faut cependant, bien comprendre que si les enjeux éthiques de la recherche dans les pays du Sud commencent simplement à prendre forme et à être mis sur le devant de la scène (Nuffield Council on Bioethics, 2002)[179], ceux liés à la réalisation des projets de développement ne sont pas encore assez pris au sérieux. Un homme, dans un des groupes de discussion, relate son étonnement de voir des ONG arriver avec des « grosses voitures » et se demande de quel type d'aide au développement on parle dans ce cas. Ces propos recueillis à l'occasion de la recherche sont en lien très étroits avec ce qu'un responsable d'association paysanne disait lors d'une recherche effectuée dans une région très différente mais toujours au Faso « *les ONG arrivent ici. Elles disent partout qu'elles écoutent les gens. Mais ce n'est pas vrai, elles arrivent ici avec leur projet à faire* » (Laurent, 1995, p. 121). Les interrogations sur les projets de développement ou humanitaires mis en œuvre par des ONG ne sont pas nouvelles (Zaidi, 1999; Sogge, 2003; Pfeiffer, 2004), et les parties prenantes de ces projets

---

[179] Notre recherche a été une des premières (n°17) à être évaluée par le nouveau comité d'éthique de la recherche en santé au Burkina.

tentent, depuis quelques années, de se doter de codes de conduite ou d'outils pour réfléchir à ces questions (Sphere, 2000; Griekspoor et Collins, 2001; Michael et Zwi, 2002). Notre analyse de l'intervention de l'ONG pourrait paraître un peu trop cinglante, mais si l'on s'écarte de la vision idyllique qui subsiste à propos des ONG, il est surprenant de constater que notre étude paraît totalement en phase avec une dissection du milieu des ONG en général. Zaidi (1999) a étudié les écrits à ce sujet pour porter un jugement sur le travail des ONG. Plusieurs de ses conclusions se rapprochent immanquablement des nôtres : dépendance envers les donateurs, décision par ces derniers des objectifs et des politiques à implanter par ces ONG, tendance à occulter les échecs et à se centrer sur les succès, peu d'intérêt pour les évaluations de programme, processus de consultation plutôt que de participation de la population et enfin rare ciblage des plus pauvres parmi les pauvres. Tel un écho à ces propos, une ONG européenne a fait le point sur son projet d'implantation de l'IB au Faso au milieu des années 1990 (Condamine, Artigues et al., 1999). On a beau chercher dans cet article publié (donc accepté par les pairs !), aucun questionnement ne vient attirer l'attention du lecteur sur les risques d'exclusion que peut engendrer la mise en œuvre de la politique. L'ONG se félicite de son action et propose tout simplement en conclusion qu'elle soit renouvelée.

Les bailleurs de fonds ont également un rôle important à jouer dans la promotion de l'équité. Nous avons vu que cette dernière n'avait pas sa place dans la formulation de l'intervention de l'ONG. Or, cette action a bénéficié d'un financement institutionnel provenant d'une coopération bilatérale et multilatérale. À aucun moment, un fonctionnaire de ces agences donatrices n'a éprouvé le besoin de vérifier si la planification puis l'implantation du projet répondait à des critères de justice sociale. Aucune question n'a non plus été posée à propos de l'évaluation du projet. La perception du responsable du projet quant à l'absence d'intérêt de la part des bailleurs fonds à l'égard de la restitution des résultats de l'évaluation est symptomatique d'un état d'esprit. Pour lui, il était évident que les fonctionnaires ne seraient absolument pas intéressés par une telle participation. Nous avons également relevé que lors d'une étude visant à proposer des priorités de recherche pour le compte de la Coopération française, des anciens membres de BAC agissant comme consultants, ne prévoyaient aucunement l'importance de trouver des solutions à l'intention des indigents et de réfléchir à la manière d'appliquer le point n°7 de l'IB (Chorliet, Pietra et al., 1995). Cette même coopération a œuvré pendant des années au moyen de ressources très importantes dans l'Ouest du pays pour appuyer les autorités locales dans la mise en œuvre de l'IB. Bien que des travaux très intéressants ont été accomplis concernant les mutuelles de santé dès le début de l'IB (Nacoulma et Petitjean, 1993) ou plus tard (Cazal-Gamelsy, Bellem et al., 2001), ou encore le « recouvrement des coûts » (GTZ, 2000a)[180], rien n'a été

---

[180] Notons cependant que la coopération allemande (GTZ) a réalisé un beau travail sur l'accès aux soins des indigents en Afrique de l'Ouest, mais il reste de nature académique sous la forme d'une recension des écrits et n'a pas, à notre connaissance, débouché sur des projets d'intervention allant en ce sens (Stierle, Kaddar et al., 1999)

véritablement fait pour les indigents et la mise en œuvre des mesures d'exemptions dans le pays. Par conséquent, les bailleurs de fonds de l'aide au développement ne se sont pas comportés comme des entrepreneurs politiques, soit indirectement lorsqu'ils financent l'implantation des projets des ONG, soit directement lorsqu'ils fournissent des ressources financières et des experts au gouvernement pour le soutenir dans la mise en œuvre de l'IB. Les raisons sont à peu près les mêmes que celles évoquées dans le cas des ONG. Nous ne reviendrons donc pas en détail sur ces dernières. Si le personnel des bailleurs de fonds reste souvent plus longtemps sur le terrain que celui des ONG, il demeure très tributaire de ses relations avec ses collègues nationaux, responsables de la réalisation des projets. En outre, cette intervention bilatérale s'inscrit obligatoirement dans la politique nationale et dans un contexte de diplomatie et d'intérêts qui dépassent celui qui se rapporte aux simples projets mis en place dans le domaine de la santé. Les fonctionnaires bilatéraux doivent, eux aussi, montrer qu'ils avancent dans leurs projets, qu'ils atteignent leurs objectifs, tant pour défendre des intérêts personnels (des postes lucratifs) que politiques (le rôle et la place de cette coopération dans le pays). Bien que la politique de santé favorise l'équité, du moins d'un point de vue discursif, les acteurs gouvernementaux n'ont jamais voulu prendre ce problème au sérieux. Compte tenu des quelques enjeux que nous venons de relever, nous comprenons donc que les experts coopérants ne cherchent pas à faire trop de vagues.

Il faut dire deux mots sur l'UNICEF et l'OMS qui sont les deux organisations internationales à avoir œuvré pour l'adoption des SSP et de l'IB, nous rappellent leurs deux anciens responsables respectifs (Tejada de Rivero, 2003; Paganini, 2004). Les deux institutions sont à l'origine au plan international de ces politiques publiques. Bien qu'à la fin des années 1980 le gouvernement burkinabé travaillait étroitement avec l'OMS et l'UNICEF (OMS/FISE, 1989a) — qui furent membres du secrétariat permanent de l'IB — leur participation dans l'IB a été très timide à partir du milieu des années 1990. La dévaluation du F CFA et la place de plus en plus grande prise par la Banque mondiale (de Beyer, Preker et al., 2000) — qui se concrétise au Faso par le financement massif du PDSN — sont deux des explications à ce recul d'influence. Plusieurs autres joueurs, bilatéraux notamment, viennent aussi apporter leurs ressources humaines et financières à partir de ce moment pour mener à bien l'organisation de l'IB. La responsable de la santé à l'UNICEF n'a pas souhaité répondre à nos questions. Nous retiendrons, par exemple, que lors de la Revue de l'IB au Faso, une seule personne de l'institution s'est déplacée à la réunion organisée par le MS (ministère de la Santé, 1999b). Une fois cette personne partie, un expert Burkinabé l'a remplacée. Il est très reconnu dans le pays, malgré quelques querelles avec les autorités politiques. Il fait aussi partie des personnes qui ont été en avance dans le domaine du financement des services de santé et notamment de l'organisation des mutuelles. Il est, en outre, le rédacteur principal du module de formation des MCD relatif au financement des services. Ce module est un des rares, parmi les 14, a avoir mis l'accent sur l'équité (CADSS, 2001), ce qui fait de lui une exception. Cela étant dit, lorsqu'il avait les coudées franches dans la mise en œuvre de l'IB en tant qu'agent de l'État, il n'a pas tenté grand chose concernant les mesures d'exemption. Il faut aussi noter que l'UNICEF a eu des relations houleuses avec le gouvernement burkinabé au milieu des années 1990 à la suite de problèmes comptables et financiers. Comme l'affirme l'ancien responsable de l'IB à New York (Paganini, 2004) ou des chercheurs étudiant l'IB au Kenya (Gilson, Kalyalya et al., 2001), il semble bien qu'à partir de l'année 1996, l'UNICEF ait perdu le leadership en matière de santé. L'exemple du Burkina est éclairant de ce point de vue. L'OMS, quant à elle, ne dispose pas non plus des ressources nécessaires à la prise de parole pour faire la promotion de l'équité. La Revue des SSP, produite fin 2001 pour le Faso (Drabo, 2002), n'a pas été l'occasion pour les fonctionnaires de ces deux agences internationales d'intervenir en entrepreneurs politiques.

Compte tenu de ce contexte, il n'est donc pas surprenant que la Banque mondiale soit devenue un entrepreneur politique, pour appuyer, dans un premier temps, l'IB, et dans un second temps, l'équité d'accès aux soins. Nous avons particulièrement vu combien l'institution avait été utile pour qu'à l'occasion de la formulation du CSLP, la gratuité des actes préventifs et la réduction de 10% des prix de trois molécules pour les enfants soient inscrites comme mesures à appliquer. Cela ne paraît pas être un cas tout à fait particulier au Faso puisque cette vision « pro-pauvres » devient le nouveau credo de la BM. Mais cette vision définie globalement n'est pas localement adaptée, contrairement aux souhaits émis par les fonctionnaires de l'IFI (de Beyer, Preker et al., 2000). Cet écart est une des explications à l'inefficacité de telles mesures. Et pourtant, Kingdon (2001) précisait que « *advocates have to adapt to the political culture surrounding them* » (p. 336). Nous avons largement parlé précédemment du processus de mise en œuvre des mesures et de sa responsabilité dans le fait que les décisions équitables n'aient pas été appliquées. Dans ce chapitre, ce qu'il faut ajouter est que la nature même de la BM, en tant qu'entrepreneur politique, fournit une piste d'explication supplémentaire. D'abord, et l'on ne s'attardera pas sur ce sujet fort discuté et connu, la BM n'a pas, dans le monde, la réputation de l'organisation la plus proche du peuple et la plus préoccupée, au-delà des discours, par la justice sociale (Hibou, 1998; Lenoir, 1998; Stiglitz, 2002). Dans le domaine du financement des services, c'est elle qui a été le plus ardent défenseur de l'imposition du paiement direct des soins (Lee et Goodman, 2002) dont on connaît parfaitement les conséquences (Reddy et Vandemoortele, 1996). Or, depuis trois ou quatre ans[181], l'IFI semble avoir compris l'ensemble des données probantes à ce sujet et changé son fusil d'épaule. Elle s'oriente de plus en plus vers le soutien à l'organisation des mutuelles de santé (Preker, 2004). Elle a profité des CSLP pour demander que certains frais soient réduits pour tous ou pour certains sous-groupes de la

---

[181] Le discours d'un de ses fonctionnaires lors d'une conférence à laquelle nous avons assisté en 2001 (CERDI/CNRS) a surpris l'auditoire et notamment valu quelques questions de la part de chercheurs africains quant à ce revirement d'opinion venant après des années d'exclusion de millions de personnes des soins à cause de ce système implanté à la suite des incitations de la BM.

population, au Faso ou ailleurs (Rowson et Verheul, 2004). Et pourtant, dans sa présentation des résultats de l'IB au Faso, la Banque mondiale n'évoque jamais la problématique des exonérations et des exemptions pour les plus démunis (Banque mondiale, 2003). Pire, une erreur flagrante est faite en prétextant que les mutuelles de santé seront en mesure de réduire la barrière financière que constitue le paiement des soins. Encore une fois, les pauvres sont compris par l'institution comme étant un groupe homogène. Néanmoins, malgré les décisions prises et la manière dont elles ont été appliquées, le blason de la BM mérite d'être redoré. Cela étant dit, la réputation de l'institution, tant en ce qui concerne ses fondements idéologiques que ses pratiques d'intervention (Hibou, 1998; Campbell, 2000), ne favorise aucunement le fait qu'elle peut véritablement jouer le rôle d'entrepreneur politique au Burkina Faso. Aussi, nous croyons que les interactions entre les fonctionnaires de l'institution et leurs homologues du gouvernement burkinabé[182] sont enchâssées dans ces considérations et ne sont donc pas favorables à l'émergence d'un entrepreneur qui « *has some claim to a hearing* » (Kingdon, 1995, p. 180). La BM a des choses à dire et des messages à faire passer, mais la manière dont on les reçoit n'est pas forcément propice au changement social.

En ce qui concerne les intéressés, terminons, succinctement, car nous l'avons déjà évoqué précédemment, en affirmant que les acteurs du milieu de la recherche au Burkina ne se sont pas non plus transformés en entrepreneurs politiques. Malgré le fait que l'on soit dans un contexte de rareté de ressources — le fameux écart 10/90 (Neufeld, MacLeod et al., 2001) — des connaissances se sont développées dans le pays depuis longtemps. En dehors des travaux effectués dans des laboratoires de recherche biomédicale, des structures de recherche en santé publique et en organisation des services existent. Or à notre connaissance, à l'instar des bailleurs de fonds, les chercheurs du Nord et ceux du Faso, se sont davantage penchés sur les questions relatives aux mutuelles de santé ou à la qualité des soins (Fonteneau et van der Hallen, 1998; Evrard, Hubert et al., 2000; Baltussen, Yé et al., 2002; Dong, Mugishab et al., 2004) que sur celles se rapportant aux mesures d'exemption en faveur des indigents. Certes, des recherches ont amélioré la compréhension des déterminants de la santé, de la manière dont les familles font face à la maladie ou encore des facteurs qui influencent les inégalités d'accès aux soins (Sauerborn, Adams et al., 1996; Haddad, Nougtara et al., 2004b). En revanche, rien n'a été effectué pour vérifier la faisabilité des mesures d'exemption ou tester la mise en œuvre du point n°7 de l'IB. En 1994, au cours de l'organisation des projets pilotes et notamment du HFS financé par l'USAID, on a mis au jour les mauvais résultats

---

[182] Un haut fonctionnaire de l'État nous a dit encore récemment (oct. 2004) « *on a des problèmes avec lui* », en parlant de ses relations avec le chargé du secteur de la santé au sein de la BM à Ouagadougou. Il paraît vouloir imposer sa vision des choses, refuser le financement de certaines études sous prétexte qu'elles sont onéreuses, et surtout imposer de multiples missions d'une myriade de consultants qui coûtent cher et, nous dit notre interlocuteur, ne sont pas très utiles. Nous avons tenté, à de très nombreuses reprises, de rencontrer ou échanger des messages par courriel avec cette personne, sans réussite.

du système d'exemptions, mais seulement cela (Leighton et Diop, 1995). En dépit des requêtes permanentes, avons-nous vu, de la part des responsables du ministère de la Santé pour que des recherches opérationnelles soient entreprises à ce propos (ministère de la Santé, 1992), nous n'avons eu connaissance d'aucune initiative en ce sens, mis à part notre modeste recherche de maîtrise qui est loin de répondre aux attentes des dirigeants (Ridde, 2001; Ridde et Girard, 2004).

11.3.2 Les particuliers

Si on s'est largement étendu sur la catégorie des intéressés, c'est que ces derniers occupent une place prépondérante dans la mise en œuvre de l'IB au Burkina Faso. En effet, la discussion à propos de leurs comparses les particuliers, situés eux aussi à l'extérieur de l'appareil étatique, sera courte. Les données empiriques de la présente recherche montrent singulièrement que la probabilité qu'une personne ou qu'un groupe de personnes membres de cette catégorie n'émerge en tant d'entrepreneur est quasi-nulle.

L'organisation sociopolitique nationale et locale paraissent toutes deux de nature stratarchique, hiérarchique et fondée sur la recherche de consensus et de paix sociale (ordre négocié dirait Strauss). En outre, nous avons vu que la logique du discours ne favorise pas la mise au jour de conflits internes de la communauté locale, stratégie déployée ailleurs au Burkina et autrement nommée « l'entente » (Laurent, 1995; Laurent, 1998b). Même si le « simple » particulier souhaite agir et prendre la parole, ce qui est rare, il devra lutter contre l'ensemble de cette organisation pour être en mesure de le faire. L'interconnaissance et le poids, au demeurant encore important, du pouvoir traditionnel à la campagne n'encouragent pas un tel combat favorable à l'équité, si ce dernier n'est pas avalisé collectivement à la suite d'un processus consensuel. Un expert en matière de projets de santé communautaire nous rappelle à l'ordre « *en admettant que le village constitue bien une communauté, accepte-t-on le principe* d'inégalités fondamentales *entre ses membres* » (Balique, 2001p. 281, mis en italique par l'auteur) et il propose de ne plus user des vocables « centres de santé communautaire » au Mali mais plutôt « centre de santé associatif ». Dans les villages Mossi, qui plus est, il semble bien que l'identité collective se construise surtout au regard du quartier et non du village (Laurent, 1995). L'organisation sociale burkinabé et Mossi a évidemment beaucoup évolué au cours de ces dernières décennies, et cela est un truisme de dire que la société actuelle vit un profond remaniement. Cependant, n'oublions pas que cette organisation sociale contemporaine reste très ancrée dans l'histoire de la construction de l'empire Mossi dont la « *structure sociale et politique particulièrement cohérente et capable de résister aux multiples tentatives de déstabilisation extérieure* » (Laurent, 1995, p.22). Si la fin de la colonisation et la révolution sankariste ont réussi à assouplir un tant soit peu l'emprise des chefs mossi sur la population et « *l'imbrication de l'État coutumier et moderne* »

(Laurent, 1995, p.24), la fin de cette époque et la venue au pouvoir de l'actuel président ont provoqué, au contraire, un retour en arrière. Le rôle des élites traditionnelles dans le renversement du gouvernement de la révolution et les liens qu'elles tissent aujourd'hui avec le pouvoir politique en place ont été mis en évidence (Ouedraogo, 1996). Nous noterons enfin, à l'instar de Bibeau (1993) discutant des travaux de Gramsci, qu'il est fort possible que les institutions et les hommes de pouvoir restent à leur place et continuent de jouir de leur position favorable grâce à une certaine complicité des « gens ordinaires ». Mais cette complicité dont se comprendre à l'aune des réflexions de Bourdieu disant :

> « S'il est bon de rappeler que les dominés contribuent toujours à leur propre domination, il est nécessaire de rappeler dans le même mouvement que les dispositions qui les inclinent à cette complicité sont aussi un effet incorporé de la domination » (Bourdieu et Wacquant, 1992)

L'individuation citadine africaine (Marie, 1997a), exacerbée par des conditions de vie de plus en plus précaires, puisque la pauvreté s'est accrue ces dix dernières années bien plus en ville qu'à la campagne (ministère de l'Economie et du Développement, 2004a), n'aide pas non plus à la naissance de tels mouvements sociaux. Par surcroît, cela ne paraît plus une spécificité citadine, car même au Burkina, des chefs de village se plaignaient, il y a déjà dix ans, de « *la disparition progressive de « l'entre-soi » villageois et l'avènement de l'individualisme* » (Laurent, 1995, p.51). Au Burkina, contrairement à la tendance mondiale actuelle selon laquelle la société civile tente de jouer un rôle de plus en plus important dans le domaine de la santé et confirmant, *a contrario*, l'absence de sa participation aux réformes du financement de la santé (Lee, Buse et al., 2002), la société civile burkinabé n'a jamais influé sur l'IB et les politiques de santé. Cela n'est pas nouveau et a été bien explicité récemment dans le domaine de la promotion de la santé en Afrique (Nyamwaya, 2003). Alors que les entreprises de plaidoyer représentent l'un des cinq piliers de ce domaine, elles ne sont encore que peu employées sur le continent africain. Deux des raisons avancées pour une telle situation sont la mainmise de l'État sur l'arène politique et le fait que les programmes sont « *planned, managed and controlled exclusively by professionals, especially from within the health sector* » (p. 86). Dans le cas des directives de gratuité des actes préventifs du CSLP, il faut ajouter qu'aussi bien la décision que l'ordre de son application, ont été prises en catimini. À notre connaissance, aucun communiqué de presse n'a été diffusé à la radio, média que le peuple écoute majoritairement. Il paraît donc difficile de se mobiliser pour l'application d'une décision dont on a même pas connaissance. Et pourtant, encore récemment, la Banque mondiale reconnaît l'efficacité au Faso de la participation de la population pour l'amélioration de la couverture vaccinale et de la disponibilité des MEG (World Bank, 2003). En dehors des actions individuelles, nous avons également noté combien la société civile burkinabé n'était pas organisée (Ido, 2002). Les journaux d'opposition sont diffusés à très peu d'exemplaires, lorsqu'ils sont autorisés à le faire. Les journalistes font parfois l'objet de menaces, quelquefois mortelles (Jaffré, 2000). Il faut bien ajouter que les particuliers, qui lisent de tels journaux, ne traitant que très peu de l'équité d'accès aux soins, ne sont pas cantonnés dans cette seule catégorie. Ils sont parfois, sinon le plus souvent, également des responsables ou des agents. La très grande majorité des particuliers du Faso, qui ne correspondent pas à cette double étiquette, ne lit donc pas ces documents. Or, puisque que l'on ne s'est pas porté volontaire pour devenir un entrepreneur, en tant qu'intéressé ou agent, il n'y a aucune raison qu'on ne le fasse, en tant que particulier. S'il existe au Faso une multitude d'ONG locales agissant en faveur des personnes vivant avec le VIH/sida (Nguyen, 2002), donc pour une des catégories de personnes les plus vulnérables du pays, nous n'avons pas découvert d'ONG dont le mandat serait spécifiquement voué à l'équité d'accès aux soins. Dans le cas du programme de lutte contre le VIH/sida, ces ONG paraissent plus se façonner pour entrer dans le giron des donateurs, et ainsi s'accaparer des ressources disponibles (sans forcément les détourner) qu'exercer une quelconque influence sur le contenu et le processus de mise en œuvre du programme (Nguyen, 2002). Une association locale s'est créée pour faciliter l'accès aux médicaments essentiels. Mais sa lutte a commencé par ce centrer sur les ARV, et son discours laisse dans l'esprit une certaine confusion sur sa volonté d'agir pour tous, ou pour les plus pauvres et ceux qui ont les besoins les plus importants. Cette spécificité concernant le VIH n'est pas nouvelle et les constats anthropologiques dans cinq capitales ouest-africaines confirment notre point de vue : « *Dans le domaine de la santé, on ne peut que déplorer l'absence d'associations de malades ou d'usagers (hors les cas très particuliers du SIDA et de la drépanocytose). Les protestations publiques sont très rares, les plaintes en justice encore plus rares, et l'instruction jusqu'à terme de celles-ci devient exceptionnelle* » (Jaffré, Olivier de Sardan et al., 2002, p. 34).

Inutile de discourir trop longtemps sur la place des indigents et leur possibilité de devenir des entrepreneurs politiques. La voix des indigents n'est ni entendue ni écoutée et encore moins recherchée, ce qui a été bien explicité lors de l'étude de la mise en œuvre de l'IB (Gilson, Kalyalya et al., 2000). Il faut, cependant, bien avouer qu'il est relativement rare que de telles personnes puissent entreprendre une démarche publique. On pourrait multiplier les exemples pour démontrer que les personnes indigentes et les plus pauvres ont des choses à dire et peuvent/doivent participer largement à un processus de lutte en leur faveur mais qu'iil est bien rare que les entrepreneurs politiques de tels mouvements appartiennent eux-mêmes à ce sous-groupe de la population (Paolo Freire, Abbé Pierre, dirigeants actuels du mouvement populaire pour la santé – PHM, etc.).

Enfin, un élément incontournable limitant l'émergence d'entrepreneurs politiques chez les particuliers est celui se rapportant à la démocratie au Faso. Il ne faudrait pas oublier que le président actuellement au pouvoir a obtenu son poste à la suite d'un coup d'état militaire. Il est élu régulièrement et des élections se déroulent habituellement pour tous les paliers du gouvernement. Mais on ne peut pas dire que le processus électoral soit toujours transparent. Si le Burkina brille par la spécificité d'avoir très rapidement dans son histoire post-coloniale refusé le monopartisme (Ouedraogo, 1997), cela ne rend pas forcément évident l'existence d'une démocratie où tous les membres de la société puissent être entendus. L'opposition politique n'est pas toujours présente aux élections, pour des raisons internes et externes. Lors des entrevues, des particuliers nous ont raconté de nombreuses histoires, à propos des pratiques clientélistes et d'achat de votes à l'aide de dons alimentaires. Donner des chandails à l'effigie d'un responsable politique n'a que peu d'incidence économique dans nos riches contrées. En revanche le don de pagnes de tissu peut jouer un rôle économique très significatif à l'échelle familiale dans un des pays les plus pauvres du monde. Les paroles ci-après d'un agriculteur de 51 ans, au-delà de la crédulité selon laquelle des informations arrivent à percer les murs de la présidence, sont une belle illustration du système politique en vigueur et de la perception des populations sur leur capacité d'action :

> Interviewer : Oui, si on vous demandait des conseils pour aider ces gens à accéder aux soins ?
> Interviewé : Pour leur donner la force d'accéder aux soins ? C'est…tout le monde a un seigneur. Si le seigneur prend en compte le problème, ça peut aider. S'il ne le fait pas, c'est difficile.
> Interviewer : Le seigneur c'est lequel ?
> Interviewé : Le président, oui. Parce qu'il est au courant de tout ce qui se passe ici. Oui. (EF 20).

La période de « *dictatures militaires* » (Ouedraogo, 1997, p.35), entre 1966 et 1987, « *a considérablement affaibli la société civile en réduisant la capacité d'autonomie et d'expression* » (p. 35), fardeau qu'il faut ajouter, nous dit ce sociologue averti, au fait que l'État burkinabé, sous ajustement structurel, est resté sourd aux réclamations syndicales et sociales, puisque, dans ce contexte, « *la légitimité extérieure prime en effet sur la légitimité intérieure* » (p. 42).

11.3.3 Les agents

Quelle que soit leur place dans le système de santé, au plan national ou local, nous constatons l'absence d'entrepreneurs politiques au sein de la catégorie des agents. Il y a certes quelques rares exceptions que nous avons notées de temps à autre, mais celles-ci ne concernent que quelques dizaines, voire moins, d'indigents dans la région. D'une manière individuelle et altruiste, certains médecins ou infirmiers vont donner gratuitement des soins ou des médicaments à quelques malades qui auront osé venir *et* demander cette faveur. Néanmoins, que l'on soit responsable d'un CSPS ou d'une équipe cadre de district, on n'a jamais tenté de s'affirmer comme un entrepreneur préoccupé par les indigents et l'équité d'accès aux soins. Dans les pages précédentes, il nous semble avoir déjà précisé quelques-unes des raisons à cette situation injuste. Nous n'y reviendrons donc pas et les citons simplement : l'absence de solution à proposer, une formation n'évoquant pas cette question, un système de santé peu propice aux initiatives individuelles, la logique de l'évitement et de la collusion/connivence entre les agents de santé, le roulement important du personnel[183], etc. La logique de l'évitement a déjà été mise au jour dans le contexte d'un hôpital pédiatrique du Faso et de la prise en charge des enfants victimes du sida. Les infirmières se retrouvent obligées d'user d'une telle stratégie pour éviter de révéler « *au grand jour la double impuissance du soignant et du parent* » (Desclaux, 1999, p.545), les premiers ne pouvant proposer de traitements efficaces et les seconds acheter ce que l'on a malgré tout prescrit. Tous les éléments précédemment mentionnés favorisent donc beaucoup plus l'immobilisme et le *statu quo* que le changement social. Les agents de santé ont « capturé » le système[184], nous disent l'ancien responsable de l'IB à l'UNICEF (Paganini, 2004) et un expert africain en matière de promotion de la santé (Nyamwaya, 2003). Mais ils sont aussi responsables d'un système où chacun neutralise l'autre (voir les logiques) dans une organisation fort complexe et très hiérarchique. Jaffré (1999) explique parfaitement comment les jeunes sages-femmes sortant de l'école sont scandalisées par certaines pratiques professionnelles, mais, après quelques années de routine au sein du système, elles adoptent finalement les pratiques qu'elles critiquaient, ce qui traduit l'incapacité chez ces personnes de lutter contre ce système de contraintes. Nous avons remarqué, en outre, que pour certains agents, la logique de l'accaparement est largement mobilisée. Ceci explique en partie, comme d'autres l'ont dit sur l'IB avant nous (Tizio et Flori, 1997), le fait que ces personnes sont plus attirées par la maximisation de leurs profits que par la redistribution au profit des indigents : « *ils sont plus préoccupés par leurs salaires* » (EF18), nous dit un particulier. Tel que nous venons de le dire en ce qui concerne les sages-femmes, il est utile de noter aussi que ces pratiques frauduleuses sont aussi dénoncés par beaucoup, mais les pourfendeurs n'arrivent pas à lutter véritablement contre celles-ci, tant le système

---

[183] Sur ce point, les données présentées dans l'article de Bodart et al (2001) sont éloquentes concernant le temps passé par les MCD dans leur fonction au sein de l'ECD, passant plus de temps à l'extérieur qu'à l'intérieur du district. Dans leur étude de la mobilité du personnel formé à l'occasion de leur projet, des responsables du CCISD (2000) montrent que dans l'arène de notre recherche, le taux de roulement des agents de première ligne formés, entre 1996 et 1999, dans le secteur public est de 32%. Autrement dit, 32% des personnes formées au cours de cette période ne sont plus en poste en février 2000. Pour d'autres districts du pays, les taux varient de 27% à 53%. Ce rapport nous apprend également qu'entre 1996 et février 2000, la DRS a connu trois directeurs, ce qui constitue le plus fort taux de roulement des quatre régions étudiées. De plus, des cadres de la Banque Mondiale écrivaient, en 2003 concernant le Faso, « *lack of incentives and career options translate into high turnover and low productivity levels that impede the performance of the health sector* » (Naimoli, Johnston et al., 2003).

[184] Le lecteur québécois se souviendra de la phrase célèbre de la fin des années 80 : le système est pris en otage !

est « *enchâssé dans le système administratif que toute réforme est particulièrement difficile, et que les réformateurs sont marginalisés* » (Blundo et Olivier de Sardan, 2001a, p.10). Globalement, nous dit Van Balen (2004) qui analyse la difficile imbrication des programmes verticaux dans la stratégie des SSP, « *we also underestimated the conservatism of the medical establishment and the time the appropriation of the change by the actors involved requires in diverse circumstances* » (p. A25).

Un personnage assumant une certaine responsabilité se dégage du paysage, le MCD. Dans un autre district du pays, une évaluation a montré combien « *le leadership et le style de gestion adoptés par les MCD* » (Aubel et Sobgo, 1998, p.28) sont essentiels à l'organisation du système et la collaboration avec les ONG. L'importance du leadership a aussi été mise en exergue dans d'autres pays pour favoriser une bonne implantation de l'IB et une conception pertinente des mécanismes de financement (Gilson, Kalyalya et al., 2001). Il faut étudier spécifiquement ce personnage, car, dans un système de santé très hiérarchisé, sa fonction implique une certaine force de conviction, à tout le moins administrative, pour que des avancées soient entreprises pour plus d'équité. Or, tel n'a pas été le cas. Cela est d'autant plus étonnant que cette personne, outre qu'elle occupe une position d'autorité dans l'appareil étatique, est celle dans l'ensemble du pays qui est restée le plus longtemps dans cette fonction de MCD (plus de 10 ans). Beaucoup nous ont dit que ceci s'explique par le fait qu'il possède des intérêts personnels dans la région et des appuis politiques importants. Nous n'avons pas pu recueillir de données pour étayer cette hypothèse qui, somme toute, est revenue à plusieurs reprises, dans la bouche de nos interlocuteurs. En ce qui concerne les trois qualités requises par Kingdon (1995) pour faire d'une personne un entrepreneur (par. ex. avoir une position de décideur pour être entendu, avoir des relations politiques, être persistant), il possède assurément les deux premières. Quant à la dernière, sa présence de longue date dans le district fait de lui un entrepreneur *potentiel*, dans la mesure où il veut persister en faveur de l'équité et non d'autres considérations. Or, nous croyons que ces trois qualités sont des conditions nécessaires mais pas suffisantes pour être qualifié d'entrepreneur. En l'occurrence, « *la personnalité* » (EF11) relativement « *effacée* » (EF15) de ce MCD et son incapacité à asseoir son autorité morale (et non pas administrative) sur l'ensemble des parties prenantes, ou son absence de volonté pour y parvenir, expliquent en partie pourquoi il n'a pas été un entrepreneur en faveur des indigents. À quelques reprises lors de nos entrevues, à l'instar de certains de ses collègues médecins qui ont choisi la profession comme un « *départ en croisade contre l'injustice envers les pauvres* » (Gobatto, 1999, p.46), nous avons senti qu'il n'était pas complètement désintéressé par la réduction des inégalités d'accès aux soins. Cependant, sa personnalité toute particulière et loin des caractéristiques d'un leader et d'un entrepreneur, vient s'ajouter au fardeau des facteurs que nous avons déjà mis en évidence en ce qui concerne les autres agents. Un haut responsable de la santé, en fin de carrière et en poste dans une autre région, nous disait d'une manière détournée « [le district] *n'est pas gâté* » (rencontre du 12 août 2003) en parlant de la présence de ce MCD, comme pour nous prévenir du peu de dynamisme que cette personne devait inculquer à l'équipe de district. Grâce à notre présence dans cette équipe durant plus de six mois, nous pouvons confirmer ce point de vue. Nous ne cherchons pas à dire que ce médecin ne faisait pas son travail correctement, mais il n'a pas d'autorité sur son équipe (cas du choix du mode de marquage pour la vaccination, de l'absence de sanction en découvrant des détournements) et qu'il ne cherchait pas à s'écarter du chemin tracé par le niveau central. Il est allé une seule fois à l'encontre de ces directives centrales à notre connaissance. Malheureusement et curieusement, cela s'est passé lorsqu'il n'a pas suivi les consignes décrites plus bas, pour planifier une activité liée aux mesures d'exemption pour les indigents à l'occasion de la planification des activités de 2004. Mais nous verrons plus loin qu'il n'a pas été le seul. Dans ces quelques lignes, nous avons tenté de comprendre que cette personne ne s'est pas mue en entrepreneur politique pour de bonnes raisons, pour reprendre l'expression sociologique. Terminons en ajoutant que ces caractéristiques personnelles ne suffisent pas pour expliquer l'absence de leadership et d'apparition du changement. Ces derniers ne peuvent voir le jour que si des stratégies organisationnelles sont concomitamment mises à profit (Gauthier, Desbiens et al., 2003), ce qui n'est pas le cas, avons-nous vu, dans la première partie de cette discussion (dysfonctionnement).

Puisque nous avons discuté des agents du ministère de la Santé, il faut maintenant nous tourner vers ceux du ministère de l'Action sociale. Effectivement, ces derniers disposent de prérogatives particulières à l'égard des indigents. Ils sont normalement censés effectuer les enquêtes nécessaire à la délivrance des cartes d'indigence qui donnent droit à un certain nombre de services gratuits[185]. Il faut savoir qu'au moment de la formulation puis du démarrage de l'IB, le ministère de la Santé était un grand ministère regroupant la santé, l'action sociale et la famille. Cela devait favoriser, nous dit le MS, « *l'intégration de la stratégie de l'IB dans les préoccupations sociales du Gouvernement* » (ministère de la Santé, 1999b, p.3). Puisque la réflexion sur les indigents est bien souvent du ressort des services de l'action sociale, les cadres ont, dès le début de l'IB, proposé que les fonctionnaires de ces services contribuent aux actions entreprises pour rendre l'IB plus équitable. Il était même prévu que « *le personnel de l'Action sociale* [soit] *pris en compte dans la constitution de l'équipe de district* » (ministère de la Santé, 1992, p. 36), ce qui n'est pas sans nous rappeler ce qui s'est passé au Québec avec les CLSC. Or, une fois la scission du ministère concrétisée, celui dévoué à l'Action sociale est devenu un parent pauvre et ses agents ne disposant de quasiment plus aucune ressource, n'ont jamais été en mesure ni d'être écoutés ni de mettre certaines idées

---

[185] Nous n'évoquerons pas le décalage entre les textes législatifs et la réalité. Par exemple, la carte d'indigence donne normalement droit à une réduction voire à une exonération du prix du transport public. Or, de tels transports n'existent plus, puisque ce service a été privatisé....obligeant l'agent à négocier au cas par cas avec le propriétaire de la compagnie de bus.

en avant. Pour quantifier cette faible capacité d'intervention, regardons, par exemple, la proportion des ressources utilisées dans le cadre de l'initiative PPTE pendant la période 2000-2003. Au cours de cette période, 64% des ressources ont été consacrés à l'ensemble des ministères dont 22% à la santé, 22% à l'enseignement de base et l'alphabétisation et 1% à l'action sociale et la solidarité nationale (ministère de l'Economie et du Développement, 2003). La répartition prévisionnelle de l'utilisation des fonds PPTE couvrant la période 2004-2006 est, certes, encourageante pour l'Action Sociale, mais reste pourtant de même nature : 23% pour la santé, 25% pour l'enseignement de base et 5% pour l'action sociale. Si l'on examine la loi de finance 2004, donc l'ensemble du budget de l'État et pas uniquement les ressources PPTE, on remarque que la santé accapare autant que la défense (9%), l'enseignement de base plus de 13% alors que l'Action Sociale demeure en dessous des 1%, soit exactement 0,76%. Ainsi, le budget que l'on souhaite consacrer au ministère de l'Action sociale est aussi important que ce que l'on alloue au ministère des Ressources animales et 65% plus faible que les sommes allouées à la Présidence du Faso (ministère de l'Economie et du Développement, 2004b). Non seulement les budgets fondent comme neige au soleil mais les ressources humaines manquent. Les priorités de recrutement suivent les orientations budgétaires. Profitant en partie des programmes d'ajustement structurel, environ 18.000 emplois permanents ont été créés, entre 1991 et 1996, dans la fonction publique burkinabé. Sur ces emplois, seulement 240 (1,3%) ont concerné le ministère de l'Action sociale comparativement à plus de 12 000 pour le ministère de l'Éducation et 3 605 pour le ministère de la Santé (20%) (Nougtara, Ouedraogo et al., 2001). Ces entrepreneurs potentiels que sont les agents du ministère de l'Action sociale, formés selon un état d'esprit et une philosophie largement favorables à la prise en compte des indigents et des populations les plus vulnérables, ont donc l'herbe coupée sous le pied. Ils ne sont pas membres des ECD et donc ne peuvent influer sur les décisions dans le domaine de la santé, et leur ministère est quasi inexistant dans le paysage gouvernemental. Ce n'est pas l'instauration d'un mois de la solidarité, en octobre 2003, événement révélateur, s'il en est, de l'effritement local de la solidarité sociale, qui devrait changer ces tendances et faire en sorte que les particuliers, que nous avons interrogés, aient connaissance de l'existence d'un tel service public.

11.3.4 Les responsables

Au sein de la catégorie des responsables, il nous faut dissocier ceux qui disposent d'une fonction politique clairement attribuée à la suite d'une élection et ceux qui sont à des postes de haut niveau à la suite d'une nomination de type politique. Nous avons déjà justifié le choix d'inclure les derniers dans la même catégorie que les premiers, compte tenu du contexte particulier du Burkina Faso. Mais ce n'est pas la réalisation de cette dichotomie utile qui permettra plus facilement de trouver un entrepreneur politique décidant d'user de ses ressources pour réaliser le couplage des courants en faveur de l'équité d'accès aux soins.

Les responsables élus n'ont jamais dépassé la logique discursive de l'équité pour mettre en branle l'arsenal indispensable à la résolution du problème de l'accès aux soins pour les indigents. Certains pourraient affirmer que la volonté politique s'étudie à l'aune des déclarations d'intention et que la responsabilité de la mise en œuvre des décisions équitables repose entre les mains des responsables nommés et des agents de santé. Cependant, les cas de l'IB et des CSLP au Burkina Faso montrent, si cela était encore nécessaire, que la norme plutôt que l'exception est le décalage entre la formulation et la mise en œuvre (Pressman et Wildavsky, 1984; Exworthy, Berney et al., 2002). Or, pour que ceci ne se passe pas, il aurait fallu qu'un entrepreneur responsable politique s'attelle à la tâche du couplage des courants des solutions avec celui des problèmes ; tel ne fut pas le cas. Au lieu d'employer le lexique des politiques publiques (formulation contre implantation), nous pourrions expliciter ce qui se passe, ou plutôt ce qui ne se passe pas pour reprendre les mots de Thomas Dye définissant les politiques publiques, en employant la trilogie d'un de nos interlocuteurs ayant œuvré de nombreuses années proches de ces responsables : vision, volonté et engagement. Pour lui, c'est la vision qui manque aux dirigeants et qui explique pourquoi rien ne se passe, nous rappelant, à l'inverse, que le responsable de la santé publique en Angleterre affirmait que ce pays est un des rares au monde a s'être doté d'une politique publique de lutte contre les inégalités de santé en raison d'une « *governmental vision* » (Nutbeam, 2002; Ridde, 2004a). Ces responsables burkinabé sont « *des leaders politiques mais pas en termes de développement* » (EF4). D'abord, si les hommes (et le peu de femmes) politiques du Faso prennent souvent la parole et sont parfois écoutés, il semble bien qu'ils ne soient plus vraiment crédibles. Quelques-uns de nos interlocuteurs comprennent, à la suite de ces discours politiques, qu'il peut y avoir une certaine volonté politique pour qu'il y ait une pratique de l'équité, mais ils ajoutent immédiatement qu'aucun acte n'est posé dans cette direction. De nombreuses institutions nationales critiquent la politisation de l'administration, la corruption galopante et les détournements de fonds (Comité National d'Ethique, 2003). Les journaux locaux font sans cesse état de faveurs que « s'auto-attribuent » les politiciens du pays, des primes de vacances ainsi que des prêts sans intérêts pour acheter des véhicules dans un pays où la majeure partie des gens n'en a pas[186]. Des dessins humoristiques locaux (photos 3 et 4) sont des caricatures de cette perception publique du pillage des ressources par quelques personnes fort bien placées : « *le gouvernement ignore nos préoccupations, il est là-bas, il bouffe[187] son argent et il nous abandonne à nos récoltes ici* » (EF18). La manière dont les campagnes électorales se déroulent est également dénoncée par les particuliers qui voient passer une fois tous les quatre ans une personne leur faisant des promesses et des dons en nature en échange de leur vote. Les entrevues de groupe dans les villages étaient parfaitement édifiantes sur ce point. Bref, la

---

[186] 3% des ménages de l'enquête prioritaire de 1998 possèdent une automobile et 75% une bicyclette.
[187] Dans la sémiologie populaire ouestafricaine de la corruption, ce terme est classé dans le champ sémantique de la « manducation » (Blundo et Olivier de Sardan, 2001b), à la suite de l'ouvrage célèbre de Bayart (l'Etat en Afrique : la politique du ventre).

démocratie est toute relative, limitant « *la pression* », nous dit un interlocuteur, que l'on pourrait exercer sur les responsables pour qu'ils s'intéressent aux plus pauvres. Les représentants du peuple n'ont pas la crédibilité nécessaire pour se préoccuper des inégalités d'accès aux soins. De toutes les manières, on voit bien que cela ne les intéresse pas vraiment : « *ces choses-là, il faut un engagement parfois individuel, il faut que ce soit un responsable qui s'investisse et dise voilà, moi je vais faire ça, je vais faire ceci, je vais faire ça* » (EF6), nous dit un infirmier. Dans une revue se rapportant à l'efficacité des politiques de ciblage des plus pauvres pour favoriser leur accès aux soins, un ancien cadre de la Banque mondiale conclut : « *in brief, effectively focusing government services on the poor is by no means easy. Effective targeting programs cannot be painlessly achieved simply waving a wand or issuing a decree or two* », ce qui nous rappelle bien la situation du Faso. Et l'auteur de poursuivre « *Rather, they require determination, time, and money* » (Gwatkin, 2003, p.6). De nombreux enjeux politiques et partisans sèment des troubles locaux qui vont accaparer le temps et les ressources des responsables politiques. Dans son ouvrage consacré aux médecins du Burkina, Gobatto (1999) nous explique aussi comment s'exerce le contrôle politique sur ces agents de l'État. Les médecins ne peuvent apparemment pas s'opposer aux intérêts de ces politiciens, et peu de médecins, confirmant cette analyse, ont voulu aborder le sujet en profondeur avec la chercheure.

En dehors de leur désintérêt personnel pour l'équité, il faut également s'interroger sur la capacité relative de ces dirigeants locaux d'influer sur le processus des politiques publiques. Dans un monde globalisé où l'idéologie dominante est de réduire au minimum essentiel le rôle de l'État[188] et de favoriser un partenariat public-privé, y compris dans le domaine de la santé (Mills, Bennett et al., 2001; Reich, 2002; World Bank, 2003; Fort, Mercer et al., 2004), il ne faut pas s'étonner de la capacité toute relative de ces politiciens d'agir sur les politiques publiques : « *pressures arising from globalisation are changing the capacity of the state to formulate and implement health policy* » (Lee, Buse et al., 2002, p.253). Si tant est qu'ils aient eu un jour la volonté d'agir en faveur de l'équité, beaucoup n'en étaient pas convaincus, on aura bien compris que la formulation de l'IB a été principalement pilotée par l'UNICEF et l'OMS et celle du CSLP par la Banque mondiale. « *Les décideurs se disent que l'IB est une affaire de l'OMS et de l'UNICEF, et donc si ceux-là ne proposent rien pour l'équité...* » (EI11), nous dit un haut fonctionnaire. L'action de la BM a aussi été largement éclairée par l'organisation de l'accélération de l'IB et ses conséquences à la suite de la dévaluation. Le rôle des experts internationaux est essentiel dans ce contexte. Le poids de ces derniers dans le processus a bien été décrit par les hauts responsables du ministère de la Santé qui ont bien voulu nous en parler. D'autres experts n'ont

---

[188] « Le premier programme de désengagement de l'Etat entamé en 1994 a été exécuté à concurrence de 90% et depuis le 4 juillet 2001, l'Assemblée nationale a marqué son accord pour le démarrage d'un processus de privatisation de 20 entreprises dont 6 avaient déjà fait l'objet d'une privatisation partielle » (Gouvernement du Burkina Faso, 2003), p. 70.

pas désiré nous rencontrer. Nous avons déjà noté que cela a été parfaitement mis en évidence, pour ce qui concerne les réformes du financement de la santé ou encore les programmes de lutte contre la tuberculose (Lee et Goodman, 2002; Ogden, Walt et al., 2003). Dans le cas de l'IB, il est à préciser que les fonctionnaires de l'UNICEF, qui ont piloté pendant des années l'initiative de New York ainsi que les expériences menées en Afrique de l'Ouest, ont amplement « profité » de cette politique pour publier de multiples travaux dans des dizaines de revues scientifiques (Knippenberg, Levy-Bruhl et al., 1990; Knippenberg, Soucat et al., 1997; Soucat, Levy-Bruhl et al., 1997). Aujourd'hui, la plupart d'entre eux travaillent ... avec ou pour la Banque mondiale (Knippenberg, Traore Nafo et al., 2003). En dépit du fait que les responsables politiques ne disposent pas véritablement du loisir d'intervenir sur le contenu des politiques publiques, que ce soit en matière de santé ou dans d'autres domaines, leurs faibles moyens budgétaires et leur obligation de trouver de l'aide internationale, limitent leur marge de manœuvre absolue (totalité des fonds), mais n'excusent en rien leurs décisions relatives (affectation prioritaire des ressources).

Quant aux responsables qui ont eu un poste à la suite d'une nomination politique, ils n'ont pas beaucoup plus tenté de se mettre en avant pour améliorer le sort des indigents. Un rapport récent, écrit par des chercheurs burkinabé qui ont occupé à un moment dans leur carrière ce type de poste, est éloquent et rappelle d'une manière exemplaire la manière dont le processus se déroule pour appliquer l'IB :

> Il semble avoir une approche sélective dans la mise en œuvre de la DPG [déclaration de politique générale]. Ainsi l'application du pré-paiement et de la mise en œuvre des kits opératoires malgré les variations constatées semblent être pris en compte dans les différents hôpitaux contrairement à la prise en charge gratuite des cas sociaux et des indigents. Les arguments utilisés (difficultés d'identification de ces cas) si elles [sic] sont réelles ne sont pas suffisantes dans la mesure ou dans ces CHR il n'existe même pas de procédures établies pour l'identification et la prise en charge des indigents et des cas sociaux. Par ailleurs l'importance relativement faible accordée à la question des indigents et des cas sociaux lors des ateliers de Goundi et de Gaoua, montre que même au niveau national il existe une option plus forte pour les dimensions de la DPG autres que celles en rapport avec les indigents et les cas sociaux (Bicaba, Ouedraogo et al., 2003, p.77).

Ce jugement d'expert contraste avec celui porté par les responsables qui rédigent les priorités du programme d'action du gouvernement « *Les difficultés rencontrées pour sa mise en œuvre relèvent plutôt d'un défaut d'opérationnalisation et ne remettent pas en cause les principes fondamentaux de cette politique* » (Gouvernement du Burkina Faso, 2003, p.99). Ce n'est donc pas qu'une question technique, comme le pensent ces responsables. Alors que la DPG a été présentée il y a huit ans et que 500 millions de F CFA ont été alloué (par an ?) à sa mise en œuvre, personne au sein des responsables ne s'est décidé à résoudre cet éternel problème d'identification des indigents, pour ne citer que celui-là. Comment expliquer cette absence d'entrepreneur politique ? D'abord, cette idée revient toujours selon laquelle les relations, qu'entretiennent les agents de santé entre eux et avec leurs responsables, sont du type de la connivence et de l'évitement des sujets qui se prêtent à une discussion trop conflictuelle. En outre, ce sont toujours plus ou moins les mêmes et quasiment toujours des responsables du MS qui se réunissent pour porter un jugement sur les politiques de santé. Pour la revue sur l'IB au Faso, tenue en 1999, seulement deux ONG étaient présentes (ministère de la Santé, 1999b). Pour la revue des SSP, effectuée en 2001, seulement une ONG a été consultée par l'analyste (Drabo, 2002). Les voix discordantes ont donc du mal à être écoutées. Les éléments soulevés dans les pages précédentes concernant les agents de santé sont directement transposables aux responsables administratifs centraux. De même que les membres des ONG, ces hauts fonctionnaires centraux sont en perpétuel mouvement. Rares sont ceux qui restent plus de deux ou trois ans à leur poste. Lorsque nous avons voulu dresser une liste des personnes ayant tenu les trois plus hautes responsabilités dans le domaine de la santé, nos interlocuteurs Burkinabé, y compris l'un de ceux ayant eu ce type de poste, ont été dans l'impossibilité de répondre à notre demande, preuve s'il en est de ces mouvements incessants. Plusieurs raisons expliquent ces multiples changements. D'abord, puisqu'ils sont souvent affectés à ces postes pour des raisons politiques, compte tenu des aléas de ce milieu et les alliances qui se créent ou se défont au fur et à mesure des situations. Il n'est pas rare qu'ils en soient écartés aussi vite qu'ils ont été nommés. Ensuite, comme ils ont obtenu ces postes car ils sont souvent brillants, les organisations internationales ne manquent pas de les repérer et de leur proposer, quand ils sont en fonction ou juste après, un salaire incommensurablement plus élevé que ce qu'ils touchent en tant que fonctionnaires. Outre que cela permet une revalorisation sociale de leur fonction, le choix de se former puis de faire carrière dans le champ de la santé publique au Faso est parfois guidé, concernant les médecins, par une « *stratégie d'attente et d'accumulation* » (Gobatto, 1999, p.71) facilitant l'obtention d'occasions de financement pour des formations spécialisées. Ce type de situations se rencontre dans la majeure partie des pays du Sud. Au Mozambique, étant donné ces comportements, le gouvernement a demandé aux bailleurs de fonds de signer un code de conduite en mai 2000, selon lequel ces derniers devaient s'engager à ne plus recruter des fonctionnaires locaux pour la réalisation de missions de consultation (Pfeiffer, 2004). Les contacts fréquents et au plus haut niveau qu'entretiennent les cadres de la fonction publique avec les consultants et hauts fonctionnaires des organisations internationales favorisent ces processus de recrutement, internes au pays et quelquefois même à l'extérieur du pays. C'est ce que l'on nomme maintenant la « fuite des cerveaux » qui commence à être de plus en plus inquiétante (surtout pour le personnel soignant), moins en Afrique de l'Ouest qu'en Afrique australe (World Bank, 2003; Labonte, Schrecker et al., 2004). Enfin, certains finissent pas se fâcher ou ne plus supporter les enjeux politiques qui entourent les décisions techniques qu'ils prennent. Aussi, aujourd'hui, les anciens fonctionnaires, responsables en grande partie de la formulation puis de la mise en œuvre de l'IB au niveau central, ne travaillent plus au sein de l'appareil gouvernemental. Ils sont consultants locaux ou internationaux, responsables de projets dans d'autres pays de la région, professeurs à l'université, responsables de programmes à l'UNICEF, au FNUAP ou à l'OMS ou encore directeurs d'ONG internationales. Ces mouvements fréquents ne facilitent assurément pas des prises de positions fortes pour aller à l'encontre des courants dominants davantage en faveur de l'efficacité que de l'équité. Une fois passée cette barrière étatique, se retrouvant de l'autre côté mais oeuvrant toujours en relation étroite avec le même État, ces anciens fonctionnaires, devenus experts, ne peuvent pas non plus crier trop fort au risque d'être écartés des appels d'offres, des consultations ou tout simplement d'un certain pouvoir d'influence auprès des dirigeants locaux.

11.4 Une situation qui n'est pas un problème public

Il y a vingt ans, Cobb et Elder écrivaient « *Policy problems are not simply givens, nor are they matters of the facts of a situation, they are matters of interpretation and social definition* » (Cobb et Elder, 1983, cité par Rochefort et Cobb, 1993 p. 57). Si la reconnaissance de l'existence d'un problème n'est pas seule garante de la mise en œuvre d'une politique publique — puisque la rencontre avec le courant des solutions est aussi nécessaire — il est indispensable que la situation, dans notre cas majoritairement vécue par les exclus permanents, soit comprise comme un problème public ; globalement et socialement reconnu en tant que tel par la société en général et pas seulement par quelques personnes. Dit autrement « *conditions become defined as problems when we come to believe that we should do something about them* » (Kingdon, 1995, p.109). La place des valeurs, nous dit le politologue, est essentielle et nous verrons ci-dessous qu'effectivement, notre compréhension un peu plus fine, sans être exhaustive, de ce que la notion de justice sociale et d'équité veut dire pour les Burkinabé de l'arène locale du projet rend en partie intelligible les résultats non équitables de l'Initiative de Bamako. Mais plusieurs autres éléments, neuf au total avons-nous décidé d'employer, interviennent pour favoriser la transformation d'une situation en un problème. Le tableau suivant propose une synthèse des résultats de l'analyse des données recueillies à propos de la situation de l'exclusion des soins de santé.

Tableau 55 : Résumé des éléments empiriques de la situation de l'exclusion des soins et niveau d'influence pour sa transformation en un problème public

1	L'importance	-	*Au niveau central* : i) quelques directives équitables, ii) présence dans les politiques mais absence dans les guides de planification pour les régions et les districts et présence dans les guides pour la planification des CSPS, iii) absence d'indicateurs équitables pour l'évaluation des politiques. *Au niveau local* : i) absence de planification à l'égard du problème pour le district et les CSPS, ii) absence de prise en compte par les stagiaires élèves infirmiers. *Au niveau individuel* : i) les agents pensent que l'IB a amélioré l'accès aux soins pour tous donc pour les indigents, ii) les particuliers se plaignent des inégalités financières d'accès aux soins
2	Les causes	+/-	i) le paiement des soins est une cause évidente, ii) mais le groupe des intéressés s'interroge sur le fait qu'il n'ait rien changé pour ceux qui étaient déjà exclus avant l'IB
3	Les conséquences	-	exclusivement pour les plus pauvres sur : i) la décision de consulter (refus ou décalage), ii) le choix du prestataire (pas les CSPS), iii) la moindre qualité des soins, iv) le fardeau financier sur l'économie familiale
4	Les populations affectées	-	i) indigents exclus du groupe des populations vulnérables dans les politiques publiques, ii) vision monolithique du groupe des pauvres, iii) gymnastique verbale vis-à-vis de la notion d'indigent, iv) pas de place pour la voix des indigents
5	La nouveauté	-	i) il y a toujours eu de l'exclusion des soins, ii) les indigents ne fréquentent jamais les CSPS
6	La proximité	+/-	i) les responsables et dirigeants (et dans une moindre mesure les planificateurs) sont très éloignés de cette situation, ii) contrairement aux autres acteurs
7	Les événements, crises, symboles	-	i) aucune crise majeure, ii) des événements macro (IB, dévaluation, CSLP) ou micro (méningite, ARV) non utilisés en faveur des indigents
8	Les rétroactions	-	i) Absente dans la formation initiale ou continue des infirmiers, des gérants DMEG, des membres des COGES ou de l'ECD, ii) présente théoriquement dans la formation des MCD, iii) absente lors des supervisions et des évaluations
9	Les valeurs	+/-	i) théorie de la justice de type égalitariste, ii) les inégalités de santé ou sociales sont des faits alors que, iii) les inégalités d'accès aux soins sont injustes mais, iv) il faut être incité pour agir contre, v) difficulté à concevoir des sous-groupes de la population, vi) recherche de la paix sociale

Note : niveau d'influence=> + : fort ; +/- : moyen ; - : faible

Source : auteur

Ce tableau illustre parfaitement pourquoi la situation de l'exclusion des soins en ce qui concerne les indigents, exemple probant de l'absence d'équité du système de santé, n'a pas encore été perçue par les acteurs impliqués dans la mise en œuvre de l'IB comme un problème auquel il fallait trouver une solution. D'une manière générale, on voit bien, dans un premier temps, qu'aucun des éléments constitutifs d'un problème n'est propice à cette transformation cognitive. Des neuf déterminants, aucun ne semble favorable à une <u>considération publique</u> à l'égard de l'équité. Autrement dit, s'il n'existe pas de mesure statistique ou épidémiologique, telle que la prévalence par exemple, pour quantifier cette transformation intellectuelle, on constate rapidement que la situation rencontrée au Faso en ce qui concerne l'exclusion des soins n'est pas suffisamment préoccupante pour les acteurs pour qu'ils se mobilisent à cet égard. Il ne semble même pas possible d'attribuer une influence qualifiée de forte (+), à l'aide de notre échelle à trois niveaux, à l'un des neuf éléments. Dans un second temps, d'une manière plus particulière que précédemment, nous pouvons déceler trois éléments essentiels à aborder dans la discussion. En premier lieu, le système de valeurs généralement présent au Burkina et spécialement dans l'arène de notre recherche, paraît s'appuyer sur une théorie de la justice sociale guidée par l'égalitarisme, ce qui ne favorise pas la prise en compte de sous-groupes de la population. De surcroît, pour agir d'une manière différente entre des sous-groupes de la population, cela ne se fait pas de manière instantanée, il faut être incité à cela. En deuxième lieu, l'organisation du système de santé et notamment le processus de planification et de mise en œuvre des projets de coopération ne facilitent absolument pas la perception de l'équité comme un problème. Enfin, en troisième lieu et en corollaire à cette seconde idée, les acteurs responsables et/ou concernés (*stakeholders*) d'une manière importante par la mise en œuvre des politiques de santé en général et de l'IB en particulier, sont situés dans des sphères sociétales trop éloignées du problème et des personnes concernées par la situation. Autrement dit, ils ne sont majoritairement pas enclins à comprendre que cela constitue un problème puisqu'ils ne vivent pas véritablement ladite situation. Lorsque des chercheurs se sont penchés sur la mise en œuvre de l'IB au Bénin, en Zambie et au Kenya, ils ont noté que ces pays partageaient, au-delà de leurs succès ou échecs particuliers, un trait commun : « *all three failed to protect and benefit preferentially the poorest within communities* » (Gilson, Kalyalya et al., 2001, p.53). L'une des raisons de cette omission, confirmant ce que nous avons mis en évidence dans l'arène de notre recherche, est que « *all countries simply failed to recognise and tackle the specific needs of the poorest* » (p. 54).

11.4.1 Système de valeurs et théorie de la justice

À la vue de nos résultats empiriques, nous croyons que le système de valeurs prédominant dans l'arène de notre recherche, n'est pas propice à l'action et aux projets de changement de la part des acteurs en faveur de l'équité pour l'accès aux soins ou le financement des soins. Cela est notamment vrai pour certains sous-groupes de la population, comme les indigents. D'un point de vue théorique, ce constat n'a rien de très surprenant, puisque certains auteurs affirment que le « *système dominant de croyances et les valeurs* » (Contandriopoulos, Champagne et al., 1996) forme un des éléments incitatifs du processus de changement mis en fonction par les acteurs sociaux. Cette proposition théorique nous paraît donc aisément être confirmée par les données que nous avons recueillies. Il faut, cependant, immédiatement annoncer que les connaissances produites dans cette recherche ne sont pas représentatives du système général de croyances et de valeurs des membres de la société locale étudiée, et encore moins de l'ensemble des habitants du Faso. Dans une société en pleine mutation, dans un continent faisant face à des tiraillements identitaires, la présence d'une pluralité de normes et de valeurs a été mise en relief par d'autres chercheurs se penchant sur les inégalités et les politiques publiques de la région (Winter, 2001). Ces précautions étant faites, discutons dans les prochaines pages des points de vue des individus des quatre groupes stratégiques de la recherche, avant d'analyser la propension sociale à l'égard de la notion d'équité et de justice sociale au Burkina Faso.

11.4.1.1 Le point de vue des responsables

Nous avons vu combien, et d'une manière récurrente dans les textes et les discours, les responsables du pays accordent une importance particulière à la justice sociale et à l'équité. Le droit à la santé est enchâssé dans la constitution burkinabé, et l'ensemble des documents dans lesquels sont formulées les politiques publiques de santé stipule clairement que l'équité est une des valeurs phares du système national de santé. Cela étant dit, il faut aussi remarquer que si l'équité est toujours mise en avant, la théorie de la justice adoptée par les responsables est loin d'être explicite et paraît bien souvent confuse. Le mot « équité » est donc un terme incontournable, à user dans les documents de politique, sans pour autant que l'on ne soit ni convaincu de son importance, ni préoccupé par sa définition. Or, nous avons vu, dans la première partie de la recherche, à quel point un tel vocable peut susciter des interprétations diverses et variées et qu'il n'existe aucune définition universelle de cette notion (Mooney, 2002). Ce phénomène se constate aussi au Faso. Tentant de répondre à notre question concernant le décalage entre la place de l'équité attribuée par les responsables dans les politiques publiques et ce qui se passe réellement sur le terrain, ce médecin propose :

> Une autre explication aussi c'est que euh ! depuis maintenant que moi je travaille sur ce thème équité, euh ! je me rends compte que ce n'est pas évident. Même la compréhension du concept de l'équité, et par moment, j'ai l'impression que ça relève de... par moment j'ai vraiment l'impression que ça relève même d'engagements idéologiques ! C'est à dire penser que bon ! les gens doivent avoir accès aux soins en fonction de leurs besoins, et... bon !... il me semble que ce n'est pas acquis pour tout le monde (EF1).

Et pourtant, lorsque l'on développe une planification sanitaire, il est fortement conseillé de répondre à la question suivante : « *is there explicit agreement on the underpinning values and principles ?* » (Green, Collins et al., 2002, p.28).

D'un côté, les responsables contribuant à la définition des politiques de lutte contre la pauvreté paraissent préoccupés par les pauvres en général, soit la moitié de la population, si l'on considère le groupe de personnes vivant en dessous du seuil national de pauvreté (82 672 F CFA par personne et par an (ministère de l'Economie et du Développement, 2004a)). D'un autre côté, les personnes engagées dans la formulation des politiques de santé semblent interpellées, du moins sur le papier, par la situation de certains sous-groupes de la population qualifiés de vulnérables. Or, les indigents n'ont jamais leur place au sein de ces catégories de bénéficiaires cibles des programmes de santé publique ; nous verrons pourquoi plus bas. Cependant, certains énoncés politiques démontrent que les responsables veulent que des actions soient entreprises en faveur des indigents. Pour ce qui est de l'initiative de Bamako, ils le disent depuis 1992 (ministère de la Santé, 1992). Mais, y compris dans cette sphère sanitaire, la discorde l'emporte sur le consensus eu égard à la conception de la justice sociale. Par exemple, lorsque le gouvernement évoque, en 1996, devant ses partenaires au développement, le juste souhait de réduire les inégalités et de lutter contre la pauvreté, il précise que l'un des moyens qu'il compte utiliser pour accomplir cette noble tâche est l'amélioration de l'accès aux soins pour les plus pauvres. Néanmoins, en disant cela, il ajoute « *qu'il souhaite donner à tous les individus du pays un accès égal aux soins de santé primaires* » (ministère de la Santé, 1996c, p.12), ce qui témoigne, contrairement à ce que pensent les auteurs de ce document, d'une volonté *d'égalité* et non pas *d'équité* (tant horizontale que verticale) d'accès aux soins, puisque le terme « *besoin* » n'a pas été employé par les responsables (voir la citation plus haut). La théorie égalitariste se manifeste donc de nouveau. Cela étant dit, nous pouvons émettre une double hypothèse à propos de cette formule qui prête à confusion. D'une part, elle a été rédigée dans le chapitre du document des politiques de santé consacré à la lutte contre la pauvreté. Il est donc tout à fait possible de croire que les idéaux de la Banque mondiale et sa vision de l'équité, décrite dans le chapitre précédent, l'ont influencée. D'autre part, les responsables avaient très certainement uniquement en tête l'accès géographique aux soins, comme nous l'avons bien souvent constaté. Ainsi, en formulant cette phrase, ils devaient probablement croire que faire en sorte qu'un centre de santé bien fourni en médicaments soit proche des villages favorise l'accès aux soins à tous.

Cependant, au-delà de ces perspectives cognitives qui traduisent un manque de clarté de la définition retenue pour l'équité, certaines décisions conatives paraissent appuyer le fait que les responsables évoluent dans une sphère de la justice sociale qui s'inspire davantage du modèle égalitaire que de la théorie rawlsienne. Ces données empiriques égalitaristes sont constatées dans la mise en œuvre de l'IB mais aussi dans l'organisation du système de santé en général. Lorsque l'État reçoit

500 kits de médicaments essentiels pour l'accélération de l'IB, à la suite de la dévaluation du F CFA, les responsables décident d'attribuer un kit par CSPS, sans prendre en compte les besoins propres à chacune des populations vivant dans les aires de santé. Plus récemment maintenant, en 2002, les responsables décident de revenir sur la liberté, qu'ils avaient accordée aux COGES, de fixer librement les tarifs des consultations en fonction du pouvoir d'achat de la population locale. Dans l'année qui suit, la Banque mondiale et les responsables du MS s'insurgent contre cette possibilité, qui a été à un moment donnée aux COGES, de déterminer le niveau des prix des consultations pratiqués dans les CSPS : « *laisser un instrument de politique majeur, comme la détermination de la tarification des services de santé publique, à la discrétion des comités de gestion peut être ajouté aux faiblesses de la politique de partage des coûts* » (Banque mondiale, 2003, p. 37). Non seulement les responsables retournent à leur penchant jacobin, mais en plus l'instauration d'un prix national unique, quelles que soient les capacités financières des habitants de la région, convoque certainement plus nettement un désir d'égalité que d'équité. Il se déroule exactement la même chose lorsque l'on décide de rendre des médicaments gratuits pour certains sous-groupes de la population aussi larges que celui des enfants de moins de cinq ans ou les femmes enceintes. C'est également sous la bannière de la justice sociale, compte tenu des abus et des fortes disparités régionales, que les responsables rendent uniforme le prix des césariennes (sans avoir calculé le coût d'un tel acte). Or, cette décision est contestée par certains MCD qui appliquaient un tarif plus bas que celui proposé.

11.4.1.2 Le point de vue des agents et des intéressés

L'un des avantages d'avoir employé la même technique statistique et visuelle pour recueillir le point de vue des agents et des intéressés concernant le concept d'équité réside dans le fait qu'une comparaison est possible. C'est une tentative qui n'a pas encore été suffisamment explorée selon les concepteurs de la technique (Jackson et Trochim, 2002). Cette approche comparative tient lieu de discussion des résultats présentés précédemment. Pour des raisons heuristiques, nous avons choisi d'analyser les résultats des deux exercices cartographiques, au regard d'une dichotomie classique à propos des convergences et des divergences de points de vue de ces deux catégories d'acteurs.

Convergences
Usant encore une fois d'une séparation, nous pensons salutaire de nous pencher, dans un premier temps, sur les éléments qui convergent dans les deux groupes d'acteurs pour qualifier la notion de justice sociale, puis, dans un second temps, nous discutons de ceux absents dans les deux cas.

La présence d'éléments communs dans les deux groupes
Tant les agents que les intéressés associent les valeurs d'honnêteté, de justice, d'intégrité ou de transparence à la notion de justice sociale. Les deux groupes

n'utilisent pas toujours les mêmes mots, et les membres des comités de gestion paraissent, contrairement à ce que certains auraient pu penser de la part de paysans, avoir les mêmes capacités de conceptualisation que les infirmiers. Cependant, ils sont d'accord tous les deux pour mettre l'accent sur la relation de confiance qui doit exister entre deux entités propres. Tel que nous l'avons déjà explicité, ces entités sont moins précisément nommées par les paysans que par les agents. Mais il n'en demeure pas moins que l'idée évoquée est de la même nature dans les deux cas. Que ce soit dans les relations interpersonnelles où pourraient se loger les concepts d'honnêteté et d'intégrité, ou dans les relations entre les citoyens et les organisations en parlant de bonne gouvernance ou de transparence, les valeurs véhiculées par les propos de chacun des deux groupes vont dans le même sens pour qualifier la notion de justice sociale. La littérature scientifique sur le concept de gouvernance est immense, et nous ne nous aventurerons pas en son sein. Notons simplement que ce concept, vieux de plus de sept siècles, a surtout été repris, à partir des années 1970, pour mettre en avant les « *revendications démocratiques et les attentes redistributives aux régimes capitalistes occidentaux […] afin d'assurer un nouveau mode de gestion de l'ordre social* » (Campbell, 2000, p.2). Mais la notion a aussi été largement employée par la Banque mondiale au début des années 1990 avec un biais culturel et idéologique clair. La gouvernance est définie selon une vision très technique, qui suppose une participation du public, mais dans un objectif utilitariste « *to provide an enabling environment for the private sector* » renvoyant à un « *concept de « managérialisme populiste »* » (Campbell, 2000, p.7). Ce n'est certainement pas un hasard si le rapport sur le développement humain au Burkina Faso en 2000 portait sur le thème de la gouvernance (PNUD, 2000). Pour les anthropologues du changement social et du développement (de l'APAD), la gouvernance est un thème de recherche d'actualité puisque, par exemple, il a donné lieu à l'organisation d'un colloque en Allemagne en mai 2002. Remarquons, toutefois, que les infirmiers ne se sont pas contentés de parler de gouvernance, ils l'ont accompagné d'un adjectif, la *bonne gouvernance*, telle une réverbération de l'un des quatre axes gouvernementaux déterminés pour lutter contre la pauvreté (Ministère de l'économie et du développement, 2003). Cette ressemblance dans les propos tenus par nos deux groupes d'acteurs est appuyée par le fait que « *transparency, accountability, participatory decision-making, consensus-orientation, and a client-centred approach : the elements of good governance are many and varied* » (WHO, 1998). Ainsi, les mots employés par les membres des COGES pour désigner des valeurs et celui de bonne gouvernance mis en avant par les infirmiers forment un ensemble, nous disent les experts de l'OMS.

Ces perceptions émiques burkinabé corroborent les données probantes quant aux relations qu'entretient la notion de confiance (et son rôle de soutien à l'action collective), avec la santé individuelle (Godin, 1991; Evans et Stoddart, 1996; Veenstra, 2002), le système de santé (Birungi, 1998; Gilson, 2003) ou la société dans son ensemble (Rothstein, 2000). Au sein des pays de l'OCDE, ceux ayant adopté un fonctionnement étatique social-démocrate, à l'opposé du libéral, disposent d'une population en meilleure santé, au sens large du terme (Navarro et Shi, 2001; Coburn, 2004). En Afrique, les pays ayant choisi et implanté, dans les faits, la politique des SSP ont vu les résultats de santé de leur population s'améliorer (Dugbatey, 1999). Autrement dit, les gouvernements gérés par des partis politiques ayant une plus grande propension à développer des politiques sociales et de redistribution de la richesse ont eu une action positive sur les résultats de santé de leur population. Un système de santé modelé selon les principes néolibéraux, mettant particulièrement l'accent sur la privatisation du financement et de la fourniture des services, est accompagné d'une perte de confiance des citoyens envers les institutions sanitaires gouvernementales et de légitimité des professionnels de santé, dont les conséquences, par exemple, sur les pratiques d'injection dans un contexte ougandais d'expansion de la pandémie du sida peuvent être dramatiques (Birungi, 1998). Les effets de telles réformes sanitaires ont aussi provoqué une tension au sein des professionnels de santé, entre, d'une part, la défense de l'intérêt public et, d'autre part, le désir de l'accroissement des gains privés, le corollaire étant l'apparition de logiques de patronage, de corruption ou d'individualisme (Green et Collins, 2003). Nous avons noté que de telles logiques existent dans l'arène de notre recherche. Or, un système de santé fondé sur des relations de confiance est en mesure d'apporter une contribution majeure à la construction des valeurs sociales, nous dit Lucy Gilson (2003). Les institutions jouent un rôle crucial dans la préservation de l'ordre social, et nos données empiriques démontrent que les agents et les intéressés pensent que c'est effectivement le cas. La relation vécue des paysans et des infirmiers avec les institutions publiques semble imposer le fait qu'ils demandent plus de confiance et d'intégrité pour que leur société devienne plus juste. Nous reviendrons, dans la conclusion de la recherche, sur cet élément essentiel de notre recherche tant il nous paraît transversal à l'ensemble de nos données empiriques. Ce que nous pouvons ici résumer est que les Burkinabé ayant participé aux exercices de cartographie conceptuelle précisent que la justice sociale se caractérise par la notion de confiance et de démocratie qui, nous l'avons vu plus haut, produit des effets bénéfiques pour la santé des populations. À l'heure de la globalisation (et de ses impacts sur la pauvreté et les inégalités de revenus) et de la marchandisation de la santé, dont les conséquences sont néfastes sur la santé en général et accroissent les inégalités de santé (Coburn, 2004), les participants à notre recherche nous rappellent à l'ordre pour qu'un processus démocratique associé à des relations de confiance et une bonne gouvernance des institutions soit rapidement mis en œuvre.

> What is needed is a change in attitude towards the public sector. If spending could be based on need and a realistic assessment of what is affordable rather than a constant state of crisis and if management arrangements could be based less on distrust and fear and more on co-operation, then public services could make a valuable contribution to the economic health and quality of life of society Flynn (1997), tel que cité par (Green et Collins, 2003)

D'une manière très surprenante, ces données empiriques relatives au rôle de la confiance corroborent parfaitement les propositions théoriques de certains auteurs. Rothstein (2000), par exemple, différencie la confiance institutionnelle (verticale) de la confiance interpersonnelle (horizontale), idée exprimée par les participants à notre recherche. Cet auteur affirme aussi que la perception historique qu'ont les acteurs sociaux des institutions formelles forge, dans un contexte donné, la confiance que les individus ont de ces institutions. Puis, en s'appuyant sur les célèbres travaux de Putnam en Italie[189], il nous explique que c'est la présence de la confiance interpersonnelle qui va, à son tour, permettre la naissance ou le renforcement de la démocratie et de la confiance dans les institutions sociales et politiques. Autrement dit, c'est le double jeu de la confiance verticale et horizontale qui instituera la démocratisation dans la société.

Exactement dans le même ordre d'idée, d'une manière un peu plus explicite chez les agents que chez les membres des comités de santé, mais pas trop non plus (pour des raisons contextuelles évidentes), la problématique de la corruption et du détournement de l'aide semble être retenue par les participants comme des prolongements de ces valeurs relatives à la confiance. Des énoncés ont été clairement prononcés en ce sens par les deux groupes. Cette expression concernant la corruption n'est évidemment pas surprenante puisque, pour reprendre l'expression de Rothstein (2000), la corruption est un phénomène que l'on pourrait associer au « *social dilemma* » selon lequel la notion de confiance est centrale. À propos de la corruption, le dilemme social est le suivant : je ne vois pas pourquoi je n'utiliserais pas la corruption puisque i) tout le monde le fait, et je serai ainsi la seule personne honnête, et ii) les autorités politiques et administratives sont aussi corrompues. Cette double perspective (horizontale et verticale) renvoie aux notions de confiance interpersonnelle et institutionnelle. Ainsi, « *the more we think that people are corrupt, the more people will be corrupt* » (p. 479) et le *statu quo* se reproduit à l'infini. Au-delà de la définition habituelle de la corruption[190] (« *tout abus d'un pouvoir (quel qu'il soit) à des fins privées* » (PNUD, 2003, p. 5)), Laurent (2000) propose une distinction de cette notion en fonction de sa compréhension des expressions en mooré, entre, d'une part, le détournement (prendre de l'argent pour aider le lignage — ce qui semble socialement approuvé et en phase avec les valeurs traditionnelles africaines, nous disent les experts du PNUD (2003)), et d'autre part, la corruption (prendre de l'argent du groupement et le garder pour soi). Cependant, cette distinction, qui a également été mise au jour au Nigéria (Joseph, 1987 cité par Smith, 2003), ne saute pas aux yeux dans l'étude des énoncés produits par les participants. La notion d'enrichissement personnel consubstantielle à la seconde interprétation n'a pas été évoquée par les agents et les

---

[189] Nous ne discuterons pas dans cette thèse des débats actuels entourant la notion de capital social à la suite des travaux de Bourdieu, Putman et Coleman, voir par exemple (Fassin, 2003).
[190] On utilise aussi des distinctions fondées sur des approches (économique, structures de la gouvernance, systémique) ou des typologies (passive-active, petite-grande, législative-administrative) différentes (PNUD, 2003).

intéressés. La dimension collective du détournement de la première interprétation n'est pas non plus présente. La perspective téléologique du détournement n'est donc pas exprimée dans notre cas (i.e enrichissement personnel ou collectif). Les participants ont essentiellement parlé de processus. La technique de collecte de données ne facilite peut-être pas un tel raffinement conceptuel. Cela étant dit, il est possible de percevoir dans les propos tenus une certaine évocation de la mainmise sur quelques ressources par les politiciens, ou ce que les paysans nomment les dirigeants. On dispose donc d'une précision implicite de l'acteur qui détourne, mais on ne sait toujours pas, selon ces données, si c'est pour lui ou pour son lignage, pour reprendre la distinction de Laurent.

Si la corruption est constituée de deux faces, l'une publique et qualifiée d'illégale, et l'autre enchâssée dans les pratiques sociales et légitimée (Blundo et Olivier de Sardan, 2000; Jaffré, Olivier de Sardan et al., 2002), les participants à cette recherche mettent en avant la première pour qualifier la notion de justice sociale. Autrement dit, la justice sociale nécessite un respect de ces valeurs, qui se concrétise notamment par de saines relations entre les administrés et leur gouvernement ainsi que par une juste implantation des programmes d'aide au développement. Car la corruption n'est qu'un objet d'étude pour rendre intelligible, entre autres choses, « *l'ensemble du fonctionnement (ou plutôt du dysfonctionnement) de l'État* » (Blundo et Olivier de Sardan, 2000, p. 23). Nous l'avons largement exposé dans la discussion des précédentes pages qui traitent des différentes logiques à contribution dans la mise en œuvre de la politique de santé de l'IB à Souna. En effet, le détournement de l'aide au développement au quotidien (ou de ses instruments, tels que la pratique des *per diem*) — que nous pourrions situer dans la seconde face de la corruption — et la corruption, sont intimement liés à la volonté de contrôler certaines ressources (par. ex. financières, statutaires (Blundo et Olivier de Sardan, 2000)) dans l'optique de l'exercice d'un pouvoir particulier (Lemieux, 2002). Lors d'une réunion de travail à propos du plan d'actions 2004, le MCD évoque la notion d'efficience en la définissant par la « *bonne gestion* », un infirmier ajoute que « *c'est la bonne gouvernance* » (Ob 35), ce qui fait rire l'assemblée comme témoignage du peu de concrétisation de tels concepts dans leur vie quotidienne.

Agents et intéressés se tournent tous les deux vers la collectivité pour exprimer sa capacité à rendre le monde plus juste. Bien que le niveau de cette entité collective soit différent, les agents faisant plus appel à l'État et les intéressés à la communauté (nous y revenons dans les divergences), ils croient tous, les uns comme les autres, que la collectivité peut être le garant, dans ses actions, de la justice sociale. Même les infirmiers, formés dans « le moule » de l'importance de la « participation communautaire » dans les politiques de santé, indiquent que la communauté et ses interventions sont en mesure de qualifier la justice sociale. Mais l'État dont les infirmiers nous parlent n'est certainement pas celui qui « *renvoie dans les représentations collectives, aux possibilités de capture des ressources* » (Laurent, 2000, p.7). Cela ne veut pas dire que de telles représentations ne se conjuguent pas en mooré, mais nous pensons que la vision véhiculée par ces agents de l'État pour qualifier la justice sociale est différente. Cependant, nous ne sommes pas en mesure d'affirmer si cette expression concernant l'État utilisée lors de la cartographie conceptuelle est valide et sincère ou si elle est du ressort de « *« l'image officielle » qu'il convient d'afficher à l'adresse de partenaires occidentaux* » (Laurent, 2000, p. 7). Le fait que les intéressés, des paysans, ne font pas référence à l'État traduit certainement l'absence d'espace public en Afrique (Olivier de Sardan, 2000a; Jaffré, Olivier de Sardan et al., 2002) ainsi que celle de la tradition de la « chose publique » pour reprendre les mots exprimés à deux reprises par les infirmiers. Dit avec d'autres mots, « *L'État burkinabé est apparu comme un élément étranger dans le corps social* » (PNUD, 2000, p.141). La multiplication et le détournement des projets d'aide au développement, constatés par certains anthropologues (par.ex. Berche, 1998; par.ex. Laurent, 1998b) et mis en avant par les participants à la recherche, ne sont certainement pas une solution pour accélérer le processus d'édification de l'État (Olivier de Sardan, 1999). Néanmoins, l'indication que la collectivité peut être capable d'apporter la justice sociale peut s'analyser au regard de la société Mossi. En effet, il semble que les caractéristiques propres à ce groupe social auraient pu lui permettre, sans l'arrivée de la colonisation française, de construire un État-nation. Cependant, l'État actuel s'est édifié, par la volonté de ces colonisateurs, en s'appuyant sur la structuration sociale des Mossi (PNUD, 2000).

<u>*L'absence d'éléments communs dans les deux groupes*</u>
À l'inverse de ces convergences de points de vue présents dans les deux exercices cartographiques, certains éléments sont complètements absents de la notion de justice sociale simultanément pour les deux groupes d'acteurs. Il est fort intéressant d'en rendre compte.

i) L'état de santé et, plus largement, le bien-être des individus ne sont aucunement proposés comme attributs de la justice sociale. Que le processus social et la politique nationale aboutissent à des résultats de santé différents entre les sous-groupes de la population burkinabé ne relève donc pas des catégories qualifiant la justice sociale. Autrement dit, la réduction des inégalités de santé ou même l'augmentation du bien-être collectif ne font pas partie des justes préoccupations des agents et des intéressés. La santé n'a été évoquée qu'à une seule reprise dans la cartographie, en tant que catégorie, chez les infirmiers ; un seul infirmier (ICP7) a étiqueté une catégorie avec le mot santé en l'associant à l'éducation, et un seul énoncé a été produit en ce sens (n°2). Si les infirmiers, acteurs principaux du système de santé, sont les seuls à avoir un tant soit peu parlé de la santé, agents et intéressés sont d'accord pour ne pas juger nécessaire de lier les résultats de santé avec la notion de justice sociale. De surcroît, il faut retenir de l'usage de la santé par les infirmiers le fait qu'ils soient préoccupés, pour qualifier la justice sociale, uniquement par le processus et non pas par les résultats, rappelant le cadre d'analyse proposé par Saltman (1997) à propos de l'équité. Pour qu'il y ait justice sociale, il faut que l'accès aux soins soit équitable. Cependant, nous avons déjà dit que le terme d'équité peut revêtir de multiples formes. Il est utile de souligner, pour terminer sur ce point, que la question posée aux participants relevait de la notion de justice sociale dans son ensemble et non pas de l'équité dans le domaine de la santé en particulier. Cela étant dit, spontanément, la santé n'a pas été réellement convoquée, à l'inverse du système de soins.

ii) La seconde caractéristique commune absente au sein des réflexions de nos deux groupes est l'intérêt, dans le sens de la justice sociale, d'agir pour certains sous-groupes de la population (femmes, indigents ou encore diplômés-chômeurs). Agir en faveur des « plus nécessiteux » a été envoyé dans les douves du classement par les membres des COGES (57e sur 59). Nous avons déjà noté qu'agir en faveur de *l'empowerment* des femmes (52% de la population) n'a pas été plébiscité pour caractériser la justice sociale. Le groupe des intéressés, les villageois, n'a même pas mentionné à une seule reprise les femmes. Quant aux agents, cela n'a retenu leur attention qu'à trois reprises. Mais ils ont mis ces trois énoncés (sur 80) dans la catégorie d'importance la plus faible, et ces 52% de la société ont disparu des regroupements individuels ou collectifs. Nous pourrions élaborer plusieurs pages sur ce sujet, mais notre souhait ici est simplement de noter l'absence de considération pour certains sous-groupes de la population, dans ce cas, les femmes. Dans le même ordre d'idées et de façon globale, on remarque l'absence du sous-groupe de la population le plus pauvre du pays, les indigents. Il ne s'agit pas là de contester les relations établies par les infirmiers et plus accessoirement les membres des COGES entre la réduction de la pauvreté et la justice sociale. Mais nous voulons plutôt attirer l'attention sur le fait que la vision des participants est englobante. Autrement dit, c'est des pauvres en général dont il est question pour caractériser la justice sociale, et non pas des plus pauvres, les indigents en particulier. Nous avons argumenté dans une autre recherche au Burkina (Ridde et Girard, 2004), dans un contexte social très proche de celui de Souna, que la population était clairement en mesure de percevoir des strates de pauvreté et que la phrase « nous sommes tous pauvres » ne tient pas longtemps aux demandes de précisions. S'ils reconnaissent donc qu'il existe des indigents, l'amélioration de leur condition de vie ou *in fine* de leur état de santé n'est pas retenu par les agents et les intéressés pour désigner la notion de justice sociale. La justice sociale doit donc être utile, selon les participants, pour améliorer la situation de tous et non pas de sous-groupes de la population, pas plus les femmes que les indigents.

Divergences
Bien que les agents et les intéressés nous disent, tous les deux, que l'action collective peut être le garant de la justice sociale, l'organisation ou l'institution qui en serait responsable n'est pas de même nature selon les deux groupes d'acteurs. Pour les agents, membres de la fonction publique, l'État est appelé à jouer un rôle important. Le vocable n'est pas explicitement mentionné, mais il sous-tend

beaucoup des concepts appropriés pour désigner la justice sociale selon les infirmiers. La bonne gouvernance, la justice, la sécurité et même la gestion des ressources incombent à l'État. D'un autre côté, les membres des COGES, tous des villageois du milieu rural, ne semblent pas vouloir convoquer l'État pour garantir la justice sociale. Ils croient plus à l'organisation et à la solidarité communautaire ainsi qu'aux relations interpersonnelles comme quelques-uns des fondements de la justice sociale. Contrairement aux infirmiers, les paysans gestionnaires des CSPS s'incluent plus aisément dans les acteurs pouvant œuvrer en faveur de la justice sociale. Ils insistent aussi sur le rôle des hommes[191] politiques. Mais c'est de leurs relations individuelles avec ces derniers dont il est question et non pas des relations avec des représentants de l'État. La politique est comprise comme une activité très personnalisée. Lorsque les agents évoquent la notion de participation communautaire, c'est en référence au processus de prises de décision du niveau central, faisant en sorte que ces dernières soient plus en phase avec les préoccupations périphériques. Ils expriment ici l'idée de l'importance de la décentralisation. Le point de vue des intéressés, quant à la place de l'État, est à mettre en perspective avec le processus de construction de celui-ci dans une Afrique contemporaine en pleine mutation, où l'espace public n'est pas encore à l'ordre du jour (Olivier de Sardan, 2000a).

Les mots employés par les uns et les autres sont aussi intéressants à étudier et montrent en partie que le clivage social pouvait subsister dans cette région du Burkina. Les infirmiers, avec les instituteurs ou les préfets, sont souvent les rares intellectuels des villages où ils travaillent. Ils ne sont pas des universitaires, mais ils ont, malgré tout, réalisé trois années d'études après le baccalauréat. L'étude attentive des résultats de la cartographie explique que les agents ont choisi d'utiliser des mots de « développeurs » pour nommer des concepts. Ils se comportent ainsi selon la logique du discours. En effet, des termes comme la bonne gouvernance, la lutte contre la pauvreté, les droits humains ou encore la participation communautaire sont des termes consacrés dans le milieu du développement international[192]. Les projets actuels de la Banque mondiale, qui font suite à des programmes d'ajustements structurels, usent largement de ce vocabulaire (Sogge, 2003). Mais il faut tout de suite souligner le peu de lien entre la justice sociale et ces concepts employés par la Banque mondiale par exemple. Le changement social est bien loin des préoccupations de la Banque puisque :

---

[191] Sur l'usage du terme « homme » voir la note n° 53.
[192] Nous avons également remarqué, lors d'une réunion de travail regroupant des dizaines de professionnels de la santé d'un centre hospitalier régional (Ob-39/41), que l'usage du terme de « client » au lieu de « patient » en avait surpris quelques-uns. Ceci est un autre exemple de « l'internalisation » de vocabulaire exporté, dans ce cas, du continent nord-américain, car cette notion n'a été que très récemment employée (et aussi internalisée !) en Europe, notamment en France puisque l'Afrique de l'Ouest reste encore majoritairement influencée par ce pays.

> Tout comme pour les notions [...] de « responsabilisation » et de « participation », la notion de « transparence » véhiculée par la « gouvernance » reflète des préoccupations de type managériales ou de gestionnaires plutôt que de type participatives, reflétant, comme l'annonçait la Banque mondiale [...], la volonté de l'organisme d'éviter les dimensions politiques de la gouvernance qu'elle déclarait situer hors de son mandat (Campbell, 2000, p.10)

La Banque cherche donc à circonscrire le politique, pour reprendre une expression de Béatrice Hibou (1998). Le concept de gouvernance pour la Banque mondiale est aussi associé dans ses écrits (Banque mondiale, 1993; de Beyer, Preker et al., 2000) et dans ses discours (Hibou, 1998) à une nouvelle définition du rôle de l'État, ou plutôt, dirons-nous, à la décroissance de celui-ci. Puisque nous avons qualifié les infirmiers de « *street level workers* », jouant le rôle d'interface entre les utilisateurs et l'État, le concept même d'État est sous-jacent à leurs discours, contrairement à ceux des paysans. Ces infirmiers se retrouvent en quelque sorte être les fonctionnaires prolongeant la création coloniale de la bureaucratie, et quelques-uns de ses traits inventés comme le despotisme, le « privilégisme » et l'importance des intermédiaires (Olivier de Sardan, 2002a). Ainsi, les mots employés par les infirmiers montrent combien le jargon exporté par les institutions de Bretton Woods est « internalisé », pour reprendre les mots de Long (1994), par les acteurs sociaux africains. Cela étant dit, si ce vocabulaire paraît intégré par les fonctionnaires d'interface, l'idéologie sous-jacente au discours de ces institutions ne semble pas, quant à elle, s'être incorporée dans les schèmes de pensées. Par là, nous ne voulons pas affirmer, par exemple, que la croyance en l'importance symbolique de demander aux usagers de payer les soins de santé lors de l'utilisation des services n'est pas acquise. Mais, dans le cas présent de notre cartographie conceptuelle, les vocables ont été convoqués pour définir la justice sociale. Or, nous avons vu que cette notion est l'une des dernières préoccupations de la Banque mondiale.

Un regroupement de 22 énoncés faits par un infirmier (ICP 9), ainsi qu'un énoncé (n° 33) classé d'importance moyenne par les membres des COGES, ont été prononcés comme un écho de la définition de l'équité (voir plus haut), selon un dictionnaire connu : « *l'équité consiste à mettre chacun sur un pied d'égalité* » (Robert, 1996). Cependant, les deux phrases se contredisent puisque celle de l'infirmier exprime un souhait « *que, socialement, tout le monde soit sur le même pied d'égalité* » et celle des intéressés un fait « *que tout le monde sache que nous sommes sur le même pied d'égalité* ». L'infirmier veut donc dire que la justice sociale est le processus permettant d'atteindre l'égalité (sociale) actuellement absente, telle que la définition retenue dans cette recherche l'évoque, alors que les paysans affirment que cette égalité est, d'ores et déjà, présente dans la société burkinabé. D'abord, il nous semble important de relativiser cette contradiction puisqu'un seul infirmier a nommé une catégorie avec ces propos et que cela n'a pas été repris par le groupe. Ensuite, on ne peut qu'être surpris de l'expression d'égalité sociale dite par les paysans burkinabé. Certes, cet énoncé a obtenu un score d'importance juste en dessous de la moyenne et n'a pas non plus été retenu collectivement comme étiquette conceptuelle de la justice sociale. Cependant, lorsque l'on connaît l'ampleur des inégalités sociales dans ce pays (Gwatkin, Rustein et al., 2000), comme dans tant d'autres (Mackenbach et Bakker, 2002), on s'étonne de ce constat de la part des paysans. Encore une fois, l'idée générale qui semble sous-tendre ces expressions est qu'il faut traiter tout le monde de la même manière, sans prendre en considération les différences entre certains sous-groupes de la population. La perspective émique du concept de justice sociale est donc liée à un processus égalitaire plutôt qu'équitable.

Particularités
Nous avons déjà discuté de la différence de préoccupation entre l'équité d'accès aux soins et l'équité de l'état de santé des populations. Nous souhaitons ici juste soulever que l'accès équitable aux soins de santé de même que la mise en place d'une sécurité sociale n'ont été soulignés comme caractéristiques de la justice sociale que par les agents. L'accès aux médicaments a été mentionné par les intéressés mais uniquement dans un énoncé, oublié ensuite dans les regroupements individuels et collectifs. Cela n'est pas trop surprenant. D'abord, parce que les agents sont, tels que définis dans notre cadre conceptuel, des fonctionnaires de l'État, infirmiers de surcroît. Puisqu'ils sont les *street level workers*, ils vivent au quotidien les problèmes liés à l'accès aux soins. Améliorer cet accès aux soins constitue donc une importante requête pour plus de justice sociale et pour faire en sorte que les dilemmes éthiques à ce propos, bien connus des cliniciens (au Burkina, ce sont les infirmiers qui prescrivent), soient un tant soit peu résolus. Pour les paysans, l'accès aux soins n'est pas toujours l'urgence et la plus importante priorité de leur vie. Dans une enquête réalisée en 2000, seulement 13% des ménages interrogés avancent avoir un membre de leur famille en mauvaise santé (Nougtara, Ouedraogo et al., 2001). De plus, comme c'est souvent le cas dans les économies de subsistance (Ridde, 2002a), les ménages ne consacrent qu'une faible partie de leurs dépenses au domaine de la santé, à peine plus de 10% pour les ménages ruraux, alors qu'ils dépensent près de 65% pour l'alimentation. Bien souvent, et les données empiriques de la recherche soutiennent cette remarque, les villageois sont avant tout préoccupés par leur alimentation puisque le Burkina est un pays sahélien où encore beaucoup de personnes sont sous-alimentées. Les difficultés alimentaires sont les premiers déterminants de la pauvreté avant l'emploi et la santé, disent les Burkinabé (ministère de l'Economie et du Développement, 2004a). Rappelons que la prévalence de la malnutrition modérée est de 32,7% pour les enfants, ce pourcentage étant 1,6 fois plus important pour les ménages du quintile le plus pauvre que pour ceux du quintile le plus riche et plus élevé en milieu rural qu'en milieu urbain (Gwatkin, Rustein et al., 2000). Ainsi, dans une situation d'extrême pauvreté, les membres des comités de gestion ne mettent pas l'accent sur l'accès à la santé. Cela étant dit, cette explication pourrait être balayée du revers de la main par le fait qu'à l'opposé les particuliers ont dit

que les inégalités d'accès aux soins sont présentes et importantes. Toutefois, ces derniers ont souligné cette problématique lors de discussions de groupe qui ne reposaient pas explicitement, bien que celle-ci soit sous-jacente, sur la notion de justice sociale.

Les infirmiers ont eu aussi la particularité de créer des liens entre la justice sociale et une politique publique de santé : les soins de santé primaires. Ce n'est pas l'IB qui a été convoquée à la table de la justice sociale mais bien les SSP, ce qui pourrait donner une certaine indication de la perception qu'ont les infirmiers de la politique d'Alma Ata. Cela ne veut évidemment pas dire que, dans les faits, cette politique soit équitable. Mais associer la mise « *en application* [de] *toutes les composantes des SPP* » à la justice sociale, et lui réserver une importance relativement grande (15ème sur 80) pourrait témoigner de la compréhension que les infirmiers ont eu des SSP. Serait-ce forcer un peu le trait que de dire que le corollaire de cette analyse pourrait mettre en avant que, au contraire des SSP, l'IB n'est absolument pas associée à la justice sociale ? Les réflexions de certains auteurs à propos de l'association de la justice sociale de type égalitaire à la politique des SSP et non de l'IB (Tizio, 1998) pourraient valider notre perception générale d'une mobilisation plus égalitaire que rawlsienne de la justice dans cette région du Faso.

11.4.1.3 Le point de vue des particuliers

La vision de la société que nous offrent les particuliers, lorsque l'on évoque la justice sociale, est fort hiérarchique, bien organisée et surtout « cimentée ». Tant dans la justification de l'existence des inégalités que lorsqu'il s'agit de réfléchir à la manière de les réduire, la peur de briser le *statu quo* est fortement présente dans le discours de ces ruraux. Cela s'explique, pourrions-nous résumer, par deux raisons principales. D'abord, la majeure partie sinon la totalité des burkinabé croit en Dieu, un Dieu « importé » par les religions monothéistes ou encore un Dieu « local », *Wende*, Dieu (Savonnet-Guyot, 1986). Cette société et les inégalités, telles qu'elles sont aujourd'hui, ont été créées par Dieu, et il n'est pas facilement admis que l'on puisse aller à l'encontre d'un ordre divinement établi. Ensuite, les Mossi, en tous les cas les personnes interrogées, tiennent absolument à la pacification sociale, et cela n'est pas nouveau puisque la société s'est construite à cet effet pour résister aux invasions (Laurent, 1995). Il faut que les membres de la communauté s'entendent, se respectent, respectent l'organisation sociale et vivent en harmonie. Le conflit est la pire des situations qui puissent être imaginées, comme Hagberg (2001) l'a parfaitement montré dans une autre région du pays. Loin de nous l'idée de penser que cette société burkinabé n'est pas en mutation et que des conflits, notamment de génération, ne surviennent pas. Cependant, ce que nous écrivons ici est une émanation du discours contemporain des paysans du Soulou.

Il serait possible de faire un raccourci historique entretenant un lien étroit entre la colonisation française de la Haute-Volta avec ses avatars meurtriers (par.ex. Van Lerberghe et de Brouwere, 2000) et la structure apparemment pyramidale et hiérarchique de la société Mossi. Sans pour autant nier l'importance des destructions et des dominations sociales ayant eu cours lors de cet épisode historique, il ne faut pas oublier l'origine de la société Mooga contemporaine. En effet, lorsque des cavaliers venus du Ghana actuel fondent sur la région au XVe siècle, ils doivent s'imposer par la force et soumettre les populations locales, des paysans, à leur pouvoir. C'est ainsi que l'État Mooga apparaît et se constitue progressivement en créant un certain nombre de classes sociales distinctes. Des dynasties restent au pouvoir, et les paysans sont mis à contribution « *En somme, les paysans seront invités à prendre leur part du travail de reclassement et de remise en ordre d'une société qui va être pour l'État l'instrument docile et malléable de la domination* » (Savonnet-Guyot, 1986, p. 87). En cinq siècles, ces conquérants ont réussi le tour de force d'homogénéiser, au sein de l'espace Mooga, une population issue de groupes sociaux, de langues et de cultures différentes. Cependant, les deux mondes du pouvoir et de la terre demeurent bien distincts. L'organisation sociale dans l'espace du royaume se reproduit dans celui des villages. Le chef, le Naaba, dispose et profite de ressources inégalement réparties. Il est intéressant, dans le contexte de la recherche, de noter la distinction faite entre la structuration du pouvoir des Moosi du Nord (où se déroule cette recherche) et de ceux du Sud. Il semble bien que les premiers ont eu la tendance, contrairement aux seconds, à organiser un pouvoir très centralisateur et guerrier : « *le royaume du Nord s'est construit sur un modèle plus centralisé, et sans doute selon un ordre plus militaire, en raison de la proximité d'un islam agressif prêtant son idéologie conquérante à des royaumes dont la pression s'exerçait fortement aux frontières du Soulou* » (p. 110). Cependant, Savonnet-Guyot (1986) nous met en garde quant à la vision féodale ou centralisatrice de cette société. Pour elle, le Mooga, dans son ensemble, doit plutôt être qualifié d'organisation polyarchique tant différents centres de décisions coexistent. En revanche, et c'est là que les propos des participants aux entrevues deviennent plus intelligibles, la chercheure en science politique insiste sur la spécificité du Soulou, guerrier, militaire, bureaucratique et peu enclin à laisser se développer des pouvoirs régionaux.

La domination sociale de certains sous-groupes, certes très minoritaires, est bien relatée par les participants. Nous avons vu que la condition d'indigent oblige à vivre dans une situation qui peut parfois devenir dégradante puisqu'il faut, au prix d'une certaine humiliation, aller quémander auprès d'une personne moins dépourvue. Dans ce cas, le lien qui s'instaure est clairement de type négatif (les acteurs se différencient) et asymétrique (le donateur domine le bénéficiaire), pour reprendre le vocabulaire des réseaux sociaux (Lemieux, 2000). Nous avons aussi mis au jour les logiques de neutralisation et de domination. Mais il faut également remarquer, comme dans la société traditionnelle Haouassa voisine (Raynault, 1990), la complémentarité nécessaire des plus riches et des plus pauvres. Il a été bien clair, pour les participants, que l'inégalité économique, notamment, paraît justifiée puisqu'elle permet l'entraide, ou plutôt, l'aide possible du riche au pauvre. Néanmoins, pour que le processus fonctionne, il faut irrémédiablement que la paix sociale perdure, car, finalement, comme au Niger, « *l'inégalité est constitutive de l'ordre social* » (p. 139).

Tout comme pour les agents et les intéressés qui étaient tous des hommes, les particuliers, hommes et femmes, n'ont que très peu évoqué les inégalités de genre. D'emblée, il nous faut préciser que nous n'avons pas centré la discussion sur ce propos. Cependant, les ruraux ont abordé la question de genre essentiellement lorsque nous avons parlé d'inégalités d'accès aux soins. Il s'agit particulièrement d'inégalités économiques qui, compte tenu du fait que les femmes ne disposent pas de ressources financières et sont bien souvent contraintes de quémander quelques sous auprès de leur mari ou de leur co-épouses en cas d'absence de ce dernier, engendrent des inégalités d'accès aux soins puisque même les consultations sont payantes. Nous ne reviendrons pas sur les éléments de discussion concernant le paiement des soins, largement développés plus haut, et dans la littérature (Nanda, 2002).

L'un des éléments essentiels des propos tenus par les personnes interrogées concernant les inégalités est le jugement opposé qu'elles ont exprimé face à la réduction des inégalités sociales et des inégalités liées au système de soins. Une tendance certaine semble se dégager de la différente possibilité d'endiguer les deux types d'inégalité. Autant la réduction des disparités d'accès aux services de santé et de financement de ceux-ci paraît souhaitable et possible, autant les actions pour contrer les inégalités sociales et de santé paraissent improbables. Cela ne signifie pas que les paysans ne formulent pas de liens entre les deux, au contraire cela a été fait. En revanche, la concrétisation de la minimisation des écarts lors des consultations médicales appartient au domaine du possible. Pour reprendre une distinction émise par des anthropologues et des sociologues (Fassin, Aïach et al., 1996), nous pourrions proposer que le constat des inégalités sociales et de santé est de l'ordre de la différence alors que celui concernant le système de santé est de l'ordre des inégalités. Dans le premier cas, le jugement posé est de nature objective et repose sur l'observation de faits particuliers (les fameux cinq doigts de la main, par exemple). De surcroît, comme dans le cas « des maladies de Dieu » (Roger, 1993; Jaffré et Oilivier de Sardan, 1999), ces différences sont perçues comme « naturelles », ne pouvant être imputées à personne puisqu'elles sont la résultante du destin ou de la fatalité. En revanche, dans le second cas, un jugement de valeur de nature subjective est posé. Autrement dit, les paysans sont d'accord, et semble-t-il prêts à se mobiliser, pour améliorer l'accès aux soins et réduire les inégalités, mais ils n'ont pas encore intégré la faisabilité (d'envergure politique) des inégalités face aux conditions de vie ou de survenue de la maladie selon les sous-groupes de la population.

Nous avons également vu que la notion de partage et la manière dont ce dernier s'effectue sont instructives de la théorie de la justice sociale. Le partage villageois s'opère spontanément selon un processus égalitaire pour maintenir la cohésion et la pacification de la société locale. Cette répartition est effectuée au plan des individus, voire des quartiers, mais pas plus haut dans la pyramide de l'organisation sociale. Ce constat est en phase avec le fait que l'identité villageoise chez les Mossi demeure réduite et que le sentiment identitaire prend racine dans le quartier (Laurent, 1995). La collectivité ne peut isolément prendre la décision d'un partage équitable, seul l'individu bénéficiaire ou le donateur peut en statuer autrement. Le premier peut décréter, notamment par pitié (« *un homme de Dieu* »), qu'il ne mérite pas ce soutien et celui-ci doit ainsi être redistribué à ceux qui en ont véritablement besoin, et le second peut ordonner un ciblage de l'aide vers les plus pauvres. Ainsi, c'est le modèle égalitaire de la justice sociale qui est largement préconisé lorsque l'on demande aux paysans de réfléchir au partage. Cette vision de la justice transparaît pareillement, bien que d'une manière moins éclatante, des réflexions sur les inégalités d'accès au système de soins. Certains réclament la gratuité des soins pour les indigents ou l'utilisation des revenus tirés du paiement direct. Il faut dire, d'une part, qu'ils ne forment pas la majorité. D'autre part, la majorité demande la gratuité pour *tous* ou encore la réduction des prix pour *tous*. Certes, on veut que le financement des soins soit équitable, que les riches et les citadins paient plus que les pauvres et les ruraux, mais, lorsque l'on propose cela, on s'intègre dans les bénéficiaires de ce financement équitable et on ne propose pas cette distinction pour d'autres.

11.4.1.4 Conclusion sur la théorie de la justice

Il se dégage une tendance très nette à propos de la notion de justice distributive admise par les acteurs agissant au sein de l'arène étudiée. L'orientation générale constatée nous semble beaucoup plus proche d'une vision égalitariste de la justice distributive, ce qui a été déjà constaté chez les Mossi (Fiske, 1990), que rawlsienne ou utilitariste, pour citer deux des quatre autres théories de la justice (Mooney, 1987; Krasnik, 1996; Olsen, 1997). Au Québec, il semble bien que les acteurs de la santé publique pensent autrement et mettent l'accent sur la vision rawlsienne de la justice sociale lors des interventions (Massé et Saint-Arnaud, 2003). Au Faso, les acteurs sont plus préoccupés par l'accès aux soins de tous que par celui des plus pauvres et des indigents. La notion de besoin est rarement prise en compte pour porter un jugement sur l'accès aux soins. Si certains sous-groupes de la population attirent l'attention des uns et des autres, ce sont des sous-groupes relativement grands comme les pauvres ou les femmes. Contrairement, par exemple, à la présence d'une discontinuité des notions d'équité entre les « développeurs » et les « développés » lors de l'implantation d'un projet d'une ONG à Kinshasa (De Herdt, 2003), il existe dans notre cas une certaine cohérence conceptuelle entre ces deux groupes d'acteurs. L'égalité de l'accès aux soins pour tous prime sur l'équité d'accès pour certains. La mobilisation du principe de l'équité verticale qui postule un accès différent pour des besoins différents n'est pas envisagée. Pour le dire autrement et confirmant empiriquement certaines propositions théoriques (Flori et Tizio, 2000), les membres de l'ONG, des COGES ou les agents du système de santé usent de l'équation « efficacité *ergo* équité ». Cela a été montré dans cette recherche, comme d'autres l'ont fait avant nous ailleurs en Afrique (Gilson, 2000). L'exemple paradigmatique nous semble être le fait que dans le travail de cartographie conceptuelle, les agents ont associé à la notion de justice sociale la mise « *en application* [de] *toutes les composantes des SSP* » (n°15), mais ils n'ont rien dit de l'IB. Cette initiative, formulée dans la capitale malienne mais dont l'origine est largement exogène (UNICEF et OMS), incorpore implicitement la théorie rawlsienne de la justice puisqu'il était recommandé d'organiser des mécanismes d'exemption pour les indigents en finançant cette gratuité pour certains par le paiement demandé à d'autres (principe de l'équité verticale). Si l'on avait exploré les significations de la justice lors de la définition des politiques de santé au Faso, on se serait peut-être rendu compte que la démarche (globale) implicitement rawlsienne heurtait certaines valeurs (locales) — sans pour autant mettre un frein à toute action — et qu'il était ainsi indispensable d'organiser certaines mesures incitatives pour que les actions en faveur de certains sous-groupes soient tolérées. Aussi, la prise en compte du système dominant des valeurs d'une société doit être consubstantielle à la formulation des politiques publiques.

De plus, d'une manière générale, les acteurs sociaux étudiés dans cette recherche ne sont pas prêts à mettre la stabilité et la paix sociale sur l'échafaud afin d'intervenir en faveur des indigents ou des plus démunis. Dire cela revient à apporter une nouvelle piste d'explication à la préséance irénique de l'égalitarisme. En effet, puisque le système de valeurs en place paraît reposer sur le fait que les individus sont inégaux par nature, il est bien délicat de vouloir contrer cet état de *fait*. Cette stabilité sociale et la recherche du consensus permanent n'incitent pas les personnes concernées à agir spontanément en faveur de certains groupes, au détriment de quelques autres. Cela est d'autant plus vrai que l'idéologie libérale qui prône que chaque individu est « *entrepreneur de lui-même* » (Dubet, 2006) traverse largement les frontières et influence le courant des orientations des politiques du Burkina. Il faut que les membres de la communauté s'entendent, se respectent, se conforme à l'organisation sociale et vivent en harmonie. Le conflit est la pire des situations qui puissent être imaginées, comme Hagberg (2001) l'a parfaitement montré dans un autre région du pays. Le terme spontané est important, car il ne nous semble pas avoir décelé une rigidité absolue au sein de cette société locale, notamment en ce qui a trait aux inégalités liées au système de santé. Autrement dit, si trop peu d'actions ont été entreprises en faveur des indigents c'est parce que socialement il est difficile d'aller à l'encontre du *statu quo*, tant le système de valeur dominant n'est pas propice à de telles avancées. Effectivement, « *pursuing equity requires swimming against the tide of prevailing forces, who may feel threatened by efforts to achieve a more equitable distribution of society's benefits* » (Braveman, 2003, p.185).

Mais nous avons bien noté qu'aucune mesure incitative n'a été, autrement que d'une manière discursive ou épistolaire, réellement implantée. En revanche, l'application d'incitations pour des interventions plus équitables au sein du système de santé ne heurterait pas dramatiquement les croyances locales. Nous avons vu que certaines directives équitables ont été prises par les responsables. Certaines logiques ont aussi été mises en évidence, montrant que parfois l'unité sociale et l'égalité locale forment des discours de façade à l'intention des personnes extérieures à la société. Les enjeux de pouvoir et de contrôle de certaines ressources fournissent une part de l'explication de ces comportements de type égalitariste. Cela étant dit, s'opposer à cette perspective de la justice sociale semble être du domaine de l'envisageable. Les discours produits lors des exercices de cartographie ont montré que les agents et les intéressés accordent de l'importance au *processus* égalitaire de la justice et ne visent pas de *résultats* égalitaires. On ne conçoit donc pas qu'il soit possible que la société s'efforce de faire en sorte que ses membres puissent être d'un niveau de santé équivalent. Il est, cependant, possible, nous disent la majeure partie des personnes participant à la recherche, de réduire les inégalités d'accès aux soins.

Terminons cette conclusion sur un élément clef, à la suite de Lucy Gilson (2000). Dans un article consacré aux réformes sanitaires, cette chercheure explique que l'un des facteurs essentiels à la réalisation des réformes faisant la promotion de l'équité est la confiance qui relie les professionnels de santé et les patients. Deux éléments fondamentaux de la notion de justice ont été pointés du doigt : la *gouvernance* et la *corruption*. Ces deux éléments sont évidemment très liés. Il serait possible de renverser, en quelque sorte, ces catégories conceptuelles pour disposer d'une photographie contemporaine de la société burkinabé. En effet, il nous est apparu que les participants voulaient non seulement répondre à notre question, mais aussi nous expliquer que la justice sociale n'était finalement pas présente dans ce pays. C'est un jugement sévère que ces habitants font de la vie dans leur pays, et les personnages politiques ne sont pas épargnés. La validité externe de cette perspective émique de l'équité selon ces personnes vivant à Souna, autrement dit de la préoccupation des acteurs sociaux périphériques, nous paraît d'autant plus forte qu'elle est aussi exprimée par des acteurs situés plus au centre. En 1997 est né le REN-LAC, réseau national de lutte anti-corruption. À la fin de l'année 2001, le gouvernement crée la Haute Autorité de coordination de lutte contre la corruption. Puis, durant l'année 2003, nous avons assisté au dépôt du premier rapport du comité national d'éthique au Burkina où ces deux éléments (gouvernance et corruption) sont discutés en profondeur (Comité National d'Ethique, 2003). Malheureusement, de tels organismes ne sont connus que par environ un quart de la population urbaine (PNUD, 2003), alors que la population burkinabé est très majoritairement rurale. Ensuite, les deux derniers rapports du PNUD concernant le développement humain au Burkina Faso portent exactement sur ces deux thèmes. Alors que le premier rapport du genre en 1997 traitait du développement humain sans thème particulier, en 2000, il a été question du rôle de la gouvernance, et en 2003, de la corruption (PNUD, 1997, , 2000, , 2003). Rappelons aussi que l'un des sept principes directeurs de la lettre d'intention gouvernementale au sujet de la politique de développement humain durable proclamée en 1995 était la « *promotion de la bonne gouvernance* », associée, entre autres, au recentrage du rôle de l'État (Ministère de l'économie et des finances, 2001). Dans un contexte de développement d'un certain multipartisme accompagné d'une libéralisation économique par suite des programmes d'ajustements structurels, une certaine recrudescence du phénomène de la corruption au Burkina Faso a été constatée (PNUD, 2003). Ce qui se passe au Faso ne peut être comparé à ce que l'on observe dans d'autres pays puisque, dans le classement de la perception de la corruption en 2003 selon l'organisation Transparency International, le pays n'a pas été inclus, faute de données. En effet, l'ONG ne retient que les pays faisant l'objet d'au moins trois études, alors qu'une seule était accessible concernant le Burkina, preuve s'il en est de la difficulté (ou de la volonté?) de réaliser de tels travaux dans ce pays. Lorsque les paysans placent l'énoncé « *Que les forces de l'ordre travaillent comme il se doit* » à la seconde place la plus importante pour qualifier la justice sociale, ils sont en accord avec leurs concitoyens. Lors d'une enquête sur la perception de l'étendue de la corruption, les personnes interrogées ont placé au premier rang la police et la gendarmerie, juste avant les douanes et les activités politiques, le secteur de la santé n'étant qu'au septième rang sur dix possibles (PNUD, 2003). Ces perceptions burkinabé rejoignent (inversement) celles issues d'un contexte social complètement différent au sein duquel l'importance de la justice sociale est mondialement reconnue : la Suède. Les travaux de Rothstein (2000), que nous avons déjà employés, tentent d'expliciter les liens entre la confiance interpersonnelle et la confiance institutionnelle, en fonction de différents types d'institutions. La corrélation la plus forte concerne la police. En d'autres mots, Rothstein affirme que la confiance qu'ont les Suédois dans leur institution policière participe à la construction de la confiance que les individus ont entre eux. Évidemment, cela se déroule dans un contexte différent, mais il est intéressant de noter que dans deux pays diamétralement différents, la perception qu'ont les citoyens de la police, fonction régalienne par excellence, agit aussi bien sur la confiance institutionnelle et interpersonnelle que sur la justice sociale. Les relations étroites qu'entretiennent la bonne gouvernance, la corruption et l'équité sont parfaitement décrites par les experts du PNUD de Ouagadougou (PNUD, 2003). Rappelons enfin que l'un des quatre axes stratégiques retenus par le pays pour endiguer la pauvreté est la promotion de la bonne gouvernance (Ministère de l'économie et du développement, 2003).

11.4.2 Système de santé et processus de planification sanitaire

L'étude de l'ensemble des éléments liés au processus de planification à trois niveaux de la pyramide sanitaire (national, district, centre de santé) révèle clairement le fait que le processus de planification sanitaire n'est pas vraiment efficace et absolument pas équitable. Aussi, la prise en compte de l'exclusion permanente des services de santé est-elle reléguée aux calendes grecques. Trois raisons majeures rendent intelligible cette situation, elles sont détaillées dans les prochaines pages. D'abord, la planification est un exercice mal maîtrisé. Les concepts employés ne sont pas acquis, et les compétences nécessaires ne sont généralement pas présentes dans les équipes de travail. Ensuite, les activités et objectifs planifiés ne répondent pas à des besoins préalablement définis, mais correspondent plutôt à des ressources disponibles ou supposément accessibles. Enfin, tant le processus de planification que sa finalité sont compris comme une réalisation technique et non pas comme une occasion d'engager un changement social, en faveur, par exemple, des indigents.

11.4.2.1 L'exercice de planification mal maîtrisé
Quatre éléments particuliers permettent de montrer que le processus de planification est une tache relativement mal maîtrisée.

i) Des concepts flous

Commençons par quelques préliminaires d'ordre sémantique. La lecture attentive de l'ensemble du corpus de planification sanitaire du pays produit ces dernières années, à tout le moins depuis la formulation de l'IB, montre que la plupart des termes employés ne sont pas maîtrisés par les planificateurs. Les termes de « groupes vulnérables », « programmes », « projets », « objectifs », « résultats » ou encore « indicateurs » changent de définition et d'utilisation d'un document à l'autre. Il n'existe aucune constance dans leur emploi par les planificateurs, tant centraux que périphériques. Nous pourrions multiplier les exemples pour illustrer cette explication à l'absence de prise en compte des indigents et de l'équité. Relevons simplement, à titre illustratif, que l'organisation des mesures d'exemption pour la prise en charge des indigents est incluse, dans le PNDS, au sein de l'objectif de promotion des mécanismes de partage des risques en matière de santé. Or, nous savons très bien que la prise en charge des indigents (exclus permanents) n'a rien à voir avec les mutuelles de santé (exclusion temporaire) (de La Roque, 1996), d'autant plus que, dans le contexte du Plan national de développement sanitaire, les planificateurs préconisent un système de carte d'indigence qui n'est absolument pas en phase avec les systèmes de partage des risques.

ii) Des résultats d'activités

La distinction entre des résultats d'activités et des résultats de changements (effets) en ce qui concerne la cible d'un projet n'est pas toujours facile à faire. Nous l'avons expérimenté à de nombreuses reprises lors de formations à l'évaluation de programme, tant au Québec que dans certains pays du Sud (Ridde, 2004e). Dans le milieu de la coopération internationale, l'un des plus vieux outils pour faciliter une telle approche est ce que l'on appelle le cadre logique (Sartorius, 1991). Il permet notamment, par l'intermédiaire de cases à remplir, de bien séparer les objectifs à atteindre des moyens d'y parvenir et de préciser, dans le jargon de cette méthode du cadre logique, les indicateurs objectivement vérifiables. Cependant, cela reste un outil et son exploitation est tributaire de la manière dont les acteurs le perçoivent (Earle, 2002). Dans le cas burkinabé, nous disposons de multiples données empiriques montrant que ces notions et distinctions ne sont absolument pas maîtrisées par les planificateurs. Et ceci est vrai pour l'ensemble des acteurs, qu'ils soient responsables au centre ou à la périphérie du système de santé. Même la manière dont le projet millionnaire de la Banque mondiale est formulé et évalué ne répond pas aux critères habituellement requis dans ce domaine de la planification, bien que la formule du cadre logique ait été retenue (Bere, Nougtara et al., 1998). Derrière un discours (du *New Public Management*) axé sur la gestion par la performance (Secrétariat Général, 2002b), les vieilles habitudes d'une planification centrée principalement sur les activités demeurent. Nous sommes toujours au temps, pas encore tout à fait révolu dans les administrations du Nord[193], où les budgets doivent être dépensés (peu importe comment) avant la fin de l'année fiscale pour être en mesure d'obtenir l'année suivante des mêmes ressources[194].

Ainsi, aucune réflexion n'est menée entre les personnes concernées pour aller plus loin que la détermination des activités à réaliser au cours de l'année. Pire, la plupart du temps, les activités sont reconduites (usant de la fonction Word© « copier-coller ») d'une année à l'autre sans qu'aucun regard critique n'ait été posé sur leur réalisation. Même le responsable régional demande aux MCD de ne pas trop réfléchir et de s'appuyer largement sur ce qui a été effectué l'an passé. L'exemple (régional) n'est donc pas donné. Il en est de même à propos des exemples venant du niveau national, ou même international, tant les politiques nationales ou les plans d'action ne correspondent pas non plus aux critères canoniques de la planification. Le Plan national de développement sanitaire, le FMI ou encore le CSLP ne disposent pas d'objectifs clairement définis et répondant à la quintuple question : quoi, de combien, pour qui, quand et où ? (COCQ-sida, 2001). Aussi, puisque l'on s'intéresse plus aux activités qu'aux effets produits, on ne s'interrogera pas sur les changements que les interventions apportent aux populations en général et aux plus pauvres en particulier.

iii) La rareté des processus évaluatifs

La faiblesse des processus évaluatifs et leur corollaire, soit le manque de précision des indicateurs d'effets, expliquent en partie cette préoccupation pour les activités

---

[193] Au Québec (en 2000) et en France (en 2001) des lois viennent d'être votées pour changer de telles pratiques et favoriser la reddition de compte (Leclerc, 2001; Trosa, 2003). Pour une comparaison internationale récente sur le sujet, voir (Martin et Jobin, 2004).

[194] La coopération canadienne internationale n'est pas en reste. Une mission en Haïti en janvier 2005 nous a permis d'assister à une réunion de travail au cours de laquelle des fonctionnaires de cette administration ont demandé à une ONG que les décaissements budgétaires s'accélèrent avant le 31 mars…

au détriment des effets. Nous avons vu que la pratique évaluative n'est aucunement valorisée ni même véritablement pratiquée. Les membres de l'ECD avouent machinalement noter dans leur plan d'action l'importance des processus évaluatifs, chaque année, mais ne jamais vraiment s'organiser pour les réaliser. Lors de la réflexion ayant pour but la formulation des plans d'action, ni les ECD, ni les MCD et pas plus les membres de la DRS ne favorisent un débat à propos des activités réalisées avant de préciser celles à venir. Ainsi, aucune leçon formelle n'est tirée des expériences passées. Ce qui importe essentiellement, c'est qu'un document soit produit, à temps et selon les canevas fournis, c'est tout. En outre, il faut s'arranger pour que la mesure des « taux d'exécution physique et financier », compris dans le contexte comme une évaluation, soit proche de 100%, quelle que soit la qualité des activités. Il faut avoir tout dépensé et montré que tout a été accompli, au prix, certaines fois, et suivant les conseils de quelques responsables, de retirer des activités (pourtant nécessaires) du plan d'action, sous prétexte qu'elles ne pourront pas être financées à court terme. Les activités d'évaluation que notre équipe de planification (des activités correspondant aux objectifs six et sept du plan d'action du district) avait formulées ont été mises de côté par le MCD. Celles-ci n'ont pas été jugées importantes par ce dernier, et aucun membre de l'ECD ne viendra le contredire au cours des réunions. Cela n'a rien de surprenant, car même le niveau central ne s'est pas vraiment préoccupé d'évaluation. Souvenons-nous de l'évaluation de l'IB par le service central responsable de sa mise en œuvre. Elle n'est prévue, dans le plan d'actionss 95-99 de la CADSS (1995), qu'en 1995 et 1996 et absolument pas pour les années subséquentes. Autrement dit, l'évaluation est planifiée, car le programme de la Banque mondiale (CURE) sera en mesure, croient les planificateurs, d'octroyer un financement pour sa réalisation. Ensuite CURE disparaissant, l'évaluation en fait de même. L'exemple n'est pas non plus donné par le niveau central qui cherche, nous dit un ancien haut responsable du ministère (EF4), à supprimer certains indicateurs (taux de consultation) parce que l'évolution de ces derniers tend à montrer que le Ministère est inefficace depuis des années. Or, les bailleurs de fonds conditionnent souvent l'octroi des financements ou des prêts à l'atteinte de certains résultats dont l'un des plus illustratifs est le taux d'utilisation des services. Ce que nous venons d'évoquer à propos de l'évaluation des programmes est également vrai en ce qui concerne l'évaluation des pratiques professionnelles : « *chaque fonctionnaire habite en quelque sorte une petite bulle [...] sur laquelle il a peu de comptes à rendre [...] et où il s'organise comme bon lui semble. [...] Il n'y a aucune « accountability », que ce soit vis-à-vis des collègues ou vis-à-vis des supérieurs, tant que le confort de ces derniers n'est pas menacé*[195] » (Blundo et Olivier de Sardan, 2001a, p.27).

S'il faut blâmer l'ECD et les instances centrales concernant le peu de place accordée à l'évaluation dans leur plan d'action, les reproches envers l'ONG et son processus évaluatif n'en sont pas moins essentiels à exprimer. L'évaluation à mi-parcours, prévue dans le projet, n'a pas eu lieu, et celle qui fut réalisée à la fin des

---

[195] Sur ce point, voir la section prochaine concernant les « personnes concernées ».

trois années d'actions n'a pas été des plus utiles. Nous avons écrit un article plus détaillé sur cette question (Ridde 2005a) et proposons un résumé de l'analyse du processus évaluatif et des leçons tirées de cette expérience dans l'encadré suivant.

Figure 29 : Analyse du processus évaluatif et leçon tirées

Plusieurs erreurs majeures ont été commises dans cette évaluation, et l'idée n'est pas d'invalider l'ensemble du processus, mais plutôt de tirer de cette expérience quelques leçons « formatives ». *Primo*, l'évaluation n'a été aucunement *préparée*. Alors que l'ONG intervenait depuis trois ans, le responsable du projet a attendu les quatre dernières semaines pour demander la réalisation d'une évaluation. Aucune évaluation à mi-parcours n'a été exécutée, comme c'est souvent la tradition dans ce pays. Bien que l'écriture d'un modèle logique précisant les moyens, activités et objectifs du projet soit maintenant devenu une obligation, imposée par les bailleurs de fonds, ce projet n'en bénéficiait pas. *Secundo*, le *moment* choisi, en décembre, est le plus mauvais de l'année. L'équipe de l'ONG, un peu démotivée en fin de projet, est en train de plier bagages, de rédiger ses derniers rapports d'exécution et de terminer ses dépenses budgétaires. Les deux évaluateurs issus du MS ainsi que les ECD sont accaparés par la formulation et l'adoption de leur plan d'action pour l'année suivante. Plusieurs comités de santé viennent d'être entièrement renouvelés, comme tous les deux ans en novembre. *Tertio*, la *durée* impartie à l'évaluation est très courte. Onze jours sont insuffisants pour collecter et analyser rigoureusement des données. Enfin, *quarto*, le *choix des évaluateurs* n'est pas des plus judicieux. Par facilité et pour éviter des conflits, le responsable du projet n'a pu refuser au directeur régional, supérieur hiérarchique des agents de santé de la région, d'être un des évaluateurs. L'autre fonctionnaire du MS était très occupé, souvent loin des réalités locales et perçu par les acteurs comme un représentant du niveau central.

Toutes ces erreurs ont eu des conséquences néfastes. Les évaluateurs n'ont pas eu le temps de comprendre le contexte et d'approfondir leur connaissance du programme (questions préévaluatives ou en anglais « evaluability assesment »). Il a été impossible de monter un protocole de type recherche pour comparer par exemple les centres de santé soutenus par le programme et ceux qui ne l'étaient pas, et aucune approche participative n'a pu être retenue. Les acteurs (et les évaluateurs) ont été difficilement mobilisés pour répondre aux questions d'évaluation, et les réponses n'ont pas toujours été très objectives. La qualité de certaines données a été remise en question, et la profondeur d'analyse, pas toujours satisfaisante. L'interaction avec les parties prenantes du projet pour discuter des recommandations lors de la restitution a été éphémère, rendant leur appropriation limitée pour envisager l'amélioration du processus et de l'efficacité du projet évalué. Ainsi, il est possible d'avancer que les retombées de l'évaluation seront réduites et que cette requête évaluative était plutôt de l'ordre de l'obligation que de celui de l'apprentissage. Une belle occasion manquée d'améliorer cette intervention en Afrique.

Source : (Ridde, 2004c)

En ce qui concerne les évaluations effectuées par l'autre ONG présente dans le district entre 2000 et 2003, les rapports consultés montrent combien cette activité n'est pas vraiment prise au sérieux. L'évaluation prévue au milieu de la mise en œuvre ne s'est déroulée que tardivement, le rapport provisoire n'a été produit qu'au dernier mois du projet (AA, 2003a). Bien qu'un médecin chargé de programme à l'OMS ait participé à l'évaluation, un manque de rigueur flagrant entache l'information. Des jugements sont portés sans qu'aucune donnée ne soit fournie. Les résultats du projet sont observés en fonction d'*outputs* et non d'*outcomes*. Quant au jugement concernant l'atteinte de l'objectif spécifique du projet, il est fort étonnant :

> Vu le niveau de réalisation des résultats, l'objectif spécifique du projet n'est pas atteint, car il s'agissait « de réduire la morbidité et la mortalité maternelle moyennant l'amélioration de la prévention et la détection des risques maternels »
> La non atteinte de l'objectif peut s'expliquer par les raisons suivantes :
> Le retard de démarrage du projet
> Le fait que la formation des agents vient de prendre fin
> Les formations sanitaires commencent à offrir les prestations dont la population a besoin parce qu'elles ont été réhabilitées, équipées et que les médicaments sont disponibles
> Les communautés viennent d'être sensibilisées au risque de la grossesse. (p. 7)

À aucun moment, les auteurs de l'évaluation ne s'interrogent sur la pertinence de l'objectif que l'on pourrait facilement qualifier d'irréaliste. L'évaluation finale effectuée par trois cadres du niveau central est du même acabit (AA, 2003a).

Sur le plan plus macroscopique, on est aussi surpris par la naïveté de la Banque mondiale et du gouvernement à propos de l'application des directives favorisant l'accès aux soins (gratuité des actes préventifs, réduction de 10%). À moins qu'il ne s'agisse pas de naïveté mais tout simplement de dérision ? Cela étant dit, si, comme nous l'avons noté, la Banque exerce une pression sur le gouvernement qui, à son tour, insiste auprès des agents centraux pour que des notes soient envoyées aux acteurs de la périphérie, personne ne s'inquiète de la mise en pratique de ces requêtes. Aucune évaluation n'a été effectuée pour porter un jugement sur l'efficacité des actions favorables à l'équité.

iv) Des indicateurs partiels ou qui disparaissent

Quant aux indicateurs, dans le même esprit que les questions évaluatives, ils mesurent, lorsqu'ils existent, majoritairement des activités et non des effets. Cela est notamment surprenant lorsque les acteurs doivent rédiger les « rapports de progrès », documents censés être les outils phares de la gestion par la performance (Secrétariat Général, 2002b). L'absence d'un cadre d'analyse explicite dans la planification des activités au Burkina explique en partie cette carence. Aucun canevas relativement clair n'a encore été déterminé, et distribué au niveau national pour définir les différentes composantes d'un programme, des intrants aux impacts en passant par les effets et les extrants. Les effets et les impacts étant ce que nous avons préalablement nommé les résultats de changement relatifs à la cible du projet (Ridde, 2004c). Nous ne voulons pas ouvrir de nouveau dans cette recherche les vieux débats entre les tenants d'indicateurs d'effets et ceux d'extrants (ou de processus), car nous croyons, à l'instar de Brunelle et Saucier (1999), qu'il s'agit là d'un faux débat. C'est la considération de tous les éléments de la chaîne de production de résultats qui est nécessaire. Or, au Burkina, nous avons vu que tel n'était pas le cas et que les acteurs se concentrent quasi-exclusivement sur le processus ou les ressources, pour reprendre le vocabulaire du secrétariat technique de suivi du PNDS.

Si l'on prend le Plan national de développement sanitaire comme exemple particulier de cette façon de procéder au Faso, on remarque que certains indicateurs sont très ésotériques comme : « *pourcentage de directions centrales renforcées* » (PNDS, 2003). Aucune distinction n'est faite entre différents niveaux de résultats. Par exemple, le « *nombre de nouveaux contacts par habitant et par an dans les structures de soins de premier niveau* » et « *taux d'accouchements assistés par du personnel* » sont au même niveau conceptuel que le « *taux de guérison des cas de tuberculose* ». L'erreur provient, pensons-nous, du fait que les deux premiers, de même que les nombreux indicateurs utilisés concernant la vaccination, ne sont pas, comme l'OMS le propose (WHO, 1996), des indicateurs d'effets. Au contraire, ils sont plutôt liés au processus. Il est fort possible de penser que ce n'est pas parce que les accouchements sont assistés par du personnel qualifié ou que les villageois sont consultés par un infirmier que les enfants naissent dans de bonnes conditions ou que les malades sont guéris. De même, ce n'est pas parce que les enfants ont été vaccinés qu'ils ne tomberont pas malades ou que les piqûres ont été bien effectuées. Il serait donc plus judicieux d'étiqueter ces différents indicateurs de mesure de processus (Hofmann, Roberts et al., 2004). La mauvaise qualité des indicateurs des programmes de santé en Afrique est l'un des défis contemporains majeurs (Nyamwaya, 2003).

* * *

Ce constat général n'a rien de spécifique aux travaux du district puisqu'une analyse détaillée de l'ensemble des plans d'action des districts sanitaires de la région et du projet d'établissement 2003-2007 du centre hospitalier régional (CHR, 2003) aboutit aux mêmes conclusions. La rédaction d'un cadre logique et la détermination d'indicateurs pour la mise en œuvre des actions prioritaires du CSLP fournissent les mêmes informations. Les objectifs ne répondent pas aux définitions canoniques, les indicateurs sont parcellaires et les méthodes prévues pour les renseigner, pas toujours adéquates.

Il nous faut conclure sur cette première section démontrant l'absence de maîtrise du processus de planification. Pour ce faire, il nous a paru intéressant de recourir à un exemple très récent qui va illustrer l'ensemble des propos préalablement tenus. Le tableau suivant est issu, sans modification, du document sur la mise en œuvre du CSLP de 2004 à 2006 (ministère de l'Economie et du Développement, 2004b).

Tableau 56: Extrait du cadre logique du programme d'actions prioritaires

Programmes	Indicateurs de performance	Moyens de vérification	Conditions critiques
Amélioration de la qualité et de l'utilisation des services de santé	Pourcentage des dépôts répartiteurs n'ayant pas connu de rupture des 45 molécules essentielles : moins de 5%	Statistiques sanitaires Enquêtes démographiques et de santé Enquête sur les conditions de vie des ménages	Mise en œuvre du PNDS

Sources : (ministère de l'Economie et du Développement, 2004b).

Plusieurs remarques émergent de l'analyse de ce tableau. 1/L'objectif, ou plutôt le programme, n'est pas formulé selon les règles de l'art. 2/À l'amélioration de la qualité a été ajouté, ce qui ne figure pas dans le PNDS, celle de l'utilisation des services de santé. 3/Un seul indicateur est proposé pour ces deux objectifs, indicateur qui est à l'échelle du district et non des CSPS et qui n'est aucunement utile pour porter un jugement sur l'atteinte des deux objectifs. Il a, par exemple, été complètement omis dans ce plan 2004-2006, contrairement au rapport du CSLP écrit en 2003, d'employer le taux d'utilisation des services, indicateur dont les données ont toujours inquiété les dirigeants. Cet indicateur, avec quatre autres, figurent pourtant dans le guide du suivi du Plan national de développement sanitaire. 4/Les trois moyens proposés pour collecter les données ne sont absolument pas adéquats. Et, revenant à notre préoccupation liée à l'indicateur d'utilisation des services, il faut noter qu'il a disparu. Si l'on se réfère toujours au même document et à l'annexe où figurent les indicateurs qui permettent, disent les auteurs, de suivre et d'évaluer le programme d'actions prioritaires du CSLP, l'amélioration de l'accès aux services de santé ne sera jugée qu'au regard de cinq indicateurs :

1. Taux de mortalité maternelle
2. Pourcentage de population vivant dans un rayon de moins de 10km d'une formation sanitaire
3. Pourcentage de dépôts répartiteurs n'ayant pas connu de rupture des 45 molécules essentielles
4. Taux de couverture en CPN2
5. Pourcentage de CSPS fonctionnels selon les normes en personnel (p. 101)

Dans la version récente et plus analytique du CSLP 2004, seuls quatre indicateurs appartenant au domaine de la santé sont censés couvrir « *la dimension humaine de la pauvreté* » (p. 128) : taux de vaccination, taux d'accouchements assistés, taux de mortalité infanto-juvénile et taux de séroprévalence au VIH/sida (ministère de l'Economie et du Développement, 2004a). De surcroît, contrairement au secteur de l'éducation, si des indicateurs ont été précisés, aucun objectif à atteindre n'a été défini. Dans les deux tableaux offerts aux lecteurs du nouveau Cadre stratégique de lutte contre la pauvreté, les colonnes concernant les objectifs d'état de santé et du système de santé sont vides et partiellement remplies pour les années 2000 à 2002 (p. 51). Encore une fois, on comprend bien que l'accessibilité financière aux soins de santé n'est pas une préoccupation des évaluateurs de la politique qui vise à réduire la pauvreté dans le pays. De toutes les manières, ce problème n'est pas évoqué dans le CSLP, et lorsque les « réducteurs » de pauvreté analysent « les risques » liés au domaine de la santé, ils en mettent en évidence uniquement trois : la collaboration intersectorielle, le faible niveau d'instruction des populations et les « pesanteurs » socioculturelles. Autrement dit, « *le succès des programmes de lutte contre la pauvreté* » (p. 115) sont entre les mains des populations qui doivent mieux « s'éduquer » et être moins sous l'emprise de « leurs » valeurs sociales. Et pourtant, dans un document publié mi-2003, la Banque mondiale et le gouvernement du Faso ont mis en parallèle les orientations stratégiques du PNDS et les mesures spécifiques à la santé du CSLP. La prise en charge des indigents est encore une fois soulignée dans ce document politique (Banque mondiale, 2003).

Les carences méthodologiques, tant pour la formulation des objectifs que pour la prise en compte des sous-groupes de population dans la définition des indicateurs de performance, sont les mêmes. Il ne faudrait pas non plus penser que cette façon de procéder est propre aux pays du Sud, les spécialistes de la santé publique québécoise ou française ont encore récemment constaté l'absence de différenciation des sous-groupes de la population dans l'énoncé des indicateurs de performance en ce qui concerne le Programme national de santé publique 2003-2012 et la Loi de santé publique (ministère de la Santé et des Services sociaux, 2002; Fassin, 2004; Ridde, 2004a). Ainsi, les conseils prodigués pour le suivi de l'équité en matière de santé et au plan du système de soins ne sont pas respectés (Braveman, 1998, , 2003) et certainement ni connus et ni socialement valorisés.

11.4.2.2 Planifier pour des ressources et des requêtes mais pas pour des besoins

L'une des autres explications majeures à cette planification centrée sur les activités et non sur les effets est à trouver dans la rareté des ressources dans le domaine de la santé et dans le fonctionnement par projet. Aussi, la planification est bien souvent en phase avec les ressources disponibles ou les projets en cours, ce qui ne répond pas obligatoirement aux besoins des populations. L'évaluation de ces besoins n'est quasiment jamais effectuée. Or, la définition d'une distribution équitable des ressources est qu'elle doit être entreprise en fonction des besoins des Burkinabé. Green et al (1997) qualifient ce type de planification de « *market-driven demands* » et non de « *needs assessment* » (p. 188).

Puisque les ressources (gouvernementales ou non) consacrées à la santé sont très limitées depuis toujours, les planificateurs sont conscients de la difficulté à financer les activités récurrentes et *a fortiori* les nouvelles activités. L'absence de ressources à un moment donné aura même l'impact, avons-nous vu, de réduire quasiment à néant la formulation des microplans dans les CSPS. Comme personne ne donnera un sous pour notre programmation, pourquoi devons-nous nous casser la tête à étudier les besoins des populations puis à formuler les activités à mettre en œuvre pour y répondre, pensent les agents de santé. Ils cherchent plutôt à trouver les moyens financiers pour s'extirper de temps à autre de la morosité de la vie campagnarde : « *Finalement les infirmiers, ils voient que c'est un moyen de sortir du village où ils ont été affectés, au moins une semaine...moi je suis persuadé qu'il ne réfléchissent pas en se disant que cette formation sur le palu, tiens !, ça doit être pour mieux prendre en charge le malade du palu...* » (EF11).

Malgré les discours de l'approche sectorielle (*sector wide approach*), dont le Plan national de développement sanitaire serait le digne représentant au Faso (IHSD, 2003) — bien que selon certains experts le pays ne soit pas prêt pour cela (Bodart, Servais et al., 2001) comme dans beaucoup d'autres pays du reste (Hutton et Tanner, 2004) — l'approche par projet ou par programme vertical perdure. Ceci explique, en partie, ce processus de planification centré sur les ressources. Le niveau central prévoit certaines actions et envoie préalablement à la rédaction des plans d'action des districts, une estimation des ressources. Aussi, il devient obligatoire de programmer les interventions liées à ces ressources. L'exemple donné par les responsables du PADS (projet géré par le niveau central), qui, avant la rédaction du plan, envoient une note précisant la hauteur du soutien financier attribué au district (84 millions), est symptomatique de cette approche centrée sur les ressources. Certaines ONG ou certains services centraux du MS demandent instamment aux MCD d'apposer dans leur plan d'action des activités pour lesquelles ils disposent du financement. Il est fort possible que dans quelques cas ces activités, nous l'espérons, visent à répondre à des besoins particuliers de la population préalablement déterminés. Cependant, ce qui émane de notre recherche est que les planificateurs des districts paraissent bien souvent contraints de définir ces activités, car ils ne veulent pas prendre le risque de perdre cette manne financière utile pour faire fonctionner leur équipe de district. Puisque la majeure partie, sinon la totalité, des activités sanitaires des ECD est effectuée à l'aide d'un financement externe[196], c'est-à-dire non gouvernemental, les équipes peuvent difficilement le refuser. La centralisation du processus de planification, dont nous avons déjà parlé, est aussi « *one reason for the limited appreciation of health problems* » (Green, Rana et al., 1997, p.193), révèle une étude cas.

---

[196] Les ressources gouvernementales servent à payer les salaires et les équipements, mais nous avons vu que le moindre déplacement à l'extérieur des bureaux doit être compensé par le paiement de *per diem*, y compris lorsqu'il faut organiser une réunion de coordination des activités gouvernementales (par. ex. conseil de direction de la DRS). Sur ce sujet voir (Smith, 2003).

Ainsi, à aucun moment, à tout le moins au niveau du district et des CSPS, avons-nous perçu une phase d'étude et d'analyse rigoureuse des besoins des populations concernées. Il est évidemment hors de question de proposer que cela soit effectué tous les ans, mais nous pourrions penser, au mieux, à la réalisation de ce type d'évaluation régulièrement (tous les trois ans ?), et, au minimum, à une phase de réflexion en équipe lors de la formulation des plans d'action sur les réalisations passées, les erreurs commises et les moyens pour y remédier. La redistribution du personnel de santé en fonction des besoins dans les CSPS pourrait, sans trop de difficulté, comme cela a été parfaitement mené en Namibie (Bell, Ithindi et al., 2002), être une première mesure propice à l'équité.

11.4.2.3 La planification : une technique non porteuse de changement social

Contrairement à ce que plusieurs spécialistes de la planification sanitaire réclament depuis bien longtemps (Blum, 1981; Green, Rana et al., 1997; Ridde et Girard, 2004), ici comme encore trop souvent ailleurs, la planification est conçue par les acteurs de la santé publique burkinabé comme une activité de l'ordre de la technique et non du changement social.

> « A planner therefore needs to identify the disadvantaged groups and regions, and ensure that any plans developed take specific account of their needs. One role of the planner is as an advocate for these groups, ensuring that their voice is heard (Green, 1999, p.55)

Or, dans le cas présent, deux acteurs participant depuis longtemps au processus de planification sanitaire, l'un burkinabé et l'autre européen (EF1, EF11), font le même constat. Planifier est devenu un exercice technique où le genre humain et les problèmes de fond ont disparu des préoccupations des planificateurs. Les aspects matériels et corporatistes prennent le dessus : « *tout ça, ça été fait vraiment en marginalisant un peu toute l'autre dimension qui est de... de faire en sorte que ça soit finalement les Hommes qui soient au centre de la préoccupation plutôt que... que le reste* » (EF1). Dans leur recherche sur l'IB et l'équité dans trois pays d'Afrique, Gilson et ses collaborateurs (2001) arrivent à la même conclusion et précisent que « *the problems were defined as technical in nature* » (p. 59). James Ferguson ne disait-il pas en 1990 : « *development agencies prefer to identify problems for which they can devise technical (rather than political) solutions* » (Morgan, 2001).

Deux éléments singuliers résultant des données présentées auparavant témoignent de cette tendance : la place de la participation de la population et de l'équité dans le processus de planification.

La participation de la population dans le processus de planification

Si nous pouvons penser que le processus de planification de la PSN et du PNDS a été quelque peu participatif sur le plan national[197], notre observation du processus de planification locale (à l'échelle du district) dévoile assez bien que tel ne fût pas le cas. Cela n'a rien d'effarant puisque dans le domaine de la santé et en Afrique, les professionnels de la santé font preuve de fortes réticences à l'inclusion de la communauté dans le processus de planification (Morgan, 2001; Nyamwaya, 2003), spécialement au niveau des districts, nous dit-on (Kahssay et Oakley, 1999, cité par Morgan, 2001). Or, l'un des trois éléments essentiels du processus de planification sanitaire est la participation de multiples groupes d'acteurs (Green, Rana et al., 1997), dont la communauté (Green, Collins et al., 2002). En effet, il est d'abord évident que la population du district ou celle vivant autour des CSPS n'est absolument pas partie prenante de l'élaboration de la planification annuelle. Or « *Participation of catchment populations in the planning process is no guarantee of high utilization, but non-participation carries a significant danger of low utilization* » (Green, Rana et al., 1997, p.190).

Dans les rares CSPS procédant à un exercice de planification annuelle, quelques infirmiers organisent une consultation des membres des COGES lors de la formulation des microplans, mais il ne s'agit absolument pas d'un processus participatif, comme le dit très honnêtement cet ICP : « *En fait c'est l'infirmier-chef qui fait le microplan. En réalité il faut le lire, et après il ne fait que le présenter au comité de gestion* » (EF6). Certains useront du prétexte de la langue française, langue officielle pour écrire de tels documents, pour justifier qu'ils ne peuvent impliquer les populations locales. De surcroît, non seulement les membres des COGES ne sont pas véritablement engagés, mais, lorsqu'ils le sont, aucun d'entre eux, selon nos informateurs, ne remet en cause le fond de la planification. « *Puisqu'il ne maîtrise pas le problème ; il n'a rien à dire en réalité* » (EF6) enchérit cet ICP. Les seules remarques élaborées par les paysans concernent les aspects financiers, demandant la justification de certaines dépenses prévues ou l'annulation d'autres. On le comprend aisément puisqu'une partie des ressources employées est issue de la communauté et gérée par le COGES, ce qui est en phase avec la vision mercantiliste de l'IB (Turshen, 1999; Paganini, 2004) et du rôle des COGES dans les villages du Faso ou du Sénégal par exemple (Ouedraogo et Fofana, 1997; Fassin, 2000b; Ridde, 2003a). Jamais on ne s'interroge sur la nature des objectifs ou sur les solutions possibles à l'amélioration de l'équité d'accès aux soins.

---

[197] Lors du processus de révision du CSLP en 2003, les organisations de la société civile burkinabé ont produit une déclaration dont le constat en dit long sur la manière dont la population est partie prenante de tels processus : « désormais plus rien pour nous sans nous ! » (p. 8). (ministère de l'Economie et du Développement, 2004a).

Au niveau du plan d'action de l'équipe cadre du district, nous avons bien constaté que la population dans son ensemble n'était absolument pas intégrée dans le processus et même pas consultée. Quant aux différents membres de l'ECD, leur participation à la formulation des objectifs et activités pour l'année 2004 a été limitée. Si certains ont participé à la réflexion, cette dernière est restée très circonscrite, et les arbitrages ont tous été effectués, seul, par le MCD. Il n'y a eu aucune mise en commun ni analyse des différentes propositions des quelques groupes de travail qui avaient été constitués. Pire, certaines directives proposées ont été purement et simplement extraites du plan d'action final sans, à notre connaissance, qu'aucun débat n'ait été organisé. C'est notamment le cas de celles visant plus d'équité, tel que nous allons en discuter.

Il faut ici aussi remarquer que l'analyse tirée de l'étude des activités de contrôle de l'ONG, mais aussi des supervisions de l'ECD, atteste que les personnes concernées effectuant ces tâches se concentrent sur les aspects techniques prévus. Autrement dit, ceux-ci ont, en un laps de temps, le plus court possible, le mandat de collecter des données, de les analyser succinctement et de ne pas s'interroger sur des aspects qui ne sont pas notés dans les guides fournis à cet effet. Certes, ils doivent à quelques rares reprises interpréter des données, mais les chiffres parlent souvent d'eux-mêmes. En outre, combien de fois n'avons-nous pas vu un visiteur/contrôleur/superviseur poser une question prévue dans le guide, obtenir une réponse, mais ne pas chercher à la vérifier ni à demander un document corroborant le discours. Tout un jeu de relations de pouvoir s'enclenchant lors de ces rencontres des acteurs, que nous avons mis en relief par l'identification des logiques d'action, permet de comprendre cette situation.

Certes, cela n'est pas toujours évident de mettre en œuvre un processus participatif en planification, il existe bien des écueils en ce qui concerne les projets de santé (Crochet, 2000), en Afrique en général (Berche, 1998; Fassin, 2000b) et au Burkina en particulier (Ouedraogo et Fofana, 1997; Laurent, 1998b; Nitièma, Ridde et al., 2003). Malheureusement, « *l'initiative de Bamako de 1987* [est] *rapidement devenue, en Afrique, la référence majeure de la participation, comprise comme une opération de recouvrement de coûts* » (Fassin, 2000bp. 205). Au Niger voisin, par exemple, l'approche participative ne semble pas avoir survécu à la présence d'incitations provenant de projets éphémères (Olivier de Sardan, 1999). En Guinée, certaines ONG ont prêché l'existence d'un désert sanitaire et planifié la mise en œuvre de l'IB sans même s'interroger sur « *le simple fait que ce qui était proposé aux populations ne leur convenait pas ou ne répondait pas à leurs besoins* » (Biberson, 2000). Néanmoins, certaines stratégies de « participation en grappe » (Ridde, 2003b, p.95) peuvent être déployées pour pallier ces difficultés et favoriser selon différents degrés d'intensité la participation de différents groupes d'acteurs. Si l'importance de la place du public et des communautés dans le développement des connaissances doit être sans cesse rappelée (McCoy, Sanders et al., 2004), des expériences africaines ont montré que la participation des communautés aux exercices de planification n'était pas une aporie (Anonyme, 1998; Kapiriri, Norheim et al., 2003; de Savigny, Kasale et al., 2004).

La place de l'équité dans la planification

Pour comprendre la place faite à l'équité dans le processus de planification, il est utile de se pencher sur i) la manière dont les sous-groupes de la population sont pris en compte et ii) la difficulté de passer des intentions (cognition) à l'action (conation).

En ce qui a trait à la préoccupation des planificateurs pour les sous-groupes de la population, ce qui doit constituer une étape essentielle d'une planification orientée vers l'équité (Green, 1999; Braveman, 2003), deux remarques importantes doivent donc être faites ici. La première remarque concerne l'image de l'homogénéité de ces sous-groupes de la population (femmes, enfants, etc.). Elle paraît bien trompeuse. Prenant l'exemple des projets de développement à l'intention des femmes, un chercheur écrit : « *Toutes les femmes n'ont pas les mêmes intérêts* » (Lavigne Delville, 2000, p.2). Comment, en effet, penser que les femmes des villes vivent les mêmes problèmes que celles des champs ? Comment croire que les enfants de parents riches sont aussi vulnérables que ceux des parents pauvres ? Les travailleurs du secteur formel ou informel sont-ils autant en danger que les paysans qui constituent la majeure partie de la population ? Bref, bien qu'il soit en effet essentiel de définir certains sous-groupes de la population (inter-groupe), il faut aussi être en mesure de se préoccuper de ce qui se passe au sein de ces groupes (intra-groupe). La seconde remarque est certainement encore plus importante que la première. Elle pourrait expliquer, en partie, l'absence de préoccupation des acteurs de la santé publique pour l'exclusion permanente. En aucune manière, le sous-groupe des indigents, assurément le plus touché par la pauvreté ou, pour reprendre des mots entendus dans les villages « *les grands pauvres* », n'est jamais particulièrement ciblé. Dans aucun document de politique publique ou de planification sanitaire locale, avons-nous retrouvé l'étiquetage des indigents comme membres de ces groupes dit vulnérables. Même les pourfendeurs de la pauvreté éliminent les indigents des « *groupes les plus vulnérables* » en y incluant seulement les femmes et les enfants. Ils semblent totalement absents des réflexions politiques. L'une des pistes d'explication est à trouver dans l'approche épidémiologique de la santé publique. Les groupes vulnérables sont considérés comme des populations exposées à des facteurs de risques particuliers, vocabulaire propre à l'épidémiologie (Gruénais et Pourtier, 2000; Berlivet, 2001). Dans trois autres pays mettant en œuvre l'IB, on a aussi constaté que les groupes cibles de la politique étaient définis en fonction des maladies (Gilson, Kalyalya et al., 2001), suivant ainsi la notion épidémiologique des « groupes à risque ». Ce vocabulaire, croyons-nous, est bien assimilé par les responsables de la planification sanitaire au

Burkina qui sont majoritairement des médecins[198]. Ainsi, lorsque les planificateurs nationaux évoquent le « *développement des programmes de protection des groupes vulnérables* », il est question de ces fameux programmes dits « *verticaux* » (ministère de l'Economie et des Finances, 1998, p.19), tels que le PEV ou le programme de lutte contre le sida. Loin de nous l'idée de penser qu'il ne faut pas s'efforcer d'améliorer la situation sanitaire des femmes et des enfants puisqu'en effet les taux de mortalité maternelle et infantile sont encore très (trop) élevés au Burkina. Cependant, l'objet de cette section est de montrer la vision monolithique de ces groupes de population et l'absence d'incitation à s'intéresser aux indigents puisque ces derniers ne sont jamais qualifiés de membres d'un groupe de personnes vulnérables. Loin de nous également l'idée de justifier qu'il ne faut pas se préoccuper de l'ensemble des pauvres qui constitue, selon les données nationales, près de la moitié de la population. Cependant, comme vient de le démontrer parfaitement Wagstaff (2003), à propos de la mortalité infantile dans les pays du Sud, il n'y a pas d'association entre, d'une part, les inégalités de santé entre les riches et les pauvres, et, d'autre part, le pourcentage d'enfants vivant en dessous du seuil international de pauvreté (un dollar par jour par personne). Aussi, il y a une différence certaine, au plan des interventions publiques, entre agir pour réduire les inégalités de santé et améliorer la santé des pauvres. Autrement dit, dans le cas burkinabé de cette recherche, l'action dirigée vers les pauvres en général ou encore les sous-groupes vulnérables en particulier, n'aura pas d'incidence sur la santé des indigents et les inégalités de santé entre les plus riches et les plus pauvres.

Rendre explicites les valeurs qui sous-tendent la planification stratégique dans le domaine de la santé est essentiel (Green, Collins et al., 2002), et nous avons vu, à plusieurs reprises, combien l'équité est bien souvent mise en avant dans les documents de politiques publiques au Burkina Faso. Cependant, un certain décalage paraît exister entre les responsables du niveau central et les agents des niveaux central et périphérique. Bien que les institutions du centre rappellent toujours l'importance de l'équité dans les politiques de santé du pays et planifient, sur le papier, des objectifs et des activités allant dans ce sens, les agents de la périphérie et, dans une moindre mesure ceux du centre n'en font pas de même. Autrement dit, les politiciens et les planificateurs centraux semblent fonder les politiques de santé en partie sur des valeurs d'équité et de justice sociale, mais les planificateurs périphériques oublient ces justes considérations et n'arrivent pas à planifier ni à implanter des interventions équitables. Ceci illustre ce que nous avons nommé plus haut, à savoir la difficulté du passage d'un mode cognitif en faveur de l'équité à une opération conative. Une triple explication peut être proposée : i) le rôle des bailleurs de fonds, ii) le manque de solutions, iii) le peu d'intérêt et les enjeux de pouvoir.

---

[198] Sur les 23 personnes affectées en 2002 au cabinet du ministre de la santé, 16 sont des médecins (70%). 40% du personnel de l'ensemble des directions centrales du MS sont des médecins. (DEP, 2002a).

La première hypothèse, pour tenter d'expliquer cet écart, est le fait de la présence importante lors de la planification centrale, au contraire de celle locale, des bailleurs internationaux et autres ONG. En effet, pour bénéficier de fonds de la Banque mondiale, par exemple, l'État burkinabé se trouve dans l'obligation de montrer une forte préoccupation pour les pauvres (ce qui ne veut évidemment pas dire que la pauvreté ne l'inquiète pas), nouveau discours de l'institution bancaire. Les ONG et les acteurs de la coopération bilatérale sont aussi, pour certains d'entres eux et dans le discours, inquiets à propos des questions de justice sociale. Aussi, ces acteurs clefs sont plus attentifs à cette problématique et, de fait, ils influencent le processus de planification en ce sens. En revanche, dans le processus de planification en périphérie, ces institutions ne sont quasiment jamais là. Dans la région de l'étude, l'élaboration du plan d'actions du district s'est effectuée sans aucune interaction avec les partenaires au développement. Lors du Conseil technique régional de la santé (CTRS) rassemblant toutes les ECD, la DRS, la direction du CHR et les partenaires, seuls deux ONG étaient présentes (une locale et une internationale dont le responsable est un africain). Aucun représentant de BAC, qui pourtant finançait la tenue de cette réunion, n'avait été envoyé.

La deuxième hypothèse d'explication à ce phénomène est que, lorsqu'il s'agit des mesures concrètes pour rendre opérationnelles des valeurs sociales, de nombreuses embûches parsèment le terrain de la planification. Par exemple, les indicateurs de suivi des politiques de santé ne sont pas exprimés en fonction de sous-groupes de la population. La mise en place de mécanismes pour la prise en charge des indigents a été maintes fois donnée comme une technique favorable à l'équité. Cela a été fait dès 1992, lors du lancement de l'IB et encore récemment, en 2003, à l'occasion du plan de lutte contre la pauvreté (ministère de la Santé, 1992; Banque mondiale, 2003). Or, ces mécanismes ne sont jamais implantés compte tenu, très certainement, du peu d'expériences mondiales relatant la manière d'y arriver (Stierle, Kaddar et al., 1999; Bitran et Giedion, 2002). Certes il existe quelques guides à ce sujet (Newbrander et Collins, 1999), mais ils n'ont pas été diffusés à grande échelle, n'existent pas en français et restent peu connus.

Cependant, les difficultés techniques n'expliquent pas à elles seules, nous semble-t-il, cet oubli. Malgré certaines (timides) incitations à se préoccuper de l'équité, les planificateurs ne s'en sont pas occupés. Effectivement, comment comprendre, par exemple, que le PNDS précise clairement deux interventions en faveur de l'équité (mutuelles, exemptions), mais que les responsables de la capitale (la DEP), lorsqu'ils donnent les directives de planification à leurs collègues des districts, oublient de mentionner les activités visant la réduction de l'exclusion des services de santé ? Pourquoi, alors que le chapitre consacré aux indicateurs de suivi du Plan national de développement sanitaire mentionne un indicateur concernant la prise en charge des indigents et les mutuelles, les rédacteurs du guide, produit six mois après, oublient ces deux indicateurs d'équité ? Comment expliquer que le MCD recevant, malgré cet oubli central, une proposition d'un des groupes de travail pour l'élaboration du plan d'action eu égard à l'exclusion permanente, décide, seul, de ne pas la prendre en compte ? Ainsi c'est le double jeu du peu d'intérêt et du manque d'incitation à planifier pour le changement social et l'équité qui constitue notre troisième hypothèse de cette absence de considération pour les activités cherchant à réduire l'exclusion des soins. En revanche, lorsqu'il s'agit de défendre ses propres intérêts, au détriment, il est vrai de ceux de la population, on voit bien que les agents de santé sont présents. Le syndicat national de la santé, dont la fonction est évidemment cette défense d'intérêts particuliers, s'est rapidement mobilisé contre le redéploiement du personnel de santé, ce qui, de l'avis du Secrétaire général de la santé, allait à l'encontre de la justice sociale. Cette mobilisation a, semble-t-il, été efficace puisque la distribution des effectifs médicaux est restée très inéquitable, tel que le montre le tableau de l'évolution du pourcentage de l'effectif national des sages-femmes et des médecins dans les deux grandes villes du pays (Ouagadougou et Bobo-Dioulasso, soit 16% de la population) :

Tableau 57 : Évolution du pourcentage de l'effectif national des sages-femmes et des médecins dans les deux grandes villes du pays entre 1991 et 2002

	1991	1998	2002
Sages-femmes	67%	55%	53%
Médecins	60%	57%	59%

Sources : (McLees, 1994; Bodart, Servais et al., 2001; DEP, 2002a)

Or, « *c'est la manière dont les ressources sont distribuées dans le corps social et redistribuées par l'intervention publique qui détermine l'état sanitaire d'une population et les écarts qui s'y expriment* » (Fassin, 2000b, p.32). Par conséquent, alors que le Faso est très connu pour la vigueur de ses syndicats, l'absence de tels organismes pour défendre la cause des indigents, et nous avons vu que les participants aux groupes de discussion avançaient que les plus pauvres n'ont pas la parole, expliquerait en partie pourquoi aussi peu d'actions sont entreprises en leur faveur.

Tout processus de planification induit la volonté de changement. Or, aller à l'encontre du *statu quo* n'est pas facile, surtout lorsqu'il s'agit de réduire les inégalités sociales (Aïach et Cèbe, 1994; Braveman, 2003). Plusieurs de nos informateurs ont usé du mot « *routine* » pour montrer qu'il n'est pas facile de changer les habitudes des uns et des autres, une fois qu'ils se sont installés dans des modes de fonctionnement peu propice au changement. En effet, la définition du terme routine[199] proposé par Cyert et March en 1970 montre que cela ne favorise pas l'évolution « *routines consist of collective procedural actions that have a natural tendency to be perpetuated* » (Pluye, Potvin et al., 2004b, p.490, nous

---

[199] La routinisation est aussi un élément essentiel de la pérennisation des projets de santé (Pluye, Potvin et al., 2004a), mais ce n'est pas ce sens que nous l'employons ici.

soulignons). Certes, la plupart des systèmes de santé du monde vivent un processus de changement depuis les années 1990 (Dufour et Lamothe, 1999), et les nombreuses réformes sanitaires dans les pays du Sud témoignent aussi de cette tendance réformiste. Mais il y a réforme et réforme. La première partie de la recherche a bien montré, à l'instar de nombreuses autres analyses (Gilson et Mills, 1995; Gwatkin, 2001; Mills, Bennett et al., 2001), que les processus actuels sont plus orientés vers l'efficience et l'efficacité que vers l'équité. Cependant, il semble bien que le changement impulsé au système burkinabé soit orienté et plutôt subi que volontaire, pour reprendre la typologie d'Alter (1999). En nous référant à une autre typologie du changement, empruntant aux quatre théories générales des organisations (Dufour et Lamothe, 1999), il semble que celles constatées au Faso soient de deux ordres. D'une part, il s'agit de l'approche classique qui considère que le changement peut être sous le contrôle de quelques dirigeants et qu'une fois sa formulation réalisée, son implantation suivra nécessairement. D'autre part, l'approche contingente est aussi mobilisée puisqu'elle conçoit le changement comme un processus largement influencé par l'environnement externe et interne à l'organisation où il est mis en œuvre. Nous irons dans notre conclusion au-delà du lien entre changement et planification pour apporter une réflexion sur le changement nécessaire pour plus d'équité dans une sphère plus sociopolitique.

11.4.3 Les personnes concernées

> Les riches ne pensent qu'à eux ; ils ne pensent pas aux pauvres. Dans la prise de décision, on n'implique pas le pauvre, c'est les riches encore qui se croisent pour discuter de pauvreté (EF5).

Cette citation extraite du discours d'un infirmier n'est évidemment pas anodine pour apporter la troisième pierre à l'édifice de la compréhension de la stagnation de l'exclusion des soins à l'état de situation. Les informations produites par cette recherche doctorale paraissent étayer le fait que si les inégalités d'accès aux soins ne sont pas appréhendées comme un problème, c'est en partie parce que les personnes chargées de prendre les décisions et de planifier les activités ne sont pas personnellement touchées par la situation. Connaissant bien la problématique, Paul Farmer (Farmer, 2003) dit que « *the suffering of the world's poor intrudes only rarely into the consciousness of the affluent, even when our affluence may be show to have direct relation to their suffering* » (p. 31). Aussi, le fait de ne pas vivre concrètement la situation de l'exclusion des soins participe à la construction de l'intelligibilité de ce manque de préoccupation pour les indigents et l'équité d'accès aux soins. Il ne s'agit pas d'affirmer que les dirigeants et les planificateurs ne sont pas sensibles à ces questions, certains individus le sont véritablement. Cependant, cela ne suffit pas et, dans leur ensemble, ces acteurs, qui disposent d'un pouvoir de décision et d'action important, n'en usent pas en faveur de l'équité, car ils ne vivent tout simplement pas le problème. Autrement dit, l'exclusion des soins est seulement un problème pour une majorité des particuliers alors que pour les autres parties prenantes des politiques de santé, cela ne constitue encore qu'une situation.

Les responsables sont évidemment loin de ce problème puisqu'ils consultent aisément les praticiens du secteur (florissant) privé ouagalais[200]. Et lorsque cela se complique, ils sont en mesure d'aller en Europe ou ailleurs en Afrique, pour obtenir les soins nécessaires. À la suite de leur étude dans cinq capitales africaines, des anthropologues affirment « *On doit admettre que les élites politiques actuelles (qui se soignent toutes dans le privé, et souvent à l'étranger) n'accordent aucune priorité réelle à la santé publique* » (Jaffré, Olivier de Sardan et al., 2002 p. 33). On peut comparer cette situation à celle de l'épidémie de choléra en France dans les années 1830 où « *il ne faut rien moins que le décès du Premier ministre, Casimir Périer, et la mort de quelques femmes de l'aristocratie parisienne pour que la réalité de l'épidémie soit acceptée par tous* » (Bourdelais, 2003, p.96).

Les agents vivent la situation de l'exclusion au quotidien, car ils doivent perpétuellement faire face à des patients qui ne sont pas en mesure de payer. Cependant, au-delà de l'éthique individuelle, ils ne sont jamais *personnellement* touchés par cette question. Dans un hôpital à l'ouest du pays, certains médecins disent que les infirmiers sont « *généralement peu motivés par la communication avec les malades* » (Desclaux, 1999 p. 549). Cette étude dans un hôpital pédiatrique montre aussi que le désir d'une infirmière de s'attacher à communiquer et être dévouée envers un enfant victime du sida relève de considérations plus personnelles (origine sociale, engagement religieux, etc.) que professionnelles. Lorsqu'ils œuvrent en brousse, les infirmiers disposent de tous les médicaments nécessaires pour se soigner et soigner leurs proches, voire la famille élargie. En ville, ils ont accès très rapidement aux hôpitaux et aux spécialistes en cas de besoin. Puisque nous avons vu qu'ils se connaissent tous et que cette interconnaissance favorise largement l'accès aux soins, il ne fait aucun doute que le personnel de santé peut résoudre facilement ses difficultés d'accès aux soins. Durant notre séjour au Faso, et nous pourrions multiplier à l'envie les exemples, nous avons vécu plusieurs situations montrant combien la mobilisation de nombreux collègues de travail pouvait être efficace pour accompagner les agents-malades dans les centres de santé. Aucun de ces cas n'a fait face à l'impossibilité d'honorer les frais de déplacement ou d'achat de médicaments. En outre, des facilités de paiement et des gratuités, comme partout dans le monde[201], sont octroyées d'office aux agents du ministère de la Santé. Ceci fait partie des avantages de la profession. Mais ces bénéfices ne paraissent pas suffisants car nous

---

[200] Les deux tiers des établissements de santé de Ouagadougou sont à caractère privé (voir note n°7, fév 2002, UERD).
[201] Au Sénégal, Jaffré (1999) explique que les mendiants dakarois qui restent assis en permanence devant les centres de santé finissent pas bénéficier des mêmes avantages que le personnel !

avons assisté, lors de la planification quinquennale du CHR, à une demande expresse du personnel de santé de disposer d'une plus grande considération encore à ce propos (CHR, 2003).

Les intéressés, surtout lorsqu'ils sont membres d'une ONG internationale, ne vivent évidemment pas la situation de l'exclusion. Les avantages en nature dont ils jouissent leur sont mêmes reprochés par certains agents de santé, avons-nous entendu lors d'une discussion entre ces deux types de personnages de l'arène de notre recherche. Les expatriés peuvent être évacués en quelques heures en Europe pour suivre des traitements coûteux tandis que leurs collègues nationaux bénéficient bien souvent de médicaments gratuits ou d'une assurance médicale incluse dans leur contrat de travail. Quant aux membres des COGES, bien qu'ils soient très proches des villageois puisqu'ils en sont eux-mêmes, ils ne font partie que très occasionnellement (sinon jamais) des sous-groupes de la population les plus démunis. En outre, il ne faut pas oublier que les COGES forment parfois rapidement une alliance avec les agents de santé, pour le bénéfice de tous. Ils sont aussi bénéficiaires, bien avant que des fonds ne soient allouées aux indigents, de jetons de présence pour rétribuer leur participation aux réunions mensuelles statutaires.

Quant aux particuliers, il nous semble que les données analysées dans cette recherche ont convaincu le lecteur de la difficulté certaine, pour nombre d'entre eux, d'avoir accès aux soins. Si l'accessibilité géographique aux MEG s'est largement améliorée dans le pays et la région sanitaire concernée, ce n'est aucunement encore le cas pour l'accès financier (Haddad, Nougtara et al., 2004b). Les particuliers sont chaque jour confrontés à la difficulté de se soigner. Même si l'usage majoritaire dans les CSPS de la région des médicaments essentiels a réduit le coût des traitements pour tous, il reste encore une grande partie des particuliers qui ne sont pas en mesure de payer. L'épanouissement d'un marché de médicaments illicites et dangereux, comme c'est le cas au Mali (Jaffré, 1999b), est l'illustration parfaite que la situation de l'exclusion des soins constitue un véritablement problème pour les particuliers. À cela il faut ajouter que, contrairement à leurs collègues maliens par exemple (Maiga, Haddad et al., 2003), des infirmiers de la région ont des pratiques de prescription discutables. Ces agents, comme leurs collègues d'autres régions (Krause, Borchert et al., 1999), prescrivent en effet plus de médicaments que nécessaire, ce qui n'est pas sans alourdir la facture que les patients doivent payer.

11.5 Est-ce un cas isolé ?

L'objet de cette courte section est de montrer que les résultats de l'analyse des données collectées dans l'arène de notre recherche ne sont pas le fruit du hasard. En effet, l'étude a été effectuée dans un district sanitaire dont les caractéristiques ne sont aucunement représentatives de l'ensemble des districts du pays. Nous avons choisi le cas selon sa capacité à accroître notre compréhension du phénomène étudié (Stake, 2000). Ce qui nous a guidé dans le choix du district était son exemplarité pour discuter de la rencontre des acteurs du Nord avec ceux du Sud dans la mise en œuvre de l'IB. Il faut donc maintenant porter un jugement sur le caractère transférable des conclusions de notre recherche.

Certaines recherches effectuées dans d'autres régions du pays ont abouti à la même conclusion que nous, soit celle de la mise à l'écart de l'équité au profit de l'efficacité (Nougtara, Ouedraogo et al., 2001; Bicaba, Ouedraogo et al., 2003; Haddad, Nougtara et al., 2004b). Nous l'avons également mis en évidence dans un autre district du pays (Ridde, 2001; Ridde et Girard, 2004). Nous ne reviendrons pas sur leurs démonstrations notées au cours des précédentes pages. Ajoutons, à ce tableau national et régional, que la seule recherche, à notre connaissance, entreprise avant nous et disposant de la même volonté de rendre intelligible la mise à l'écart de l'équité dans la mise en œuvre de l'IB, paraît avoir produit des connaissances fort semblables (Gilson, Kalyalya et al., 2000, , 2001).

Les équipes de recherche au Bénin, en Zambie et au Kenya ont avancé comme pistes d'explication, communes à nos propos, de l'absence de considération pour les indigents :

Figure 30 : Explications communes de la mise à l'écart de l'équité dans la mise en œuvre de l'IB au Bénin, en Zambie, au Kenya et au Burkina Faso

- l'absence du leadership ;
- l'existence d'une communauté épistémique ;
- le retrait de l'UNICEF vers l'année 1996 ;
- l'absence de reconnaissance du problème et des besoins spécifiques des plus pauvres ;
- la formation et la supervision mettant l'accent sur la génération de revenus et le « recouvrement des coûts » ;
- une décentralisation trop timide ;
- un processus d'implantation *top-down* ;
- l'absence d'écoute de la voix des indigents ;
- les caractéristiques particulières des personnes concernées ;
- un problème classé comme technique et non social ;
- l'absence de processus de monitorage et d'évaluation ;
- la définition des groupes cibles en fonction de maladies (risques).

Sources : (Gilson, Kalyalya et al., 2000, , 2001)

Enfin, les chercheurs terminent leur rapport en demandant à ce que des travaux soient effectués pour comprendre la manière dont les communautés perçoivent le concept d'équité. C'est ce que nous avons modestement essayé de réaliser à l'échelle d'un district.

Mais revenons au plan local. Aussi, il nous a paru important de disposer de quelques informations sur la manière dont cette rencontre sociale (Nord/Sud) s'organisait, et produisait des effets similaires ou distincts, dans deux autres districts de la région. L'ONG met en œuvre, selon la même méthode et les mêmes procédés, un projet d'appui à deux autres districts dans la région conformément à l'esprit de l'IB. Il est donc utile de vérifier si la focalisation sur l'efficacité au détriment de l'équité a été la même dans ces deux autres districts, alors que les acteurs impliqués sont différents. Il faut immédiatement mettre en garde le lecteur concernant l'ampleur de notre réflexion. Nous n'avons eu ni les moyens ni l'ambition de produire une analyse de la situation, constatée dans les deux autres districts aussi détaillée que dans le cas de notre arène de recherche. Nous ne sommes donc pas en mesure de procéder à une explication approfondie des constats empiriques de ces deux districts. L'objectif est bien plus modeste. Nous cherchons simplement à montrer que les effets ont été les mêmes, ce qui permet de porter un certain regard sur le caractère transférable des conclusions de notre recherche.

À l'aide de l'évaluation sommative du projet de BAC, effectuée avec deux collègues burkinabé, nous sommes en mesure d'affirmer que les résultats de la mise en œuvre de l'IB dans ces deux districts sont de même nature que ceux du district de Souna. Le lecteur intéressé trouvera les détails des résultats dans le rapport d'évaluation (Nitièma, Dadjoari et al., 2004). Nous ne reproduisons pas une nouvelle fois les informations déjà présentées dans cet article. Elles montrent parfaitement que les décisions ministérielles en faveur de l'équité n'étaient pas plus respectées dans ces deux districts qu'ailleurs. La tendance à la thésaurisation des COGES a pareillement été mise en lumière. L'absence de réflexion concernant l'exclusion permanente des services de santé est du même acabit. Certes, il faut remarquer que la personnalité des deux MCD est unanimement reconnue par nombre d'informateurs (par. ex. EF11) comme bien plus dynamique que celle du MCD de Souna. Ils ont ainsi, semble-t-il, mis en œuvre quelques actions innovantes, mais ils ne se sont, cependant, pas plus préoccupés des indigents que leur collègue. Autrement dit, le leadership et les caractéristiques individuelles de ces deux personnages sont différents, mais n'ont pas favorisé, pas plus que ceux des autres MCD dans le pays, l'organisation de mesures d'exemption du paiement des soins pour les indigents. Des éléments systémiques forment donc une partie des explications à cette mise à l'écart de l'équité. Pour en avoir le cœur net, regardons l'importance accordée aux activités concernant l'exclusion des soins dans les plans d'actions 2004 de tous les districts de la région, y compris la DRS.

Tableau 58 : Nombre d'activités planifiées dans les plans d'actions 2004

Activités du PNDS visant l'amélioration de l'accessibilité financière	Souna	Toumi	Bakou	Missi	Dojo	Région
Mutuelles de santé	4	1	4	12	0	2
Prises en charge des indigents	0	0	0	2	0	1

Source : Plans d'actions 2004

Ainsi, on remarque très nettement que, sur les six équipes chargées de planifier les activités sanitaires pour l'année 2004, seules deux ont prévu des activités visant le problème de l'exclusion permanente des soins. En ce qui concerne les districts, une seule équipe a bien voulu se pencher sur la question. Cependant, douze des 14 activités concernant l'accessibilité financière, prévues par les responsables de Missi, sont consacrées à la mise en place des mutuelles de santé. Pour les indigents, il est prévu d'organiser un fonds annuel dont la responsabilité incombe aux COGES et de définir les critères d'indigence et le mode de fonctionnement de ce fonds. L'oubli d'inscrire ces interventions au bénéfice des indigents dans les directives du niveau central pour soutenir les ECD dans leur exercice de planification est donc ici constaté. Le district de Souna n'est pas une exception, et ce tableau prouve qu'il est plutôt conforme à la règle. Quant à l'activité prévue par la DRS, si elle concerne les indigents, on ne peut pas vraiment dire qu'elle est parfaitement claire : « *Faire le bilan de la mise en place des mutuelles de santé ou de mécanisme de prise en charge des indigents dans les districts* » (Ob38). La présence du « ou » est, on ne peut plus, ambiguë sur l'intention des acteurs. Nous avons posé la question au directeur lors d'une réunion de travail en présence de l'ensemble des planificateurs de la région. Il nous a simplement répondu « *ce n'est pas un « ou » exclusif, mais inclusif !*» (Ob38).

Au terme de ces quelques lignes, nous pouvons dire qu'au-delà des particularités de notre projet de recherche de très nombreuses similitudes apparaissent, lorsque l'on compare les résultats de la mise en œuvre de l'IB avec ceux de districts sanitaires du même pays ou d'autres pays de la région africaine. L'hypothèse du caractère transférable des conclusions de cette recherche paraît ainsi relativement bien soutenue.

11.6 Retour sur les hypothèses de recherche

Il est temps de revenir sur les hypothèses initiales émises après avoir appliqué le cadre d'analyse retenu dans la présente recherche aux diverses expériences ouest-africaines de mise en œuvre de l'IB (Ridde, 2004b). Il faut maintenant vérifier en quoi les données empiriques sont venues les contredire ou les confirmer.

Hypothèse n°1

L'échec de la mise en œuvre de l'IB en ce qui concerne son objectif d'équité s'explique notamment par le fait qu'aucune fenêtre d'opportunité n'est apparue.

À propos des fenêtres d'*opportunité*, l'hypothèse n'est pas vérifiée. En effet, nous avons montré que de multiples moments ont existé pour que le couplage des courants des problèmes d'équité et des solutions soit envisagé. Dans le domaine des politiques de santé, ces instants propices n'ont pas été saisis pour les raisons précédemment expliquées (processus d'implantation, présentation et compréhension sélective des politiques, perception de la capacité d'agir). En ce qui concerne les politiques de lutte contre la pauvreté, ce que nous n'avions pas à l'origine prévu étudier, ces occasions ont été employées mais à mauvais escient, rendant ainsi caduque la possibilité de la rencontre des courants.

Hypothèse n°2

L'échec de la mise en œuvre de l'IB en ce qui concerne son objectif d'équité s'explique notamment par le fait qu'aucun entrepreneur politique n'est intervenu pour réaliser le couplage des courants.

L'hypothèse de l'absence d'entrepreneur politique usant de ses ressources pour favoriser le couplage des courants est confirmée. Dans aucun des groupes stratégiques préalablement définis (agents, intéressés, responsables, particuliers) ne sont apparus de tels personnages préoccupés par l'équité d'accès aux soins, notamment en ce qui concerne les indigents esclus de manière permanente. Nous avons proposé quelques pistes d'explications à ce sujet.

Hypothèse n°3

L'échec de la mise en œuvre de l'IB en ce qui concerne son objectif d'équité s'explique notamment par le fait que l'absence d'équité n'a jamais été perçue comme un problème public.

Une longue partie de la recherche a permis de mettre en lumière le fait que trop peu d'éléments caractérisant la possibilité qu'une situation vécue devienne un problème public étaient présents dans le contexte de notre recherche. Cette hypothèse est en grande partie confirmée, non seulement à propos du système dominant de croyances et de la notion de justice sociale qui semble proche d'une conception égalitariste, mais aussi eu égard au contenu des neuf éléments constitutifs d'un problème public. Cette tendance générale, cependant, ne doit pas occulter le fait que l'exclusion des soins constitue un véritable problème pour certaines personnes ; nous en parlerons lors de la discussion sur l'hypothèse n°5.

> <u>Hypothèse n°4</u>
>
> **L'échec de la mise en œuvre de l'IB en ce qui concerne son objectif d'équité s'explique notamment par le fait que les « experts » n'ont jamais atteint de consensus sur les solutions équitables.**
>
> En fait, cette hypothèse est plus ou moins corroborée par nos données empiriques. En effet, formulée ainsi, l'hypothèse laissait penser que des travaux de réflexion allaient être accomplis dans l'arène de notre recherche pour trouver les solutions aux inégalités d'accès aux soins. Or, nous avons constaté que de telles réflexions n'ont quasiment jamais eu lieu. Nous usons du terme « quasiment », car il est possible qu'au niveau central quelques discussions aient été organisées. Nous croyons que cela a peut-être été le cas lors des rencontres entre les ONG et le ministère de la Santé, au moment du démarrage de l'IB par exemple (comité inter ONG-IB). Cependant, nous éprouvons quelques doutes à ce propos, car nous n'avons trouvé aucun document s'y rapportant, et les acteurs interrogés n'en ont pas parlé. Comme il subsiste des doutes, dus notamment à nos difficultés de trouver certains documents concernant ces éventuelles réunions, nous préférons ne pas trancher définitivement. En revanche, il est très clair que, dans l'arène de notre recherche, aucune discussion ne s'est engagée pour trouver des solutions aux inégalités d'accès. Ainsi, il n'a pas été utile de trouver un consensus. Quant aux solutions liées à l'efficacité, le consensus existe de fait, car elles sont largement diffusées aux plans national et local par l'intermédiaire de guides et autres canevas de planification. L'ONG étudiée dans cette recherche participe à cette diffusion puisqu'elle œuvre dans le pays depuis des années et (re)produit plusieurs documents où les solutions équitables n'existent pas[202], contrairement à celles qui sont en faveur de l'efficacité (supervision, gestion des comptes, prescription rationnelle, etc.).

---

[202] Certaines personnes évoquent des directives d'utilisation de 4% ou 10% des recettes pour les indigents, mais elles ne sont connues de presque personne et ne sont jamais évoquées dans l'arène de notre recherche.

Hypothèse n°5

L'échec de la mise en œuvre de l'IB en ce qui concerne son objectif d'équité s'explique notamment par le fait qu'aucune des quatre catégories d'acteurs ne s'est sentie préoccupée par l'absence d'équité.

Il n'est pas aisé de donner des éléments permettant de vérifier cette hypothèse. Il nous semble que tous les acteurs sont concernés par l'équité, en tous les cas ils le disent, l'affirment ou l'écrivent. Ceci est particulièrement vrai pour les particuliers. Néanmoins, les personnes appartenant aux groupes stratégiques devant majoritairement concevoir puis mettre en œuvre les interventions de santé publique ne paraissent pas aller au-delà de cette préoccupation discursive et épistolaire pour passer à l'action, à tout le moins tenter des expériences. Nous avons noté que les données probantes pour de telles interventions manquent encore à notre panoplie d'actions. Autrement dit, et pour reprendre une dichotomie déjà employée dans la recherche, la préoccupation par rapport à la question de l'équité est de nature cognitive mais pas conative. Puisque les politiques publiques, et donc l'IB, ne sont pas limitées à des effets d'annonce et de publication, il faut dire ici que l'hypothèse est confirmée.

Hypothèse n°6

L'échec de la mise en œuvre de l'IB en ce qui concerne son objectif d'équité s'explique notamment par le fait que le groupe des intéressés n'est pas intervenu pour favoriser la mise en œuvre ou la re-formulation de la politique.

Cette sixième hypothèse est vérifiée par notre recherche. Les membres de l'ONG mettant en œuvre l'IB en collaboration avec les agents de santé sont avant tout préoccupés par l'efficacité du projet à réaliser, qui demeure un préalable à l'équité, disent-ils. D'autres raisons liées à la nature des projets de coopération au développement viennent expliquer le fait que ces membres d'ONG ne puissent entrer dans la peau d'un entrepreneur politique pour favoriser le rapprochement des courants ou la ré-émergence d'une nouvelle politique. Les enjeux de pouvoir, les logiques d'action ou encore la dépendance de cette ONG envers des bailleurs de fonds (qui n'ont rien fait non plus !) ne favorisent pas de telles interventions. Quant à l'absence d'action de la part des membres des COGES, c'est toute la limite des politiques de participation communautaire dans le monde du développement international qui vient éclairer la vérification de cette hypothèse. Ils ne disposent pas toujours du plein pouvoir, des bonnes informations pour prendre des décisions, ne représentent que rarement l'ensemble de la collectivité et n'ont pas toujours le loisir de véritablement prendre part aux décisions dans un système de santé encore fort centralisé.

Au regard de l'ensemble des données empiriques de cette recherche ainsi qu'après l'analyse de ces six différentes hypothèses de recherche, nous pensons important de préciser que l'ensemble concourt à rendre intelligible l'échec de l'IB à propos de son objectif d'équité. Autrement dit, aucune hypothèse ne paraît prévaloir sur les autres et toutes participent à la construction de la compréhension du phénomène de manière concomittante.

11.7 La validité du prolongement de la théorie des courants

L'utilisation du modèle proposé par Kingdon (1995) pour l'étude de la mise en œuvre de l'IB dans un district est, en quelque sorte, une double tentative d'innovation théorique. D'une part, Kingdon a développé son modèle pour l'examen de l'émergence d'une politique publique alors que nous l'avons employé, à la suite des recommandations de Zahariadis (1999) et des propositions de Lemieux (2001), pour la mise en œuvre. Nous avons préalablement démontré que le modèle était fécond pour l'émergence et la formulation de l'IB, comme des dizaines d'autres recherches l'ont déjà largement montré (e.g. Lieberman, 2002). Ce prolongement théorique n'a été exploité qu'une seule fois, à notre connaissance, dans un contexte québécois (Demers et Lemieux, 1998). D'autre part, le politologue américain a écrit ses propositions théoriques concernant une politique nationale (fédérale) tandis que nous les avons appliquées au niveau local et périphérique, puisque l'IB est une politique décentralisée. Cette approche a été empiriquement testée en Angleterre (Exworthy, Berney et al., 2002). On s'interroge donc dans cette section sur cette double innovation. Puis, c'est la place des entrepreneurs et le rôle des fenêtres d'*opportunité* qui retient notre attention sur le plan théorique, puisque ces deux concepts sont essentiels au couplage des courants des politiques publiques.

11.7.1 Le modèle appliqué au sous-processus de la mise en œuvre

Le modèle de Kingdon a été critiqué par certains, nous dit Zahariadis (1999) comme étant beaucoup plus fécond pour la compréhension et l'explication que pour la prédiction. Or, il est évident que la prédiction fait partie des qualités que l'on saurait attendre d'un modèle théorique. Au Québec, Demers et Lemieux (1998) ont montré que cette critique n'était pas fondée, notamment dans l'application du modèle à la phase d'implantation, puisque la rencontre du courant des solutions avec celui des problèmes s'est déroulée comme il avait été prévu dans leur étude d'une politique publique visant les urgences hospitalières. Dans le cas de l'étude de la mise en œuvre des politiques publiques de santé en faveur de l'équité au Faso, le modèle a également été utile, tant pour prédire que pour comprendre et expliquer. En matière de prédiction, les hypothèses que nous avions posées, quant à la (non) rencontre des courants, ont été vérifiées empiriquement. En ce qui concerne l'exemption du paiement pour les indigents utilisant les services de santé organisés selon l'IB, l'absence de solution et la faiblesse de la reconnaissance du problème ont, en effet, été préjudiciables à la mise en œuvre de la politique publique. Conformément à ce que prévoit le prolongement de la théorie de Kingdon, il n'y a tout simplement pas eu d'implantation, car ces deux courants (solutions et problèmes) ne se sont pas rejoints. De surcroît, le modèle prédit que la rencontre du courant des orientations avec celui des problèmes aurait pu favoriser l'émergence d'une nouvelle politique en faveur de l'équité et que celle du courant des orientations avec celui des solutions une re-formulation de la politique. Or, les données empiriques montrent bien que tel ne fut pas le cas et valident une nouvelle fois, le modèle.

Le cas de la politique de lutte contre la pauvreté éclaire aussi l'utilité du modèle, nous semble-t-il. Les solutions de gratuité et de subventions pour certains sous-groupes (femmes, enfants) utilisant les services de santé ont été formulées grâce à leur rencontre avec le courant des orientations, la BM ayant joué un rôle essentiel dans cette proposition de solutions incluses dans le Cadre stratégique de lutte contre la pauvreté. Toutefois, nous avons vu que la mise en œuvre de cette politique n'a pas été réalisée, car les solutions proposées et leur processus de définition n'étaient pas adaptés au contexte et n'ont pas rencontré le courant des problèmes étant donné que ces derniers n'étaient pas suffisamment importants pour les acteurs mettant en œuvre la politique. Encore une fois, la jonction des deux courants, principalement présents lors du sous-processus de la mise en œuvre d'une politique, n'est pas advenue. L'une des explications que nous pouvons formuler, et qui permet peut-être un raffinement du modèle théorique, est que la rencontre des courants lors du sous-processus de l'émergence n'a pas eu lieu. Dit autrement, les orientations ont permis la formulation des éléments spécifiques au domaine de la santé du CSLP par leur rencontre avec le courant des solutions, mais sans avoir préalablement rejoint le courant des problèmes lors de la phase d'émergence. On a donc, en quelque sorte, « grillé les étapes », et, malgré les bonnes volontés favorables à l'équité, le fait de n'être pas passé par le sous-processus de l'émergence a hypothéqué l'efficacité de la mise en place. Nous avons noté combien les décisions liées au CSLP ont été largement forcées par la BM. Aussi, la proposition théorique que nous osons avancer concerne l'utilisation de la théorie des courants à l'ensemble des sous-processus des politiques publiques. Elle est la suivante : *la mise en œuvre d'une politique publique sera d'autant plus réussie par la rencontre du courant des problèmes avec celui des solutions que les rencontres précédentes des courants se seront effectivement déroulées lors de la formulation et de l'émergence*. Pour le dire différemment, le prolongement de la théorie des courants n'est possible que dans la mesure où elle s'applique tout au long du processus des politiques publiques. Plus concrètement, et sans pour autant tomber dans un « étapisme », nous voulons simplement évoquer le fait qu'une politique publique ne sera efficace qu'à condition que l'on s'organise pour que l'ensemble des sous-processus le soit aussi. Cette recherche s'est essentiellement penchée sur la mise en œuvre. Cependant, les quelques données socio-historiques que nous avons pu mettre en évidence, sans autant de détails que Demers et Lemieux (1998) par exemple, pour l'ensemble du processus tendent à montrer que cette proposition théorique n'est pas farfelue.

Une lecture superficielle des travaux de Kingdon (1995) laissera à penser que c'est la jonction de deux courants, différents selon les sous-processus, qui explique le processus des politiques publiques. Or, le politologue américain, et d'autres auteurs après lui (Demers et Lemieux, 1998; Zahariadis, 1999), insistent sur cette rencontre duale, mais aussi sur l'importance, quoique de nature moins significative, de la présence du troisième courant : « *the probability of an item rising on a decision agenda is dramatically increased if all three elements – problem, proposal, and political receptivity – are coupled in a single package* » (p. 195). Dans le contexte particulier de cette recherche menée au Burkina Faso, notamment parce que cela se déroule lors de la mise en œuvre de la politique, nous croyons que le troisième courant est tout aussi important que les autres. En effet, les données empiriques ne montrent pas de distinction particulière entre les trois courants dans l'explication de la faiblesse de la mise en œuvre. Si, d'un point de vue conceptuel (et heuristique), il a été utile de séparer les trois courants et compréhensible d'avancer que la mise en œuvre n'a pas eu lieu, car les solutions n'ont pas résolu les problèmes, le cas étudié démontre également que cela n'a pas pu avoir lieu, car le courant des orientations n'encourageait pas la rencontre des deux autres courants. Autrement dit, sans une orientation favorable, il n'y a point de jonction des problèmes et des solutions. Le cas analysé, à l'instar de bien d'autres (Turshen, 1999; Lee, Buse et al., 2002), explicite parfaitement que les réformes sanitaires actuelles dans les pays du Sud en général et au Faso en particulier sont beaucoup plus orientées vers la pérennité et le recouvrement des coûts que vers l'équité d'accès et de financement des services. Aussi, nous croyons que la mise en œuvre ne peut porter ses fruits que dans la mesure où le courant des orientations y est favorable. L'inverse n'est peut être pas le cas, ce qui reste à tester. Car, ce n'est pas parce que les orientations « plébiscitent » l'équité que l'on dispose des solutions pour régler les problèmes. Zahariadis (1999) disait « *only a combination of all three streams at the same time can produce the desired outcome* » (p. 81). Nous pouvons formuler notre proposition ainsi : *dans le sous-processus de la mise en œuvre d'une politique publique, la présence du courant des orientations est une condition nécessaire, mais pas suffisante, à la rencontre des deux autres courants.*

Terminons sur ces considérations liées aux courants lors de la mise en œuvre en précisant que le modèle de Kingdon a du être affiné par l'emploi d'autres travaux à propos du courant des problèmes. Les différents éléments, proposés par Kingdon, pour porter un jugement sur la manière dont une situation devient un problème ne nous ont pas paru suffisamment détaillés pour avancer dans notre recherche, nous obligeant ainsi à tourner le regard vers d'autres auteurs (Rochefort et Cobb, 1993; Cobb et Coughlin, 1998; Houston et Richardson, 2000). Nous ne sommes apparemment pas le seul puisque cette triangulation théorique a aussi été employée par Peretz (1998) dans une recherche utilisant l'approche de Kingdon et celle de Rochefort et Cobb. Nous ne revenons pas sur les détails déjà décrits précédemment dans la recherche concernant les éléments permettant à une situation de devenir un problème auquel il faut trouver des solutions. Ce que nous précisons simplement est que l'ajout des éléments issus des travaux sur la définition d'un problème[203] a été particulierement fécond pour mieux comprendre pourquoi l'exclusion des soins pour les indigents burkinabé est restée cantonnée dans l'état d'une situation. Malheureusement, ce besoin d'étendre la gamme des caractéristiques d'un problème n'a été ressenti que lors de l'écriture de la recherche, donc après la collecte des données. Le cadre d'analyse a été utile pour ordonner les données empiriques *a posteriori*, mais il aurait certainement été encore plus judicieux, approprié et fructueux de l'employer *a priori*.

11.7.2 Le modèle appliqué au plan local

Comme certains chercheurs l'on déjà noté (Exworthy, Berney et al., 2002; Exworthy et Powell, 2004), les travaux de Kingdon reposent uniquement sur des politiques publiques (santé et transport) fédérales étatsuniennes et non locales. Ainsi, le modèle kingdonien s'est penché sur les *big windows* et non sur les *little windows*, comme le réclame nécessairement l'analyse de la mise en œuvre des politiques publiques décentralisées (l'IB dans un district). L'étude empirique proposée dans cette recherche paraît confirmer l'application possible des travaux de Kingdon et de Lemieux au niveau local. En fait, intuitivement, il n'y a aucune raison de croire que cela n'est pas possible, mais il est vrai que le modèle a été peu appliqué localement et, dans une certaine mesure, la seule application du prolongement de la théorie des courants à la mise en œuvre s'est aussi bornée au plan des *big windows*. Nous verrons même plus bas que les propositions théoriques peuvent aussi être avantageuses au sein d'une arène aussi petite que celle d'une organisation, tel que nous l'avons noté dans l'étude de l'émergence, de la formulation et de la mise en œuvre d'un mécanisme de prise en charge des indigents dans un hôpital burkinabé. Bien que notre recherche repose sur l'étude de la mise en place de l'IB au niveau d'un district et non d'un hôpital ou de l'État en général, nous avons suffisamment de données empiriques pour porter un regard critique sur les trois paliers et effectuer une proposition théorique, somme toute commune. En effet, la mise en œuvre de l'IB et des autres politiques de santé au Burkina se déroule au sein d'un système très centralisé, mais il n'en demeure pas moins que les acteurs périphériques disposent d'une certaine marge de manœuvre. Cela étant dit, nous avons déjà expliqué que la décentralisation n'était pas encore très avancée au Faso, et le niveau central possède encore une grande emprise sur le niveau local. Aussi, nous pourrions avancer que *la mise en œuvre périphérique* (little window) *a d'autant plus de chances de réussir dans un système centralisé que la formulation des solutions aux problèmes provient du centre*. Ainsi, les acteurs périphériques, suivant habituellement les consignes centrales, auront une tendance plus importante à mettre en œuvre les décisions. Au Faso, des solutions ont été proposées par Ouagadougou, mais elles étaient aussi vagues que « *mettre en*

---

[203] Le champ des connaissances dans ce domaine est immense, et nous n'avons pas la prétention de l'avoir appréhendé dans sa totalité.

œuvre les mécanismes de prise en charge des indigents » (ministère des Finances et du Budget, 2003, p.67). Aussi, lorsque nous écrivons « formulation des solutions », il s'agit bien sûr d'une requête précise, à tout le moins bien plus concrète que ce que les planificateurs ministériels proposent. Puisque les responsables centraux ont laissé le loisir à leurs collègues locaux de trouver les solutions, on a constaté que, dans un contexte encore très centralisé (malgré les discours), ces derniers n'ont pas véritablement fait l'effort de chercher les moyens de fournir un accès équitable aux soins. Toujours dans ce contexte, pour que cela soit possible, il faut, comme nous allons en parler ci-dessous, la force de conviction, l'énergie et les ressources d'un entrepreneur politique, une directrice d'hôpital par exemple, pour que les solutions voient le jour.

11.7.3 Le rôle clef des entrepreneurs individuels et collectifs et les *opportunités*

Conformément au modèle, l'importance des entrepreneurs politiques a été mise en évidence, mais, ce qui est relativement rare dans son application, par la négative. En effet, l'une des pistes d'explication à l'absence d'implantation de la composante équité de l'IB réside dans le « désert entrepreneurial », pour reprendre les mots de Biberson (2000) concernant le « désert sanitaire » invoqué par les ONG. Dans le cas étudié, aucun entrepreneur dans aucune des quatre catégories d'acteurs n'a décidé d'user de ses ressources et de son énergie pour favoriser le couplage des courants utiles à la mise en œuvre.

Les données empiriques de la recherche permettent aussi d'abonder dans le sens de Kingdon (1995) relativement à l'importance qu'il accorde aux spécialistes (p. 143) ou encore aux « *career bureaucrats* » (p. 32) qui agissent au sein du courant des solutions. Dans notre contexte, malgré notre faible échantillon, les particuliers ont aussi largement contribué à proposer des solutions pour réduire les inégalités d'accès aux soins. Les indigents et les non-utilisateurs des services de santé ont fait des suggestions, tout autant que celles et ceux qui consultent les infirmiers dans les centres de santé. Ce ne sont donc pas les idées qui manquent. Cependant, eu égard à l'environnement général, force est de constater que ces solutions ne sont ni entendues ni écoutées et évidemment encore moins appliquées. Autrement dit, les solutions des spécialistes et des agents ont beaucoup plus de chance d'attirer l'attention des dirigeants que celles des particuliers. Il s'agit de toute la différence de perception et d'écoute entre le savoir scientifique, ou supposé comme tel, et le savoir profane (Popay, Williams et al., 1998). On ne peut inférer beaucoup plus sur le modèle de Kingdon et le rôle des acteurs tant très peu, sinon aucun, n'a jugé nécessaire de se préoccuper de l'équité du financement et de l'accès aux soins.

Au-delà de ces acteurs individuels, nous avons relevé le caractère déterminant d'acteurs sociaux institutionnels. Lemieux (2001, p. 19) nous dit que certains auteurs ont amélioré le modèle en précisant notamment l'importance de considérer les institutions (par. ex. organisations, ministères) dans le courant des orientations. C'est ce que nous avons fait dans la présente étude empirique. Nous ne pouvions de toutes les manières faire autrement tant l'environnement de la recherche le nécessitait. Aussi, nous croyons que cette proposition théorique est à retenir. *La prise en compte du rôle des institutions dans le courant des orientations est essentielle lors de l'étude des politiques publiques dont l'émergence et la formulation sont d'origine internationale.* L'UNICEF, l'OMS (l'IB) et, plus tard, la Banque mondiale (le CSLP) sont les trois institutions à avoir joué un rôle essentiel dans la mise en œuvre de l'IB. L'emploi du concept de communauté épistémique emprunté à Lee et Goodman (2002) a été fécond et devrait très certainement, en phase avec les théories concernant les coalitions (Sabatier, 1999b) et les réseaux (Lemieux, 2000), être employé comme un outil complémentaire à la théorie de Kingdon. Cette préoccupation n'est pas nouvelle et, de toutes les manières, Kingdon (1995) prête, lui aussi, une attention particulière à ce concept.

L'auteur américain accorde une influence singulière au consensus, aussi bien dans le courant des solutions que dans celui des orientations mais d'une manière un peu différente : « *In contrast to the policy stream's emphasis on persuasion, the political stream's consensus building is governed by bargaining* » (Kingdon, 1995, p.159). Sans le dire d'une manière très claire, le politologue soutient que le processus consensuel est aussi présent dans le courant des problèmes. Il nous apparaît totalement fondé de mettre l'accent sur ce concept dans le contexte de notre recherche. Cela n'a évidemment rien de très surprenant, car la perspective épistémologique adoptée par Kingdon est celle du socioconstructivisme, laissant une place importante à l'ambiguïté, la fluidité et la négociation, tel que l'entend le modèle des anarchies organisées (Cohen, March et al., 1991), sur lequel repose sa théorie. Dans sa dernière communication, à notre connaissance, concernant son modèle, Kingdon (2001) ajoute qu'il est primordial de comprendre que beaucoup d'inertie subsiste dans le processus des politiques publiques (pour le système de santé voir Contandriopoulos, 2003). Certes, le processus est suffisamment souple, dit-il, pour que certains acteurs fassent la promotion de leurs idées et impulsent le changement social. Cependant, Kingdon (2001) croit que « *policy mostly does not change incrementally, little bit by little bit. There are rapid, big changes, all of a sudden* » (p. 337). Si son constat repose sur des faits américains, force est de préciser qu'au Faso, l'inertie et la résistance au changement forment une double face de l'explication à l'absence de considération pour l'équité dans les réformes sanitaires. La résistance au changement, dont il parle, a été bien souvent révélée dans les données empiriques étudiées, la paix sociale étant prioritaire dans notre arène de recherche.

Considérons maintenant l'apport théorique de l'idée de l'ouverture d'une fenêtre d'*opportunité*, moment indispensable au couplage des courants dans le processus de mise en œuvre d'une politique publique. D'abord, Kingdon (1995) nous dit que, dans le contexte de l'émergence, les occasions se situent dans le courant des problèmes et dans celui des orientations. En conséquence, prolongeant son modèle, on s'attend à ce que de tels moments se constatent dans le courant des orientations et des solutions lors de la formulation et dans ceux des problèmes et des solutions au cours de la mise en œuvre. En ce qui concerne notre étude, nous constatons que les fenêtres d'*opportunité* sont toutes apparues, essentiellement sinon exclusivement, dans le seul courant des orientations. Cela confirme donc son hypothèse puisque toutes les réunions et grand-messes pouvant être considérées comme des occasions sont provenues du courant des orientations. Cependant, aucune de ces *opportunités* n'a été saisie, ou alors à mauvais escient, c'est-à-dire non propice à plus d'équité dans le système de santé. Kingdon (1995) dit très justement et cette recherche le confirme, que, lorsqu'un moment opportun apparaît, si le problème à régler est trop compliqué, on aura tendance à tenter de trouver des solutions à des problèmes que l'on peut aisément résoudre[204]. Dans le cas étudié de l'équité d'accès aux soins, citer Rommetveit est utile, car il « *suggested that prime candidates for garbage cans are those issues that involve changes in normative structures – basic value-priorities in a policy* » (Zahariadis, 1999). Cela étant dit, notre recherche ajoute le fait que *l'apparition et la saisie d'une occasion dans le but de formuler une solution à un problème est une condition nécessaire, mais pas suffisante, à une implantation réussie*. Il ne suffit donc pas de profiter du moment propice, encore faut-il que cela se déroule à bon escient et que l'on dispose des moyens de ses ambitions.

Il nous faut maintenant contredire Kingdon (1995), lorsqu'il évoque la rareté des moments opportuns pour la jonction des courants. Au contraire, et tel que le suggère Zahariadis (1999), notre étude de cas montre qu'il y a eu une myriade d'instants propices à la rencontre des courants. Cette différence conceptuelle peut certainement s'expliquer par la différence de contexte entre l'étude de Kingdon et la nôtre. Dans le premier cas, les politiques étudiées se situent dans un contexte d'un État riche et dominant, qui, malgré le poids de sa dette extérieure (Labonte, Schrecker et al., 2004), n'est pas contraint de formuler et d'implanter des politiques publiques par l'entremise de pressions externes. Dans le second cas, celui du Faso, les politiques de santé répondent quasiment toujours à des influences externes qui, parfois sinon toujours, impliquent un strict suivi des directives (dogmes) internationales en ce qui a trait au contenu des réformes. Nous pouvons donc proposer que *plus un pays a besoin de l'aide extérieure pour financer la mise en œuvre de ses politiques publiques, plus le nombre de fenêtres d'opportunité sera grand*. Ceci n'implique évidemment pas que cela se déroule comme il a été prévu, surtout, tel que le précise Kingdon (1995), que les données recueillies ont montré combien la perception à l'égard de l'apparition de ces instants et de la possibilité d'agir est déterminante. C'est encore plus vrai dans un contexte de dépendance financière externe.

---

[204] Ce qui constitue l'une des trois caractéristiques du transfert des politiques publiques internationales, selon Walt et al (2004).

Dans le même ordre d'idée, les propositions de Kingdon (1995) concernant la notion de *spillovers* n'ont pas été véritablement confirmées par la présente recherche. L'apparition des moments opportuns pour l'équité d'accès aux soins lors de la formulation du Cadre stratégique de lutte contre la pauvreté ou des problèmes liés à la méningite n'a pas été mise à profit pour l'ouverture d'une fenêtre propre à l'IB. Aucun nouveau débat sur l'équité n'a été suscité à la suite de ces circonstances favorables. Nous croyons que *les caractéristiques des institutions, qui agissent comme entrepreneurs et qui œuvrent pour l'ouverture des fenêtres dans le courant des orientations, influencent la capacité de débordement (spillovers)*. Dans le cas présent, la Banque mondiale est à l'origine de la conjoncture bénéfique, mais n'est pas l'organisation la plus crédible pour favoriser un tel processus de transfert.

11.7.4 L'entrepreneur politique pour l'équité : un concept valable à l'échelle microscopique

Dans la seconde partie de la discussion, nous avons montré qu'il n'y avait pas eu d'émergence d'entrepreneur politique, ce que nous avons essayé d'expliquer. Certains personnages pouvaient éventuellement disposer de quelques-unes des qualités nécessaires à une telle fonction, mais encore faut-il qu'elles aient été mises à profit pour l'équité. L'objectif de cette section est double. D'une part, nous souhaitons évoquer que les données empiriques démontrent que la notion d'entrepreneur politique de Kingdon s'applique aussi à l'environnement de cette recherche et que ce concept, lié aux politiques publiques, n'est pas uniquement nord-américain, bien que les anthropologues du développement usent d'autres qualificatifs, depuis quelques décennies, pour ce même type de personnages, tel que le *big man* ou encore le courtier (Bierschenk, Chauveau et al., 2000; Bonte, Izard et al., 2000). D'autre part, si ces entrepreneurs existent aussi dans la région de cette recherche (mais pas dans son arène), il est aussi remarquable qu'ils se soient mobilisés en faveur de l'équité d'accès aux soins pour les indigents. Compte tenu de la teneur de notre discussion à la suite de la présentation des données empiriques, on aurait pu croire à un halo de pessimisme permanent. Or, ce n'est point le cas puisque deux personnes ont fait mine d'user de leurs ressources pour instaurer une plus grande justice sociale dans le système de santé burkinabé. Cependant, cela n'a pas été le cas dans le district étudié, mais dans l'hôpital régional (CHR) vers lequel les agents de santé sont censés envoyer leurs patients victimes de complications. Bien que nous nous situions dans un chapitre de nature théorique, il nous faut porter à la connaissance du lecteur quelques éléments de contexte et plusieurs données empiriques pour étayer notre démonstration.

Éléments de contexte

Le CHR est donc l'hôpital de référence pour l'ensemble de la région sanitaire soit environ un million de personnes (CHR, 2002b). Il dispose d'une autonomie de gestion depuis 1990 mais ce n'est qu'en 1994 qu'il a le droit d'user de ses propres recettes financières[205]. La directrice générale du CHR est nommée à son poste par le conseil des ministres. Après avoir œuvré dans d'autres hôpitaux, elle est à ce poste depuis la fin de l'année 2001. Elle appartient à ce que l'on nomme au Faso le « corps des administrateurs des hôpitaux ». Le médecin responsable du service de pédiatrie est dans la région depuis 1987, mais membre de la direction générale depuis mars 2002 seulement, à titre de directeur des affaires médicales et scientifiques. Mais que s'est-il passé dans ce CHR pour que cela justifie une section de la recherche à propos des indigents ?

On se rappellera d'abord que la loi hospitalière de 1998 du Faso ainsi que la déclaration de politique générale du premier ministre de 1996 et d'autres textes précédents (par. ex. 1991) imposent aux hôpitaux d'organiser un système d'exemption du paiement pour les indigents. La plupart du temps, cette organisation administrative doit s'implanter de concert avec les services du ministère de l'Action sociale. Or, des chercheurs burkinabé ont démontré que de telles mesures n'étaient toujours pas appliquées, notamment pour les femmes indigentes ayant subi une césarienne entre 1997 et 2002 (Bicaba, Ouedraogo et al., 2003).

À Souna, fin 2001, la direction de l'hôpital décide de mener une enquête afin de connaître la perception de la qualité des soins de la part des patients. Un questionnaire est administré auprès de 72 personnes, patients ou accompagnants. Comme bien souvent dans ce type d'étude (Baltussen, Yé et al., 2002), la qualité est globalement perçue très favorablement par les personnes interrogées. Les tarifs sont jugés majoritairement raisonnables, et les services accessibles. Cependant, alors que moins de 10% des personnes interrogées avancent qu'ils ne sont pas satisfaits de l'accessibilité de certains services, les auteurs de l'étude, coordonnées par la directrice nouvellement arrivée, écrivent que « *l'absence de service social ne permet pas la prise en charge des cas sociaux et l'assistance sociale n'est toujours pas assurée* » (CHR, 2002a, p.23). En mars 2002, une autre étude interne révèle que les patients souhaitent que les tarifs soient revus à la baisse, que les évacuations soient gratuites, que les exonérations soient d'obtention plus aisée et, enfin, qu'un service social s'ouvre (CHR, 2002a). L'ouverture de ce service social était déjà une des recommandations proposées à la fin du rapport de 2001. C'est ainsi que malgré le peu de données probantes, sur la demande du public pour l'ouverture d'un tel service, moins d'un an après cette date, un agent du ministère de l'Action sociale est nommé à ce poste, début septembre 2002. Dans ses propres mots, à propos de ce recrutement, « *il y a eu l'expression des besoins avant* »

---

[205] Les recettes de l'année 2002 s'élèvent à 650 millions de F CFA (+/- 1,5 millions de dollars canadiens) dont environ 15% proviennent de ses fonds propres. Sa capacité d'accueil est de 177 lits, et 180 personnes y travaillent. Le conseil d'administration (CA) qui supervise la gestion de l'hôpital est nommé par décret ministériel. Des huit membres de ce CA, un provient du ministère de l'Action sociale et aucun représentant des usagers ou de la population n'est présent.

(EI57) mais il ne semble jamais avoir été possible d'obtenir une telle nomination. Le CHR serait donc « *devant bien d'autres structures* » (EI57) concernant la prise en charge des indigents. En 2002, ce sont ainsi près de 2 500 personnes qui ont bénéficié d'une exonération totale ou partielle du paiement des soins hospitaliers. Ce nombre sera dépassé en 2003. C'est l'agent du service social qui mène son enquête auprès des patients qui viennent lui rendre visite à son bureau, soit parce qu'il les a rencontrés dans l'enceinte de l'hôpital, soit parce qu'ils ont été orientés vers ce bureau par un médecin ou un agent de santé puisqu'ils ne pouvaient pas payer. Évidemment, nous connaissons déjà assez bien les difficultés et les risques d'une telle entreprise qui repose sur une évaluation effectuée par une seule personne, dans son bureau qui plus est. Certaines expériences, apparemment réussies, ont été tentées en ayant plutôt recours à des ONG qu'aux agents de l'État (Hardeman, Van Damme et al., 2004). Cela étant dit, le service semble fonctionner relativement bien, et ce qui est totalement surprenant car « *il n'y a aucune limite financière pour le moment* » (EI57). Tous les cas que l'agent a proposés à la direction financière ont été acceptés pour des exonérations totales ou partielles.

Parallèlement à cette activité, le médecin chef de service[206] organisait, jusqu'à très récemment, un système de « recouvrement des coûts » pour les patients de son service et de gratuité des soins et des médicaments pour ceux qui ne pouvaient pas payer. Ceci explique certainement pourquoi ce service est celui qui dispose du plus fort taux d'occupation des lits (161% contre 54% pour le second plus haut taux) (CHR, 2002b). Son système fonctionnait à l'aide de dons en nature ou en argent qu'il recevait d'amis venant, la plupart du temps, d'Europe. Un ancien directeur d'hôpital européen vient passer plusieurs mois à Souna pour le soutenir dans cette entreprise. Un véritable réseau est organisé, et la pharmacie du service dispose d'un stock important. Ce médecin a aussi participé à la gestion d'un don de 10 millions de médicaments effectué par le ministère de la Santé en 1999. Selon les directives ministérielles, les produits devaient être vendu à 50% de leur prix. Puis, la pérennité de cette opération n'étant pas garantie, ce médecin burkinabé décide de poursuivre son système de pharmacie MEG dans son service en se fournissant à la CAMEG de Ouagadougou. Certains patients reçoivent donc des médicaments gratuits tandis que d'autres bénéficient d'un tarif réduit, ce qui participe ainsi au « recouvrement des coûts ». Or selon ce médecin, « *on a devancé le service, et on a eu des petits problèmes, des bagarres inutiles* » (EI113). En effet, la nouvelle directrice prenant service, découvre ce système fort équitable mais peu officiel et donc en dehors du contrôle de l'administration publique. Elle décide de demander au médecin d'arrêter un tel projet. Une inspection centrale est même imposée. Les activités de type « recouvrement des coûts » prendront fin mi-2003. Le médecin continue cependant, et nous l'avons constaté à de multiples reprises, de donner gratuitement des médicaments, lorsqu'il juge cela nécessaire. Des querelles suivent, entraînant la démission du pédiatre de l'équipe de direction et accélérant

---

[206] Pour des raisons éthiques on ne donnera pas le nom du service.

son souhait de quitter la fonction publique. En effet, avec le soutien de plusieurs partenaires, il a commencé la construction d'un hôpital privé à but non lucratif dans la ville[207], et il compte demander une disponibilité de la fonction publique pour se consacrer à cette nouvelle structure, phénomène totalement nouveau dans une province éloignée. Un projet de mutuelle de santé est aussi en cours et devrait voir le jour prochainement.

Les caractéristiques des entrepreneurs : entregent, personnalité et poste à responsabilité

Cette expérience hospitalière n'est pas parfaite. Nous pourrions longtemps discourir sur les risques engendrés par un service social gouvernemental ou sur le double langage tenu par les responsables du CHR entre l'objectif d'autonomie financière d'un côté et celui de solidarité sociale de l'autre. Ce qu'il faut cependant reconnaître ici est que cette situation est rarissime au Faso et tient, croyons-nous, à l'existence de ces deux entrepreneurs politiques que sont le pédiatre et la directrice. Tel que le conseille Olivier de Sardan (1995), attardons-nous quelques instants sur ces deux personnages et tentons de dresser un portrait rapide de leurs caractéristiques qui ont fait qu'ils ont pu émerger en tant qu'entrepreneur.

Le médecin dispose d'abord d'un réseau social fort utile pour que son système fonctionne. Il est tourné vers l'Europe et œuvre tel un courtier en développement (Bierschenk, Chauveau et al., 2000), agissant à l'interface entre les projets de développement et les populations locales. Cela s'explique simplement parce qu'il a passé des années dans ces contrées lorsqu'il était étudiant en médecine. Il a même exercé dans ces pays. Son épouse est aujourd'hui la représentante locale d'une ONG européenne. Ils reçoivent tout au long de l'année de multiples visites de ces Européens dont celle, très régulière puisqu'il dispose d'une maison en ville, de cet ancien directeur d'hôpital. Le médecin est invité également de temps en autre à l'étranger. Outre qu'il existe ces réseaux, nous croyons aussi que la personnalité de cet homme est particulière. Nous l'avons fréquenté à de nombreuses reprises, et cela nous a permis de comprendre l'ampleur de son dévouement pour l'Autre. Il dispose assurément d'un statut social de médecin, statut important dans ce pays, et

---

[207] Voici comment il présente son projet sur un site Internet « Médecin chef du service de pédiatrie depuis 1987 après des études à la faculté de médecine de R., et désirant depuis cette date faire une médecine moderne et humaine respectueuse des valeurs essentielles de notre civilisation, je me suis heurté à la lourdeur du système hospitalier public Burkinabé et à l'inertie d'un grand nombre de fonctionnaires devant toute évolution des pratiques et des mentalités. Bien que notre service ait considérablement évolué depuis 1987 et qu'on y pratique une médecine de qualité, quinze années de pratique hospitalière m'ont amené à penser qu'une médecine encore plus humaine, plus accueillante pour les familles, respectueuse du droit des familles, du droit des malades et du droit des enfants ne pouvait véritablement s'épanouir que dans une structure privée sans but lucratif. L'association AA avec qui nous travaillons depuis plusieurs années avec l'aide de la Fondation CJ ont accepté de nous donner les moyens de financer les travaux de construction et d'en être les maîtres de l'ouvrage ».

son poste de chef de service lui confère des prérogatives managériales utiles à la mise en place d'un tel système. Enfin, cela fait plus de 15 ans qu'il œuvre dans la région bien qu'il n'en soit pas originaire. Cela étant dit, ses relations privilégiées avec les Européens, l'affluence dans son service et l'organisation d'un système parallèle entraînent aussi jalousie, rancœur et conflit de la part de certains de ses collègues au sein du CHR comme à l'extérieur. Certains nous ont prévenu que ce médecin était gentil avec les patients devant les Blancs, mais ceux-ci disparus, il ne faisait plus aucun cadeau. L'affluence dans son service depuis des années est la preuve flagrante que tel n'est pas le cas. D'autres, telle que la directrice du CHR, n'ont pas accepté qu'une organisation non officielle s'implante dans la formation dont elle a la responsabilité. Aussi, elle a décidé dès son arrivée de l'organiser elle-même. Assurément, deux entrepreneurs dans un même hôpital ne peuvent que se faire de l'ombre. La personnalité propre de cette directrice explique aussi pourquoi elle s'est engagée dans un tel projet. Elle dispose d'abord de solides relations politiques qui lui ont permis d'obtenir la nomination de l'agent du service social ce qu'aucun autre directeur n'avait pu obtenir, avoue le médecin pédiatre. Elle confirme « *il faut user de son poids, de ses propres relations, j'ai approché le ministre de l'Action sociale* » (EI54). On se rappellera qu'elle a été la seule à se préoccuper, certes d'une manière spécifique, des personnes vivant la maladie mentale lors d'une réunion régionale (Ob38). Ensuite, c'est une femme non médecin dans un monde d'hommes médecins. Pour que de telles personnes puissent naviguer dans un tel milieu et obtenir une place, elles doivent disposer d'une très forte personnalité pour s'imposer et arriver à se faire respecter. Il existe de nombreux exemples en Afrique à ce propos[208], même s'ils ne sont évidemment pas suffisants pour renverser la domination du pouvoir masculin. Enfin, si le système pour les indigents fonctionne, c'est peut-être aussi parce qu'elle y était contrainte. On ne peut l'affirmer, et elle nous avoue, ce que nous n'avons pu vérifier, avoir effectué la même chose dans l'hôpital où elle servait précédemment. Mais peut-être est-elle prise entre l'enclume (sociale) et le marteau (autonomie). Certes, une nouvelle loi devrait réduire la pression financière sur ces hôpitaux pour qu'ils recouvrent le maximum de fonds propres possible. Mais, puisqu'elle a trouvé un système mis en place par le pédiatre, qui ménageait le recouvrement des coûts et l'exemption, elle a peut-être été obligée, en insistant pour que le mécanisme de paiement fonctionne, qu'un filet de sécurité efficace soit instauré. Autrement dit, faire nommer un agent du service social et s'organiser pour que les indigents soient pris en charge lui permet, d'un autre côté, de bien organiser le système de paiement des soins et des médicaments pour assurer un niveau de fonds propres important pour le CHR qu'elle dirige.

---

[208] Voir comme exemple phare, le cas des Premières dames en Afrique (numéro spécial de la revue Politique Africaine, n°95, octobre 2004).

Le projet d'établissement et les indigents

Pour confirmer notre analyse, il apparaît intéressant d'étudier le projet d'établissement du CHR pour les prochaines années. Prévu par la loi hospitalière de 1998 puis précisé dans un arrêté de 2001, le CHR a, en effet, l'obligation de produire un projet d'établissement dont la durée d'exécution ne doit pas dépasser cinq années. Au cours des années 2002 et 2003, un comité de pilotage, des « groupes projets » et des « groupes services » se sont attelés à la tâche de rédiger un tel document, découpé en quatre projets : médical, soins infirmiers et obstétricaux, social, managérial (CHR, 2003). L'analyse du document d'avant-projet, présenté lors d'un atelier de validation auquel nous avons participé pendant trois jours au début de l'année 2004, révèle un certain nombre d'informations fort intéressantes. Dans la deuxième partie du projet, qualifiée d' « analyse situationnelle », on apprend que l'une des « faiblesses » du CHR consiste en la difficulté de « *recouvrement des coûts liées aux multiples exonérations et au faible pouvoir d'achat* » (p. 24). Dans les problèmes généraux définis par les auteurs de l'avant-projet, l'accès aux soins pour les plus démunis n'est pas mentionné. Cependant, l'amélioration de l'accessibilité constitue l'un des quatre objectifs intermédiaires du projet d'établissement. Les rédacteurs du chapitre du projet en soins infirmiers et obstétricaux sont les seuls à rappeler qu'officiellement la santé est un droit au Burkina Faso. Mais cela n'est, encore une fois, que paroles puisque dans les problèmes qu'ils mettent en évidence et dans les objectifs qui en découlent, rien n'est prévu pour les plus pauvres, par exemple, pour que ce droit à la santé soit respecté. Les objectifs visent une amélioration globale de la qualité des soins, donc pour l'ensemble des usagers, rien pour les non utilisateurs ou les démunis. En revanche, c'est dans le projet social que l'on constate une réelle préoccupation pour ce sous-groupe de la population burkinabé. « *La prise en charge des malades en situation difficile* » (p. 81) est un des axes de ce projet social, et les rapporteurs n'oublient pas de rappeler qu'un sondage local déplorait l'absence de service social au CHR, avant la fin de l'année 2002. Cherchant à améliorer l'efficacité du service permettant aux indigents d'avoir accès aux soins, le projet d'établissement s'est donné l'objectif « *d'accroître les capacités opérationnelles du service social* » (p. 88) en le dotant d'un nouveau local et en accroissant le nombre de personnes y travaillant. De surcroît, il est proposé de « *mettre en place un mécanisme de prise en charge des malades cas sociaux* » (p. 89), qui semble, surtout, se concentrer sur la possibilité d'exempter ces personnes de la tarification des actes plutôt que du paiement des médicaments. En effet, il est prévu de « *fournir les médicaments aux cas sociaux selon les disponibilités* » (p. 89) et non selon les besoins. Pour le reste, c'est un système de suivi dans la communauté et de visite à domicile qui est proposé aux personnes participant à l'atelier de validation de l'avant-projet. Il nous faut ajouter que ce désir altruiste est suivi d'un peu d'égoïsme ou plutôt de corporatisme. Car si un objectif du projet est destiné aux cas sociaux, un autre vise à exonérer le personnel médical de la tarification des actes, y compris l'évacuation sanitaire, et à prendre en charge les médicaments dans une proportion que l'on ne devine pas dans le document en notre possession.

Somme toute, l'étude de ce projet confirme, d'une part, l'ambiguïté déjà rencontrée ailleurs dans la volonté des acteurs de se préoccuper des plus pauvres, et d'autre part, que la prise en charge des indigents constitue encore un objectif des membres du CHR sous la direction de l'entrepreneur politique qu'est leur directrice. Deux études empiriques ont montré qu'un entrepreneur politique peut accroître la chance de voir ses idées perdurer, dans la mesure où il arrive à faire en sorte qu'elles soient internalisées par les organisations avec lesquelles il collabore (de Leeuw, 1999; Exworthy, Berney et al., 2002). Il semble que cela soit une nouvelle fois le cas dans ce CHR du Burkina Faso.

Conclusion

Cette recherche visait à rendre intelligible la focalisation des acteurs sociaux sur les objectifs d'efficacité de l'initiative de Bamako au détriment de ceux liés à l'équité de l'accès et du financement des services de santé. Pour atteindre ce but, nous nous sommes immergé durant sept mois dans une arène burkinabé et nous nous sommes muni d'une approche théorique empruntant des concepts et une démarche méthodologique aux champs de l'étude des politiques publiques et de l'anthropologie du développement. Nous postulions en effet que seule la conjugaison de ces deux champs de connaissance pouvait rendre explicite la nature des relations entre les acteurs et fournir quelques explications à cette problématique maintes fois décriée par les chercheurs et encore très récemment. (Gwatkin, Bhuiya et al., 2004; Streefland, 2005). Le prolongement de la théorie des courants de Kingdon (1995) a été fécond pour expliquer la mise en place avortée de l'IB à propos de l'objectif d'équité. Ce n'est que la seconde fois, à notre connaissance, que cette théorie est validée au sous-processus de la mise en œuvre des politiques publiques. Il n'y a pas eu de rencontre du courant des problèmes relatifs à l'équité avec celui des solutions, car les moments opportuns n'ont soit pas été saisis, soit l'ont été à mauvais escient. Si quelques solutions existent, elles ne sont ni explicites ni faciles à implanter dans un système de santé relativement dysfonctionnel où les acteurs planifient pour disposer de ressources et non pour répondre à des besoins. En dehors d'une situation propre à une formation sanitaire ne faisant pas partie de l'arène de la présente recherche, aucun entrepreneur politique n'a décidé d'user de ses ressources pour favoriser le rapprochement de ces courants nécessaire à l'accès aux services de santé des indigents. Cela est vrai pour toutes les catégories d'acteurs, y compris les membres d'ONG internationales qui semblent penser que la pérennité de leur projet et du fonctionnement des centres de santé serait compromise par la réduction des inégalités d'accès aux services. Et comme, socialement, il ne paraît pas urgent de s'interroger sur le sort des indigents et de certains sous-groupes de la population marginalisés, ces acteurs sociaux ont de *bonnes raisons* de ne pas chercher des solutions pour contrecarrer ces inégalités. Car l'un des éléments essentiels de cette recherche est d'avoir mis au jour, comme certains l'ont fait dans d'autres contextes (Contandriopoulos, 2003; Gilson, 2003), l'imbrication entre le système de valeurs prédominant dans une société et l'organisation de son système de santé. Le système de santé est « *un système social d'activités politiques* » (Dufour et Lamothe, 1999. p,321) et cette correspondance entre valeur et système de santé en défaveur de l'équité, résulte d'une évolution sociopolitique évidente. En parallèle à une globalisation du monde, des politiques et des pratiques de santé (Gobatto, 2003) et d'une Afrique des individus (Marie, 1997b; Ki-Zerbo et Holenstein, 2003) au détriment de la collectivité, on a tenté, depuis ces dernières décennies, de démanteler l'État et sa capacité à fournir et financer des services publics de santé. Or, « *the breakdown of trust in the state as a provider is a consequence, not the cause of the deterioration of the public health services* » (Streefland, 2005). Alors que l'évolution de la société tend à mettre de côté certains sous-groupes, à prôner une justice sociale plus proche de l'égalité que de l'équité et à réduire les comportements de solidarité, cette dérive d'un système de santé qui accorde une priorité à l'accessibilité géographique du plus grand nombre en vertu des croyances véhiculées par la Nouvelle gestion publique (suprématie de la performance[209]) n'a fait qu'agrandir le gouffre dans lequel se trouvent les indigents et les jeter dans une « *medical poverty trap* » (Whitehead, Dahlgren et al., 2001). Certains ont proposé de qualifier cette situation de « *iatrogenic poverty* », la médecine produisant la pauvreté (Meessen, Zhenzhong et al., 2003, p.582). Nous avons déjà dit, à la suite de Gilson (2003), qu'un système de santé fondé sur des relations de confiance entre les parties prenantes est en mesure d'apporter une contribution importante à la construction des valeurs sociales. Or, dans cette étude de cas effectuée au Burkina Faso, le manque de confiance de la population, d'une part, envers le système de santé, et d'autre part, envers l'État en général a été mis en évidence. La « *social trap* » paraît consubstantiel à la « *medical poverty trap* ». Cette « *social trap* », nous expliquent Rothstein et Uslaner (2005), évoque le fait que des programmes sociaux universels (par. ex. un système de santé) ne peuvent voir le jour que dans la mesure où les gens ont confiance envers les autres et envers leur gouvernement, puisque ces programmes ne pourront exister que si un système de taxe équitable est organisé. Or, si cette confiance n'existe pas, personne ne sera favorable à cette taxation et donc, ces programmes ne pourront survivre. C'est de nouveau un cercle vicieux. Si l'Afrique, contrairement à ce que pense l'Occident (Ki-Zerbo et Holenstein, 2003; Sen, 2005), dispose d'une longue tradition démocratique, on pourrait cependant aisément dire que ce n'est pas tout à fait le cas actuellement au Faso où l'organisation sociale et politique ne favorisent pas véritablement un sentiment de confiance réciproque. L'espace public, pour reprendre les termes d'Olivier de Sardan (1999), est à (re)construire. À l'instar des propos de Sen (2005) qui nous explique que la démocratie ne se réduit pas à des techniques procédurales, un homme politique burkinabé, interrogé lors de notre recherche, disait : « *la formation éthique, la formation du citoyen. Il manque ça. Si la formation technique est bien, et bien la formation éthique, la formation du citoyen est mal faite* » (EF3).

La présente étude doctorale étant effectuée dans un champ où la recherche et l'intervention sont intimement mêlées, il nous faut maintenant faire des propositions, à l'aune des connaissances ici développées, pour favoriser une amélioration du sort des indigents, eu égard à leur accès aux services de santé. La pierre angulaire de notre analyse, et donc de notre proposition, est constituée des acteurs sociaux. Ce qu'il faut être en mesure d'évoquer est la manière dont on pourrait s'y prendre pour inciter les acteurs à changer et ainsi briser le *statu quo* que l'on connaît. Or, pour reprendre une phrase déjà notée, « *un acteur changera s'il est incité à le faire, s'il comprend les choses de façon différente, si les*

---

[209] Idéologie de la performance disent d'autres (Heilbrunn, 2005).

techniques qu'il mobilise se transforment, si les lois et les règlements changent et enfin si le système dominant de croyances et les valeurs morales évoluent » (Contandriopoulos, Champagne et al., 1996, p.16). Selon cette assertion, cinq types de mesures incitatives peuvent être envisagés pour faciliter cette évolution vers l'équité, tel que la figure suivante le montre bien.

Figure 31 : Les acteurs et les mesures incitatives

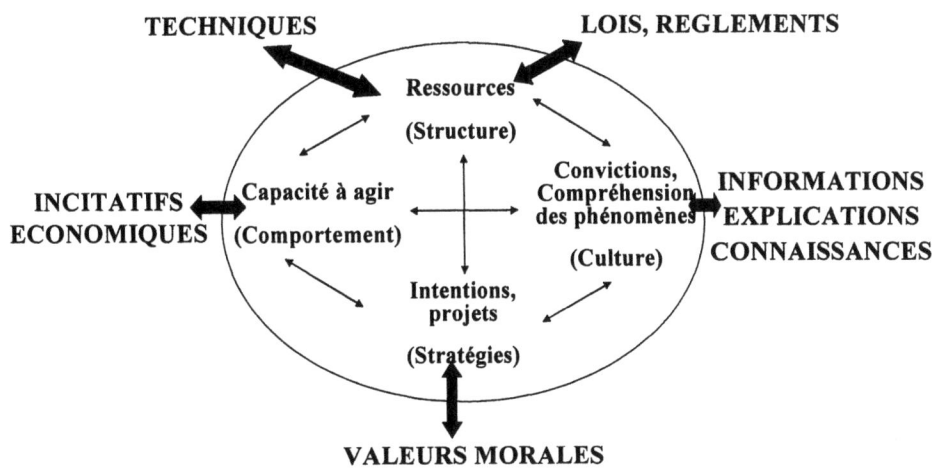

Source : (Contandriopoulos, Champagne et al., 1996)

Comment favoriser l'accès aux services de santé des indigents dans un contexte de mise en œuvre de l'initiative de Bamako ? Voici une nouvelle question essentielle, résultant de la présente recherche et dont certains éléments de réponse peuvent être déduits des chapitres précédents. Supprimer le paiement direct des soins et réclamer un système de financement national sous une forme bismarckienne ou beveridgienne serait éventuellement la proposition la plus techniquement pertinente (*relevance*), bien que cette solution ne doive pas être prise de manière isolée, sans d'autres changements organisationnels, nous apprennent les récentes expériences d'Afrique australe (Gilson et McIntyre, 2004; Nabyonga, Desmet et al., 2005). Cela étant dit, elle ne serait en rien contextuellement pertinente (*responsiveness*) face aux nombreuses difficultés pour l'État burkinabé de collecter et de partager des ressources financières locales. Il faut donc être pragmatique et évoquer des solutions et des incitations de l'ordre du faisable. Cependant, nous ne pensons pas utile de proposer une solution toute faite. Nous croyons en effet plus efficace de mettre en œuvre une recherche-action. L'une des explications, mise au jour dans cette recherche, à l'absence d'équité dans le système de santé est qu'aucune expérience concrète locale d'exemption du paiement des services n'a été tentée. Aussi, les acteurs sociaux n'ont pas été incités à agir en faveur des indigents, car personne ne leur a proposé de solution efficace et équitable au problème d'accès aux services. Les recherches opérationnelles à ce propos, prévues lors du lancement de l'IB en 1993, ne sont toujours pas réalisées en 2004. Or, une fenêtre d'*opportunité* s'ouvre actuellement à travers le nouveau Plan national de développement sanitaire (ministère de la Santé, 2001) et le Cadre stratégique de lutte contre la pauvreté (ministère de l'Economie et du Développement, 2004a).

Voilà pourquoi il nous paraît utile de saisir cette chance pour tenter d'instaurer plus d'équité dans le système de santé, par l'intermédiaire d'un projet de recherche, pour passer à l'action en faveur des indigents. Cela étant dit, avant de passer à l'action, il nous faut avant tout constituer une recherche-action (Reason et Bradbury, 2001) concernant le système d'exemption du paiement pour les indigents. D'abord, il est indispensable, comme le cas sud-africain l'illustre parfaitement (Walker et Gilson, 2004), de favoriser la participation des agents de santé dans la mise en œuvre d'une telle option. Ensuite, les données probantes concernant les mesures d'exemption dans le cadre de l'IB sont encore trop parcellaires pour que nous puissions immédiatement passer à l'action. Nous l'avons déjà dit. Par conséquent, il est préférable de prévoir une recherche-action fondée sur la collaboration active des acteurs locaux dès le début pour développer de nouvelles connaissances utiles à l'intervention en faveur des indigents.

Le déploiement de cette recherche-action sera une occasion d'agir, de manière concomitante, dans le sens des cinq types de mesures incitatives. En effectuant ce travail, on rappellera aux acteurs l'existence des lois, règlements et autres documents techniques stipulant l'obligation légale des parties prenantes d'organiser des mesures d'exemption pour les indigents. La recherche visera a développer, de manière participative, des connaissances, quant à la méthode d'intervention, pour que la prise en charge des indigents soit techniquement réalisable et socialement envisagée. Cela sera possible en définissant avec les acteurs les modalités techniques de l'intervention. En proposant aux acteurs sociaux de s'interroger sur la façon de procéder pour améliorer l'équité dans leur système de santé local, à l'échelle d'un centre de santé, nous les inciterons à porter un regard critique sur leur système de valeurs ; sans pour autant croire que cela remettra en cause, du jour au lendemain, leurs convictions et leurs croyances. Puisqu'une recherche-action repose sur un processus de participation active des acteurs et d'apprentissage mutuel, cette initiative fournira de nouvelles informations, explications et connaissances sur le phénomène de l'exclusion permanente des soins. Enfin, aucune incitation économique ne sera proposée aux responsables communautaires car nous avons vu que les fonds ne manquent pas véritablement à l'échelle locale. Cependant, la mise en place d'une telle recherche apportera des ressources financières qui devront, indubitablement, inciter les équipes cadres de districts ainsi que les chercheurs nationaux à intervenir en faveur des indigents. Le tableau suivant résume l'apport indéniable que pourrait avoir un projet de recherche-action concernant la mise en place de mesures d'exemption pour les indigents.

Tableau 59 : Les acteurs, les mesures incitatives et une recherche-action en faveur de l'équité

Caractéristiques des acteurs	Mesures incitatives	Une recherche-action permettrait de ...
Ressources	Techniques	Proposer une modalité d'intervention
	Lois et règlements	Rappeler l'existence d'obligations légales et de directives
Convictions, compréhension des phénomènes	Informations, explications et connaissances	Rendre les acteurs concernés par les problèmes des indigents
Intentions, projets	Valeurs morales	Réfléchir à l'inégalité d'accès aux services de santé
Capacité à agir	Incitations économiques	Favoriser l'action des agents de santé et des chercheurs nationaux

Source : (Contandriopoulos, Champagne et al., 1996)

Aussi, cette recherche-action serait un moyen pertinent pour produire, dans le contexte local, un certain nombre de connaissances concernant une nouvelle intervention favorable à l'accès aux soins des indigents, sa faisabilité et ses impacts. Cette proposition de recherche a été testée en mars 2005 au Faso avec l'objectif, également, de favoriser l'émergence d'un entrepreneur politique qui saura prendre à bras le corps cette problématique. La création de telles connaissances devrait permettre aux dirigeants politiques du Burkina de prendre toutes les décisions nécessaires au déploiement de telles mesures d'exemption à l'échelle du pays et contribuera, nous l'espérons, à la réalisation des objectifs nationaux fixés dans le PNDS et ceux du Millénaire. Il ne nous reste plus que 10 ans pour les atteindre.

Bibliographie

AA (2003a). *Evaluation du projet exécuté par l'ONG AA dans le district sanitaire de Souna- Rapport d'évaluation finale.* Ouagadougou, AA, DSF: 25.

AA (2003b). *Evaluation interne du projet dans le district sanitaire de Souna- Rapport provisoire.* Ouagadougou, AA, OMS : 24.

ABSP (2001). *Rapport de l'atelier de discussion des résultats du projet MAPHEALTH.* Ouagadougou, Association Burkinabé de Santé Publique: 6.

ABSP (2004). *Plan d'action janvier 2004-décembre 2005.* Ouagadougou, Association burkinabè de santé publique: 38.

AF (2003). *Rapport narratif du projet recherche action de Rockefeller Souna.* Souna, AF.

Afogbe, K. (1997). *Rapport de l'étude sur l'utilisation des médicaments essentiels génériques (MEG).* Ouagadougou, Ministère de la santé, BASP'96: 72.

Aïach, P. (1998). "Justice et inégalités sociales de santé." *Santé publique et sciences sociales* 2 (2e semestre): 21-34.

Aïach, P. (2000). De la mesure des inégalités : enjeux sociopolitiques et théoriques. *Les inégalités sociales de santé.* A. Leclerc, D. Fassin, H. Grandjean, M. Kaminski et T. Lang. Paris, Inserm - La découverte: 83-92.

Aïach, P. et D. Cèbe (1994). "Les inégalités sociales de santé." *La Recherche* 25(261): 100-109.

Alter, N. (1999). Organisation et innovation. Une rencontre conflictuelle. *Les organisations. Etat des savoirs.* P. Cabin. Paris, Editions Sciences Humaines: 185-192.

Ambassade royale des Pays-Bas (1999). *L'évolution du système de santé au Mali depuis l'Initiative de Bamako. Contribution des projets 1987-1999.* Bamako.

Anand, S. et K. Hanson (1998). "DALYs : efficiency versus equity." *World Development* 26(2): 307-310.

Anonyme (1998). "The "Bottom-up" approach to health planning." *Contact* 160(april-may): 3-15.

Arhin-Tenkorang, D. (2000). *Mobilizing resources for health : the case for user fees revisited.* Cambridge, Centre for International Development at Harvard University: 19.

Aristote (1990 [trad]). *Ethique à Nicomaque. Livre V (La justice).* Paris, Librairie philosophique J. Vrin.

Assemblée des députés du peuple (1994). Code de santé publique. *Lois.* -. e. l. Assemblée des députés du peuple-IVème république. Ouagadougou: 118-212.

Aubel, J. et G. Sobgo (1998). *Etude de cas, un partenariat entre l'ONG Save the children Pays-Bas et le district sanitaire de Kongoussi au Burkina Faso.* Ouagadougou, Ministère de la santé, Basics, SCPB: 38.

Audibert, M. et J. Mathonnat (2000). "Cost recovery in Mauritania : initial lessons." *Health Policy and Planning* 15(1): 66-75.

BAC (1998). *Projet d'appui à la région sanitaire de Souna/Burkina Faso - Mise en place, suivi et rationalisation d'un réseau de distribution de médicaments essentiels génériques.* Souna: 45.

BAC (2001). *Projet d'Appui à la Région Sanitaire de Souna(Burkina Faso) - Mise en place, suivi et rationalisation d'un réseau de distribution de Médicaments Essentiels Génériques. Rapport d'activités. Année 2001.* Souna: 22.

BAC (2002). *La prescription rationnelle des médicaments. Rapport de l'atelier de formation. 1ere session du 09 au 14 décembre.* Souna: 74.

BAC (2003a). *Appui à la direction régionale sanitaire de Sounadans le mise en oeuvre de son plan de développement sanitaire.* Souna: 56.
BAC (2003b). *Etude sur la viabilité financière des CSPS des districts sanitaires de Sanou, Toumi et Bakou. Rapport final.* Sanou: 67.
BAC (2003c). *Rapport d'évaluation du niveau de la prescription rationnelle dans les CSPS appuyés par le projet BAC.* Ouagadougou, BAC: 8.
Badini, A. (1994). *Naître et grandir chez les Moosé traditionnels.* Paris-Ouagadougou, SEPIA-ADDB.
Bailey, F. G. (1971). *Les règles du jeu politique. Étude anthropologique.* Paris, Presses Universitaires de France.
Bako-Arifari, N. et P.-Y. Le Meur (2001). Les dynamiques locales aux interventions de développement. *Inégalités et politiques publiques en Afrique : pluralités des normes et jeux d'acteurs.* G. Winter. Paris, Karthala : Institut de recherche pour le développement: 263-277.
Balique, H. (2001). Le concept de communauté et ses limites : à propos des centres de santé communautaires du Mali. *Système et politiques de santé. De la santé publique à l'anthropologie.* B. Hours. Paris, Karthala: 275-283.
Balique, H., O. Ouattara et A. Ag Iknane (2001). "Dix ans d'expérience des centres de santé communautaire au Mali." *Santé Publique* 13(1): 35-48.
Baltussen, R., Y. Yé, S. Haddad et R. Sauerborn (2002). "Perceived quality of care of primary health care service in Burkina Faso." *Health Policy and Planning* 17(1): 42-48.
Bambas, A. et J. A. Cas (2001). Assessing equity in health : conceptual criteria. *Equity and Health: Views from the Pan American Sanitary Bureau.* PAHO, PAHO: 12-21.
Banque mondiale (1993). *Rapport sur le développement dans le monde : investir dans la santé*, Oxford University Press.
Banque mondiale (2003). *Santé et pauvreté au Burkina Faso : progresser vers les objectifs internationaux dans le cadre de la stratégie de lutte contre la pauvreté.* Washington: 99.
Bansse, L., W. P. Zigani et A. Traore (2001). *Expérience de la CAMEG du Burkina Faso dans la distribution des antirétroviraux.* Paris, RemEd: 8.
Bardach, E. (1977). *The Implementation Game. What Happens After a Bill Becomes a Law.* Cambridge, Massachusetts and London, The MIT Press.
Bell, R., T. Ithindi et A. Low (2002). "Improving equity in the provision of primary health care: lessons from decentralized planning and management in Namibia." *Bull World Health Organ* 80(8): 675-81.
Benoist, J. (1991). Les communautés, l'argent et la santé en Afrique. *Actes du séminaire international : Argent et santé. Expériences de financement communautaire en Afrique.* CIE. Paris: 47-60.
Berche, T. (1998). *Anthropologie et santé publique en pays dogon.* Paris, APAD-Karthala.
Bere, A. L. C., A. Nougtara et S. R. Koutou (1998). *Cadre logique de Projet.* Ouagadougou, PDSN.
Bergeron, H., Y. Surel et J. Valluy (1998). "L'Advocacy Coalition Framework. Une contribution au renouvellement des études de politiques publiques ?" *Politix* 41: 195-223.
Berlivet, L. (2001). Déchiffrer la maladie. *Critique de la santé publique. Une approche anthropologique.* J.-P. Dozon et D. Fassin. Paris, Balland: 75-102.
Beyer, B. (1998). "The Politics of the Health Care District Reform in The Republic of Benin." *International Journal of Health Planning and Management* 13: 230-243.

Bibeau, G. (1993). "Comptes rendus de l'ouvrage de Didier Fassin : Pouvoir et maladie en Afrique." *Anthropologie et Sociétés* 17: 253-260.

Biberson, P. (2000). Le désert sanitaire. *Utopies sanitaires.* R. Brauman et Médecins sans frontières (Association). Paris, Pommier-Fayard: 79-102.

Bicaba, A., J. Ouedraogo, S. Ki et B. Zida (2003). *Accès aux urgences chirurgicales et équité.* Ouagadougou, ABSP, CRDI, UdM: 109.

Bidet, J. (1995). *John Rawls et la théorie de la justice.* Paris, Presses Universitaires de France.

Bierschenk, T., J.-P. Chauveau et J.-P. Olivier de Sardan (2000). *Courtiers en développement : les villages africains en quête de projets.* Paris, Mainz, Karthala ; Association euro-africaine pour l'anthropologie du changement social et du développement.

Birungi, H. (1998). "Injections and self-help : risk and trust in Uganda health care." *Social Science and Medicine* 47(10): 1455-1462.

Bitran, R. et U. Giedion (2002). *Waivers and exemptions for health services in developing countries. Final draft*, World Bank: 89.

Blackmore, M. (2001). "Mind the Gap: Exploring the Implementation Deficit in the Administration of the Stricter Benefits Regime." *Social Policy & Administration* 35(2): 145-162.

Blaise, P., G. Kegels, W. Van Lerberghe, B. D. Diakité et G. Touré (1997). *Coûts et financement du système de santé de cercle au Mali.* Antwerp, Belgium, ITG Presse.

Blas, E. et M. Limbambala (2001). "User-payment, decentralization and health service utilization in Zambia." *Health Policy Plan* 16 Suppl 2: 19-28.

Blum, H. (1981). *Planning for health, Generics for the eighties.* New-York, Human Science Press.

Blundo, G. et J.-P. Olivier de Sardan (2000). La corruption comme terrain. Pour une approche socio-anthropologique. *Monnayer les pouvoirs. Espaces, mécanismes et représentation de la corruption.* G. Blundo. Genève-Paris, IUED. 9: 21-46.

Blundo, G. et J.-P. Olivier de Sardan (2001a). "La corruption quotidienne en Afrique de l'Ouest." *Politique Africaine* 83: 8-36.

Blundo, G. et J.-P. Olivier de Sardan (2001b). "Sémiologie populaire de la corruption." *Politique Africaine* 83: 98-114.

Bodart, C., G. Servais, Y. M. Lamine et B. Schmidt-Ehry (2001). "The influence of health sector reform and external assistance in Burkina Faso." *Health Policy and Planning* 16: 74-86.

Boidin, B. (2000). *Le rôle des principes éthiques dans les politiques de santé appliquées aux pays en développement.* CNRS/CERDI, Clermont-Ferrand, France.

Boily, M.-H., F. Martin et S. Larivière (2003). Impact du VIH-SIDA sur les secteurs sociaux : le cas de la santé et de l'éducation. *XIIème CISMA, dec 2001. La conférence internationale sur le VIH-SIDA, la lutte contre la pauvreté et le développement humain en Afrique Sub-saharienne.* L.-J. Grégoire, M. Saba, G. Auregan et S. Wendes. Ouagadougou, Burkina Faso, PNUD: 284-305.

Boisseau, C. (2004). *Approvisionnement et prix des antirétroviraux. Présentation à la Table Ronde "Contribution de la coopération régionale à l'amélioration de l'accès aux médicaments en Afrique, 1994 – 2004" 9 novembre 2004.* Paris, Esther/ReMeD.

Bonkoungou, M. (2002). *L'information statistique dans l'élaboration et le suivi-évaluation du CSLP du Burkina Faso.* Ouagadougou, Cours de la Banque Mondiale sur "combattre la pauvreté" organsié par la DGEP et l'IPD/AOS. Communication nationale: 15.

Bonte, P., M. Izard et M. Abélès (2000). *Dictionnaire de l'ethnologie et de l'anthropologie*. Paris, Presses universitaires de France.

Booth, D., J. Milimo et G. a. Bond (1995). *Coping with cost recovery, A study of the social impact of and responses to cost recovery in basic services (health and education) in poor communities in Zambia, working paper task force on poverty reduction*. Stockholm, Stockholm University, Department of Anthropology, Development Studies Unit: 118.

Bossert, T. (1996). Decentralization. *Health policy and systems development. An agenda for research*. K. Janovsky. Geneva, WHO: 147-159.

Bourdelais, P. (2003). *Les épidémies terrassées. Une histoire de pays riches*. Paris, Editions de La Martinière.

Bourdieu, P. (1993). *La Misère du monde*. Paris, Éditions du Seuil.

Bourdieu, P. (2001). *Science de la science et réflexivité*. Paris, Raisons d'agir.

Bourdieu, P. et L. J. D. Wacquant (1992). *Réponses : pour une anthropologie réflexive*. Paris, Seuil.

Bowling, A. (2005). "Just one question: If one question works, why ask several?" *J Epidemiol Community Health* 59(5): 342-5.

Braveman, P. (1998). *Monitoring equity in health : a policy-oriented approach in low -and middle - income countries*. Geneva, WHO: 92.

Braveman, P. (2003). "Monitoring Equity in Health and Healthcare: A Conceptual Framework." *Journal of Health Population Nutrition* 21(3): 181-192.

Braveman, P. et S. Gruskin (2003). "Defining equity in health." *Journal of Epidemiology and Community Health* 57: 254-258.

Braveman, P. et E. Tarimo (2002). "Social inequalities in health within countries : not only an issue for affluent nations." *Social Science and Medicine* 54: 1621-1635.

Bridgman, P. et G. Davis (1998). *Australian Policy Handbook*. St Leonards, Allen & Unwin.

Brinkerhoff, D. W. (1996). "Process Perspectives on Policy Change : Highlighting Implementation." *World Development* 24(9): 1395-1401.

Brugha, R. et Z. Varvasovszky (2000). "Stakeholder analysis: a review." *Health Policy and Planning* 15(3): 239-246.

Brundtland, G. H. (2000). *Opening Dinner, Winterthur, Massive Effort Advocacy Meeting. 3 October 2000*, WHO.

Brunelle, Y. et A. Saucier (1999). *Les indicateurs et le système de soins*. Québec, Ministère de la santé. Direction générale de la planification et de l'évaluation: 37.

Brunet-Jailly, J. (1992). "Santé : une occasion manquée?, Le Mali et l'Initiative de Bamako." *Afrique Contemporaine*(162): 3-18.

Bryant, J. H., K. S. Khan et A. A. Hyder (1997). "L'éthique, l'équité et l'actualisation de la stratégie OMS de la santé pour tous." *Forum Mondial de la Santé* 18: 115-123.

Burke, J. G., P. O'Campo, G. L. Peak, A. C. Gielen, K. A. McDonnell et W. M. Trochim (2005). "An introduction to concept mapping as a participatory public health research method." *Qual Health Res* 15(10): 1392-410.

Buse, K. et G. Walt (2000). "Role conflict? The World Bank and the world's health." *Soc Sci Med* 50(2): 177-9.

CADSS (1995a). *Ateliers régionaux sur le profil des DS, 14-24 nov 1995, rapport de synthèse*.

CADSS (1995b). *Plan d'action 1995-1999*. Ouagadougou, MS/SG/DGSP: 34.

CADSS (2000a). *Formation en gestion des membres non médecins des équipes cadres de district*. Ouagadougou, MS/SG/DGSP/CADSS, modules 1 à 7.
CADSS (2000b). *Guide national d'élaboration des règlements intérieurs des COGES*. Ouagadougou, MS/SG/DGSP/CADSS: 41.
CADSS (2000c). *Module de formation des comités de gestion des formations sanitaires périphériques de l'Etat. Manuel du participant.* Ouagadougou, MS/SG/DGSP/CADSS: 94.
CADSS (2001). *Formation des médecins en gestion des districts sanitaires*. Ouagadougou, MS/SG/DGSP/CADSS, modules 1 à 15.
CADSS et D.S.Ph. (2000). *Evaluation du volet MEG de l'IB dans cinq districts sanitaire*. Ouagadougou, Ministère de la santé.
Campbell, B. (2000). "Quel modèle politique est sous-jacent au concept apolitique de Gouvernance ?" *Communication pour la Table ronde, Séminaire d'été du Haut Conseil de la Coopération Internationale « Le développement : pour un débat politique » Dourdan, France. 29 août 2000* http://www.ceim.uqam.ca/textes/GouvernanceHCCI.htm (accès le 4/03/04).
Carré, H. et H. Zaoual (1998). La dynamique des ONG : une approche interactionniste. *ONG et développement : société, économie, politique*. J.-P. Deler, Y.-A. Fauré, A. Piveteau et P.-J. Roca. Paris, Éditions Karthala: 323-337.
Cash, K. et D. Sanchez (2003). *Reducing poverty or repeating mistakes? A civil society critique of Poverty Reduction Strategy Papers*, Church of Sweden Aid, Diakonia, Save the Children Sweden and The Swedish Jubilee Network,: 46.
Cazal-Gamelsy, R., A. Bellem et P. Korgo (2001). *Système de pré-paiement en zone cotonnière au Burkina Faso*. Ouagadougou.
CCISD (2000). *Rapport annuel An 3. Proket "Appui à la lutte contre le sida en Afrique de l'Ouest". Volet 9000 Appui aux opérations du Burkina Faso*: 17.
Cellard, A. (1997). L'analyse documentaire. *La recherche qualitative. Enjeux épistémologiques et méthodologiques*. J. Poupart, J.-P. Deslauriers, L.-H. Groulx et al. Montréal, Gaëtan Morin Editeur: 251-271.
Chabot, J. (1988). "The Bamako Initiative - Letter." *Lancet* december 10.
Chabot, J., S. C. Conombo, L. Meuwissen et L. Yonli (1999). *Rapport de l'évaluation finale du programme d'appui aux soins de santé primaires dans la région de Kaya (PASSPK)*. Ouagadougou, MS-SCPB: 86.
Chalmers, J. et G. Davis (2001). "Rediscovering Implementation: Public Sector Contracting and Human Services." *Australian Journal of Public Administration* 60(2): 74-85.
Chastanier, H. et S. Soulama (1995). *Contribution à la mise en œuvre de l'Initiative de Bamako*. Ouagadougou, BAC-Mission française de coopération et d'action culturelle.
Chorliet, C., V. Pietra, C. Compaoré et A. Pooda (1995). *Approche analytique de la disponibilité, l'accessibilité géographique et financière des médicaments essentiels génériques au Burkina Faso*. Ouagdougou, Coopération Française: 62.
CHR (2002a). *Enquête d'opinion en vue d'une analyse situationnelle pour l'amélioration de l'image de marque de l'hôpital de Souna*. Souna, MS/SG/CHR: 40.
CHR (2002b). *Rapport d'activité 2002*. Souna, MS/SG/CHR: 133.
CHR (2003). *Avant projet - Projet d'établissement 2003-2007*. Souna, Centre hospitalier régional: 135.
CHR Ouahigouya (2003). *Avant projet - Projet d'établissement 2003-2007*. Ouahigouya, Centre hospitalier régional: 135.

Clément, J. A. P., J. Mueller, S. Cossé et J. Le Dem (1996). *Aftermath of the CFA Franc devaluation*. Washington, International Monetary Fund: 88.

Cobb, R. W. et J. F. Coughlin (1998). "Are elderly drivers a road hazard?: Problem definition and political impact." *Journal of Aging Studies* 12(4): 411-427.

Coburn, D. (2004). "Beyond the income inequality hypothesis: class, neo-liberalism, and health inequalities." *Social Science and Medicine* 58(1): 41-56.

COCQ-sida (2001). *Comprendre, planifier, intégrer et agir. Modèle de planification. Application à l'organisation et à la recherche communautaires*. Montréal, Coalition des organismes communautaires québécois de lutte contre le sida: 44.

Cohen, M. D., J. G. March et J. P. Olsen (1991). Le modèle du "garbage can" dans les anarchies organisées. *Décisions et organisations*. J. G. March. Paris, Les éditions d'organisations: 163-204.

Collins, C. (1994). *Management and organization of developing health systems*. Oxford, Oxford University Press.

Collins, C. (1996). Decentralization. *Health policy and systems development. An agenda for research*. K. Janovsky. Geneva, WHO: 161-178.

Collins, C., A. Green et D. Hunter (1999). "Health sector reform and the interpretation of policy context." *Health Policy* 47: 69-83.

Comité National d'Ethique (2003). *Rapport annuel 2002*. Ouagadougou, Comité national d'éthique: 120.

Compaoré, K. P. (2003). *La capacité d'autofinancement des formations sanitaires de premier échelon du district sanitaire de Tenkodogo (étude rétrospective portant sur l'année 2001). Mémoire de fin de cycle*. Ouagadougou, Ecole Nationale d'Administration et de Magistrature (ENAM): 101.

Condamine, J.-L., S. Artigues, S. Midol, K. Buisset et é. A. Burkina (1999). "Programme de soutien à la mise en place de l'Initiative de Bamako : analyse de la création de huit aires de santé, province de la Gnagna." *Cahier Santé* 9(5): 305-311.

Conseil de recherches médicales du Canada (1998). *Enoncé de politique des trois conseils : Ethique de la recherche avec des êtres humains*. Ottawa.

Contandriopoulos, A.-P. (2003). "Inertie et changement." *Ruptures. Revue transdisciplinaire en santé* 9(2): 4-31.

Contandriopoulos, A.-P., F. Champagne, J.-L. Denis, C. Sicotte et A. Lemay (1996). *Éléments financiers incitatifs/dissuasifs du système de santé au Canada*. Montréal, Université de Montréal, Groupe de recherche interdisciplinaire en santé: Volume 1, 92.

Copans, J. et F. d. Singly (1998). *L'enquête ethnologique de terrain*. [Paris], Nathan.

Creese, A. et J. Kutzin (1997). Lessons from cost recovery in health. *Marketizing education and health in developing countries, miracle or mirage ?* C. Colclough. Oxford, Clarendon press: 37-62.

Criel, B. (1998). *District-based health insurance in sub-saharian Africa, Part I*. Antwerp, Belgium, ITG Press.

Crochet, S. (2000). Cet obscur objet du désir : la participation communautaire. *Utopies sanitaires*. R. Brauman et Médecins sans frontières (Association). Paris, Pommier-Fayard: 47-77.

Crosby, B. L. (1996). "Policy Implementation : The Organisational Challenge." *World Development* 24(9): 1403-1415.

Crozier, M. et E. Friedberg (1977). *L'acteur et le système*. Paris, Éditions du Seuil.

Dagenais, C. et C. Bouchard (1995). *la cartographie de concepts dans le contexte de la modélisation des interventions auprès de familles en crise*. Montréal, Laboratoire de recherche en écologie humaine et sociale. Université du Québec à Montréal.: 23.

Dagenais, C. et C. Bouchard (2003). "Contribution de la cartographie de concepts à la modélisation des interventions en situation de crise en protection de la jeunesse." *Revue Canadienne d'Évaluation de Programme* 18(1): 61-84.

Daguenais, C. et C. Bouchard (1995). *la cartographie de concepts dans le contexte de la modélisation des interventions auprès de familles en crise*. Montréal, Laboratoire de recherche en écologie humaine et sociale. Université du Québec à Montréal.: 23.

DANIDA (2002). *Revue du processus CSLP au Burkina Faso. Une contribution à la revue internationale du processus CSLP. Projet de rapport final*, Danish International Development Assistance: 46.

Daniels, N., B. P. Kennedy et I. Kawachi (1999). "Why justice is good for our health : the social determinants of health inequalities." *Daedalus* 128: 211-251.

de Beyer, J. A., A. S. Preker et R. G. Feachem (2000). "The role of the World Bank in international health: renewed commitment and partnership." *Soc Sci Med* 50(2): 169-76.

De Herdt, T. (2003). "Aide d'urgence et notions locales d'équité : analyse d'un programme d'aide nutritionnelle comme une interface sociale." *Canadian Journal of Development Studies* XXIV(2): 273-287.

de La Roque, M. (1996). "Equité et exclusions services de santé. De la recherche à l'action, l'expérience d'une ONG." *Cahiers Santé* 6(6): 341-344.

de Leeuw, E. (1999). "Healthy Cities: urban social entrepreneurship for health." *Health Promotion International* 14(3): 261-269.

de Savigny, D., H. Kasale, C. Mbuya et G. Reid (2004). *Un focus sur la réforme du système de santé*. Ottawa.

Demers, L. et V. Lemieux (1998). "La politique québécoise de désengorgement des urgences." *Administration publique du Canada* 41(4): 501-528.

Demuijnck, G. (1997). Comment analyser les inégalités sociales au regard des théories de l'équité ? *Définir les inégalités. Des principes de justice à leur représentation sociale*. DREES. Paris, Ministère de l'emploi et de la solidarité. Collection MiRe.: 15-23.

DEP (1993). *Programme atelier de réflexion " Initiative de Bamako " 18 au 19 octobre 1993. Thème : une approche harmonieuse de la participation communautaire ; le rôle des ONG. Atelier des ONG sur la participation communautaire dans le cadre de l'IB*. Ouagadougou, Ministère de la santé.

DEP (2002a). *Annuaire statistique 2002*. Ouagadougou, Ministère de la santé, Direction des Études et de la Planification: 165.

DEP (2002b). *Projet d'appui aux districts sanitaires (DS) et aux directions régionales de la santé (DRS)*. Ouagadougou, Ministère de la santé, Direction des Études et de la Planification: 46.

DEP (2003). *Canevas et guide d'élaboration des rapports de progrès des districts sanitaires et des directions régionales de la santé*. Ouagadougou, Ministère de la santé: 33.

Descartes, R. (sans date). *Discours de la méthode, avec une notice biographique*. Paris Larousse.

Deschamps, J.-P. (2000). "Les enjeux de santé publique dans le pays en voie de développement." *Médecine&Sciences* 16(11) : 1211-1217.

Desclaux, A. (1999). Des infirmières face au sida. Impact de l'épidémie sur les rôles professionnels dans un service de pédiatrie du Burkina Faso. *Vivre et penser le sida en Afrique*. C. Becker, J.-P. Dozon, C. Obbo et M. Touré. Paris, Karthala: 541-558.

Desclaux, A. (2004). Equity in Access to AIDS Treatment in Africa : Pitfalls among Achievements. *Unhealthy Health Policy. A Critical Anthropological Examination*. A. Castro et M. Singer. Walnut Creek, Altamira Press: 115-132.

Deslauriers, J.-P. et M. Kérisit (1997). Le devis de recherche qualitative. *La recherche qualitative. Enjeux épistémologiques et méthodologiques*. J. Poupart, J.-P. Deslauriers, L.-H. Groulxet al. Montréal, Gaëtan Morin Éditeur: 85-111.

DGSN (2003). *La solidarité pour une communauté humaine sécurisée. Mois de la solidarité : dossier technique*. Ouagadougou, Ministère de l'action sociale et de la solidarité nationale: 9.

Diallo, I., O. Fall et A. Sarr (1997). l'Initiative de Bamako au Sénégal. *Innover dans les systèmes de santé, Expérience d'Afrique de l'Ouest*. J. Brunnet-Jailly. Paris, France, Editions Karthala: 209-218.

Diallo, I., S. Mc Keown et I. Wone (1996). "l'Initiative de Bamako dope les soins primaires." *Forum mondial de la santé* 17: 417-20.

Diallo, S., Y. B. Camara et M. Daffe (2000). "Consultation prénatale et état de santé des nouveau-nés à l'INSE." *Médecine d'Afrique Noire* 47(5): 233-235.

Diome, F. (2003). *Le ventre de l'Atlantique*. Paris, Anne Carrière.

Direction de la santé publique (1973). *Rapport annuel 1973*. Ouagadougou, Ministère de la santé: 109.

Direction régionale de l'économie et du développement (2001). *Monographie de la province du Soulou. Version provisoire*. Sanou, Secrétariat Général: 149.

Dong, H., F. Mugishab, A. Gbangouc, B. Kouyate et R. Sauerborn (2004). "The feasibility of community-based health insurance in Burkina Faso." *Health Policy* 69: 45-53.

Dozon, J.-P. (2003). *Frères et sujets : la France et l'Afrique en perspective*. [Paris], Flammarion.

DPS (1995). *Plan de développement sanitaire 1995-1999 de la province du Yatenga*. Souna, DPS Yatenga.

Drabo, K. M. (2002). *Revue de la mise en oeuvre des soins de santé primaires au Burkina Faso*. Ouagadougou, IRSS/Centre Muraz/OMS/Ministère de la santé: 53.

Drabo, S., J.-M. Bitibaly, L. Keita et A. P. Ouedraogo (1997). *La perception psycho-sociale de personnes handicapés en milieu urbain de Souna*. Souna, ECLA: 97.

DREES (1997). *Définir les inégalités. Des principes de justice à leur représentation sociale*. Paris, Ministère de l'emploi et de la solidarité. Collection MiRe.

DS (2002). *Plan d'action 2002 du district sanitaire de Souna*. Souna, MS/SG/DRS/DS, District sanitaire de Souna,: 63.

DS (2003). *Plan d'action 2004 du district sanitaire de Souna*. Souna, MS/SG/DRS/DS, District sanitaire de Souna,: 87.

DS OHG (1999). *Plan d'action 1999 du district sanitaire de Ouahigouya*. Ouahigouya, MS/SG/DRS/DS, District sanitaire de Ouahigouya,.

DS OHG (2002). *Plan d'action 2002 du district sanitaire de Ouahigouya*. Ouahigouya, MS/SG/DRS/DS, District sanitaire de Ouahigouya,: 63.

Dubet, F. (2006). "Une société construite sur une méritocratie parfaite serait probablement inégalitaire. Redoutable égalité des chances " *Libération* jeudi 12 janvier 2006.

Dufour, Y. et L. Lamothe (1999). Les approches au changement dans les systèmes de santé. *Le système de santé québécois, Un modèle en transformation*. C. Bégin, P.

Bergeron, P.-G. Forest et V. Lemieux. Montréal, Presses de l'Université de Montréal: 313-339.

Dugbatey, K. (1999). "National health policies : sub-saharan African case studies (1980-1990)." *Social Science and Medicine* 49: 223-239.

Dujardin, B. (2003). *Politiques de santé et attentes des patients. Vers un nouveau dialogue.* Paris, Karthala. Editions Charles Léopold Mayer.

Dumont, L. (1985). *Essais sur l'individualisme. Une perspective anthropologique sur l'idéologie moderne.* Paris, Seuil.

Duncan, T., V. Lavy et J. Strauss (1996). "Public policu and anthropometric outcomes in the Côte d'Ivoire." *Journal of Public Economics* 61: 155-192.

Dupuy, F. et J.-C. Thoenig (1979). "Public Transportation Policy Making in France as an Implementation Problem." *Policy Sciences* 11: 1-18.

Earle, L. (2002). *Lost in the Matrix: The Logframe and the Local Picture - Paper for INTRAC's 5th Evaluation Conference: Measurement, Management and Accountability? 31st March – 4th April 2003.* The Netherlands, INTRAC Research Department: 17.

El Abassi, A. (2001). *Health care for all : The Antwerp Meeting. From Alam-Ata to Bamako : an unfinished business. Power Point Presentation.* Antwerp, UNICEF.

Elmore, R. F. (1979). "Bakward Mapping : Implementation Research and Policy Decisions." *Political Science Quarterly* 94(4): 601-616.

Elmore, R. F. (1982). Backward Mapping : Implementation Research and Policy Decisions. *Studying implementation. Methodological and administrative issues.* W. Willams. Chatham, New Jersey, Chatham house publishers, inc.: 18-35.

Emerson, R. M., R. I. Fretz et L. L. Shaw (1995). *Writing ethnographic fieldnotes.* Chicago-London, University of Chicago Press.

Ensor, T. et P. B. San (1996). "Access and payment for health care : the poor of Northern Vietnam." *International Journal of Health Planning and Management* 11: 69-83.

Evans, R. G. et G. L. Stoddart (1996). *Être ou ne pas être en bonne santé : biologie et déterminants sociaux de la maladie.* Montréal, Presses de l'Université de Montréal.

Evrard, D., P. Hubert, P. Katerpilari et J. Perrot (2000). *La mise en place de mutuelles de santé en milieu rural africain. Une expérience au Burkina Faso.* Genève, OMS. Département de l'organisation de la prestation des services de santé. Groupe : bases factuelles et information à l'appui des politiques: 30.

Exworthy, M., L. Berney et M. Powell (2002). ""How great expectations in Westminster may be dashed locally" : the local implementation of national policy on health inequalities." *Policy and Politics* 30(1): 79-96.

Exworthy, M. et M. Powell (2004). "Big Windows and Little Windows : Implementation in the "Congested State"." *Public Administration* 82(2): 263-281.

Fabricant, S., C. Kamara et A. Mills (1999). "Why the poor pay more : household curative expenditures in rural Sierra Leone." *International Journal of Health Planning and Management* 14(3): 179-199.

Farmer, P. (2003). *Pathologies of power : health, human rights, and the new war on the poor.* Berkeley, University of California Press.

Fassin, D. (1990). Analyser. Variables et questions. *Sociétés, développement et santé.* D. Fassin et Y. Jaffré. Paris, ELLIPSES: 108-125.

Fassin, D. (2000a). "Comment faire de la santé publique avec des mots. Une rhétorique à l'oeuvre." *Ruptures* 7(1): 58-78.

Fassin, D. (2000b). *Les enjeux politiques de la santé, Études sénégalaises, équatoriennes et françaises*. Paris, Karthala.
Fassin, D. (2000c). Qualifier les inégalités. *Les inégalités sociales de santé*. A. Leclerc, D. Fassin, G. H., M. Kaminski et T. Lang. Paris, INSERN-La découverte: 123-144.
Fassin, D. (2003). "Capital social, de la sociologie à l'épidémiologie : analyse critique d'une migration transdisciplinaire." *Revue d'Epidemiologie et de Sante Publique* 51(4): 403-13.
Fassin, D. (2004). "Les lois de l'inégalité." *Mouvements* 34(mars-avril).
Fassin, D. (2005). L'ordre moral du monde. Essai d'anthropologie de l'intolérable. *Les constructions de l'intolérable : études d'anthropologie et d'histoire sur les frontières de l'espace moral*. D. Fassin et P. Bourdelais. Paris, Découverte: 17-50.
Fassin, D., P. Aïach et C. Philippe (1996). *Les effets sociaux des maladies graves. Processus de différenciation et d'inégalité*. Paris, CRESP, Université Paris Nord et Unité 158, INSERM: 180.
Fassin, D. et M. Gentilini (1989). "The Bamako Initiave - Letter." *Lancet* January 21: 162-163.
Feachem (2001). *Allocution lors des Journées de Santé Publique du Québec, novembre 2001*. Montréal.
Fiske, A. P. (1990). "Relativity within Moose "Mossi" culture: Four incommensurable models for social relationships." *Ethos* 18: 180-204.
Flori, Y.-A. et S. Tizio (2000). Les politiques sanitaires subsahariennes : efficacité versus équité ou efficacité ergo équité. *Efficacité versus équité en économie sociale,*. A. Alcouffe, B. Fourcade, J. M. Plassard et G. Tahar. Paris, L'Harmattan. 2: 467-478.
Fonteneau, B. et P. van der Hallen (1998). *Réalités de l'économie sociale au Burkina Faso*, Université Catholique de Louvain.
Fort, M., M. A. Mercer et O. Gish, Eds. (2004). *The primary health care movement meets the free market*. Cambridge, South End Press.
Fournier, P., P. Augoyard et S. Haddad (2001). *Initiative de Bamako et déterminants des performances financières des centres publics de santé (exemple en Guinée)*. Paris, Communication, Stage "qualité des soins" de l'ASPROCOP, Paris, 29-31 août 2001: 12.
Galland, B. (1991). Les acteurs des systèmes de financement communautaire : dynamique, rôles et motivations. *Actes du séminaire international : Argent et santé. Expériences de financement communautaire en Afrique*. CIE. Paris: 183-187.
Gauthier, B., Ed. (1997). *Recherche sociale : de la problématique à la collecte de données*. Ste-Foy, (QC), Canada, Presses de l'Université du Québéc.
Gauthier, C., J.-F. Desbiens et S. Martineau (2003). *Mots de passe pour mieux enseigner*. Québec, Presses de l'Université Laval.
Geoffrion, P. (1998). Le groupe de discussion. *Recherche sociale. De la problématique à la collecte des données*. B. Gauthier. Sainte-Foy, PUQ: 303-328.
Gilson, L. (1997a). *Implementing and evaluating health reform processes : lessons from the literature*. Bethesda, PHR-Abt Associates: 26.
Gilson, L. (1997b). "The lessons of user fee experience in Africa." *Health Policy and Planning* 12(4): 273-85.
Gilson, L. (1998). "In defence and pursuit of equity." *Social Science and Medicine* 47(12): 1891-1896.
Gilson, L. (2000). Readdressing equity : the importance of ethical processes. *Reforming health sectors*. A. Mills. London and New York, Kegan Paul International: 103-122.

Gilson, L. (2003). "Trust and the development of health care as a social institution." *Soc Sci Med* 56(7): 1453-68.
Gilson, L., D. Kalyalya, F. Kuchler, S. Lake, H. Organa et M. Ouendo (2000). "The equity impacts of community financing activities in three African countries." *International Journal of Health Planning and Management* 15: 291-317.
Gilson, L., D. Kalyalya, F. Kuchler, S. Lake, H. Organa et M. Ouendo (2001). "Strategies for promoting equity : experience with community financing in three African countries." *Health Policy* 58(1): 37-67.
Gilson, L. et D. McIntyre (2004). *Removing user fees for primary care : necessary but not enough by itself*, EQUINET: 2.
Gilson, L. et A. Mills (1995). Health sector reform in sub-Saharan Africa : Lesson of the last 10 years. *Health sector reform in developing countries, Making Health development sustainable,*. P. Berman. Boston, Harvard University Press: 277-316.
Girard, J. E., M. F. Allen, N. Asingwiire, D. D. Kouyaté et A. Ssewaya (1997). *Impact du recouvrement des coûts sur l'équité d'accès aux soins de santé pour les plus démunis*. Québec, ACSP-Université Laval: 77.
Girard, J. E. et V. Ridde (2000). *L'accès aux soins pour les indigents dans un contexte africain de mise en œuvre de l'Initiative de Bamako*. Conférence internationale : Financement des services dans le pays à faible revenu d'Afrique et d'Asie; 30 nov.- 1 déc., CNRS/CERDI, Clermont-Ferrand, France.
Gobatto, I. (1999). *Etre médecin au Burkina Faso. Dissection sociologique d'une transplantation professionnelle*. Paris, L'harmattan.
Gobatto, I. (2001). Les médecins acteurs dans les systèmes de santé. Une étude de cas au Burkina Faso. *Système et politiques de santé. De la santé publique à l'anthropologie*. B. Hours. Paris, Karthala: 137-162.
Gobatto, I. (2003). *Les pratiques de santé dans un monde globalisé : circulation de modèles et expériences locales dans les Afriques contemporaines*. Paris, Pessac, Karthala ; Maison des sciences de l'homme d'Aquitaine.
Gobbers, D. (2001). *La question de la qualité au coeur de l'équité dans l'accès aux soins à Abidjan*. Paris, Communication, Stage "qualité des soins" de l'ASPROCOP, Paris, 29-31 août 2001: 22.
Gobbers, D. (2002). "L'équité dans l'accès aux soins en Afrique de l'Ouest." *Actualité et dossier en santé publique* Mars(38): 71-78.
Godbout, J. et A. Caillé (2000). *L'esprit du don*. Paris, La Découverte.
Godin, G. (1991). "L'éducation pour la santé : les fondements psychosociaux de la définition des messages éducatifs." *Sciences Sociales et Santé* IX(1): 67-94.
Gouvernement du Burkina Faso (2002). *Constitution du Burkina Faso*. Ouagadougou, Publications du Journal Officiel, SGG-CM, avril 2002.
Gouvernement du Burkina Faso (2003). *Moderniser la société et vaincre la pauvreté. Les priorités du programme d'action du gouvernement*. Ouagadougou.
Gouvernement du Québec (1998). *Plan ministériel en éthique de la recherche et en intégrité scientifique*. Québec, Ministère de la santé et des services sociaux: 33.
Grantham, A. (2001). "How Networks Explain Unintended Policy Implementation Outcomes: The Case of UK Rail Privatization." *Public Administration* 79(4): 851-870.
Green, A. (1999). *An Introduction to health planning in developing countries*. Oxford, Oxford University Press.

Green, A. et C. Collins (2003). "Health systems in developing countries: public sector managers and the management of contradictions and change." *Int J Health Plann Manage* 18 Suppl 1: S67-78.

Green, A., C. Collins, B. Hagos, S. Gebreselassie, A. Stefanini, I. Craveiro, P. Ferrinho, Y. Adam, M. Adbdullah, G. Chapman, M. Omar et J. Gideon (2002). *Strategic Health Planning. Guidelines for Developing Countries*. Leeds, University of Lees-European Commission-Nuffield Institute for Health.

Green, A., M. Rana, D. Ross et C. Thunhurst (1997). "Health planning in Pakistan: a case study." *Int J Health Plann Manage* 12(3): 187-205.

Griekspoor, A. et S. Collins (2001). "Raising standards in emergency relief: how useful are Sphere minimum standards for humanitarian assistance?" *British Medical Journal* 323: 740-2.

Grindle, M. (2000). *Designing Reforms: Problems, Solutions and Politics*. Cambridge, Faculty Research Working Papers Series, John F. Kennedy School of Government, Harvard University: 29.

Grindle, M. S. et J. W. Thomas (1991). *Public choices and policy change. The political economy of reform in developing countries*. Baltimore and London, The Johns Hopkins University Press.

Gruénais, M.-E. et R. Pourtier (2000). "La "santé pour tous" en Afrique : un leurre ?" *Afrique Contemporaine* 3ème trimestre: 3-12.

GTZ (2000a). *Etude sur la mise en place des médicaments essentiels et génériques dans les régions sanitaires de Gaoua et de Dedougou*. Dedougou, GTZ.

GTZ (2000b). *Résultats de l'évaluation des districts par les pairs, mars 2000*. Dédougou, GTZ.

Guironnet, A. (2000). *Médicaments essentiels au Burkina Faso : proposition d'un guide d'utilisation*. Institut des sciences pharmaceutiques et biologiques. Faculté de pharmacie. Lyon, Université Claude Bernard: 307.

Gunn, L. A. (1978). "Why is implementation so difficult ?" *Management Services in Government* 33(4): 169-176.

Gwatkin, D. (2003). *Free Government Health Services: Are They the Best Way to Reach the Poor ?* Washington, World Bank: 13.

Gwatkin, D., A. Bhuiya et C. G. Victora (2004). "Making health systems more equitable." *Lancet* 364(October 2): 1273-1280.

Gwatkin, D., S. Rustein, K. Johnson, R. P. Pande et A. Wagstaff (2000). *Socio-economic differences in Health, Nutrition and Population in Burkina Faso*, HNP/Poverty Thematic Group of The World Bank: 28.

Gwatkin, D. R. (2001). "The need for equity-oriented health sector reforms." *International Journal of Epidemiology* 30: 720-723.

Habgberg, S. (2001). "A l'ombre du conflit violent. Règlement et gestion des conflits entre agriculteurs karaboro et agro-pasteurs peul au Burkina Faso." *Cahiers d'études africaines* 161: 45-72.

Haddad, S. et P. Fournier (1995). "Quality, cost and utilization of health services in developing countries. A longitudinal study in Zaïre." *Social Science and Medicine* 40(6): 743-753.

Haddad, S., A. Nougtara, J. Ouédraogo, S. Ky-Ouédraogo, V. Ridde et P. Fournier (2004a). Burkina Faso case study (titre provisoire). *Safeguarding the Health Sector in Times of Macroeconomic Instability: Policy Lessons for Low- and Middle-Income Countries, in press*. Haddad S. et al. Ottawa, IDRC.

Haddad, S., A. Nougtara et V. Ridde (2004b). "Les inégalités d'accès aux services de santé et leurs déterminants au Burkina Faso." *Santé, Société et Solidarité* 2: 199-210.

Hannequin, B. (1990). "Etat, patriarcat et développement : le cas d'un village mossi du Burkina Faso." *Canadian Journal of African Studies* 24(1): 37-49.

Hardeman, W., W. Van Damme, M. Van Pelt, I. Por, H. Kimvan et B. Meessen (2004). "Access to health care for all? User fees plus a Health Equity Fund in Sotnikum, Cambodia." *Health Policy Plan* 19(1): 22-32.

Heilbrunn, B. (2005). *La performance, une nouvelle idéologie? : critique et enjeux*, La decouverte.

HERA (1994). *Le secteur pharmaceutique au Burkina Faso. Résumé historique, version provisoire*. Ouagadougou: 28.

Hibou, B. (1998). *Economie politique du discours de la Banque Mondiale en Afrique sub-saharienne. Du catéchisme économique au fait (et méfait) missionnaire*. Paris, CERI: 46.

Hill, M. (1997). "Implementation theory : yesterday's issue ?" *Policy and Politics* 25(4): 375-385.

Hofmann, C.-A., L. Roberts, J. Shoham et P. Harvey (2004). *Measuring the impact of humanitarian aid. A review of current practice*. London, Humanitarian Policy Group. HPG Research Report n°17: 38.

Hong, E. (2004). The primary health care movement meets the free market. *Sickness and Wealth. The corporate assault on global health*. M. Fort, M. A. Mercer et O. Gish. Cambridge, South End Press: 27-36.

Hours, B. (1992). "La santé publique entre soins de santé primaires et management." *Cahier des Sciences Humaines* 28(1): 123-140.

Hours, B. et Anthropologie médicale appliquée au développement et à la santé (Association) (2001). *Systèmes et politiques de santé : de la santé publique à l'anthropologie*. Paris, Éd. Karthala.

Houston, D. et L. Richardson (2000). "The politics of Air Bag Safety : A competition amoung problem definitions." *Policy Studies Journal* 28(3): 485-501.

Howlett, M. et M. Ramesh (1995). *Studying Public Policy*. Toronto, Oxford University Press.

Huberman, A. M. et M. B. Miles (1991). *Analyse des données qualitatives, Recueil de nouvelles méthodes*. Bruxelles, De Boeck Université.

Hutton, G. et M. Tanner (2004). "The sector-wide approach : a blessing for public health?" *Bulletin of the World Health Organization* 82(12): 893-4.

Huygens, P. (1999). *La prise en charge communautaire de la santé douze ans après l'Initiative de Bamako : Etude socio-anthropologique de cas à Cotonou, Bénin*. Bruxelles, Commission de la coopération universitaire au développement (CUD) et Administration générale de la coopération au développement (AGCD): 35.

Hyjazi, J., T. M. Barry, N. Keita, J. N'Gokwey, A. G. Savane et M. Balde (2000). "Initiative de Bamako et pauvreté : cas de la ville de Conakry." *Le Bénin Médical* 14: 72-80.

IDEA (1999). *La réforme du système électoral au Burkina Faso. Rapports du séminaire sur le dialogue pour le développement démocratique au Burkina Faso et l'atelier sur la démocratie et les élections: La réforme du système électoral au Burkina Faso. 29 juin – 1 juillet 1999*, Institut International pour la Démocratie et l'Assistance Electorale, International IDEA.

Ido, A. (2002). *Civil Society Organisation involvement in the PRSP process : a case for Burkina Faso*. Harare, AFRODAD: 39.

IDS (1995). *Paying for health : new lessons from china*. Sussex, Institute of Development Studies: 8.
IHSD (2003). *Mapping of sector wide approaches in health*. London, Institue for Health Sector Development. SIDA.
IMF (2003). *Burkina Faso : Statistical Annex. IMF Country Report n0 03/198*. Washington, IMF.
ISEqH (2001). *Working Definitions*, http://www.iseqh.org/workdef.htm (consulté le 12/12/01).
IUHPE, Ed. (1999). *The Evidence of Health Promotion Effectiveness: Shaping Public Health in a new Europe. Part Two*. Brussels - Luxembourg, ECSC-EC-EAEC.
Jackson, K. et W. M. K. Trochim (2002). "Concept mapping as an alternative approach for the analysis of open-ended survey responses." *Organizational Research Methods* 5(4): 307-336.
Jaffré, B. (2000). "L'"affaire Zongo" ébranle le Burkina Faso." *Manière de voir* 51(mai-juin): 44.
Jaffré, Y. (1999a). "Les services de santé "pour de vrai". Politiques sanitaires et interactions quotidiennes dans quelques centres de santé (Bamako, Dakar, Niamey)." *Bulletin de l'APAD* 17: 3-17.
Jaffré, Y. (1999b). "Pharmacies des villes, pharmacies "par terre"." *Bulletin de l'APAD* 17: 63-70.
Jaffré, Y. et J.-P. Oilivier de Sardan (1999). *La construction sociale des maladies, les entités nosologiques populaires en Afrique de l'Ouest*. Paris, Presses Universitaires de France.
Jaffré, Y., J.-P. Olivier de Sardan, Y. Diallo, A. S. Fall, M. Koné, A. Souley et Y. Touré (2002). *Les dysfonctionnements des systèmes de soins. Rapport du volet socio-anthropologique du projet "santé urbaine" (Unicef-Coopération Française). Enquêtes sur l'accès aux soins dans 5 capitales d'Afrique de l'Ouest. [Paru en 2003 sous le titre : Une médecine inhospitalière. Les difficiles relations entre soignants et soignés dans cinq capitales d'Afrique de l'Ouest, Karthala, Paris]*: 289.
Janovsky, K. et A. Cassels (1996). Health policy and systems research : issues, methods, priorities. *Health policy and systems development. An agenda for research*. K. Janovsky. Geneva, WHO: 11-23.
Jean, F. (1996). Aide humanitaire et économie de guerre. *Économies des guerres civiles*. F. Jean et J.-C. Ruffin. Paris, Hachette: 543-589.
John, P. (1999). "Ideas and interests; agendas and implementation : an evolutionary explanation of policy change in British local government finance." *British Journal of Politics and International Relations* 1(1): 39-62.
Juillet, A. (2000). *L'impact des tarifs des services de santé et des revenus sur les décisions de recours aux soins des malades à Bamako - Estimation d'un modèle logit emboîté (non publié)*: 16.
Kallo, A. (2003). *Sociétés d'Etat. Le bâton de la rentabilité râpe la carotte de l'autonomie*. Journal du Jeudi n°619 du 31 juillet au 6 août. Ouagadougou: 7.
Kanji, N. (1989). "Charging for drugs in Africa : UNICEF's "Bamako Initiative"." *Health Policy and Planning* 4(2): 110-120.
Kapiriri, L., O. F. Norheim et K. Heggenhougen (2003). "Public participation in health planning and priority setting at the district level in Uganda." *Health Policy Plan* 18(2): 205-13.

Kaszap, M. (1997). Normes pour la transcription des verbatims. *Introduction à l'analyse qualitative- note de cours DID 63370*. 1. Québec, Université Laval: 121.
Keen, J. et T. Packwood (1995). "Qualitative research : case study evaluation." *British Medical Journal* 311: 444-446.
Kerouedan, D. (2000). *Mise en place de la tarification des médicaments essentiels dans les centres de santé de base des 21 services de santé de districts de la province de Tuléar à Madagascar sur la période 1997-2000*. Financement des systèmes de santé dans les pays à faible revenu d'Afrique et d'Asie- décembre 2000, Clermont-Ferrand, France.
Keshavjee, S. (2004). The contradictions of a Revolving Drug Fund in Post-Soviet Tajikistan: Selling Medicines to Startving Patients. *Unhealthy Health Policy. A Critical Anthropological Examination*. A. Castro et M. Singer. Walnut Creek, Altamira Press: 97-113.
Ki-Zerbo, J. et R. Holenstein (2003). *À quand l'Afrique*. La Tour d'Aigues. Genève, Editions de l'aube ; Editions d'en bas.
Kingdon, J. W. (1995). *Agendas, Alternatives and Publics Policies*. New York, Harper Collins.
Kingdon, J. W. (2001). "A model of agenda-setting, with applications." *Law Review* 2: 331-337.
Kitzinger, J. (1995). "Qualitative Research: Introducing focus groups." *British Medical Journal* 311: 299-302.
Kivumbi, G. W. et F. Kintu (2002). "Exemptions and waivers from cost sharing : ineffective safety nets in decentralized districts in Uganda." *Health Policy and Planning* 17(suppl 1): 64-71.
Klötti, U. (1998). Les exigences substantielles et méthodologiques de l'évaluation scientifique des politiques publiques. *Politiques publiques. Evaluation*. W. Bussmann, U. Klötti et P. Knoepfel. Paris, Economica: 37-54.
Knippenberg, R., E. Alihonou, S. A., J.-M. Ndiaye, J.-P. Lamarque et A. El Abassi (1997). "Huit ans d'expérience de l'Initiative de Bamako." *L'enfant en milieu tropical*(229/230): 1-108.
Knippenberg, R., D. Levy-Bruhl, R. Osseni, K. Drame, S. A. et C. Debeugny (1990). "Initiative de Bamako : des expériences en soins de santé primaires." *L'enfant en milieu tropical*(184/185): 96.
Knippenberg, R., A. Soucat, K. Oyegbite, M. Sene, D. Broun, K. Pangu, I. Hopwood, R. Grandcourt, L. Tinguiri, I. Fall, S. Ammassari et E. Alihonou (1997). "Sustainability of primary health care including expanded program of immunizations in Bamako Initiative programs in west africa : an assesment of 5 years' field experience in Benin and Guinea." *International Journal of Health Planning and Management* 12(Suppl. 1): S9-S28.
Knippenberg, R., F. Traore Nafo, R. Osseni, Y. B. Camara, A. El Abassi et A. Soucat (2003). *Increasing Client's Power to Scale Up Health Services for the Poor: The Bamako Initiative in West Africa; Background paper to the World Development Report*. Washington, World Bank: 34.
Kohler, J. M. (1971). *Activités agricoles et changements sociaux dans l'ouest Mossi*. Paris, ORSTOM.
Korte, R., H. Richter, F. Merkle et H. Görgen (1992). "Financing health services in sub-saharian africa : options for decision makers during adjustement." *Social sciences and medicine* 34(1): 1-9.

Kouanda, A. (1995). La progression de l'islam au Burkina pendant la période coloniale. *La Haute-Volta coloniale*. G. Massa et Y. G. Madiéga. Paris, Karthala: 233-248.
Krasnik, A. (1996). "The concept of equity in health services research." *Scandinavian Journal of Social Medicine* 24(1): 2-7.
Krause, G., M. Borchert, J. Benzler, R. Heinmüller, I. Kaba, M. Savadogo, N. Siho et H. J. Diesfeld (1999). "Rationality of drug prescriptions in rural health centres in Burkina Faso." *Health Policy and Planning* 14(3): 291-298.
Kroneman, M. W. et J. van der Zee (1997). "Health policy as a fuzzi concept : methodological problems encountered when evaluating health policy reforms in an international perspective." *Health Policy* 40: 139-155.
Krueger, R. A. (1994). *Focus group, a pratical guide for applied research*, Sage Publications.
Kumaranayake, L. et D. Walker (2002). Cost-effectiveness analysis and priority-setting : global approach without local meaning ? *Health policy in a globalising world*. L. Kelley, K. Buse et S. Fustukian. Cambridge, Cambridge University Press: 140-156.
Kutzin, J. (1995). *Un cadre pour l'évaluation des réformes de financement de la santé*, OMS - Unité des systèmes et politiques de santé au niveau national: 27.
L'Ecuyer, R. (1990). *Méthodologie de l'analyse développementale de contenu, méthode GPS et concept de soi*. Québec, Presses de l'Université du Québec.
Labonte, R. (2004). "Social inclusion/exclusion: dancing the dialectic." *Health Promot Int* 19(1): 115-21.
Labonte, R., T. Schrecker, D. Sanders et W. Meeus (2004). *Fatal Indiffrence. The G8, Africa and Global Health*. Ottawa, IDRC-UTC Press.
Lachaud, J.-P. (2002). *Dynamique de pauvreté et inégalité de la mortalité des enfants au Burkina Faso. Document de travail n°66*. Bordeaux, Centre d'économie du développment. Université Montesquieu-Bordeaux IV: 19.
Lamari, M. et R. Landry (2003). Contexte socio-politique de la prise de décision dans le domaine de la préservation de l'environnement. *Environnement et santé publique : fondements et pratiques*. M. Gérin, P. Gosselin, S. Cordier et al. [St-Hyacinthe, Québec], [Paris], Edisem ; Diffusion Éditions Tec & Doc: 958-974.
Lamboray, J.-L. et R. Niimi (1991). Financement et politique de santé en Afrique. *Actes du séminaire international : Argent et santé. Expériences de financement communautaire en Afrique*. CIE. Paris, 24-27 septembre 1991: 287-293.
Lancet (1988). "The Bamako Initiave - Editorial." *Lancet* novembre 19: 1177-1178.
Laperrière, A. (1997a). La théorisation ancrée (grounded theory) : démarche analytique et comparaison avec d'autres approches apparentées. *La recherche qualitative. Enjeux épistémologiques et méthodologiques*. J. Poupart, J.-P. Deslauriers, L.-H. Groulx et al. Montréal, Gaëtan Morin Editeur: 309-340.
Laperrière, A. (1997b). Les critères de scientificité des méthodes qualitatives. *La recherche qualitative. Enjeux épistémologiques et méthodologiques*. J. Poupart, J.-P. Deslauriers, L.-H. Groulx et al. Montréal, Gaëtan Morin Editeur: 365-389.
Laterveer, L., L. W. Niessen et A. S. Yazbeck (2003). "Pro-poor health policies in poverty reduction strategies." *Health Policy Plan* 18(2): 138-45.
Laurent, P.-J. (1995). *Les pouvoirs politiques locaux et la décentralisation au Burkina Faso*. Louvain-la-Neuve, Paris, Academia ;Harmattan.
Laurent, P.-J. (1996a). Dynamiques matrimoniales chez les Mossi du Burkina Faso; pratiques de l'église des Assemblées de Dieu, des aînés, des cadets et de l'Etat.

Phénomènes informels et dynamiques culturelles en Afrique. G. De Villiers, Institut Africain - L'Harmattan n°10-20: 166-183.
Laurent, P.-J. (1996b). "Permanence et résurgence des réseaux de solidarité." *La revue nouvelle* 5(mai): 88-95.
Laurent, P.-J. (1998a). "Conversions aux assemblées de Dieu chez les Mossi du Burkina-Faso : modernité et socialité." *Journal des Africanistes* 1-2: 67-97.
Laurent, P.-J. (1998b). *Une association de développement en pays Mossi, le don comme ruse.* Paris, Karthala.
Laurent, P.-J. (2000). "Entre ville et campagne : le big man local ou la "gestion coup d'Etat" de l'espace public." *Politique Africaine* 80: ?
Lavigne Delville, P. (2000). *Des groupes cibles aux groupes stratégiques : participation et exclusion.* Paris, GRET. Les notes méthodologiques, n°2: 7.
Leclerc, A., D. Fassin, H. Grandjean, M. Kaminski et T. Lang, Eds. (2000). *Les inégalités sociales de santé*, Inserm - La découverte.
Leclerc, J. (2001). *Gérer autrement l'administration publique : la gestion par résultats.* Sainte-Foy, Presses de l'Université du Québec.
Lee, K., K. Buse et S. Fustukian, Eds. (2002). *Health policy in a globalising world.* Cambridge, Cambridge University Press.
Lee, K. et H. Goodman (2002). Global policy networks : the propagation of health care financing reform since the 1980s. *Health policy in a globalising world.* K. Lee, K. Buse et S. Fustukian. Cambridge, Cambridge University Press: 97-199.
Lefèvre, P. et C. E. de Suremain (2002). "Les contributions de la socio-anthropologie à la nutrition publique : pourquoi, comment et à quelles conditions ?" *Cahier Santé* 12(1): 77-85.
Leighton, C. (1996). "Strategies for achieving health financing reform in Africa." *World Development* 24: 1511-1525.
Leighton, C. et F. Diop (1995). *Protecting the poor in Africa : Impact of Means Testing on Equity in the Health Sector in Burkina Faso, Niger, and Senegal ?* Bethesda MD, Health Financing and Sustainability (HFS) Project - Abt Associates Inc.: 29.
Lemieux, V. (1995). *L'étude des politiques publiques, les acteurs et leur pouvoir.* Québec, Les presses de l'Université Laval.
Lemieux, V. (2000). *À quoi servent les réseaux sociaux?* Sainte-Foy, Québec, Éditions de l'IQRC.
Lemieux, V. (2001). *Décentralisation, politiques publiques et relations de pouvoir.* Montréal, Les Presses de l'Université de Montréal.
Lemieux, V. (2002). *L'étude des politiques publiques, les acteurs et leur pouvoir.* Québec, Les Presses de l'Université Laval.
Lenoir, R. (1998). "Quand la Banque Mondiale s'éveille..." *Futuribles* février: 17-24.
Léveque, M., B. Jean et D. White (2002). *Les conceptions du développement social : Le point de vue des acteurs.* Québec, Rapport déposé au fonds québécois de la recherche sur la société et la culture.: 215.
Lévesque, M. et D. White (1999). "Le concept de capital social et ses usages." *Lien social et politiques, RIAC* 41(printemps): 23-33.
Levy, M. (2001). Conclusion. *Inégalités et politiques publiques en Afrique : pluralités des normes et jeux d'acteurs.* G. Winter. Paris, Karthala : Institut de recherche pour le développement: 415-425.
Lieberman, J. M. (2002). "Three streams and four policy entrepreneurs converge - A policy window opens." *Education and Urban Society* 34(4): 438-450.

Lindholm, L., M. Rosen et M. Emmelin (1998). "How many lives is equity worth? A proposal for equity adjusted years of life saved." *J Epidemiol Community Health* 52(12): 808-11.

Long, N. (1994). "Du paradigme perdu au paradigme ... retrouvé? Pour une sociologie du développement orientée vers les acteurs." *Bulletin de l'APAD* 7: 11-34.

Long, N. et A. Long, Eds. (1992). *Battlefields of knowledge. The interlocking of theory and practice in social research and development*. London, Routledge.

Mackenbach, J. et M. Bakker (2002). *Reducing Inequalities in Health: A European Perspective*. London and New York, Routledge.

Maiga, F. I., S. Haddad, P. Fournier et L. Gauvin (2003). "Public and private sector responses to essential drugs policies: a multilevel analysis of drug prescription and selling practices in Mali." *Soc Sci Med* 57(5): 937-48.

Maïga, M. D., A. Sissoko, A. Niangaly et N. Kante (1995). *Quel rôle joue la femme dans la création et la gestion des associations de santé communautaires (ASACO) et des centres de santé communautaires (CSCOM) au Mali ? Etude de cas*. Bamako, CNIECS, UNICEF: 44.

Maïga, Z., F. Traoré Nafo et A. El Abassi (1999). *La réforme du secteur santé au Mali 1989-1996*. Antwerp, Belgium, ITG Press.

Marie, A. (1997a). Du sujet communautaire au sujet individuel. Une lecture anthropologique de la réalité africaine contemporaine. *L'Afrique des individus, Itinéraires citadins dans l'Afrique contemporaine (Abidjan, Bamako, Dakar, Niamey)*. A. Marie. Paris, Karthala: 53-110.

Marie, A. (1997b). *L'Afrique des individus, Itinéraires citadins dans l'Afrique contemporaine (Abidjan, Bamako, Dakar, Niamey)*. Paris, Karthala.

Martin, V. et M.-H. Jobin (2004). "La gestion axée sur les résultats : comparaison des cadres de gestion de huit juridiction." *Administration Publique du Canada* 47(3): 304-331.

Masiye, F. (2000). *Analysis of health care exemption policy in Zambia : key issues and lessons*. Financement des systèmes de santé dans les pays à faible revenu d'Afrique et d'Asie- décembre 2000, Clermont-Ferrand, France.

Massé, R. (1995). *Culture et santé publique : les contributions de l'anthropologie à la prévention et à la promotion de la santé*. Montréal, Gaëtan Morin.

Massé, R. et J. Saint-Arnaud (2003). *Éthique et santé publique : enjeux, valeurs et normativité*. [Québec], Presses de l'Université Laval.

Mazmanian, D. A. et P. A. Sabatier (1983). *Implementation and Public Policy*. Glenview, Ill., Scott, Foresman and Company.

Mc Pake, B., K. Hanson et A. Mills (1992). *Implementing the Bamako Initiative in Africa, a review and five case studies*, London School of Hygiene and Tropical Medicine PHP Department Publication.

Mc Pake, B. et J. Kutzin (1997). *Méthodes d'évaluation des effets des réformes des systèmes de santé*. Geneva, OMS (Division de l'analyse, de la recherche et de l'évaluation).

McCoy, D., D. Sanders, F. Baum, T. Narayan et D. Legge (2004). "Pushing the international health research agenda towards equity and effectiveness." *Lancet* 364(9445): 1630-1.

McLees, S. (1994). *Une enquête des coûts, des recettes et des effectifs dans les établissements de soins de santé primaires de trois provinces du Burkina Faso*. Bethesda, Abt Associates Inc.: 35.

Meessen, B., Z. Zhenzhong, W. Van Damme, N. Devadasan, B. Criel et G. Bloom (2003). "Iatrogenic poverty." *Trop Med Int Health* 8(7): 581-4.
Meny, Y. et J.-C. Thoenig (1989). *Politiques publiques*. Paris, Presses universitaires de France.
Meunier, A. (1999). *Système de soins au Burkina Faso. Le paradoxe sanitaire*. Paris, L'Harmattan.
Meuwissen, L. E. (2002). "Problems of cost recovery implementation in district health care: a case study from Niger." *Health Policy Plan.* 17(3): 304-313.
Michael, M. et A. Zwi (2002). "Oceans of need in the desert : ethical issues identified while researching humanitarian agency response in Afghanistan." *Developing World Bioethics* 2(2): 109-130.
Miles, M. B., A. M. Huberman et J.-J. Bonniol (2003). *Analyse des données qualitatives*. Bruxelles, De Boeck Université.
Mills, A., S. Bennett, S. Russell et N. Attanayake (2001). *The challenge of health sector reform : what must governments do?* Houndmills ; New York, Palgrave.
ministère de l'Administration territoriale (1995). *Décret nr 95/462/PRES/MS/MEFP portant statuts des comités de gestion des formations sanitaires périphériques de l'Etat*. Ouagadougou, Burkina Faso: 7.
ministère de l'Economie et des Finances (1998). *Table ronde des bailleurs de fonds pour le développement des secteurs sociaux. Santé-Eau-Assainissement*. Ouagadougou: 97.
Ministère de l'économie et des finances (2000). *Cadre stratégique de lutte contre la pauvreté*. Ouagadougou: 91.
Ministère de l'économie et des finances (2001). *Processus du CSLP au Burkina Faso*. Ouagadougou, Communication à Dakar, 10-13 septembre 2001: 12.
ministère de l'Economie et du Développement (2003). *Rapport consolidé de mise en oeuvre du cadre stratégique de lutte contre la pauvreté 200-2003. (Version amendée)*. Ouagadougou, Secrétariat technique pour la coordination des programmes de développement économique et social: 110.
ministère de l'Economie et du Développement (2004a). *Cadre stratégique de lutte contre la pauvreté*. Ouagadougou: 139.
ministère de l'Economie et du Développement (2004b). *Programme d'actions prioritaires de mise en oeuvre du CSLP 2004-2006*. Ouagadougou: 120.
Ministère de l'économie et du développement (2003). *Rapport consolidé de mise en oeuvre du cadre stratégique de lutte contre la pauvreté 200-2003. (Version amendée)*. Ouagadougou, Secrétariat technique pour la coordination des programmes de développement économique et social: 110.
ministère de la Santé (1987). *Le système national de santé. Fiche n°1. Recyclage du personnel*. Ouagadougou, Direction de la formation professionnelle/PDSS: 7.
ministère de la Santé (1992). *Document national sur le renforcement des soins de santé primaires au Burkina Faso; projet de démarrage de l'Initiative de Bamako*. Ouagadougou, Comité préparatoire de l'Initiative de Bamako: 73.
ministère de la Santé (1994). *Note introductive sur l'Initiative de Bamako au Burkina Faso. Bilan des années 1992 et 1993 et perspectives dans le contexte de la dévaluation du CFA présent à l'occasion de la Rencontre Nationale avec les Partenaires de l'Initiative de Bamako*. Ouagadougou, Secrétariat Général: 13.
ministère de la Santé (1996a). *Document cadre de politique pharmaceutique nationale*: 17.
ministère de la Santé (1996b). *Table ronde des secteurs sociaux. Tome I : Analyse de la situation socioéconomique et sanitaire*. Ouagadougou: 49.

ministère de la Santé (1996c). *Table ronde des secteurs sociaux. Tome II : Politique de santé*. Ouagadougou: 22.

ministère de la Santé (1996d). *Table ronde des secteurs sociaux. Tome III : Programmes prioritaires*. Ouagadougou: 61.

Ministère de la santé (1999a). *Guide la microplanification au niveau CSPS*. Ouagadougou, MS/SG.

ministère de la Santé (1999b). *Revue de la mise en oeuvre de l'initiative de Bamako au Burkina Faso*. Ouagadougou, MS/SG: 15.

Ministère de la santé (2000a). *Document d'analyse de la situation sanitaire nationale*. Ouagadougou, MS: 120.

Ministère de la santé (2000b). *Document de politique sanitaire nationale*. Ouagadougou, MS: 37.

Ministère de la Santé (2001). *Plan national de développement sanitaire 2001-2010*. Ouagadougou, MS: 57.

Ministère de la Santé (2002). *Partenaires au développement sanitaire du Burkina Faso. Fiches synthétiques des interventions. Document interne à diffusion restreinte*. Ouagadougou, Direction des études et de la planification: 78.

Ministère de la Santé (2003a). *Cadre et directives de planification 2004*. Ouagadougou, MS/SG/DEP.

Ministère de la Santé (2003b). *Recherche opérationnelle sur la gratuité de la prise en charge des patients atteints de méningite cérébro-spinale au Burkina Faso*. Ouagadougou, Comité technique de pilotage de lutte contre les épidémies: 45.

ministère de la Santé et des Services sociaux (2002). *Programme national de santé publique 2003-2012*. Québec, MSSS: 126.

ministère des Finances et du Budget (2003). *Table ronde des bailleurs de fonds du plan national de développement sanitaire (PNDS) 2001-2010*. Ouagadougou: 90.

Monnier, E. (1992). *Évaluations de l'action des pouvoirs publics. Du projet au bilan*. Paris, Économica.

Mooney, G. (1987). "Qu'est-ce que l'équité en matière de santé." *Rapport trimestriel statistique sanitaire mondial*: 296-303.

Mooney, G. (1999). *Vertical equity in health care resource allocation*. Sydney, Department of public health and community medicine, University of Sydney.

Mooney, G. (2000). "The need to build community autonomy in public health." *Australian and New Zealand Journal of Public Health* 24(2): 111-112.

Mooney, G. (2002). *Reply to Barbara Starfied UK Health Equity Network, http://www.ukhen.org.uk/ Sent: Sun 10/13/2002 9:42 AM*.

Morgan, L. M. (2001). "Community participation in health : perpetual allure, persistent challenge." *Health Policy and Planning* 16(3): 221-230.

MSSPA (1995). *Déclaration de politique sectorielle de santé et de population*. Bamako, Ministère de la santé, de la solidarité et des personnes âgées (MSSPA).

MSSPA (1999). *Revue de l'initiative de Bamako dans la région Africaine, Expérience du Mali*. Bamako, Ministère de la santé, de la solidarité et des personnes âgées (MSSPA): 10.

Munoz-Dardé, V. (2000). *La justice sociale : le libéralisme égalitaire de John Rawls*. Paris, Nathan.

Murray, C. J. L. et J. Frenck (2000). "A framework for assessing the performance of health systems." *Bulletin of the WHO* 78(6): 717-731.

Nabyonga, J., M. Desmet, H. Karamagi, P. Kadama, F. Omaswa et O. Walker (2005). "Abolition of cost-sharing is pro-poor: evidence from Uganda." *Health Policy Plan.* 20(2): 100-108.

Nacoulma, D. et F. Petitjean (1993). Une expérience de pré-paiement des risques fréquents à faible coûts. *Innover dans les systèmes de santé, Expérience d'Afrique de l'Ouest.* J. Brunet-Jailly. Paris, France, Editions Karthala: 367-380.

Naimoli, J. F., T. Johnston et M. Scheneidman (2003). *Reaching the MDGs in Burkina Faso. An assessment of the MDG#4: reduce child mortality by 2/3 by 2015.* Washington, World Bank: 18.

Nanda, P. (2002). "Gender dimensions of user fees: implications for women's utilization of health care." *Reproductive Health Matters* 10(20): 127-34.

Naudet, J.-D. (2002). "Les "guignols de l'info". Réflexions sur la fragilité de l'information statistique." *Les Nouveaux Cahiers de l'IUED (VERIFIER)*: 31-55.

Navarro, V. (2004). "The World Health Situation." *International Journal of Health Services* 34(1): 1-10.

Navarro, V. et L. Shi (2001). "The political context of social inequalities and health." *Soc Sci Med* 52(3): 481-91.

Ndiaye, P., A. Tal-Dia, R. Sambou, I. Wone et I. Diallo (2002). "Bilan et perspectives de la participation communautaire au centre hospitalier régional de Ziguinchor (Sénégal)." *Cahier Santé* 12(4): 383-7.

Neufeld, V., S. MacLeod, P. Tugwell, D. Zakus et C. Zarowsky (2001). "The rich-poor gap in global health research: challenges for Canada." *Cmaj* 164(8): 1158-9.

Newbrander, W. et D. Collins (1999). *Guidelines for acheving equity : ensuring access of poor to health services under fee systems.* Arlington, Va., for USAID by the BASICS project.

Nguyen, V.-K. (2002). "Sida, ONG et la politique du témoignage en Afrique de l'Ouest." *Anthropologie et Sociétés* 26(1): 69-87.

Nikièma, B., S. Haddad et L. Potvin (2004). *Équité "populaire" versus équité vue par les experts.* D. Third international conference of The International Society for Equity in Health, June 10-12 2004.

Nitièma, A., M. Dadjoari et V. Ridde (2004). *Evaluation du projet d'appui à la région sanitaire de Soulou Burkina Faso.* Ouagadougou, BAC: 46.

Nitièma, A., V. Ridde et J. E. Girard (2003). "L'efficacité des politiques publiques de santé dans un pays de l'Afrique de l'Ouest : le cas du Burkina Faso." *International Political Science Review* 24(2): 237-256.

Nord, E., J. Richardson, A. Street, H. Kuhse et P. Singer (1995). "Maximizing health benefits vs egalitarianism: an Australian survey of health issues." *Social Science and Medicine* 41(10): 1429-37.

Nougtara, A. (2000). *Etude sur les besoins, attitudes et pratiques des jeunes en matière de santé de la reproduction dans 10 villages du Soulou. Rapport final.* Souna, AF: 49.

Nougtara, A., J. Ouedraogo, S. Haddad, S. Ouedraogo, P. Toe, Y. Yaro et A. Zoubga (2001). *Évaluation des liens entre les programmes d'ajustement macroéconomique, la réforme du secteur de la santé et l'accessibilité, l'utilisation et la qualité des services de santé. Rapport global du Burkina Faso.* Ouagadougou, Montréal, Ministère de la santé, Association Burkinabé de Santé Publique, CRDI, Université de Montréal: 199.

Nuffield Council on Bioethics (2002). *Pays en développement : l'éthique de la recherche dans le domaine des soins de santé.* London: 18.

Nutbeam, D. (2002). *Implementing policies across central government.* Allocution lors du colloque "UK Health Equity Network, Health inequalities: evidence, policy and implementation" 5 July. London.
Nyamwaya, D. (2003). "Health promotion in Africa: strategies, players, challenges and prospects." *Health Promot Int* 18(2): 85-7.
Nzapayeke, A. W. (1997). *Les centres de santé communauatires au Mali, résultats de l'enquête auprès des bénéficiaires.* Tuntange Luxembourg, PSPHR: 100.
OCDE (2004). *Spécial santé : graphiques par pays bénéficiaire et territoire.* Consulté le 30 novembre 2004. http://www.oecd.org/document/7/0,2340,fr_2649_37413_7016007_1_1_1_37413, 00.html. Paris.
Ofosu-Amaah, S. (1989). "The Bamako Initiative - Letter." *Lancet* January, 21: 162.
Ogden, J., G. Walt et L. Lush (2003). "The politics of 'branding' in policy transfer: the case of DOTS for tuberculosis control." *Social Science and Medicine* 57(1): 179-88.
Ogunbekun, I., O. Adeyi, A. Wouters et R. H. Morrow (1996). "Costs and financing of improvement in the quality of maternal health services through the Bamako Initiative in Nigeria." *Health Policy and Planning* 11(4): 369-384.
Oliver, A. et E. Mossialos (2004). "Equity of access to health care: outlining the foundations for action." *J Epidemiol Community Health* 58(8): 655-8.
Olivier de Sardan, J.-P. (1991). Savoirs populaires et agents de développement. *D'un savoir à l'autre. Les agents de développement comme médiateurs.* J.-P. Olivier de Sardan et E. Paquot. Paris, GRET-Ministère de la coopération et du développement.
Olivier de Sardan, J.-P. (1995a). *Anthropologie et développement. Essai en socio-anthropologie du changement social.* Paris, APAD-KARTHALA.
Olivier de Sardan, J.-P. (1995b). "La politique du terrain. Sur la production des données en anthropologie." *Enquête* 1: 71-109.
Olivier de Sardan, J.-P. (2000a). "Dramatique déliquescence des Etats en Afrique." *Le Monde Diplomatique* février 2000: 12-13.
Olivier de Sardan, J.-P. (2000b). Rendre compte des points de vue des acteurs : principes méthodologiques de l'enquête de terrain en sciences sociales. *Les enquêtes participatives en débât. Ambition, pratiques et enjeux.* P. Lavigne Delville, N.-E. Sellamna et M. Mathieu. Paris, Montpellier, Gret - Karthala - Icra: 419-449.
Olivier de Sardan, J.-P. (2002a). "Le soignant face au soigné anonyme en Afrique." *Sante publique et sciences sociales* 8 et 9: 90-117.
Olivier de Sardan, J.-P. (2002b). "Les trois approches en anthropologie du développement." *Revue Tiers-Monde* 168: 737-762.
Olivier de Sardan, J. P. (1990). Sociétés et développement. *Sociétés, développement et santé.* D. Fassin et Y. Jaffré. Paris, ELLIPSES: 28-37.
Olivier de Sardan, J. P. (1999). "L'espace public introuvable, chefs et projets dans les villages nigériens." *Revue Tiers Monde* 157: 139-167.
Olsen, J. A. (1997). "Theories of justice and their implications for priority setting in health care." *Journal of Health Economics* 16: 625-639.
OMS (1996). *Instauration de réformes du secteur sanitaire basées sur des observations concrètes en Afrique Subsaharienne. Rapport d'une réunion interpays, Arusha, Tanzanie, 20-23 novembre 1995.* Geneva, OMS.
OMS (1999a). *Rapport sur la santé dans le monde, 1999, pour un réel changement*: 131.
OMS (1999b). *Revue de l'Initiative de Bamako, 8-12 mars 1999 à Bamako (Mali) Recommandations générales et rapports des gouvernements du Mali et du Niger,* OMS (Afrique): 4.

OMS (2000). *Rapport sur la santé dans le monde, 2000, pour un système de santé plus performant*. Geneve.
OMS (2003). *Rapport sur la santé dans le monde, 2003. Façonner l'avenir*. Geneve.
OMS/AFRO (1978). *Rapport sur les soins de santé primaires dans la région africaine*. Alma Ata, OMS: 18.
OMS/AFRO (1999). *The Bamako Intitiative Working Group. The first meeting 11-14 october 1999*. Harare, WHO/AFRO, UNICEF: 29.
OMS/AFRO (2000). *Draft report of the second Bamako Intitiative Working Group Meeting. 20-24 march 2000*. Abidjan, WHO/AFRO, UNICEF: 27.
OMS/FISE (1989a). *Bulletin d'information de l'initiative de Bamako, vol 1 n°1*, OMS/FISE,.
OMS/FISE (1989b). *Bulletin d'information de l'initiative de Bamako, vol 1 n°2*, OMS/FISE,.
Ouedraogo, B. (1999). *Organisation du système de santé au Burkina Faso : forces et faiblesses*. Etats Généraux de la Santé, 15 au 17 juin 1999, Ouagadougou.
Ouedraogo, B. L. (1990). *Entraide Villageoise et développement. Groupements paysans au Burkina Faso*. Paris, L'Harmattan.
Ouedraogo, J.-B. (1996). "The articulation of the Moose traditional chieftaincies, the modern political system, and the economic development of Kaya region." *Journal of Legal Pluralism* 37-38: 249-261.
Ouedraogo, J.-B. (1997). Crise économique et démocratie politique au Burkina Faso : quelles perspectives de développement ? *Démocratie, culture et développement en Afrique noire*. C. Beauchamp et Association internationale des sociologues de langue française. Montréal, L'Harmattan: 31-46.
Ouedraogo, J.-B. et H. Fofana (1997). *Les problèmes de la "participation communautaire" dans la mise en oeuvre de l'Initiative de Bamako au Burkina Faso*. Université de Ouagadougou: 23.
Ouedraogo, L., E. B. Savadogo et J. M. V. Yameogo (1998). *Etude sur les facteurs limitant une gestion efficiente des MEG dans la région sanitaire de Souna*, Ministère de la santé: 33.
Ouendo, M., M. Makoutode, V. Agueh et A. Manko D'almeida (2000). *Equité dams l'application de l'Initiative de Bamako : situation de la prise en charge saniatire des indigents au Bénin et approche de solution*. internationale : Financement des systèmes de santé dans les pays à faible revenu d'Afrique et d'Asie- décembre 2000, Clermont-Ferrand, France.
Ouendo, M., M. Makoutode, M. Paraiso, M. Wilmet-Dramaix et B. Dujardin (2005). "Itinéraire thérapeutique des malades indigents au Bénin (pauvreté et soins de santé)." *Tropical Medicine and International Health* 10(2): 179-186.
Oxfam (2004). *From 'Donorship ' to Ownership?, Briefing Paper*. London, Oxfam International: 54.
Pacere, T. F. (1979). *Ainsi on a assassiné tous les mossé*. Sherbrooke, QC, Canada, Editions Naaman.
Paganini, A. (1991). L'Initiative de Bamako. *Actes du séminaire international : Argent et santé. Expériences de financement communautaire en Afrique*. CIE. Paris: 257-269.
Paganini, A. (2004). "The Bamako Initiative was not about money." *Health Policy and Development* 2(1): 11-13.

Paillé, P. (1991). *Procédure systématiques pour l'élaboration d'un guide d'entrevue semi-directive : un modèle et une illustration.*, Congrès de l'Association canadienne-française pour l'avancement des sciences.
Paillé, P. et A. Mucchielli (2003). *L'analyse qualitative en sciences humaines et sociales.* Paris, Colin.
Pangu, K., K. Aflagah, M. Kaba, E. H. Tairou et N. Tchedre (1999). Equity and sustainability of the health system : a community agenda in the Central Region of Togo. *Scaling up, scaling down : overcoming malnutrition in developing countries.* T. J. Marchione. Amsterdam. Abingdon, Gordon & Breach ; Marston: 139-156.
Patton, M. Q. (1997). *Utilization-Focused Evaluation.* Thousand Oaks-London-New Delhi, Sage Publications.
Patton, M. Q. (2002). *Qualitative research and evaluation methods.* Thousand Oaks, London, New Delhi, Sage Publications.
Pawson, R. (2002). "Evidence-based Policy: The Promise of 'Realist Synthesis'." *Evaluation* 8(3): 340-358.
Peretz, J. H. (1998). "Waste management agenda setting: a case of incorrect problem definition?" *Waste Management & Research* 16(3): 202-209.
Pérouse de Montclos, M.-A. (2002). *L'aide humanitaire, aide à la guerre ?* Bruxelles, Complexe,.
Perrin, V., Y. Obadia et J. Moati (1998). "Systèmes de santé et états de santé : l'équité introuvable?" *Economie Publique, Etudes et recherches* 2: 141-175.
Peter, F. (2001). "Health equity and social justice." *J Appl Philos* 18(2): 159-70.
Peter, F. et T. Evans (2001). Ethical dimensions of health equity. *Challenging inequities in health.* T. Evans, M. Whitehead, F. Diderichsen, A. Bhuiya et M. Wirth, Oxford University Press: 25-33.
Pfeiffer, J. (2003). "International NGOs and primary health care in Mozambique : the need for a new model of collaboration." *Soc Sci Med* 56: 725-738.
Pfeiffer, J. (2004). International NGOs in the Mozambique Health Sector : The "Vevet Glove" of Privatization. *Unhealthy Health Policy. A Critical Anthropological Examination.* A. Castro et M. Singer. Walnut Creek, Altamira Press: 43-62.
Pires, A. P. (1997). Echantillonnage et recherche qualitative : essai théorique et méthodologique. *La recherche qualitative. Enjeux épistémologiques et méthodologiques.* J. Poupart, L.-H. Groulx, J.-P. Deslaurierset al, Gaëtan Morin Editeur: 113-169.
Pitois, E. (1995). *L'Initiative de Bamako au Burkina Faso.* Lyon, mémoire Bioforce, BAC.
Pluye, P., L. Potvin et J. L. Denis (2004a). "Making public health programs last: conceptualizing sustainability." *Evaluation and Program Planning* 27(2): 121-133.
Pluye, P., L. Potvin, J. L. Denis et J. Pelletier (2004b). "Program sustainability: focus on organizational routines." *Health Promot Int* 19(4): 489-500.
PNDS (2003). *Indicateurs de suivi du PNDS. Guide de renseignement. Version provisoire.* Ouagadougou, Secrétariat technique du PNDS/DEP/SG/MS.
PNUD (1997). *Rapport sur le développement humain - Burkina Faso.* Ouagadougou, PNUD: 166.
PNUD (2000). *Rapport sur le développement humain - Burkina Faso. Le rôle de la gouvernance.* Ouagadougou, PNUD: 238.
PNUD (2003). *Rapport sur le développement humain - Burkina Faso. Corruption et développement humain.* Ouagadougou, PNUD: 207.

Poletti, T. et E. Sondrop (2004). "Cost-recovery in the health sector : an inappropriate policy in complex emergencies." *Humanitarian Exchange* 26(march): 19-21.

Popay, J., G. Williams, C. Thomas et A. Gatrell (1998). Theorising inequalities in health : the place of lay knowledge. *The sociology of health inequalities*. M. Bartley, D. Blane et G. D. Smith. Oxford, Blackwell Publishers: 59-83.

Poupart, J., J.-P. Deslauriers, L.-H. Groulx, A. Laperrière, R. Mayer et A. Pires, Eds. (1997). *La recherche qualitative. Enjeux épistémologiques et méthodologiques*. Montréal, Gaëtan Morin Editeur.

Powell, M. et M. Exworthy (2001). "Joined-Up Solutions to Address Health Inequalities : Analysing Policy, Process and Resource Streams." *Public Money & Management* January-March: 21-26.

Preker, A. S., Ed. (2004). *Health financing for poor people : resource mobilization and risk sharing*. Washington, World Bank.

Pressman, J. L. et A. Wildavsky (1984). *Implementation. How great expectations in Washington are dashed in Oakland*. Berkeley, Los Angeles, London, University of California Press.

Rathwell, T. (1998). Implementing health care reform : a review of current experience. *Critical challenges for health care reform in Europe*. R. B. Saltman, J. Figueras et C. Sakellarides. Buckingham Philadelphia, Open University Press: 385-399.

Rawls, J. (1993). *Théorie de la justice*. Paris, du Seuil.

Rawls, J. (2004). *La justice comme équité. Une reformulation de Théorie de la Justice*. Montréal, Boréal.

Raynault, C. (1990). Inégalités économiques et solidarités sociales. Exemples haoussa au Niger. *Sociétés, développement et santé*. D. Fassin et Y. Jaffré. Paris, ELLIPSES: 136-154.

Reason, P. et H. Bradbury, Eds. (2001). *Handbook of Action Research. Participative Inquiry and Practice*. London-Thousand Oaks-New Delhi, Sage Publications.

Reddy, S. et J. Vandemoortele (1996). *User Financing of Basic Social Services, A review of theoretical arguments and empirical evidence*. New York, N.Y., USA, UNICEF: 105.

Reich, M. R. (1996). "Applied political analysis for health policy reform." *Curent Issues in Public Health* 2: 186-191.

Reich, M. R., Ed. (2002). *Public-Private Partnerships for Public Health*. Cambridge, Harvard Center for Ppulation and Development Studies.

Rheault, S. (1995). *Évaluation des modalités de financement et de paiement dans le domaine sociosanitaire*. Québec, Ministère de la santé et des services sociaux: 161.

Rice, P. L. et D. Ezzy (1999). *Qualitative research methods. A health focus*. Oxford - New York, Oxford University Press.

Rice, T. (1998). Equity and redistribution, Chapter 5. *The economics of health reconsidered*. T. Rice. Chicago, Health administration press: 141-165.

Ridde, V. (2001). *Étude de faisabilité de l'exemption du paiement des frais aux usagers dans un district sanitaire du Burkina Faso*. Essai de maîtrise (Msc.) en santé communautaire, Département de Médecine Sociale et Préventive. Québec, Université Laval: 262.

Ridde, V. (2002a). L'aide humanitaire et la santé de la population afghane sous le régime des Tâlebân. *L'action humanitaire du Canada. Histoire, concepts, politiques et pratiques de terrain*. Y. Conoir et G. Vera. Québec, Presses de l'Université Laval: 545-566.

Ridde, V. (2002b). "Les victimes devraient-elles payer les soins de santé?" *Revue des Questions Humanitaires* Printemps: 12-15.
Ridde, V. (2003a). "Fees-for-services, cost recovery, and equity in a district of Burkina Faso operating the Bamako Initiative." *Bulletin of World Health Organization* 87(7): 532-538.
Ridde, V. (2003b). "L'expérience d'une démarche pluraliste dans un pays en guerre : l'Afghanistan." *Canadian Journal of Program Evaluation* 18(1): 25-48.
Ridde, V. (2004a). "Agir contre les inégalités sociales de santé : tentative d'explications de l'immobilisme des autorités de la santé publique québécoise." *Revue Canadienne de Santé Publique* 95(3): 224-7.
Ridde, V. (2004b). "Kingdon à Bamako : conceptualiser l'implantation d'une politique publique de santé en Afrique." *Politique et sociétés* 23(2-3): 183-202; http://www.erudit.org/revue/ps/2004/v23/n2-3/010889ar.html.
Ridde, V. (2004c). "L'évaluation de programme en santé internationale : qu'est-ce que c'est, comment la planifier et utiliser une approche participative ?" *Développement et Santé* 169: 23-29.
Ridde, V. (2004d). *L'initiative de Bamako 15 ans après. Un agenda inachevé. Health, Nutrition and Population (HNP) Discussion Paper;* http://www-wds.worldbank.org/servlet/WDS_IBank_Servlet?pcont=details&eid=000012009_20041228141039. Washington, World Bank: 54.
Ridde, V. (2004e). Seeds against malnutrition in Afghanistan: an experience in participative performance evaluation training. *Encyclopedia of Evaluation*. S. Mathison. Thousand Oaks, Sage Publication: 433-434.
Ridde, V. (2005a). "Apprendre d'un processus évaluatif d'un programme de développement en Afrique de l'Ouest." *Soumis à la Revue Canadienne d'Evaluation de Programme*.
Ridde, V. (2005). "Performance-based Partnership Agreements for the reconstruction of the health system in Afghanistan." *Development in Practice* 15(1): 4-15.
Ridde, V. (2005b). *Politiques publiques de santé et équité en Afrique de l'Ouest. Le cas de l'Initiative de Bamako au Burkina Faso. Thèse de Ph. D.* Université Laval Québec, Canada, http://www.theses.ulaval.ca/2005/23020/23020.html. A paraître aux éditions L'Harmattan: 661.
Ridde, V. et J. E. Girard (2004). "Douze ans après l'initiative de Bamako : constats et implications politiques pour l'équité d'accès aux services de santé pour les indigents africains." *Santé Publique* 15(1): 37-51.
Ridde, V., A. Nitièma et M. Dadjoari (2005). "Améliorer l'accessibilité des médicaments essentiels génériques aux populations d'une région sanitaire du Burkina Faso." *Cahiers Santé* 15(3): 175-82.
Rist, R. C. (2000). Influencing the policy process with qualitative research. *Handbook of qualitative reserarch*. N. K. Denzin et Y. S. Lincoln. London, Sage Publications: 1001-1017.
Ritchie, J. et L. Spenzer (1994). Qualitative data analysis for applied policy research. *Analyzing qualitative data*. A. Bryman et R. G. Burgess. London and New York, Rotledge: 173-194.
Robert, P. (1996). *Version électronique du nouveau Petit Robert, Disque optique compact CD-ROM version 1.2*.
Robin, A. et C. Decam (1999). *Viabilité financière des maternités dans les CSCOMs de Bamako*. n. publié. Bamako.

Rochefort, D. A. et R. W. Cobb (1993). "Problem Definition, Agenda Access, and Policy Choice." *Policy Studies Journal* 21(1): 56-71.

Rochefort, D. A. et R. W. Cobb (1994). Problem Definition : An Emerging Perspective. *The politics of Problem Definition. Shaping the Policy Agenda.* D. A. Rochefort et R. W. Cobb, University Press of Kansas: 1-31.

Roger, M. (1993). Sumaya dans la région de Sikasso : une entité en évolution. *Se soigner au Mali, une contribution des sciences sociales.* J. Brunet-Jailly. Paris, France, Karthala-ORSTOM: 83-125.

Rothstein, B. (2000). "Trust, social dilemmas and collective memories." *Journal of Theoretical Politics* 12(4): 477-501.

Rothstein, B. et E. Uslaner (2005). *All for All : Equality and Social Trust.* LSE Health and Social Care Discussion Paper Number 15. London: 38.

Rowson, M. et E. Verheul (2004). *Pushing the boundaries: health and the next round of PRSPs*, Wemos, Medact.: 50.

Russel, S. et L. Gilson (1997). "User fee policies to promote health access for the poor : a wolf in sheep's clothing?" *International Journal of Health Services* 27(2): 359-379.

Rychetnik, L., M. Frommer, P. Hawe et A. Shiell (2002). "Criteria for evaluating evidence on public health interventions." *Journal of Epidemiology and Community Health* 56(2): 119-27.

Sabatier, P. A. (1986). What can we learn from implementation research. *Guidance, Control, and Evaluation in the Public Sector.* F.-X. Faufmann, G. Majone, V. Ostrom et W. Wirth. Walter de Gruytrt, Berlin, New York: 313-325.

Sabatier, P. A. (1999a). *Theories of the policy process.* Boulder, Colo., Westview Press.

Sabatier, P. A., Ed. (1999b). *Theories of the policy process.* Theoretical lenses on public policy. Boulder, Colo., Westview Press.

SAEC et PDSN (2001). *Evaluation externe de la performance des services de santé appuyés par le projet de développement santé et nutrition (PDSN).* Ouagadougou: 133.

Sakho, M. et L. Yonli (1997). *Backstopping sur le recouvrement des coûts dans la région sanitaire de Kaya (01-13 décembre 1997).* Ouagadougou, Ministère de la santé, SCPB: 28.

Saltman, R. B. (1997). "Equity and distributive justice in European health care reform." *International Journal of Health Services* 27(3): 443-453.

Samaké, S., G. Dakono et F. Guidetti (1997). La carte sanitaire, outil de négociation pour le développement sanitaire. *Innover dans les systèmes de santé, Expérience d'Afrique de l'Ouest.* J. Brunnet-Jailly. Paris, France, Editions Karthala: 73-83.

Sartorius, R. H. (1991). "The logical framework approach to project design and management." *Evaluation practice* 12(2): 139-147.

Sassi, F., J. Le Grand et L. Archard (2001). "Equity versus efficiency: a dilemma for the NHS. If the NHS is serious about equity it must offer guidance when principles conflict." *Bmj* 323(7316): 762-3.

Saucier, A. et Y. Brunelle (1995). *Les indicateurs et la gestion par résultats.* Québec, Gouvernement du Québec, Ministère de la santé et des services sociaux, direction générale de la planification et de l'évaluation: 33.

Sauerborn, R., A. Adams et M. Hien (1996). "Household strategies to cope with the economic cost of illness." *Social Science and Medicine* 43(3): 291-301.

Savonnet-Guyot, C. (1986). *État et sociétés au Burkina : essai sur le politique africain.* [Paris], Karthala.

Secrétariat Général (2002a). *Evaluation de la gestion des ressources financières par les comités de gestion (COGES)*. Ouagadougou, MS: 47.
Secrétariat Général (2002b). *Projet de développement santé et nutrition (PDSN). Une expérience de gestion décentralisée basée sur la performance*. Ouagadougou, Ministère de la santé: 36.
Sen, A. (2000a). *Repenser les inégalités*. Paris, Seuil.
Sen, A. (2000b). *Un nouveau modèle économique. Développement, justice, liberté*. Paris, Odile Jacob.
Sen, A. (2001). Health equity : perspectives, measurability, and criteria. *Challenging inequities in health*. T. Evans, M. Whitehead, F. Diderichsen, A. Bhuiya et M. Wirth, Oxford University Press: 69-75.
Sen, A. (2005). *La Démocratie des autres : pourquoi la liberté n'est pas une invention de l'occident*. Paris, Payot.
Shaw, R. P. et M. Ainsworth, Eds. (1995). *Financing health services through user fees and insurance, case studies from sub-saharian africa*. Washington, World Bank.
Sidwaya (2003). *Prestations des services de santé : harmonisation des tarifs*. Sidwaya,. Ouagadougou: 1.
Smith, D. J. (2003). "Patronage, per diems and the "Workshop mentality" : the practive of family planning programs in Southeastern Nigeria." *World Development* 31(4): 703-715.
Smithson, P. (1994). *Health financing and sustainability : a review and analysis of five country case studies*. London, Save The Children: 72.
Sobéla, F. (2000). *Rapport de la mission de contrôle de la qualité de la prise en charge et de la disponibilité des médicaments au Burkina Faso du 15.02 au 01.03.2000*. Ouagadougou, Projet d'appui à la lutte contre le sida en Afrique de l'Ouest.
Sogge, D. (2003). *Les mirages de l'aide internationale. Quand le calcul l'emporte sur la solidarité*. Paris, Enjeux Planète.
Somé, L. (2003). *Compaoré et Sankara 20 ans après. Points communs et différences de deux révolutionnaires*. L'indépendant n°517 du 05 août. Ouagadougou: 4-5.
Sorgho, G. (1993). *Introduction sur la politique de renforcement des soins de santé primaires/initiative de Bamako au Burkina Faso. Atelier de réfléxion sur les ONG et l'IB au Burkina Faso*. Ouagadougou, Plan International: 7.
Soucat, A. (1990). *Le financement communautaire des soins de santé primaires : est-il possible et équitable?* Thèse de médecine. Nancy, Université de Nancy I.
Soucat, A., T. Gandaho, D. Levy-Bruhl, X. De Bethune, E. Alihonou, C. Ortiz, P. Gbedonou, P. Adovohekpe, O. Camara, J.-M. Ndiaye, B. Dieng et R. Knippenberg (1997). "Health seeking behaviour and household health expenditures in Benin and Guinea : the equity implications of the Bamako Initiative." *International Journal of Health Planning and Management* 12(suppl.1): S137-S163.
Soucat, A., D. Levy-Bruhl, P. Gbedonou, K. Drame, J.-P. Lamarque, S. Diallo, R. Osseni, P. Adovohekpe, C. Ortiz, C. Debeugny et R. Knippenberg (1997). "Local cost sharing in Bamako Initiative systems in Benin and Guinea : assuring the financial viability of primary health care." *International Journal of Health Planning and Management* 12(suppl.1): S109-S135.
Sow, B. (1994). *Enquête sur la volonté et la capacité des ménages à payer pour les soins de santé dans trois provinces du Burkina Faso*. Bethesda, Abt Associates Inc.: 90.
Sphere (2000). *Normes minimales dans le secteur des services médicaux*. http://www.sphereproject.org/french/handbook/sante.html (consulté le 01/01/03), Oxfam Publishing ISBN 0-85598-447-3.

Stake, R. E. (1994). Case studies. *Handbook of qualitative reserarch*. N. K. Denzin et Y. S. Lincoln. London, Sage Publications: chap. 14, 236-247.
Stake, R. E. (2000). Case studies. *Handbook of qualitative reserarch*. N. K. Denzin et Y. S. Lincoln. London, Sage Publications: 435-454.
Standing, H. (2002). "An overview of changing agendas in health sector reforms." *Reprod Health Matters* 10(20): 19-28.
Starfield, B. (2001). "Improving equity in health : a research agenda." *International Journal of Health Services* 31(3): 545-566.
Stewart, F. et M. Wang (2003). *Do PRSPs Empower Poor Countries And Disempower The World Bank, Or Is It The Other Way Round? Working Paper Number 108*, Queen Elizabeth House, University of Oxford: 27.
Stierle, F., M. Kaddar, A. Tchicaya et B. Schmidt-Ehry (1999). "Indigence and access to health care in sub-saharan Africa." *International journal of health planning and management* 14: 81-105.
Stiglitz, J. E. (2002). *La grande désillusion*. Paris, Fayard.
Strauss, A. L. (1992). *La trame de la négociation : sociologie qualitative et interactionnisme*. Paris, L'Harmattan.
Streefland, P. (2005). "Public health care under pressure in sub-Saharan Africa." *Health Policy* 71(3): 375-82.
Taverne, B. (1999). Valeurs morales et messages de prévention : la "fidélité" contre le sida au Burkina Faso. *Vivre et penser le sida en Afrique*. C. Becker, J.-P. Dozon, C. Obbo et M. Touré. Paris, Karthala: 509-524.
Taylor, E. C. (1992). "Surveillance for equity in Primary Health Care : policy implications from internation experience." *International Journal of Epidemiology* 21(6): 1043-1049.
Tchicaya, A. J. R. (1994). *Financement et efficacité des soins de santé primaires : évaluation de la politique de recouvrement des coûts dans la région de Niari au Congo*. Sciences économiques. Dijon, Université de Bourgogne: 2 tomes.
Tejada de Rivero, D. A. (2003). "Alma-Ata Revisited." *Perspectives in Health Magazine (PAHO)* 8(3).
Tellis, W. (1997). "Introduction to Case Study." *The Qualitative Report, (http://www.nova.edu/ssss/QR/QR3-2/tellis1.html)* 3(2): 9.
Thiery, D. (2002). *Enquête auprès des populations sur l'utilisation des centres de santé couverts par le projet BAC*. Ougadougou, BAC: 69.
Tiendrébéogo-Kaboret, A. (2002). Burkina Faso : Les obstacles à la participation des femmes au parlement. *Les femmes au parlement : Au-delà du nombre*. J. Ballington et M.-J. Protais: 39-47.
Tizio, S. (1998). La participation communautaire dans les politiques de santé subsahariennes. Un égalitarisme dénaturé ? *Les politiques sociales catégorielles. Fondements, portée et limites. XVIIIe journées de l'A.E.S. Tome 2*. P. Méhaut et P. Mossè. Paris, L'Harmattan: 533-554.
Tizio, S. et Y.-A. Flori (1997). "L'initiative de Bamako : "santé pour tous" ou "maladie pour chacun"?" *Revue Tiers Monde* XXXVIII(152): 837-858.
Traoré, A. et B. K. Sondo (1997). *La santé publique et le système sanitaire au Burkina Faso*. Ouagadougou, UERD: 43.
Travis, R. et N. Zahariadis (2002). "A Multiple Streams Model of U.S. Foreign Aid Policy." *Policy Studies Journal* 30(4): 495-514.
Trochim, W. M. K. (1989a). *The concept system*.

Trochim, W. M. K. (1989b). "An introduction to concept mapping for planning and evaluation." *Evaluation and Programming Planning* 12(1): 1-16.

Trochim, W. M. K. (1989c). "Outcome pattern matching and program theory." *Evaluation and Program Planning* 12: 355-366.

Trochim, W. M. K. (1993). "Reliability of concept mapping." *Paper presented at the annual conference of the American Evaluation Association, Dallas.*

Trochim, W. M. K., B. Milstein, B. J. Wood, S. Jackson et V. Pressler (2003). "Setting objectives for community and systems change : an application of concept mapping for planning a statewide health improvement initiative." *Health Promotion Practice*: 1-12.

Trosa, S. (2003). *Le guide de la gestion par programme. Vers une culture du résultat.* Paris, Editions d'Organisation.

Turshen, M. (1999). *Privatizing health services in Africa.* New Brunswick, New Jersey, and London, Rutgers University Press.

UNDP (2002). *Human development report 2002.* New York, UNPD: 251.

UNDP (2003). *Human development report 2003.* New York, UNDP: 375.

UNDP (2004). *Human development report 2004.* New York, UNDP: 375.

Unger, J.-P., A. Mbaye et M. Diao (1990). "From Bamako to Kolda : a case study of medicines and the financing of district health services." *Health Policy and Planning* 5(4): 367-377.

UNICEF (1997). *Implementing health sector reforms : a review of eight country experiences implementing in Africa.* New York, UNICEF, Division of Evaluation, Policy and Planning: 96.

UNICEF, HAI et OXFAM (1989). *Report on the international study conference on community financing in primary health care.* Cape Sierre Hotel, Freetown, Sierra Leone.

Uzochukwu, B., O. Onwujekwe et C. O. Akpala (2004a). "Did the Bamako Initiative improve the utilization of maternal and child health-care services in Nigeria ? A case study of Oji River Local Government Area in Southeast Nigeria." *Journal of Health and Population in Developing Countries* 9 february 2004.

Uzochukwu, B., O. Onwujekwe et B. Eriksson (2004b). "Inequity in the Bamako Initiative programme--implications for the treatment of malaria in south-east Nigeria." *Int J Health Plann Manage* 19 Suppl 1: S107-16.

Uzochukwu, B. S., C. O. Akpala et O. E. Onwujekwe (2004). "How do health workers and community members perceive and practice community participation in the Bamako Initiative programme in Nigeria? A case study of Oji River local government area." *Soc Sci Med* 59(1): 157-62.

Uzochukwu, B. S., O. E. Onwujekwe et C. O. Akpala (2002). "Effect of the Bamako-Initiative drug revolving fund on availability and rational use of essential drugs in primary health care facilities in south-east Nigeria." *Health Policy Plan* 17(4): 378-83.

Van Balen, H. (2004). "Disease control in primary health care: a historical perspective." *Trop Med Int Health* 9(6): A22-6.

van der Geest, S. (1992). "Is paying for health care culturally acceptable in Sub-Sahara Africa? Money and tradition." *Social Science and Medicine* 34(6): 667-673.

Van Lerberghe, W. et V. de Brouwere (2000). "Etat de santé et santé de l'Etat en Afrique subsaharienne." *Afrique Contemporaine* 3ème trimestre(numéro spécial): 175-190.

Van Meter, D. S. et C. E. Van Horn (1975). "The policy implementation process. A conceptuel framework." *Administrative & Society* 6(4): 445-488.

Veenstra, G. (2002). "Social capital and health (plus wealth, income inequality and regional health governance)." *Soc Sci Med* 54(6): 849-68.

Velasquez, G. (1989). "Médicaments et financement des systèmes de santé dans les pays du tiers monde "Le recouvrement des coûts" : un concept à revoir." *Revue Tiers Monde* XXX(118): 455-463.

Vuarin, R. (1993). Quelles solidarités sociales peut-on mobiliser pour faire face au coût de la maladie? *Se soigner au Mali, une contribution des sciences sociales*. J. Brunet-Jailly. Paris, France, Karthala-ORSTOM: 299-316.

Vuarin, R. (1994). "L'argent et l'entregent." *Cahier des sciences humaines* 30(1-2): 255-271.

Waelkens, M.-P. et B. Criel (2004). *Les mutuelles de santé en Afrique Sub-saharienne. Etat des lieux et réflexions sur un agenda de recherche*. Washington, HNP Discussion Paper - Banque Mondiale: 99.

Wagstaff, A. (2003). "Child health on a dollar a day: some tentative cross-country comparisons." *Soc Sci Med* 57(9): 1529-38.

Wagstaff, A. et E. Van Doorsaler (1993). Equity in the finance and delivery of health care : concepts and definitions. *Equity in the finance and delivery of health care, an international perspective*. A. Wagstaff, E. Van Doorsaler et F. Rutten. Oxford, New York, Tokyo, Oxford University Press: 7-19.

Walker, L. et L. Gilson (2004). "'We are bitter but we are satisfied': nurses as street-level bureaucrats in South Africa." *Social Science and Medicine* 59(6): 1251-61.

Walt, G. (1994). *Health policy : an introduction to process and power*. London and Johannesburg, Zed Press and University of Witwaterstand.

Walt, G. (1998). Implementing health care reform : a framework for discussion. *Critical challenges for health care reform in Europe*. R. B. Saltman, J. Figueras et C. Sakellarides. Buckingham Philadelphia, Open University Press: 365-384.

Walt, G. et L. Gilson (1994). "Reforming the health sector in developing countries. The central role of policy analysis." *Health Policy and Planning* 9: 353-370.

Walt, G., L. Lush et J. Ogden (2004). "International organizations in transfert of infectious diseases : iterative loops of adoption, adaptation and marketing." *Governance : An international journal of policy, administration, and institutions* 17(2): 189-210.

Wheeler, F. C., L. A. Anderson, C. Boddie-Willis, P. H. Price et M. Kane (2005). "The role of state public health agencies in addressing less prevalent chronic conditions." *Prev Chronic Dis* 2(3): A12.

Whitehead, M. (1990). *The concepts and principles of equity and health*. Copenhagen,, WHO, Regional Office for Europe: 18.

Whitehead, M., G. Dahlgren et T. Evans (2001). "Equity and health sector reforms: can low-income countries escape the medical poverty trap?" *Lancet* 358(9284): 833-6.

WHO (1978). *Declaration of Alma-Ata, International conference on Primary Health Care*. Alma-Ata, USSR, WHO: 79.

WHO (1988). *Guidelines for implementing the Bamako Initiative. Regional Commitee for Africa, 38th session, Brazzaville, 7-14 septembre, AFR/RC38/18 Rev.1*. Tel que cité par Mc Pake et al. (1992).

WHO (1996). *Catalogue of health indicators. A selection of important health indicators recommended by WHO programmes*. Geneva.

WHO (1998). *Good Governance for Health*. Geneva, WHO.

Williams, W. (1982). The study of implementation : an overview. *Studying implementation. Methodological and administrative issues*. W. Willams. Chatham, New Jersey, Chatham house publishers, inc.: 1-17.

Winter, G., Ed. (2001). *Inégalités et politiques publiques en Afrique : pluralités des normes et jeux d'acteurs*. Paris, Karthala : Institut de recherche pour le développement.
Witter, S., T. Ensor, M. Jowett et R. Thompson (2000). *Health economics for developing countries. A pratical guide*. London and Oxford, MacMillan Education Ltd.
Wood, B. D. et A. Doan (2003). "The politics of problem definition: Applying and testing threshold models." *American Journal of Political Science* 47(4): 640-653.
World Bank (2000). *Country information sheets on health, nutrition, population and poverty*. Washington, World Bank, Health and Poverty Thematic Group.
World Bank (2003). *The Millennium Development Goals for Health: Rising to the Challenges. Draft*. Washington, The World Bank: 338.
World Bank (2004). *Human Development Network Development Data Group http://devdata.worldbank.org/hnpstats (consulté le 30 novembre 2004)*. Washington, World Bank.
Yin, R. K. (1981). "The Case Study Crisis : Some Answers." *Administrative Science Quarterly* 26(1): 58-65.
Yin, R. K. (1982). Studying the implementation of public programs. *Studying implementation. Methodological and administrative issues*. W. Willams. Chatham, New Jersey, Chatham house publishers, inc.: 36-72.
Yin, R. K. (1994). *Case Study Research Design and Method*. London, New Delhi, Sage Publications.
Yonli, L. (1998). *Etude sur la fréquentation des services de santé dans la région sanitaire de Kaya*. Ouagadougou, Direction régionale de la santé de Kaya, SCPB, PI: 62.
Yonli, P. E. (2004). *Discours sur la situation de la Nation 2002, 2003, 2004*. Ouagadougou, Premier ministre. Secrétariat général.
Zagré, P. (1994). *Les politiques économiques du Burkina Faso. Une tradition d'ajustement structurel*. Paris, Karthala.
Zahariadis, N. (1999). Ambiguity, Times and Multiple Streams. *Theories of the policy process. Theoretical lenses on public policy*. P. A. Sabatier. Boulder, Colo., Westview Press: 73-93.
Zaidi, S. A. (1999). "NGO failure and the need to bring back the state." *Journal of International Development* 11: 259-271.
Zwi, A. B. et D. Yach (2002). "International health in the 21st century: trends and challenges." *Soc Sci Med* 54(11): 1615-20.

Annexes

- Annexe 1 : Quelques exemples de critères pour réussir ou échouer dans l'implantation d'une politique publique
- Annexe 2 : Représentation politique et administrative des femmes au Burkina Faso
- Annexe 3 : Organisations et mise en œuvre de l'IB en 1993
- Annexe 4 : Formations sanitaires et taux d'utilisation des services
- Annexe 5 : Liste des concepts et leurs énoncés avec les cotes d'importance et de dispersion, selon les ICP
- Annexe 6 : Liste des concepts et leurs énoncés avec les cotes d'importance et de dispersion, selon les membres des COGES
- Annexe 7 : Photos et dessins

Annexe 1 : Quelques exemples de critères pour réussir ou échouer dans l'implantation d'une politique publique

Auteurs et années	Critères pour réussir l'implantation d'une politique publique
Van Meter et Van Horn (1975)	1. les « implementors » doivent savoir ce qu'ils ont à faire ; 2. ils doivent accepter de le faire ; 3. l'organisation responsable doit disposer des moyens nécessaires.
Lewis Gunn (1978)	1. un contexte favorable; 2. du temps et des ressources suffisants; 3. des ressources disponibles à chaque étape de l'implantation; 4. une politique fondée sur une théorie valide; 5. un lien direct entre les causes et les effets désirés; 6. une seule agence indépendante pour gérer l'implantation; 7. une bonne compréhension et acceptation des objectifs; 8. une liste d'activités bien spécifiques pour chaque participant à la politique; 9. un niveau de communication et de coordination parfait ; 10. une autorité en mesure de faire respecter ses décisions.
Paul Sabatier (1986)	1. disposer d'objectifs raisonnables et clairement annoncés ; 2. avoir des contenus proches des préférences des acteurs clefs ; 3. faire face à un nombre de négociateurs réduit à un niveau gérable ; 4. s'assurer que la majorité des négociateurs appuient l'initiative.
Bridgman et Davis (1998)	1. la nécessité d'une théorie implicite sous-jacente à la politique à mettre en œuvre ; 2. le besoin de réduire les étapes entre la phase de formulation et celle de l'implantation ; 3. l'organisation d'un processus évaluatif continu ; 4. la volonté des décideurs de ne pas cantonner leur investissement à la seule période de la formulation mais d'être aussi présent lors de l'implantation.
	Les pièges de l'implantation
Chalmers et Davis (2001)	1. Les politiques publiques sont décidées à un palier gouvernemental mais implantées par un autre 2. Il y a dissonance entre les acteurs concernant la compréhension des objectifs 3. L'organisme devant implanter la politique publique ne dispose pas des compétences et de l'expertise nécessaires ou n'est pas la plus compétente 4. L'organisme va poursuivre d'autres objectifs que ceux visés par la politique 5. L'organisme responsable de l'implantation s'accapare le pouvoir 6. Les réactions des individus vis-à-vis le programme n'étaient pas prévues 7. Les ressources disponibles sont inadéquates 8. Les coûts deviennent trop importants 9. Les incitatifs à la participation à la politique ne sont pas suffisants ou adéquats 10. Il y a un défaut de communication pour la compréhension de la politique à implanter

Source : compilation par l'auteur

Annexe 2 : Représentation politique et administrative des femmes au Burkina Faso

Représentation politique

	Juin 1997			Juin 2000			Mai 2002		
	Femmes	Hommes	Total	Femmes	Hommes	Total	Femmes	Hommes	Total
Parlement	10	91	101	9	102	111	11	100	111
Gouvernement	3	26	29	3	35	38	4	30	34
Ambassadeurs				3	17	20			
Chambres des représentants				21	152	173			
CES				17	76	93			
Présidents d'institution				1	4	5	2	8	10

Sources : (ministère de l'Economie et du Développement, 2003)

Représentation administrative

	Femmes	Hommes	Total	Femmes	Hommes
1986	6 036	22 100	28 136	21,45%	78,55%
1987	6 448	22 926	29 374	21,95%	78,05%
1988	6 847	24 051	30 898	22,16%	77,84%
1989	7 223	25 722	32 945	21,92%	78,08%
1990	7 693	27 387	35 080	21,93%	78,07%
1991	8 243	29 541	37 784	21,82%	78,18%
1992	8 431	30 492	38 923	21,66%	78,34%
1993	7 610	26 183	33 793	22,52%	77,48%
1997	10 000	33 000	43 000	23,26%	76,74%
2000	11 206	33 110	44 316	25,29%	74,71%

Sources : (Zagré, 1994; ministère de l'Economie et du Développement, 2003)

Annexe 3 : Organisations et mise en œuvre de l'IB en 1993

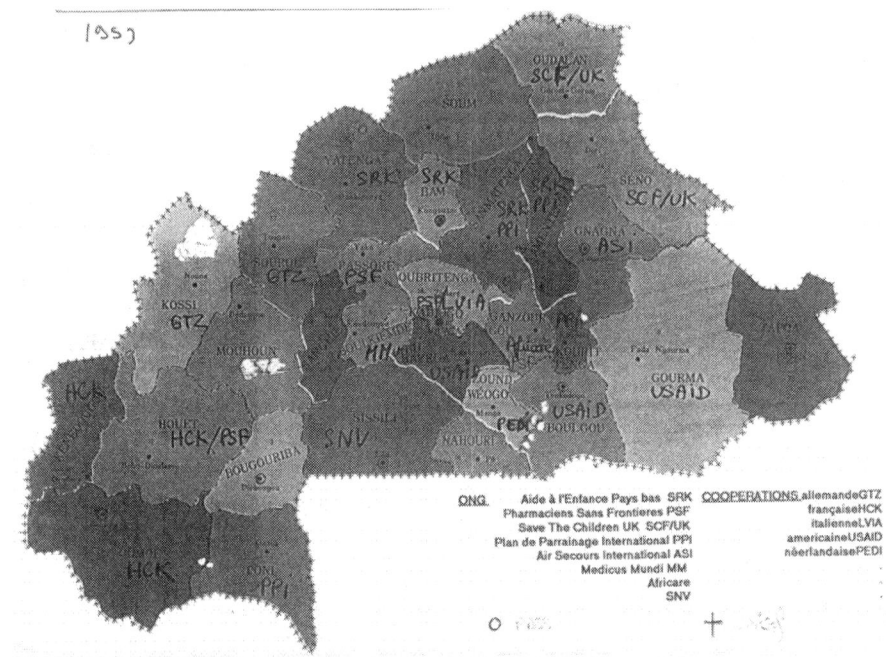

Sources : BAC, bureau de Ouagadougou, carte telle que photocopiée

Annexe 4 : Formations sanitaires et taux d'utilisation des services

DS	FS	1999	2000	2001	2002	2003
1*	FS 1	0,00%	12,14%	12,49%	41,49%	37,88%
	FS 2	0,00%	7,80%	8,90%	14,33%	13,67%
	FS 3	12,68%	17,40%	20,40%	21,75%	24,48%
	FS 4	16,81%	14,88%	15,09%	18,32%	28,53%
	FS 5	0,00%	6,00%	6,42%	20,87%	20,02%
	FS 6	14,87%	14,50%	13,59%	21,17%	19,98%
	FS 7	6,32%	5,16%	9,53%	14,62%	13,04%
	FS 8	0,00%	7,35%	8,05%	11,64%	14,86%
	FS 9	14,10%	14,89%	18,93%	25,65%	22,96%
	FS 10	0,00%	15,27%	13,29%	16,00%	25,70%
	FS 11	5,08%	7,18%	12,49%	17,14%	44,39%
	FS 12	0,00%	0,00%	0,00%	22,08%	18,88%
	FS 13	0,00%	11,52%	19,30%	15,29%	20,64%
	FS 14	0,00%	5,32%	7,87%	9,07%	11,43%
	FS15	16,27%	16,27%	25,25%	31,64%	32,12%
	FS 16	9,34%	6,95%	13,83%	13,81%	20,26%
	FS 17	22,55%	21,96%	18,54%	23,55%	19,29%
	FS 18	22,00%	12,51%	9,88%	18,40%	13,40%
	FS 19	18,93%	13,25%	13,13%	17,26%	23,51%
	FS 20	14,85%	10,97%	12,21%	22,23%	18,82%
	FS 21	8,91%	8,49%	9,92%	16,04%	20,13%
	FS 22	0,00%	5,26%	5,41%	6,47%	6,96%
2	FS 1	8,81%	10,26%	9,99%	12,46%	15,98%
	FS 2	15,04%	12,73%	12,49%	24,02%	29,97%
	FS 3	12,33%	15,61%	18,40%	20,00%	28,00%
	FS 4	20,15%	20,01%	20,66%	20,89%	29,44%
	FS 5	17,95%	14,71%	15,27%	18,47%	21,68%
	FS 6	6,71%	12,62%	14,19%	18,30%	20,29%
	FS 7	13,23%	13,89%	12,24%	14,01%	16,59%
	FS 8	12,53%	12,25%	16,21%	18,06%	22,71%
	FS 9	14,21%	11,84%	15,66%	16,77%	21,15%
	FS 10	16,63%	13,26%	16,09%	21,10%	24,35%
3	FS 1	8,11%	6,64%	7,18%	16,01%	13,90%
	FS 2	17,14%	16,77%	17,59%	15,83%	14,88%
	FS 3	19,21%	15,01%	13,78%	15,52%	14,71%
	FS 4	11,06%	11,07%	13,04%	18,72%	14,41%
	FS 5	20,06%	24,83%	35,47%	33,21%	33,78%
	FS 6	29,53%	19,53%	22,42%	29,97%	22,14%
	FS 7	16,42%	15,64%	17,91%	16,75%	16,74%
	FS 8	16,05%	11,69%	17,18%	20,92%	25,57%
	TAUX 40 FS	12,55%	12,49%	13,96%	18,88%	20,75%

* : faute de données, une formation manque ; Source : Rapports DS et calculs de l'auteur

Annexe 4 : Photos et dessins

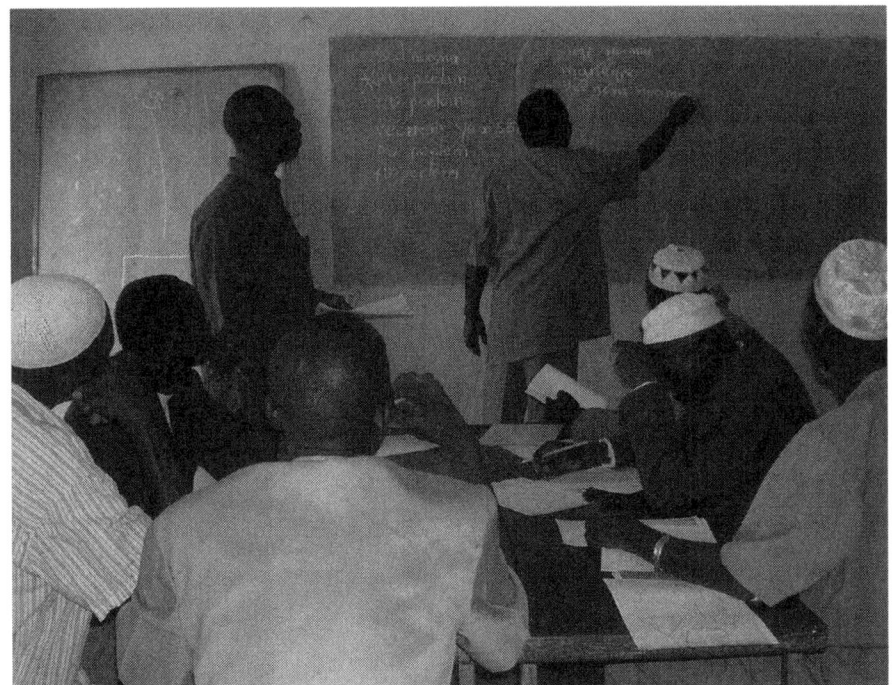

Photo 1 : Exercice de cartographie avec des membres de COGES (Source : auteur)

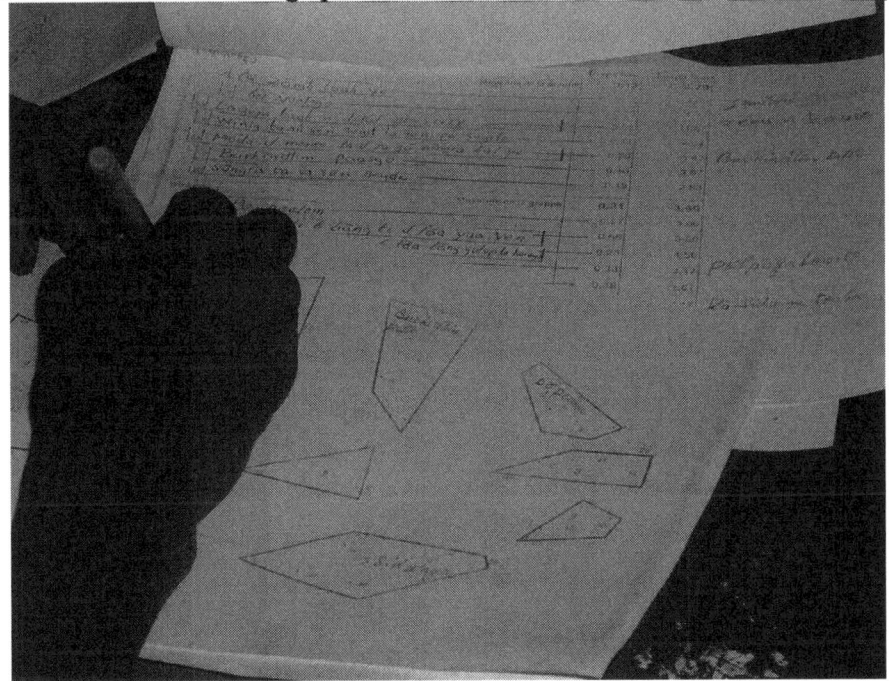

Photo 2 : Exercice de cartographie avec des membres de COGES (Source : auteur)

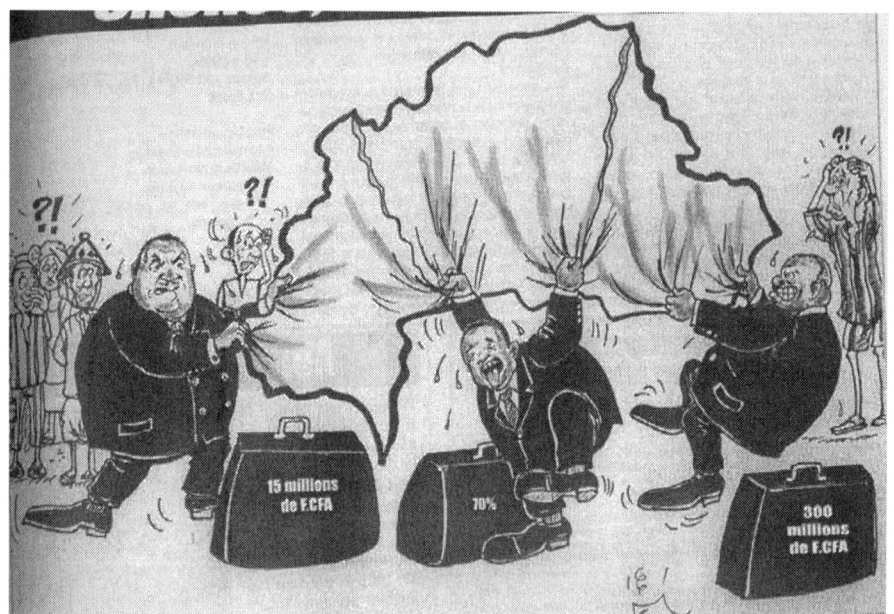
Photo 3 : Caricature sur le pillage des ressources (Source : L'Indépendant)

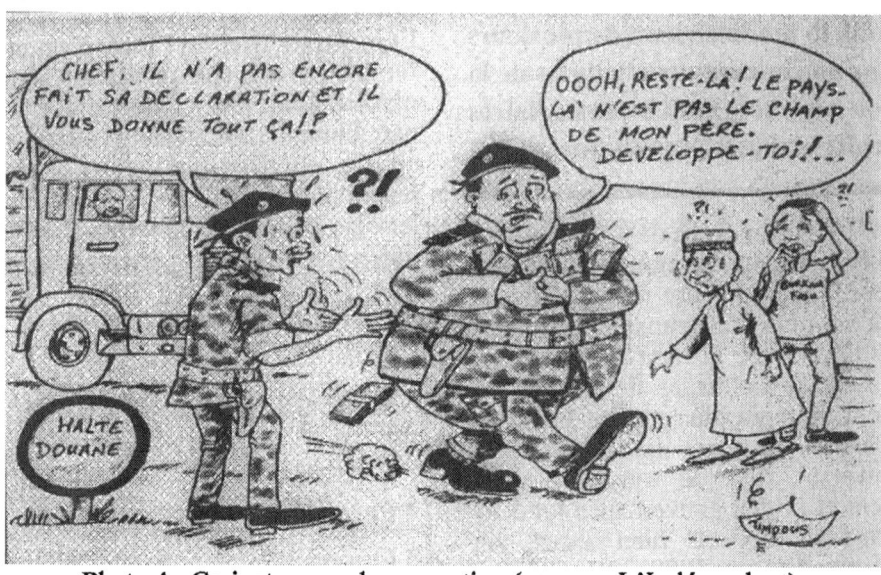
Photo 4 : Caricature sur la corruption (source : L'Indépendant)

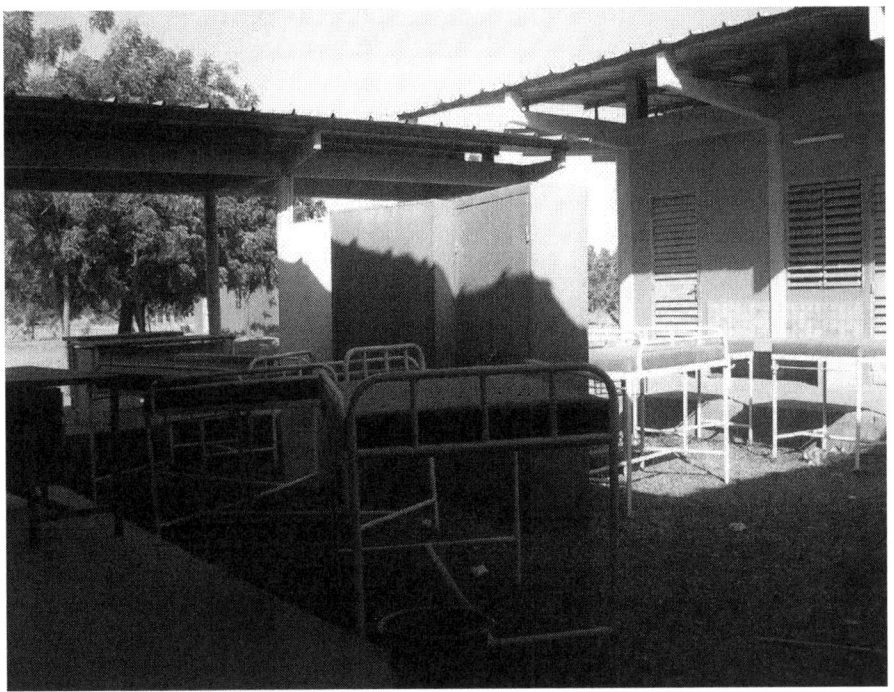

Photo 5 : Tables d'accouchement de l'initiative PPTE

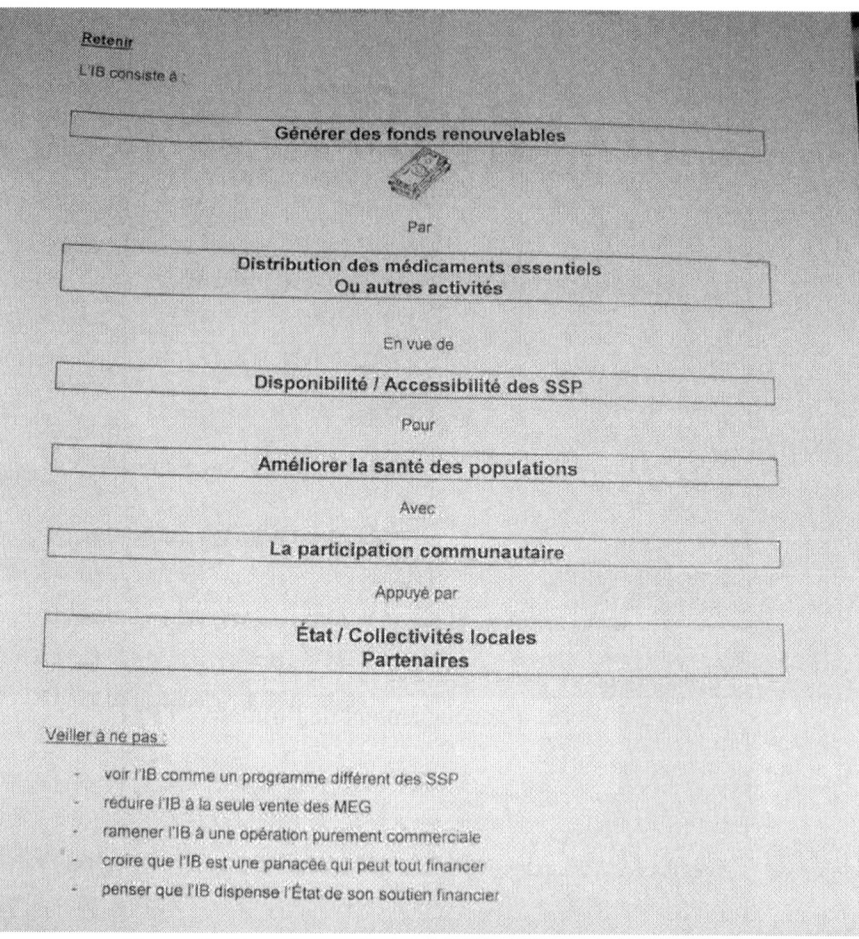

Photo 6 : Représentation graphique de l'IB selon BAC

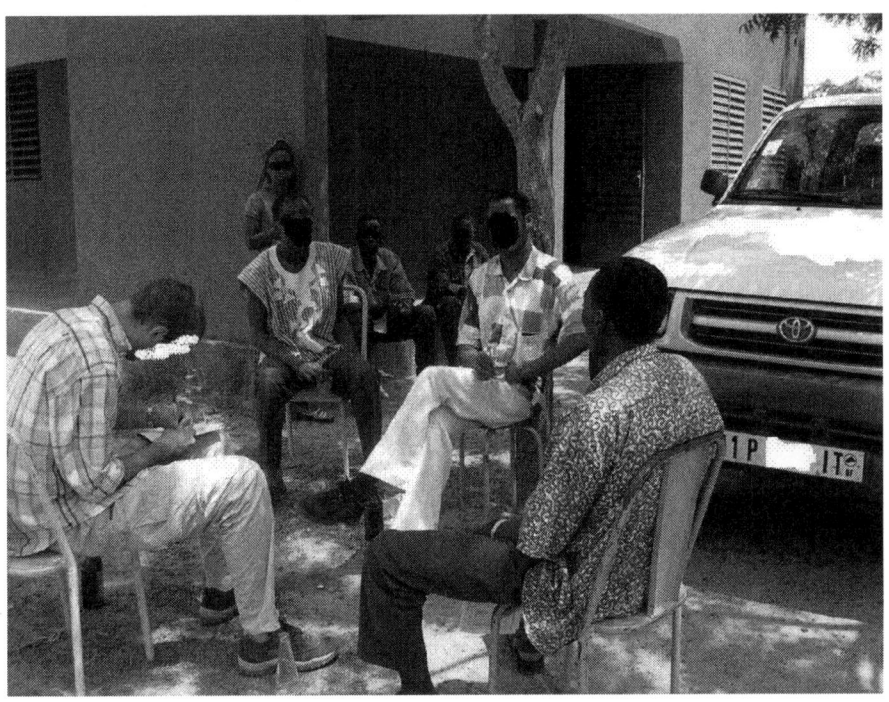

Photo 7 : Réunion de fin de supervision

Cette photo illustre parfaitement les enjeux de pouvoir et le jeu des acteurs dans la mise en œuvre de l'IB. Nous sommes à la fin d'une activité de contrôle effectuée en collaboration entre l'ONG et l'ECD. Mais, c'est l'expatrié qui note sur le cahier du CSPS les remarques finales du contrôle et non pas le responsable de l'ECD. Pendant que les membres de l'ONG, de l'ECD et l'infirmier chef de poste se désaltèrent, la sage-femme et les deux représentants du COGES membres de la communauté les regardent et ne sont pas invités. On ne leur dira pas non plus ce qui a été inscrit sur le cahier. Peut être que l'infirmier le fera ensuite, mais ni les membres de l'ONG ni ceux de l'ECD ne le feront.

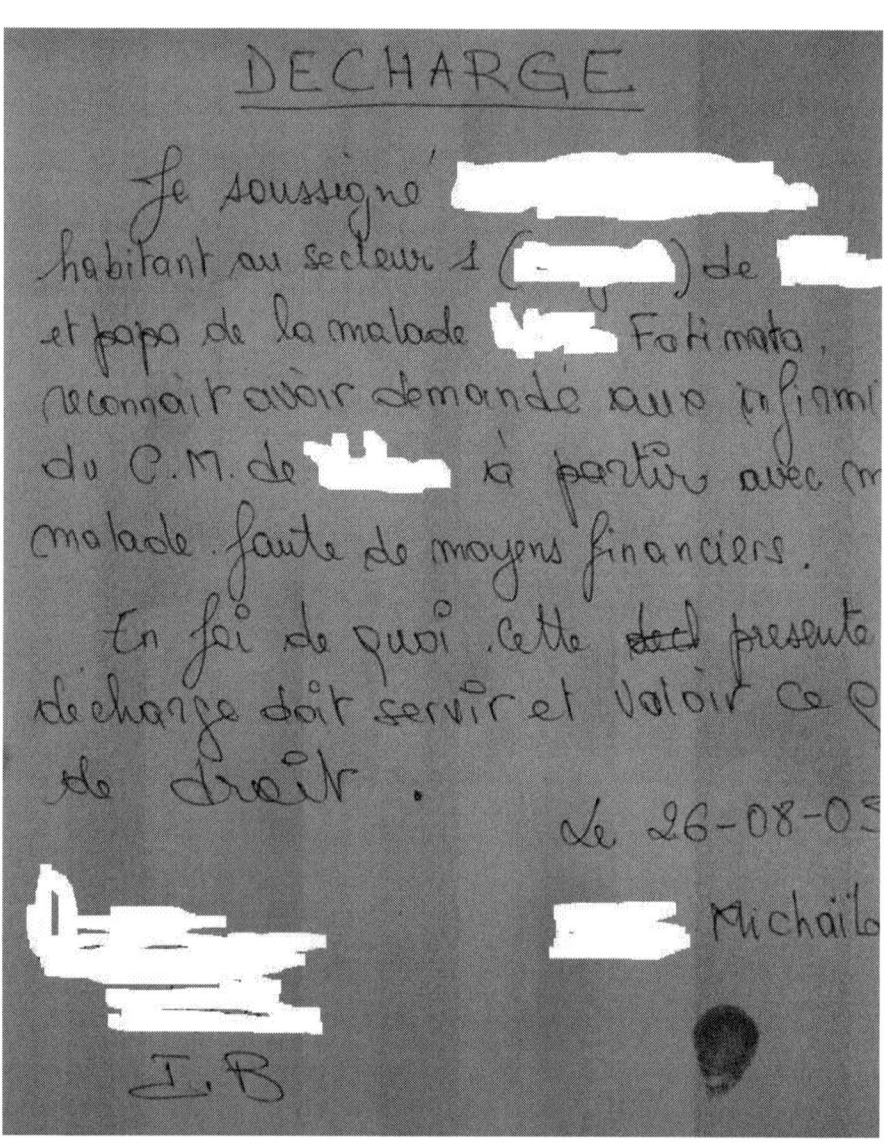

Photo 9 : Décharge de responsabilité d'un agent de santé

49397 - août 2012
Achevé d'imprimer par

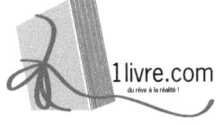